高级卫生专业技术资格考试用书

泌尿外科学

高级医师进阶

（副主任医师/主任医师）

主　编　刘志宇

编　者

马小平　史静宇　刘　嫣　刘家兴
刘艳君　孙　喆　张　彤　张　健
张　莹　张　霞　张文权　张黎黎
李　生　李　伟　李香香　李晓颖
李艳红　杨卓伊　远程飞　邹　雯
房建兵　段云峰　夏　怡　聂　琴
郭天琦　梁吟含　程　惠　葛勤智
蒋　彤　韩　庆　韩　旭　雷　杰
于　洋　王　梁

中国协和医科大学出版社

图书在版编目（CIP）数据

泌尿外科学·高级医师进阶／刘志宇主编．—1版．—北京：中国协和医科大学出版社，2015.4

（高级卫生专业技术资格考试用书）

ISBN 978-7-5679-0219-0

Ⅰ．①泌…　Ⅱ．①刘…　Ⅲ．①泌尿外科学-医药卫生人员-资格考试-自学参考资料　Ⅳ．①R69

中国版本图书馆 CIP 数据核字（2015）第 033371 号

高级卫生专业技术资格考试用书

泌尿外科学·高级医师进阶

主　　编：刘志宇

责任编辑：吴桂梅

出版发行：**中国协和医科大学出版社**

（北京东单三条九号　邮编 100730　电话 65260431）

网　　址：www. pumcp. com

经　　销：新华书店总店北京发行所

印　　刷：北京朝阳印刷厂有限责任公司

开　　本：787×1092　　1/16 开

印　　张：32

字　　数：620 千字

版　　次：2016 年 1 月第 1 版

印　　次：2018 年 7 月第 4 次印刷

定　　价：113.00 元

ISBN 978-7-5679-0219-0

前　言

泌尿外科的发展是伴随现代基础医学与临床医学、工程学、生物学与实验技术的发展而来的。膀胱镜的使用，肿瘤的内分泌治疗，体外与腔内碎石技术的出现，腹腔镜技术的广泛使用，尤其是近几年机器人腹腔镜在国内一些大医院的应用，每项技术、每项成就都是泌尿外科发展史上的一次开创性革命，泌尿外科已经成为真正意义上的亚学科细化清晰的微创外科。正是由于前人的不懈努力与探索，并与现代科技革命的成果密切结合，泌尿外科才有了今天蓬勃发展与繁荣的局面。为了使泌尿外科可持续健康地发展，培养、考核业务精湛、理论全面的创新型人才至关重要，为此，我们根据全国卫生高级专业技术资格考试对泌尿外科学的要求，编写了此书。

全书共分 10 篇 124 章，具体包括泌尿外科诊断学基础，肾上腺疾病、肾脏疾病、输尿管疾病、膀胱疾病、阴茎疾病、阴囊内容物及输精管疾病、前列腺疾病、尿道疾病的流行病学、临床诊断和鉴别诊断、治疗和治疗方案的优选以及男性计划生育等内容。并适当介绍了高科技在泌尿外科的应用和腔道泌尿外科的新进展。本书内容紧扣高级卫生专业技术资格考试要求，根据大纲对专业知识“熟悉”、“掌握”、“熟练掌握”的不同层次要求，详略得当，重点突出，是拟晋升副高级和正高级职称考试人员的复习指导用书，同时也可供高年资医务人员参考，以提高主治医师以上职称医务人员临床诊治、临床会诊、综合分析疑难病例以及开展医疗先进技术的能力。

本书可供拟晋升副高级和正高级职称考试人员复习使用，同时也可供高年资医务人员参考。

由于编者经验水平有限，书中难免存在错误与疏漏之处，敬请读者批评指正。

编　者

2015 年 11 月

目 录

第一篇 泌尿外科诊断学

第一章 泌尿外科疾病常见症状

第一节 排尿异常

一、尿频

知识点1：尿频的概念 副高：熟练掌握 正高：熟练掌握

尿频是指排尿次数增多。正常成人白天排尿4~6次，夜间排尿0~1次，每次尿量200~300ml。尿频者24小时排尿多于8次，夜尿多于2次，每次尿量<200ml，伴有排尿不尽感。

知识点2：尿频的原因 副高：熟练掌握 正高：熟练掌握

尿频可由于总尿量增多或膀胱功能性容量降低所致。前者见于糖尿病、醛固酮症、尿崩症、急性肾衰竭多尿期。后者见于：①膀胱炎，由于膀胱黏膜水肿、炎性浸润，刺激膀胱而致尿频。结核性膀胱炎时可发生膀胱挛缩，膀胱容量缩小，尿频持续存在，甚至出现尿失禁。②前列腺增生等所致尿路梗阻，残余尿量增加，膀胱有效容量缩小而出现尿频。③神经源性膀胱，由于膀胱逼尿肌反射亢进，使膀胱内压超过1.47kPa（15cmH_2O），引起尿频或急迫性尿失禁。④膀胱邻近器官的病变，如阑尾炎、盆腔脓肿、输尿管下端结石刺激膀胱或妊娠子宫、子宫肌瘤、子宫脱垂压迫膀胱，使其有效容量减少而致尿频。⑤精神、心理等因素，如焦虑，恐惧等，也可引起尿频，其特点是白天尿频明显，夜间入睡后消失。此外，包皮过长、阴茎头包皮炎、尿道炎、前列腺炎等均可引起尿频。

二、尿急

知识点3：尿急的概念 副高：熟练掌握 正高：熟练掌握

尿急是指一种突发且迫不及待要排尿的感觉，严重的引起急迫性尿失禁。常伴有尿频、尿痛。

知识点4：尿急的原因　　副高：熟练掌握　正高：熟练掌握

尿急见于尿路感染、前列腺炎、输尿管下端结石、膀胱癌（尤其是原位癌）、神经源性膀胱（逼尿肌亢进型），也可以由焦虑等精神因素引起。

三、尿痛

知识点5：尿痛的概念　　副高：熟练掌握　正高：熟练掌握

尿痛是指排尿时膀胱区及尿道疼痛，与尿频、尿急合称为膀胱刺激征。尿痛性质为灼感或刺痛。尿道炎多在排尿开始时出现疼痛；膀胱炎常在排尿终了时疼痛加重；前列腺炎除有尿痛外，耻骨上区、腰骶部或阴茎头亦感疼痛；膀胱结石或异物多有尿线中断。

知识点6：尿痛的原因　　副高：熟练掌握　正高：熟练掌握

尿痛病因多见于尿道炎、前列腺炎、膀胱结石、膀胱结核、异物、晚期膀胱癌等。病变刺激膀胱及尿道黏膜或深层组织，引起膀胱、尿道痉挛及神经性反射。

四、排尿困难

知识点7：排尿困难的概念　　副高：熟练掌握　正高：熟练掌握

排尿困难是指膀胱内尿液排出受阻引起的一系列症状，排尿困难常伴有残余尿增多。

知识点8：排尿困难的表现　　副高：熟练掌握　正高：熟练掌握

排尿困难表现为排尿不畅，排尿费力。排尿困难的程度轻重不等，轻者排尿迟缓，尿线无力，射程短；重者尿线变细或滴沥不成线，排尿需用力，或用手按压膀胱过度充盈，甚至完全不能排尿。

知识点9：排尿困难的原因　　副高：熟练掌握　正高：熟练掌握

排尿困难按病因可分为三类：

（1）机械性梗阻　见于尿道狭窄、尿道肿瘤、先天性尿道瓣膜等。

（2）动力性梗阻　见于糖尿病、脑脊髓病变、盆腔手术损伤盆神经或阴部神经等。

（3）混合性梗阻　见于前列腺增生症、急性前列腺炎等。

排尿困难男性多见于前列腺增生症和尿道狭窄，而女性常由膀胱颈硬化症或心理因素所致；儿童则可能与神经源性膀胱和后尿道瓣膜有关。

五、尿潴留

知识点 10：尿潴留的概念　　副高：熟练掌握　正高：熟练掌握

尿潴留是指膀胱充满尿液而不能排出，致下腹部膨隆和（或）胀痛。

知识点 11：尿潴留的分类　　副高：熟练掌握　正高：熟练掌握

尿潴留分为急性尿潴留和慢性尿潴留：

（1）急性尿潴留　发病突然，耻骨联合上可触及膀胱，患者非常痛苦，常见于下尿路机械性梗阻，如尿道狭窄和前列腺增生症突然加重，或药物所致一过性尿潴留。

（2）慢性尿潴留　起病缓慢历时长久，膀胱张力减少，患者无明显痛苦，常见于前列腺增生症、尿道狭窄、神经源性膀胱功能障碍。长期尿潴留可引起双侧输尿管及肾积水，导致肾功能受损。

六、尿失禁

知识点 12：尿失禁的概念　　副高：熟练掌握　正高：熟练掌握

尿失禁是由于膀胱括约肌损伤或神经功能障碍而丧失排尿自控能力，使尿液不自主地流出。

知识点 13：尿失禁的分类　　副高：熟练掌握　正高：熟练掌握

尿失禁可分为 4 种类型：持续尿失禁、压力性尿失禁、充溢性尿失禁（充盈性尿失禁）、急迫性尿失禁。

知识点 14：持续尿失禁　　副高：熟练掌握　正高：熟练掌握

持续尿失禁是指在任何时候和任何体位时均有尿液不受意识控制而自尿道口流出。表现为膀胱空虚，持续流尿且没有正常的排尿，多见于神经源性膀胱功能障碍或括约肌的严重损伤等。前列腺增生电切术如损伤尿道外括约肌可出现永久性尿失禁。

知识点 15：压力性尿失禁　　副高：熟练掌握　正高：熟练掌握

压力性尿失禁是由于尿道括约肌功能减退，于各种使腹压增加的活动（如咳嗽、喷嚏、跑步、搬动重物等）时出现尿失禁。多见于经产妇或绝经后妇女，也可见于男性前列腺手术后。

知识点 16：充溢性尿失禁 副高：熟练掌握 正高：熟练掌握

充溢性尿失禁又称为假性尿失禁，是由于尿潴留时膀胱过度充盈，膀胱内压等于或大于尿道括约肌的阻力，尿液不断自动滴出，无成线排尿。多见于慢性下尿路梗阻疾病。

知识点 17：急迫性尿失禁 副高：熟练掌握 正高：熟练掌握

急迫性尿失禁是指患者突然感到强烈尿意，并迫不及待地排出尿液。可分为两类：①运动性急迫性尿失禁，由于逼尿肌无抑制性收缩，使膀胱内压超过尿道阻力所致，见于膀胱以下尿路梗阻和神经系统疾病；②感觉急迫性尿失禁，是由膀胱炎性刺激引起的一个症状。女性尿道括约肌功能相对较弱，精神紧张亦可出现尿失禁，属于此类。

急迫性尿失禁和压力性尿失禁常混合存在。

七、漏尿

知识点 18：漏尿的概念 副高：熟练掌握 正高：熟练掌握

漏尿是指尿液经尿道口以外的部位排出体外，如阴道或肠道，也称为尿道外性尿失禁。

知识点 19：漏尿的原因 副高：熟练掌握 正高：熟练掌握

漏尿常见于外伤、产伤、手术、感染、肿瘤等所致的尿道瘘、尿道阴道瘘、膀胱阴道瘘、尿道直肠瘘、输尿管阴道瘘以及先天性输尿管异位开口、膀胱外翻、脐尿管瘘等。

知识点 20：漏尿的诊断与鉴别诊断 副高：熟练掌握 正高：熟练掌握

如果瘘孔小，患者一般正常排尿，往往因尿道瘘周围炎症就诊才发现；如果瘘孔大，则尿液全部由尿路相通的器官流出，易诊断。输尿管开口于尿道或女性阴道时，女性患者有正常排尿，同时伴有持续性少量尿液流出，易被误认为慢性的阴道分泌物。由于输尿管开口多在尿道外括约肌的近端，男性患者一般很少发生尿失禁。应与尿失禁相鉴别。

八、遗尿

知识点 21：遗尿的概念 副高：熟练掌握 正高：熟练掌握

遗尿是指 3 岁以上儿童睡眠时不自主排尿。4~12 岁儿童 10%~15%有遗尿，随年龄增大逐渐减少。

知识点 22：遗尿的原因 副高：熟练掌握 正高：熟练掌握

女性儿童的遗尿应排除输尿管异位。遗尿原因有大脑皮质发育迟缓、睡眠过深、遗传或泌尿系统疾病等。

九、尿流中断

知识点23：尿流中断的概念　　副高：熟练掌握　正高：熟练掌握

尿流中断是指在排尿过程中出现不自主的尿线中断。

知识点24：尿流中断的原因　　副高：熟练掌握　正高：熟练掌握

膀胱结石患者易出现尿流中断，改变体位时可以继续排尿，常伴有阴茎头放射性剧痛，或尿道滴血，前列腺增生症患者也会发生尿流中断。

第二节　疼　　痛

知识点1：疼痛表现　　副高：熟练掌握　正高：熟练掌握

疼痛是泌尿生殖系统疾病的常见症状，常可有腰部、腹部、会阴、腹股沟及腰骶部疼痛。疼痛性质有绞痛、钝痛、胀痛和刺痛，可阵发或持续发生。常伴随有其他症状，如血尿、肿块等。

一、肾区疼痛

知识点2：肾区疼痛的分类　　副高：熟练掌握　正高：熟练掌握

肾区疼痛一般局限于一侧肋脊角，呈持续性钝痛或阵发性绞痛，运动后疼痛可能加剧。

（1）钝痛　是由于肾脏肿胀或炎症引起，常为一侧或双侧脊肋角持续性酸胀感，多见于肾结石、肾积水、肾脏感染及肿瘤。

（2）绞痛　是由于结石、凝血块或肿瘤组织阻塞输尿管，引起管壁平滑肌痉挛导致肾盂压力剧增所致。

知识点3：肾区疼痛的表现　　副高：熟练掌握　正高：熟练掌握

肾绞痛典型的表现为患侧腰部突然发生剧烈绞痛，沿输尿管走行向下腹部、腹股沟、睾丸、外阴或大腿内侧放射，并伴有恶心、呕吐，并随梗阻解除疼痛缓解。此时体检同侧肾区有叩击痛，尿实验室检查有镜下血尿，以此与其他急腹症相鉴别。

二、输尿管走行区疼痛

知识点4：输尿管走行区疼痛的表现　　副高：熟练掌握　正高：熟练掌握

输尿管因剧烈蠕动、管腔急性扩张以及平滑肌痉挛均会引起疼痛，表现为突发性，多样性，如输尿管走行区的钝痛或绞痛。

知识点5：输尿管走行区疼痛的原因　　副高：熟练掌握　正高：熟练掌握

输尿管绞痛多为结石或血块堵塞输尿管后所致，向患侧腰部、下腹部、股内侧和外生殖器等部位放射。输尿管绞痛常伴发血尿，绞痛先于血尿者，多见于上尿路结石；当血尿先于绞痛时，则可能由血块阻塞输尿管所致，应排除肾肿瘤等疾病。输尿管慢性、轻度梗阻一般不引起疼痛，有时可表现为钝痛。

知识点6：输尿管疼痛区域　　副高：熟练掌握　正高：熟练掌握

输尿管疼痛区域可提示输尿管梗阻的部位：输尿管上段梗阻时，疼痛可向外生殖器放射，输尿管中段梗阻时，伴患侧耻区疼痛，右侧应与急性阑尾炎鉴别；输尿管下段梗阻表现为膀胱刺激征和耻骨上不适感，在男性可沿尿道反射至阴茎头部。

三、膀胱区疼痛

知识点7：膀胱炎膀胱区疼痛表现　　副高：熟练掌握　正高：熟练掌握

细菌性或间质性膀胱炎患者表现为间歇性耻区疼痛，膀胱充盈时更显著，同时伴有尿频、尿急或排尿困难，排尿后疼痛感可部分或完全缓解。部分膀胱炎患者典型的症状是排尿痛，呈烧灼样或针刺样，多在排尿初出现，尿末时加重，放射至尿道远端，常伴有脓尿及膀胱刺激征，甚至出现尿憋感。长期抗感染治疗的膀胱炎患者，如果疼痛不缓解，反而逐渐加重，应考虑膀胱结核。

知识点8：膀胱肿瘤膀胱区疼痛表现　　副高：熟练掌握　正高：熟练掌握

膀胱肿瘤晚期或原位癌患者也可出现膀胱区疼痛，提示肿瘤已侵犯盆腔内组织，多伴有严重的膀胱刺激征。

知识点9：尿潴留膀胱区疼痛表现　　副高：熟练掌握　正高：熟练掌握

急性尿潴留引起膀胱过度膨胀时，可导致膀胱区胀痛不适，此时下腹部能扪及包块；慢性尿潴留患者尿潴留和膀胱膨胀呈缓慢进展，即使残余尿超过1000ml，也很少有膀胱疼痛不适。

四、前列腺、精囊疼痛

知识点10：前列腺炎和精囊炎疼痛表现　　副高：熟练掌握　正高：熟练掌握

前列腺炎和精囊炎可疼痛，疼痛部位主要集中于会阴部、耻区或腰骶部，向后背部、腹股沟，耻区、阴囊、睾丸以及阴茎头等处放射。急性炎症引起的疼痛较重且伴有寒战、发热，同时出现膀胱刺激症状，直肠指诊时前列腺、精囊部位有明显触痛。慢性炎症引起的疼痛程度较轻，部位多变，且病史长，全身症状少见。严重的前列腺肿胀可造成急性尿潴留。

知识点 11：前列腺肿瘤、精囊肿瘤疼痛表现　　副高：熟练掌握　正高：熟练掌握

前列腺肿瘤、精囊肿瘤引起的疼痛因肿瘤部位、大小及浸润情况而异。前列腺癌仅在晚期可引起腰骶部及臀部疼痛或坐骨神经痛，表明骨盆、腰椎及神经周围已有转移。癌性疼痛多剧烈且伴有消瘦等恶病质表现。

五、阴囊区疼痛

知识点 12：阴囊区疼痛的原因　　副高：熟练掌握　正高：熟练掌握

阴囊区疼痛多由阴囊及其内容物病变所致。急性且剧烈疼痛多见于睾丸或睾丸附件扭转、急性睾丸附睾炎、创伤等；慢性疼痛多发生于精索静脉曲张、睾丸鞘膜积液、睾丸肿瘤等，呈胀痛及坠痛。

知识点 13：阴囊区疼痛的类型　　副高：熟练掌握　正高：熟练掌握

阴囊区疼痛可分为原位痛和牵涉痛。前者多见于睾丸附睾炎症、创伤和扭转等，疼痛范围局限，可沿精索向同侧腰部放射；后者可由输尿管、膀胱三角区、膀胱颈以及前列腺等部位的疼痛放射而致，但阴囊内容物无触痛。肾、腹膜后或腹股沟的疼痛也可放射至睾丸。

六、阴茎疼痛

知识点 14：疲软状态下阴茎疼痛　　副高：熟练掌握　正高：熟练掌握

疲软状态下感阴茎痛多见于尿道，膀胱以及前列腺的炎症或结右，表现为排尿或排尿后尿道内刺痛或烧灼感。

知识点 15：阴茎勃起时疼痛　　副高：熟练掌握　正高：熟练掌握

阴茎勃起时疼痛多见于阴茎海绵体硬结症、尿道下裂和（或）阴茎异常勃起。

第三节 肿 块

知识点1：腹上区肿块 副高：熟练掌握 正高：熟练掌握

腹上区肿块应区别是正常肾脏还是肾肿瘤病变。体型瘦长的女性及肾下垂时可触及正常肾脏。肿块是肾肿瘤的重要症状和体征，位于下极的肿瘤较上极者易触及。肾肿瘤多表现为质硬、活动、表面光滑或呈分叶状。如肿块固定，提示肿瘤已浸润周围组织。小儿腹上区包块肾母细胞瘤及巨大肾积水为多见。肾外伤可引起肾周围出血及尿外渗，在腰部或腹部出现肿块和疼痛。

知识点2：耻区肿块 副高：熟练掌握 正高：熟练掌握

耻区包块常见于膀胱尿潴留和肿瘤。肿瘤包括膀胱肿瘤、盆腔恶性肿瘤及隐睾恶变。膀胱肿瘤如触及包块，提示肿瘤已侵及膀胱深肌层及周围组织，病变已到晚期。

知识点3：腹股沟区肿块 副高：熟练掌握 正高：熟练掌握

腹股沟肿物以疝多见，肿块多可回纳入腹腔，腹压增高时出现。如果疝内容物为大网膜时，触及为实性，应与淋巴结、精索囊肿或隐睾等相鉴别。腹股沟肿大淋巴结多为炎性或癌转移。炎性淋巴结表现为压痛明显，活动度大，而癌性淋巴结多相互融合，质坚硬，活动度差，确诊需进行活检。如果阴囊空虚，在腹股沟处触及肿块时，首先应考虑隐睾。

知识点4：阴囊内肿块 副高：熟练掌握 正高：熟练掌握

阴囊内肿块以斜疝、睾丸鞘膜积液、精索鞘膜积液、交通性鞘膜积液及精索静脉曲张为多见。睾丸肿瘤少见，附睾及精索肿瘤罕见。触诊发现阴囊内肿块时，首先应判断肿块所处的解剖位置。阴囊内肿块以斜疝最常见，其特征为无痛性肿块，可以还纳。睾丸鞘膜积液呈囊性，透光试验阳性。精索静脉曲张患者可在阴囊内、睾丸上极触及曲张静脉丛形成的软性肿块，站立时明显，平卧时缩小或消失，应与疝或交通性鞘膜积液相区别，超声检查可确诊。睾丸肿瘤质地坚硬，体积增大。附睾结核早期与慢性附睾炎难以区别，晚期则表现为特征性的“串珠样”改变。

知识点5：阴茎肿块 副高：熟练掌握 正高：熟练掌握

幼儿包茎内包皮垢可形成小肿块，但一般与皮肤不粘连。阴茎头肿块是阴茎癌的主要特征。阴茎海绵体肿块多为阴茎硬结症，坚硬，无触痛，但阴茎勃起时可引起疼痛及阴茎弯曲，影响性生活。

知识点6：前列腺肿块 副高：熟练掌握 正高：熟练掌握

前列腺肿块最大可能是肿瘤，直肠指检可触到。前列腺癌早期在前列腺表面可触到小的孤立硬结，边缘清楚，应与前列腺结核或结石相鉴别，必要时可穿刺活检。

第四节 尿液异常

一、血尿

知识点1：血尿的概念 副高：熟练掌握 正高：熟练掌握

血尿是指尿中含有过多的红细胞。正常人尿镜检每高倍视野可见到0~2个红细胞，离心后每高倍视野红细胞如超过2个即为不正常。

知识点2：肉眼血尿和镜下血尿 副高：熟练掌握 正高：熟练掌握

血尿程度决定于尿内出血量多少。出血多时，肉眼可见，称为肉眼血尿，其颜色呈浅粉红色至深褐色不等，甚至有血凝块。出血少时肉眼看不出血色，仅在显微镜检查时发现红细胞数超出正常数字，称为镜下血尿。

知识点3：血尿时段 副高：熟练掌握 正高：熟练掌握

临床上根据血尿在排尿过程中出现的情况分为尿道溢血、初始血尿、终末血尿和全程血尿四类。可用尿三杯试验区别。根据血尿出现的情况，可初步判断病变的部位：①尿道溢血，血由尿道口不自主地流出，与排尿无关。病变在尿道括约肌以下。②初始血尿，排尿开始时尿内有血，以后逐渐转清。病变多在尿道或膀胱颈。③终末血尿，排尿终了时尿内有血或血色加深。病变多在膀胱三角区、膀胱颈或后尿道。④全程血尿，血尿多来自膀胱颈以上病变。

知识点4：血尿伴随症状 副高：熟练掌握 正高：熟练掌握

血尿伴单侧上腹部肿块多为肾肿瘤、肾积水、肾囊肿或肾下垂；血尿伴肾绞痛应考虑上尿路梗阻，如结石或血块；血尿伴双侧上腹部肿块常为多囊肾；血尿伴膀胱刺激征多为下尿路炎症引起，其次为肾结核或晚期膀胱肿瘤等；血尿伴下尿路梗阻症状见于良性前列腺增生（benign prostatic hyperplasia，BPH）和膀胱结石等。无痛性肉眼血尿，呈全程间歇性或持续性，应高度警惕泌尿系恶性肿瘤的可能，最常见的是膀胱肿瘤。

知识点 5：血尿的鉴别诊断　　副高：熟练掌握　正高：熟练掌握

年龄和性别对分析血尿病因有帮助。年轻血尿患者多因泌尿系结石、感染、畸形或外伤所致；老年患者的血尿则提示膀胱肿瘤或 BPH；女性血尿一般与尿路感染、妇科疾病或月经污染有关；男性患者一般较少发生血尿，一旦出现血尿，往往提示有潜在病变，应详细检查。

肾实质疾病可以引起血尿，多为镜下血尿，同时伴有高血压、水肿、蛋白尿、管型尿等。肾血管畸形导致的血尿特点为反复发作的镜下或肉眼血尿，多见于青少年患者。运动性血尿一般原因不明确，可能与肾静脉淤血，肾、膀胱黏膜血管损伤出血有关。

全身性疾病，如糖尿病、血友病等，可以发生血尿，有时为首发症状，应引起重视。后腹腔或盆腔的恶性肿瘤、炎症肿块等压迫、刺激、浸润泌尿系统时也可以出现镜下或肉眼血尿，此时多伴有患侧肾积水。

原因不明的血尿称为特发性血尿，可能的原因包括肾血管畸形、微结石或结晶、肾乳头坏死等。

二、脓尿

知识点 6：脓尿的概念　　副高：熟练掌握　正高：熟练掌握

脓尿是指尿内有脓细胞，常为乳白色，浑浊，严重时有脓块。正常人尿液中含有少量白细胞，如果离心尿液中白细胞≥10 个/HP，或普通尿检白细胞≥5 个/HP 时，应视为异常。

知识点 7：脓尿的原因　　副高：熟练掌握　正高：熟练掌握

脓尿常见原因有非特异性感染与特异性感染两类。非特异性感染包括肾盂肾炎、肾积脓、膀胱炎、前列腺炎或脓肿、尿道炎及邻近器官炎症（如盆腔脓肿）等。常见细菌为大肠杆菌、变形杆菌、葡萄球菌等。特异性感染主要为结核和淋病。

三、乳糜尿

知识点 8：乳糜尿的概念　　副高：熟练掌握　正高：熟练掌握

乳糜尿是指尿内含有乳糜或淋巴液。尿呈乳白色，含脂肪、蛋白质、红细胞及纤维蛋白原。如其中红细胞较多，可呈红色，称为乳糜血尿。

知识点 9：乳糜尿的原因　　副高：熟练掌握　正高：熟练掌握

乳糜尿常见原因是丝虫病，其他有腹膜后肿瘤、创伤、结核等。

知识点 10：乳糜尿的鉴别　　副高：熟练掌握　正高：熟练掌握

乳糜尿液中加乙醚，可使乳糜尿变清，从而确诊乳糜尿。该试验称为乳糜试验，借此与脓尿、结晶尿相鉴别。

四、细菌尿

知识点 11：细菌尿的概念　　副高：熟练掌握　正高：熟练掌握

细菌尿是指尿内存在细菌。

知识点 12：尿细菌定量培养　　副高：熟练掌握　正高：熟练掌握

细菌尿应做尿细菌定量培养以鉴别尿中细菌是感染还是污染。经无菌采取清晨第一次中段尿做培养，如每毫升尿中细菌计数在 10 万以上，认为是感染；在 1 万以下为污染；介于 1 万和 10 万之间，为可疑感染，此时，应重复培养。

五、气尿

知识点 13：气尿的概念　　副高：熟练掌握　正高：熟练掌握

排尿时尿中出现气体，称为气尿。

知识点 14：气尿的原因　　副高：熟练掌握　正高：熟练掌握

气尿多见于尿路与肠道之间有瘘管相通时。这些瘘管除手术、外伤引起外，更多见于结核、炎性肠病，乙状结肠癌等。气尿也可见于膀胱、肾盂内产气细菌感染，糖尿病患者的发生率较高，尿中的产气菌分解高浓度的尿糖产生二氧化碳，排尿时便有气体出现。

六、尿量异常

知识点 15：正常尿量、尿比重　　副高：熟练掌握　正高：熟练掌握

正常成人每日尿量为 700～2000ml，平均 1500ml，尿比重波动在 1.003～1.030。通常情况下，尿量增加，尿比重则相应下降，以维持体液平衡。

知识点 16：少尿、无尿、多尿的概念　　副高：熟练掌握　正高：熟练掌握

24 小时尿量在 400ml 以下为少尿；100ml 以下为无尿或尿闭；多尿指 24 小时尿量超过正常尿量，少者 2000ml 以上，多者 5000～6000ml。

知识点17：少尿、无尿、多尿的原因　　副高：熟练掌握　正高：熟练掌握

少尿和无尿提示肾衰竭或濒于衰竭状态。其原因有：①严重脱水、大出血、休克、大面积烧伤等。②肾脏本身病变，如肾小球肾炎、多囊肾、慢性肾盂肾炎等。③双侧输尿管梗阻。多尿见于糖尿病或尿崩症、急性肾衰竭多尿期。

第五节　尿道分泌物

知识点1：尿道分泌物的概念　　副高：熟练掌握　正高：熟练掌握

尿道分泌物是指在无排尿动作时经尿道口自然流出黏液性、血性或脓性分泌物。正常尿道口应无分泌物，只是在性冲动时由尿道口流出白色清亮的黏液。

知识点2：血性尿道分泌物　　副高：熟练掌握　正高：熟练掌握

血性尿道分泌物为尿道出血或血精。前者见于尿道损伤、后尿道及精阜肿瘤；后者是精囊炎的特征，也见于精囊肿瘤、结石、结核，患者常无意中发现内裤有陈旧血迹。

知识点3：脓性尿道分泌物　　副高：熟练掌握　正高：熟练掌握

脓性尿道分泌物见于非特异性及淋菌性尿道炎，应做分泌物细菌培养及药敏试验。淋病的致病菌为淋病双球菌，临床表现主要为急性尿道炎的病状，在不洁性交后3天，尿道口即红肿、疼痛，并有稀薄黏液流出，随后变为黄色黏稠脓液。尿道分泌物涂片染色可查到细胞内革兰阴性球菌。

知识点4：黏液性尿道分泌物　　副高：熟练掌握　正高：熟练掌握

黏液性尿道分泌物见于性兴奋及慢性前列腺炎。性兴奋时，前列腺充血，腺泡分泌增加及腺管扩张，当腹压增高或会阴部肌肉收缩时，前列腺液便从尿道口流出。慢性前列腺炎患者常在清晨自尿道口流出少量黏液，镜检有较多白细胞及脓细胞。

第六节　男性性功能相关症状

一、阴茎勃起功能障碍

知识点1：阴茎勃起功能障碍的概念　　副高：掌握　正高：掌握

阴茎勃起功能障碍是男性最常见的性功能障碍，指阴茎勃起不能达到和维持足以进行

满意性生活的勃起。

知识点2：阴茎勃起功能障碍的原因 副高：掌握 正高：掌握

根据病因，阴茎勃起功能障碍分为心理性、内分泌性、神经性、动脉性、静脉性和医源性六大类；临床上则分为器质性阴茎勃起功能障碍（动脉性、静脉性、神经性和内分泌性）、心理性阴茎勃起功能障碍及混合性阴茎勃起功能障碍。器质性阴茎勃起功能障碍约占50%，病因主要有糖尿病、心血管疾病、脑脊髓病变、服用药物等。

二、性欲障碍

知识点3：性欲低下 副高：掌握 正高：掌握

性欲低下是指对性交的欲望意念冷淡，或根本无要求，或厌恶而拒绝性交等。性欲低下男性患者在外界刺激下仍有阴茎勃起，而女性表现为无性高潮。造成性欲低下的病因以精神因素为主，多数有与性有关的创伤史，也与器质性疾病有关。女性发病率明显高于男性。

知识点4：性欲亢进 副高：掌握 正高：掌握

性欲亢进是指性欲望、性冲动过分强烈和旺盛，造成性兴奋频繁，性行为要求迫切，性交频率增加而自我感觉不满足为临床特点。患者常无自我主诉，多发现于性心理调查或性伴侣所述。

三、射精异常

知识点5：早泄的概念 副高：掌握 正高：掌握

早泄是指阴茎能勃起，性交时当阴茎插入阴道前或接触阴道后，即出现射精。早泄是射精障碍中最常见的疾病，发病率占成人男性的50%。性交时射精快慢无一定的标准，个体差异很大。因此，有正常性功能的男性在性交时偶尔出现射精过早，不应视为病态；只有经常射精过早，以致不能完成性交全过程时，才视为早泄。

知识点6：不射精的概念 副高：掌握 正高：掌握

不射精是指性欲正常的男子在性交过程中，勃起的阴茎插入阴道后，始终达不到性高潮且不能产生节律的射精动作，也没有精液射出尿道外口的一种异常现象。

知识点7：不射精的原因 副高：掌握 正高：掌握

根据病因将不射精分类：

（1）功能性不射精　由于射精中枢受到大脑皮质的抑制或者由于脊髓射精中枢反应阈值太高或性刺激程度不足，正常性交动作不能诱发射精，但可以有梦精或手淫射精，主要病因有各种精神心理障碍、长期手淫、阴道松弛等。

（2）器质性不射精　脊神经损伤、医源性射精神经系统受损等可以导致不射精，患者性交中还是睡梦中均无射精现象。

（3）药物性不射精　部分药物可抑制射精，如镇静药、安眠药、抗抑郁药等，影响程度与药物剂量及用药时间有关。

（4）混合性不射精　多由精神心理因素和药物服用史造成的。

知识点8：逆向射精的概念　　副高：掌握　正高：掌握

逆向射精是指患者性生活随着性高潮而射精，但是射精时精液全部自后尿道逆向流入膀胱，不从尿道口流出。

知识点9：逆向射精的原因　　副高：掌握　正高：掌握

正常射精时尿道内口闭锁以防止精液向膀胱反流，而逆行射精则是由于尿道内口关闭不全，导致精液逆行射入膀胱。原发性逆行射精较为罕见，继发性逆行射精可见于前列腺电切术后、尿道外伤等。

知识点10：射精痛的概念　　副高：掌握　正高：掌握

性兴奋或射精时患者感阴茎根部或会阴部疼痛，被迫中止性交，或遗精时痛醒。

知识点11：射精痛的原因　　副高：掌握　正高：掌握

射精痛的病因有精囊炎、前列腺炎、前列腺结石、附睾炎、尿道狭窄等。由于射精痛，使患者畏惧射精，可能发展成心理性勃起功能障碍或功能性不射精。

四、无性高潮

知识点12：无性高潮的概念　　副高：掌握　正高：掌握

无性高潮是女性常见性功能障碍，是指女性有正常性欲，但在性交中仅有低水平快感，很少出现或从不出现性高潮，从而得不到性满足。

五、血精

知识点13：血精的概念及表现　　副高：掌握　正高：掌握

血精是指精液中混有血液。血精可是鲜红色、咖啡色或暗红色，含血凝块，或仅在显微镜下有少量的红细胞。

知识点14：血精的原因　　副高：掌握　正高：掌握

血精的常见病因有：①精囊及前列腺疾病，如精囊炎、前列腺炎、前列腺及精囊的结核、结石、损伤等；②肿瘤，如精囊及前列腺的癌肿，精阜乳头状瘤；③血液病，如紫癜、白血病等；④其他，如精囊静脉曲张、会阴部长期反复压迫、精阜旁后尿道上皮下静脉扩张破裂等。

第七节　全身症状

一、发热

知识点1：发热的概念　　副高：熟练掌握　正高：熟练掌握

发热是当机体在致热原作用下或各种原因引起体温调节中枢的功能障碍时，体温升高超出正常范围（36.2~37.2℃）。

知识点2：发热分类　　副高：熟练掌握　正高：熟练掌握

常见的热型有稽留热、弛张热、间歇热、不规则热、癌性发热、波状热、消耗热、败血症发热。泌尿外科疾病常见热型为间歇热和不规则热，前者见于男性慢性泌尿生殖系感染，后者主要见于肾癌。在疾病过程中，两种或两种以上热型交互存在，热型可由典型稽留热变为弛张热。

知识点3：发热与泌尿外科疾病的关系　　副高：熟练掌握　正高：熟练掌握

（1）体温上升和高热持续时，体内的水分和钠盐潴留，同时肾小管的再吸收功能增强，导致尿量减少、比重增高，尿中氯化物含量降低。

（2）感染性发热时由于高热和病原体毒素的作用，可以使肾实质细胞发生变性，尿中出现蛋白质和管型。

（3）严重泌尿系统感染可引起急性发热。

（4）发热伴膀胱刺激征和肾区叩击痛时，应考虑肾盂肾炎、肾周围炎或肾周脓肿等。

（5）慢性尿路感染是女性患者常见的低热病因。部分患者可无明显的尿路刺激症状，甚至尿常规检查也可正常，而仅以低热为唯一临床表现。

（6）恶性肿瘤有时首发症状为低热。肾癌患者发热的发生率为10%~20%。部分患者发热是其就诊的唯一症状，常为39℃以下的低热，偶为稽留热。发热原因多认为与肿瘤产生的致热原有关。另有研究发现，原发性肿瘤可能分泌白细胞介素-6从而导致肿瘤性发热，在切除肿瘤后，体温多能恢复正常。

知识点4：原因不明发热　　副高：熟练掌握　正高：熟练掌握

原因不明发热病因可概括为四大类，即感染性疾病、肿瘤性疾病、结缔组织-血管性疾病、诊断不明的其他疾病。在年龄方面可区分为3个不同的组别，6岁以下的不明原因发热以感染性疾病为多见，特别是原发性上呼吸道、泌尿道感染或全身感染，6~14岁年龄组则以结缔组织-血管性疾病和小肠炎症性疾病为最常见；14岁以上的成人组，虽然感染性疾病仍占首位，但肿瘤性疾病的发病率明显地增高。

二、恶病质

知识点5：恶病质的概念　　副高：熟练掌握　正高：熟练掌握

恶病质又称为恶病体质，是晚期恶性肿瘤患者极度消瘦、衰竭的一种表现，严重影响患者的治疗效果和生活质量。

知识点6：恶病质的表现　　副高：熟练掌握　正高：熟练掌握

恶病质具体表现有厌食、贫血、进行性体重下降，极度消瘦，皮肤干燥松弛、肋骨外露、代谢失常等，俗称“皮包骨头”，据统计，约50%癌症晚期患者伴有恶病质，其中10%~25%的患者死于恶病质。

知识点7：恶病质的原因　　副高：熟练掌握　正高：熟练掌握

造成恶病质的原因有：①肿瘤的全身作用，由于肿瘤过度过快生长，尤其是全身多脏器转移后，增加基础代谢率或改变酶的利用，消耗了大量的热量和蛋白质，如果继发出血、发热和继发感染时，这种消耗会成倍增加；②肿瘤的局部作用：例如胃肠道的梗阻，造成明显的食欲缺乏，甚至完全不能进食，加重了消耗程度和速度；③治疗对局部和全身的影响。

第二章 体格检查

第一节 肾脏检查

知识点1：视诊 副高：熟练掌握 正高：熟练掌握

观察肾区有无肿胀、肿块、炎症现象，脊柱有无弯曲。新生儿或小儿患者，通过透光试验常可鉴别肾的含积液疾病（肾积水或肾积脓）与实质性病变。检查时患者先站立，然后仰卧。较大的肾积水、肿瘤及囊肿可见患侧腰部或腹部圆形隆起。急性肾周组织感染因患侧腰肌炎症刺激而紧张，腰椎凸向健侧。

知识点2：触诊 副高：熟练掌握 正高：熟练掌握

患者仰卧，下肢屈曲，使腹肌松弛。置于腰背部的左手向上推挤肾，右手触摸。正常情况下，肾常不能触及，偶可触及右肾下极。双侧肾脏肿大，表面呈结节状，是多囊肾的特征；肾脏增大，质地坚实可能是肾肿瘤；巨大腰腹肿块，有囊性感，为肾积水；站立后肾脏在脐水平以下为肾下垂等。

知识点3：叩诊 副高：熟练掌握 正高：熟练掌握

左手掌平放于背部肾区，右手握拳轻叩，有叩击痛时表示该侧肾周围有炎症。输尿管结石在绞痛时肾区叩痛对诊断有重要意义。叩诊时避免暴力，尤其对肾外伤等患者。

知识点4：听诊 副高：熟练掌握 正高：熟练掌握

听诊不常用。肾动脉狭窄、肾动静脉瘘或肾动脉瘤患者中，有时可在上腹部肋弓下方与腹直肌外缘交界处的肾动脉投影区听到吹风样血管杂音。

第二节 输尿管检查

知识点1：输尿管检查方法 副高：熟练掌握 正高：熟练掌握

输尿管深在腹后壁脊柱两侧，一般不易触及。视诊很少有阳性发现，当输尿管有病变时，腹直肌外缘可有深压痛。着重检查输尿管三个压痛点：①上输尿管点，位于腹直肌外缘平脐水平；②中输尿管点，位于髂前上棘与脐连线中外1/3交界内下1.5cm处；③下输尿管点，直肠指诊时位于直肠前壁、前列腺外上方处；女性行阴道双合诊，位于阴道前壁穹隆部侧上方。

知识点2：输尿管检查异常发现　　副高：熟练掌握　正高：熟练掌握

沿输尿管走行有压痛表示有炎症。输尿管结石可有局部压痛，但无反跳痛。输尿管下端的肿瘤或结石可经阴道或直肠触及。如果患者消瘦，输尿管有较大结石或肿块时，偶可触及条索状、质硬包块。

第三节　膀胱检查

知识点1：视诊　　副高：熟练掌握　正高：熟练掌握

患者取仰卧位，充分暴露全腹部。如膀胱容量超过400ml，下腹正中可看到明显隆起。

知识点2：触诊　　副高：熟练掌握　正高：熟练掌握

多采用双合诊，即检查者一手放于膀胱区，另一手示指经直肠或阴道行触诊。该方法可以了解膀胱肿瘤或盆腔肿瘤大小，浸润范围，膀胱活动度，以及判断手术切除病灶的可能性。如有压痛，提示膀胱有炎症、结核或结石。当尿液量≥150ml时，膀胱可在耻骨联合水平上被触及；尿液量≥500ml时，耻骨联合上区可触及球状包块，囊性感。

知识点3：叩诊　　副高：熟练掌握　正高：熟练掌握

膀胱叩诊应从紧邻耻骨联合上缘开始，逐渐向上，直到叩诊音由浊音变为鼓音为止，此时为膀胱的上缘。腹壁厚或肥胖患者可叩诊膀胱边缘的浊音界。叩诊是诊断膨胀膀胱的主要方法。

知识点4：异常发现　　副高：熟练掌握　正高：熟练掌握

患者仰卧位时如果触及充盈膀胱，排尿后包块消失为正常，排尿后不消失为慢性尿潴留。如果患者有开放性脐尿管瘘，经膀胱注入亚甲蓝后可见脐部漏尿。先天性膀胱外翻时，在下腹部正中可见腹前壁及膀胱前壁缺损，并可见双输尿管口间歇性喷尿，尿道上裂及阴茎畸形。膀胱或盆腔肿瘤应在排尿后行经直肠或阴道（已婚女患者）双合诊检查，可判断肿瘤是否侵犯膀胱壁及其周围组织。

第四节 尿道检查

知识点1：尿道的检查方法 副高：熟练掌握 正高：熟练掌握

尿道口检查应注意有无狭窄或异位。男性尿道位于阴茎腹侧，外口位于阴茎头中央。阴茎背侧为尿道上裂，少见。观察尿道外口的位置与大小。

知识点2：尿道检查异常发现 副高：熟练掌握 正高：熟练掌握

尿道触诊硬韧呈索条状，提示尿道狭窄。骑跨伤所致尿道瘢痕狭窄可于尿道球海绵体部触及硬结。尿道下裂的尿道外口位于阴茎腹侧。从阴茎根部开始依次触压阴茎腹侧尿道至尿道外口，如有尿道结石，可触及局部硬物；如尿道口有脓性分泌物，应收集送检。

第五节 阴茎检查

知识点1：阴茎的检查方法 副高：熟练掌握 正高：熟练掌握

观察阴毛分布、阴茎发育和包皮情况。常态下成年人阴茎头外露，阴茎长7.4（4.0~14.5）cm，直径约2.6cm，勃起时长度可增加1倍（可达14~21cm）。阴茎长度与身高无关。包皮过长者检查完毕应将包皮复位，以免造成包皮水肿或嵌顿。

知识点2：阴茎检查异常发现 副高：熟练掌握 正高：熟练掌握

（1）阴茎增大多见于青春期性早熟、先天性肾上腺皮质增生、睾丸间质细胞癌。

（2）小阴茎，即进入青春期后阴茎仍呈儿童型，常温下短于3cm，见于先天性睾丸发育不良症、双侧隐睾、垂体功能减退等。

（3）注意有无包皮过长、包茎，翻开包皮检查阴茎头有无红肿、糜烂、溃疡、分泌物，与包皮有无粘连。包皮不能翻开为包茎，需手术治疗（背侧切开或包皮环切）。

（4）包皮过长伴阴茎头肿物，呈乳头状增生，质地坚硬，有奇臭，并伴有脓性分泌物，多为阴茎癌。

（5）阴茎头溃疡、圆形或椭圆形，有大量分泌物且无痛，是硬下疳（一期梅毒）。

（6）阴茎头或冠状沟溃疡、有脓性分泌物，边缘不整齐，呈潜行性疼痛，是软下疳。

（7）阴茎触诊时，可用拇指和示指旋捏阴茎干，如有结节及压痛，提示阴茎海绵体硬结症。

第六节 阴囊及其内容物检查

知识点1：视诊 副高：熟练掌握 正高：熟练掌握

观察阴囊的颜色以及两侧的对称性，注意有无溃疡、炎症、结节，瘘管及湿疹样病变。阴囊肿块或精索静脉曲张也能在视诊中被发现。

知识点2：透光试验 副高：熟练掌握 正高：熟练掌握

用手电筒紧抵阴囊后侧并向肿块照射，检查者通过纸筒在阴囊前壁观察，有红色光线透过为阳性。对于阴囊内肿物，均应例行透光试验。如透光表明阴囊内容物为鞘膜积液；如不透光则为实质性肿块，提示睾丸炎症或肿瘤。

知识点3：触诊 副高：熟练掌握 正高：熟练掌握

阴囊内容物触诊时首先检查睾丸，然后检查附睾及索状结构，最后是腹股沟外环。检查时应用拇指、示指和中指来完成。

(1) 睾丸触诊 注意睾丸存在与否、体积、形状、硬度以及有无结节和压痛等。测量睾丸体积的标准方法是应用睾丸模型进行对照式测量。正常成人睾丸体积为15~25ml。若阴囊空虚提示睾丸下降不全，睾丸多数位于腹股沟内环附近。检查时一手示指通过阴囊轻轻伸向腹股沟外环处，另一手示指置于内环附近，两指轻轻对挤式触摸腹股沟管内睾丸。不宜用单手触诊，这样易将睾丸推回腹腔，导致漏诊，或将腹股沟淋巴结误认为未降睾丸。

(2) 附睾触诊 附睾纵向贴附于睾丸的后外侧。检查时应自上而下依次触诊茎头、体和尾部，注意有无压痛、肿大和结节。

(3) 输精管触诊 检查输精管是否存在、有无结节。

(4) 精索触诊 触诊精索时，受检者应采取直立位，注意有无精索静脉曲张，精索内有无结节，怀疑精索静脉曲张时还应采用Valsalva方法检查，即患者站立，屏气增加腹压，可以触摸到曲张的静脉。

知识点4：睾丸异常发现 副高：熟练掌握 正高：熟练掌握

(1) 小而软的睾丸提示其发育功能不良。

(2) 睾丸肿瘤时，睾丸有沉重感，肿块多呈无痛性、实性、形状不规则。

(3) 阴囊空虚提示睾丸下降不全。

(4) 睾丸附件扭转时，可透过阴囊皮肤观察到因淤血而呈淡蓝色的睾丸附件，即“蓝斑征”。

知识点5：附睾异常发现 副高：熟练掌握 正高：熟练掌握

（1）急性附睾炎所致的附睾肿大多以附睾头部为主；患者常因疼痛而抗拒触诊。

（2）附睾结核肿块常位于附睾尾部，质地坚实，结节状，欠光滑，压痛不明显，输精管可呈串珠样改变。

知识点6：精索异常发现 副高：熟练掌握 正高：熟练掌握

（1）牵拉睾丸时，如感精索疼痛，即为精索牵拉痛征阳性，提示精索炎。

（2）精索静脉曲张时，阴囊皮下的静脉曲张成团，使阴囊呈“蚯蚓袋”样外观，多见于左侧，Valsalva 征阳性，平卧并抬高阴囊后静脉曲张逐渐减轻，但若曲张的静脉仍不消失，说明可能系腹膜后肿瘤压迫引起的高位血流受阻。

第七节 直肠指诊

知识点1：直肠指诊的检查方法 副高：熟练掌握 正高：熟练掌握

患者检查前排空膀胱，取膝胸位、侧卧位和直立弯腰位。检查者戴上橡皮手套，将示指缓缓滑入肛门。首先应注意肛门括约肌功能，再在示指所及范围内检查有无新生物。在直肠前壁依次触摸前列腺的左侧沟、左侧叶、中央沟、右侧叶和右侧沟及前列腺尖部下方的膜部尿道，检查前列腺大小、形态，质地、表面是否光滑、是否有结节及压痛、中央沟是否存在及变浅，精囊在正常情况下触不到。正常前列腺如同栗子的形状及大小，表面平滑，质地柔韧似橡皮。

知识点2：前列腺增生指诊发现 副高：熟练掌握 正高：熟练掌握

（1）良性前列腺增生时前列腺增大且坚韧，中央沟变浅、消失或隆起。

（2）重度增生时手指不能触及其上缘。

（3）前列腺增生时两侧叶常对称性增大，质韧。

知识点3：前列腺癌指诊发现 副高：熟练掌握 正高：熟练掌握

前列腺癌特征性表现是腺体内有坚硬如石的不光整结节。

知识点4：前列腺炎指诊发现 副高：熟练掌握 正高：熟练掌握

（1）急性前列腺炎时，不宜做前列腺按摩和取前列腺液。否则，可能导致细菌沿输精管扩散，继发附睾炎，甚至出现败血症。

（2）慢性前列腺炎有肿胀感，必要时可按摩前列腺，并取其溢出液送检. 检查完毕注意有无指套染血。

知识点5：前列腺脓肿指诊发现　　副高：熟练掌握　正高：熟练掌握

（1）前列腺如有波动感时，应考虑前列腺脓肿，可以穿刺吸脓或外科引流。

知识点6：肛门张力检查　　副高：熟练掌握　正高：熟练掌握

检查肛门张力是一项很重要的项目，肛门松弛和痉挛程度可以反映尿道括约肌的状态，又因肛门括约肌和尿道括约肌受共同的神经支配，引发球海绵体反射，对于诊断神经源性膀胱有一定意义。

第八节　女性外生殖器和尿道外口检查

知识点1：女性外生殖器和尿道外口检查方法　　副高：掌握　正高：掌握

（1）首先检查外阴和阴唇，要特别注意外阴的萎缩性变化、分泌物和溃疡等。

（2）尿道口检查是否有囊肿、黏膜脱垂、黏膜增生、肿瘤和肉阜等。

（3）接着嘱患者腹部加压，观察是否有膀胱或直肠脱垂。双合诊可以用来检查膀胱、子宫及其附件。

知识点2：女性外生殖器和尿道外口检查异常发现　　副高：掌握　正高：掌握

（1）尿道触诊可检出结节样变化，如炎症和肿瘤。

（2）触诊可发现尿道憩室，憩室有感染时，可从尿道挤压出脓性分泌物。

（3）女性尿道旁腺囊肿表现为尿道口肿物，肿大疼痛，腺管开口红肿，挤压有脓性分泌物。

（4）前庭大腺感染为淋病最常见的并发症。

（5）子宫全部脱出阴道口以外称为子宫脱垂。

第九节　神经系统检查

知识点1：神经系统检查方法　　副高：掌握　正高：掌握

感觉检查要求患者清醒、合作，并力求客观。先让患者闭目，嘱受到感觉刺激后立即回答。可取与神经径路垂直的方向（四肢环行，躯干纵行），自内向外或自上向下依次检查；各关节上下和四肢内外侧面及远近端均要查到，并两侧对比。检查球海绵体肌反射时，检查者一个手指戴上指套伸进患者肛门，另一只手捏患者的阴茎头，或用钝针去刺阴茎头，正常情况下会引起患者肛门括约肌强烈收缩，肛门里的手指会感觉到此种收缩。

知识点2：神经系统检查异常发现 副高：掌握 正高：掌握

（1）感觉障碍有减退、消失和过敏之分。

（2）若同一区域内某些感觉减退，而其他感觉保留（如触觉），称分离性感觉障碍。

（3）感觉障碍的主观症状可有疼痛、发麻、蚁行感、烧灼感等，可为自发性或在激惹后引起，后者如压痛、牵引痛等，系感觉通路的刺激性病变所致。

（4）感觉障碍分布形式因病变损害部位可有周围型（神经末梢型）、脊髓节段型（根型）、传导束型和皮质型之分。

（5）球海绵体肌反射阴性，提示存在支配勃起功能的神经障碍。

第十节 全身情况检查

知识点1：营养状况 副高：熟练掌握 正高：熟练掌握

营养状况与食物的摄入、消化、吸收和代谢等因素密切相关，最简便的方法是观察皮下脂肪的充实程度。当体重减轻至低于正常的10%时称为消瘦，极度消瘦者称为恶病质，常见于肿瘤晚期患者。当体重超过标准体重的20%以上者称为肥胖。肾上腺皮质功能亢进（Cushing综合征）所致内源性肥胖，表现为向心性肥胖，满月面容、腹部皮肤紫纹等。相反，皮肤色素沉着伴消瘦者，应考虑肾上腺皮质功能不全。

知识点2：全身或局部水肿 副高：熟练掌握 正高：熟练掌握

（1）凹陷性水肿指局部受压后可出现凹陷；非凹陷性水肿指局部组织虽然有明显肿胀，但受压后并无明显凹陷，如黏液性水肿和象皮肿（丝虫病）。

（2）外生殖器和下肢水肿提示心功能不全、肾衰竭、肾病、盆腔或腹膜后淋巴梗阻等。

知识点3：浅表淋巴结检查 副高：熟练掌握 正高：熟练掌握

如果发现淋巴结肿大，应注意其部位、大小、数目、硬度、压痛、移动度，局部皮肤有无红肿、瘢痕及瘘管等。腹股沟和锁骨上淋巴结检查是泌尿外科常用的检查方法。腹股沟淋巴结肿大可继发于阴茎、尿道恶性肿瘤或性传播疾病。锁骨上淋巴结肿大见于晚期肾癌，晚期尿路上皮癌，晚期前列腺癌等。全身性淋巴结肿大常见于急慢性淋巴结炎、淋巴瘤及各型急、慢性白血病等。

知识点4：腹部检查 副高：熟练掌握 正高：熟练掌握

主要通过视诊、触诊和叩诊进行检查，了解有无隆起，压痛和反跳痛等。腹腔积液一般在1000ml以上叩诊才能查出移动性浊音。多数泌尿系恶性肿瘤终末期全身转移可能出现腹腔积液。腹膜炎三联征包括腹肌紧张度增加、压痛及反跳痛。多发性大动脉炎的狭窄病变部位可听到收缩期杂音，肾动脉狭窄时常在腹上区或腰背部听到收缩期杂音。

第三章　实验室检查

第一节　尿液检查

一、尿标本的收集和储存

知识点1：尿液标本的种类　副高：熟练掌握　正高：熟练掌握

尿液标本种类的选择和收集取决于临床医师的送检目的、患者的状况和试验要求。临床常用尿液标本种类有：

（1）晨尿　清晨起床后，在未进餐和做其他运动之前排泄的尿液，称为首次晨尿。住院患者最适宜收集此类标本。若采集后2小时内不能进行分析的，可采取防腐措施。晨尿常用于筛查、直立性蛋白尿检查和细胞学检查。

（2）随机尿　随时排泄，无需患者做任何准备的尿液，称为随机尿，适用于常规及急诊筛查，但是，如摄入大量液体或剧烈运动后将直接影响尿液成分，从而不能准确反映患者疾病状况。

（3）计时尿　收集一段时间内的尿液标本，如治疗后、进餐后、24小时内全部尿液等。计时尿常用于定量测定和细胞学研究。

知识点2：收集尿液的注意事项　副高：熟练掌握　正高：熟练掌握

（1）留尿前需清洗外阴及尿道口，包皮过长者应翻开包皮清洗，留中段尿送检。

（2）使用清洁有盖、一次性容器，体积>50ml。

（3）容器上应贴上标记，内容包括患者的全名、可识别患者的标本特异性编码和标本采集时间。

（4）婴幼儿尿液标本的收集，可用黏附剂将收集袋贴附于婴幼儿的阴部皮肤。

（5）尿液标本应避免经血、白带、精液、粪便等污染。

（6）标本留取后，经2小时内送检，以免细菌繁殖、细胞溶解等。

知识点3：尿液标本的保存　副高：熟练掌握　正高：熟练掌握

收集尿液的容器加盖置于4℃冰箱内保存。如在室温下储存，需加防腐剂。目前以甲苯和盐酸防腐效果最好。①甲苯：甲苯10ml加入尿液内，使其在尿液表面形成保护膜，防止细菌生长繁殖，适于24小时尿液总氮、非蛋白氮、尿素氮、肌酐、肌酸、尿酸、氯化物、钾、钠等物质的测定。②盐酸：化学纯盐酸 10ml 加入尿液内，使尿液保持酸性，抑制细菌生长，从而避免尿液变碱，分解腐败。适于 17-羟皮质类固醇、17-酮皮质类固醇、儿茶酚胺和钙等物质的测定。

二、尿液一般检查

知识点 4：尿液颜色检查　　副高：熟练掌握　正高：熟练掌握

正常新鲜尿液为淡黄色。尿液浓缩时，颜色可呈深黄色，并受某些食物及药物的影响。病理情况下出现尿色深红如浓茶样见于胆红素尿；红色见于血尿、血红蛋白尿；紫红色见于卟啉尿；棕黑色见于高铁血红蛋白尿、黑色素尿；绿蓝色见于胆绿素尿和尿蓝母；乳白色可能为乳糜尿、脓尿。

知识点 5：尿比重参考值　　副高：熟练掌握　正高：熟练掌握

正常成人普通饮食情况下，尿比重在 1.015~1.025 之间，最大波动范围 1.003~1.030。晨起第一次尿的比重应大于 1.020。病理情况下尿比重可升高，见于急性肾炎、高热、心功能不全、脱水等；尿量增多时尿比重增加，常见于糖尿病。尿比重降低时，见于慢性肾小球肾炎、肾衰竭、尿崩症等。

知识点 6：尿比重的测定　　副高：熟练掌握　正高：熟练掌握

尿比重常用的测定方法是试带法和折射计法。连续测定尿比重比 1 次测定更有价值，慢性肾衰竭呈现持续低比重尿。

知识点 7：尿渗透压检查　　副高：熟练掌握　正高：熟练掌握

尿渗透压检查是反映尿中具有渗透活性粒子（分子或离子等）数量的一种指标，是评价肾浓缩功能较理想的指标。尿液渗透压一般为 600~1000mmol/L，24 小时内最大范围为 40~1400mmol/L，血浆渗透压为 275~305mmol/L，尿与血浆渗透压比值为（3.4~4.7）：1.0。禁水 12h，尿渗透压>800mmol/L，若低于此值，表示肾浓缩功能不全。正常人禁水 12h 后，尿渗透压与血浆渗透压之比应>3。急性肾小管功能障碍时尿与血浆渗透压之比<1.2，且尿 Na^+>20mmol/L。

知识点 8：尿液 pH 值检查　　副高：熟练掌握　正高：熟练掌握

正常尿液 pH 为 4.5~8.0，一般是 5.5~6.5。尿 pH 在 4.5~5.5 为酸性尿；6.5~8.0 为碱性尿。一般情况下，尿 pH 反映了血清 pH，在代谢性酸中毒或呼吸性酸中毒时，尿呈酸性；在代谢性碱中毒或呼吸性碱中毒时尿呈碱性。另外肉食者多为酸性，食用蔬菜水果可致碱性。测定尿液酸碱反应时，标本必须新鲜，久置腐败尿或尿路感染、脓血尿均可呈碱性。磷酸盐、碳酸盐结晶见于碱性尿；尿酸盐、草酸盐、胱氨酸结晶多见于酸性尿。酸中毒及服用氯化铵等酸性药物时尿可呈酸性。尿液 pH 值测定的方法目前有试带法、指示剂法和 pH 计法。

三、尿液病原微生物检查

知识点 9：尿液培养标本的留取 副高：熟练掌握 正高：熟练掌握

为了避免尿道外口周围细菌对培养尿液的污染，标本收集应注意：①男患者应翻转包皮冲洗，用 2%红汞或 1∶1000 苯扎溴铵消毒尿道口，再用无菌纱布或干棉球拭干后排尿；女患者先用肥皂水或 1∶1000 高锰酸钾水溶液冲洗外阴部及尿道口；②用试管收集中段尿 10～15ml，立即加塞盖后送检；③做结核分枝杆菌培养的尿液标本，应收集 24 小时全部尿液，并将沉淀部分盛于洁净瓶内送检。

知识点 10：尿液细菌培养 副高：熟练掌握 正高：熟练掌握

常采用定量培养以区别是污染还是感染。细菌数>10^5/ml 为感染；<10^3/ml 或有多种细菌生长视为污染；细菌数在 10^3～10^5/ml 者不能排除感染，必要时复查。凡尿液培养为阳性，且细菌数超过 10^5/ml 的标本，应常规做药物敏感性试验。真菌、衣原体或某些特殊细菌，如淋病奈瑟菌、伤寒沙门菌、结核分枝杆菌及厌氧菌等，需做特殊培养。

知识点 11：尿液真菌检查 副高：熟练掌握 正高：熟练掌握

泌尿道致病真菌包括新型隐球菌、曲霉菌种、组织胞浆菌、芽生菌等，多与导管置放有关。检查方法包括直接检查（包括不染色直接涂片镜检、负染色、革兰染色、荧光染色）和真菌培养，需要新鲜尿液标本。涂片找到真菌菌丝和孢子时，提示真菌感染。真菌培养可以提高真菌检出率，同时鉴定菌种，便于选择敏感药物。

知识点 12：尿抗酸杆菌检查 副高：熟练掌握 正高：熟练掌握

留 24 小时尿或新鲜尿液（最好是晨尿），经沉淀后做涂片抗酸染色检查。前一种方法能收集 1 天内所排出的细菌，缺点是时间较长，特别是强酸性尿对结核分枝杆菌的生存不利；后一种方法能获得新鲜尿，结核分枝杆菌不受破坏。对诊断困难的病例，应重复检查或采用结核分枝杆菌培养或动物接种，后两者的阳性率可达 90%。

尿抗酸杆菌检查的阳性率一般为 70%～75%。尿抗酸杆菌检查呈阳性时，有约 12%的假阳性，主要由包皮垢杆菌、非典型分枝杆菌等所致。如果培养出结核分枝杆菌或 PCR 技术检测 TB-RNA 阳性即可确诊为结核病。荧光定量 PCR 技术尽管有少数假阴性与假阳性结果，但与常规细菌学方法互补使用可提高阳性检出率。

四、尿细胞学检查

知识点13：尿细胞学检查的概念 副高：熟练掌握 正高：熟练掌握

尿细胞学检查是指在患者的尿液沉渣或膀胱冲洗液中通过显微镜观察恶性肿瘤细胞。这些肿瘤细胞有特殊的大核仁，内含不规则粗大染色质。正常情况下不能找到肿瘤细胞。

知识点14：尿细胞学检查方法 副高：熟练掌握 正高：熟练掌握

要求尿液新鲜，尿量不少于50ml，最好留晨间首次尿的中后段尿液。收集的尿液应及时离心，沉淀物涂片必须在尿液排出后1~2小时内完成。如不能及时涂片，可在尿液中加入1/10尿量的浓甲醛溶液或95%乙醇溶液固定。

知识点15：尿细胞学检查诊断依据 副高：熟练掌握 正高：熟练掌握

诊断恶性肿瘤最重要的依据是细胞核的变化，包括核大、核质比例增大，核大小不一，形态不一，数目不一，染色质增多、增粗，核仁增多、增大，核边增厚，出现裸核及病理性有丝分裂。只有分化较好、较成熟的癌细胞才能根据涂片进行分类。

五、尿肿瘤标志物检测

知识点16：膀胱肿瘤抗原检测 副高：熟练掌握 正高：熟练掌握

膀胱肿瘤抗原（BTA）是膀胱肿瘤上分离下来的基膜复合物，一种独特的高分子量水解降解复合物，在肿瘤增殖过程中可在尿液里出现。膀胱肿瘤抗原检测法对膀胱癌复发的诊断比尿液细胞学检查更敏感，且特异性高达95.7%；对低度膀胱癌的诊断也比尿细胞学敏感。可以作为膀胱镜检查的重要辅助手段之一，在膀胱肿瘤的诊断和监测随访等方面具有广阔的应用前景。

知识点17：有核丝分裂蛋白检测 副高：熟练掌握 正高：熟练掌握

有核丝分裂蛋白（NMP）是支持细胞核的一种网状结构蛋白。其中的NMP22是膀胱癌的诊断、术后复发有效的肿瘤标志物。NMP22检测试剂盒是通过双抗体夹心ELISA法平检测的。

知识点18：透明质酸及透明质酸酶检测 副高：熟练掌握 正高：熟练掌握

透明质酸是一种葡聚糖，是细胞外间质的一种主要成分，在膀胱癌患者中明显升高，而透明质酸酶也可在高度恶性的膀胱癌患者的尿液中检出。

第二节 精液检查

知识点1：精液检查的意义 副高：掌握 正高：掌握

精液检查是评价男性生育力的重要依据，也可观察输精管结扎及复通的效果。

知识点2：精液的组成 副高：掌握 正高：掌握

正常精液是由精子和精浆组成。精浆主要由前列腺、精囊和尿道球腺等附属腺体分泌。其中精囊分泌液所占比例最大，占60%~70%，前列腺液占20%~30%。精子悬浮于精浆中，含量仅为精液总量的5%~10%。

知识点3：精液采集 副高：掌握 正高：掌握

（1）精液检查前禁欲至少3天，但不超过7天；两次采样间隔应大于7天。

（2）采样后1小时内送检，保存温度20~40℃。

（3）容器必须注明姓名或识别号，标本采集日期和时间。

（4）用清洁干燥广口塑料瓶或玻璃瓶收集精液，不宜采用避孕套内的精液。某些塑料容器具有杀精子作用，应用前必须有所选择。

知识点4：精液外观检查 副高：掌握 正高：掌握

正常精液呈灰白色或乳白色，不透明。长期不排精者，精液可呈淡黄色棕色或红色提示出血，称为血精，提示前列腺精囊病变。

知识点5：精液量检查 副高：掌握 正高：掌握

正常1次全部精液量为2~5ml，平均3.5ml。精液量如果每次>8ml，称为精液量过多；如果每次<1ml，称为精液量过少。

知识点6：精液黏稠度检查 副高：掌握 正高：掌握

正常精液呈水样，形成不连续小滴。黏稠度异常时，形成丝状或线状液滴。

知识点7：精液酸碱度检查 副高：掌握 正高：掌握

正常精液pH为7.2~8.0。当附属性腺或附睾急性炎性疾病时，精液pH>8.0，而慢性感染性疾病时，精液pH常低于7.2。

知识点 8：精液液化　　副高：掌握　正高：掌握

新鲜精液呈稠厚胶冻状，约 5 分钟后精液开始转变成液体状态，需 15～20 分钟，称为精液液化。液化后呈乳白色或灰黄色。精液中的“凝固因子”由精囊腺分泌，而“液化因子”则由前列腺分泌，若在室温下 1 小时不液化，称为精液不液化症。

知识点 9：精子密度及精子总数　　副高：掌握　正高：掌握

精子密度是指每毫升精液中的精子数目。精子密度正常为（20～200）$\times10^6$/ml，精子密度$<5\times10^6$/ml 者称无精子症，$>5\times10^6$/ml 而$<20\times10^6$/ml 者为少精子症。

精子总数是指 1 次射精后精液中总的精子数目，即精子密度乘以精液量。若精液量过高，精子总数正常，使精子密度降低，生育力随之下降；若精子密度正常而精液量过低也会引起生育力低下。因此，精子密度与精子总数之间存在着一定联系，这取决于精液量。

知识点 10：精子活力　　副高：掌握　正高：掌握

精子活力包括精子活动率、精子活动力和精子存活率。

知识点 11：精子活动率　　副高：掌握　正高：掌握

精子活动率是表示活动精子比率。将液化精液涂片后置于显微镜高倍视野下观察，累计数上 200 个精子，得出活动与不活动精子的数目，算出活动精子百分率。正常情况下，排精后 30 分钟至 1 小时，精子活动率应在 60%～65%或以上。

知识点 12：精子活动力　　副高：掌握　正高：掌握

精子活动力是表示精子活动程度。将液化精液置于玻璃片上，加盖玻片，显微镜低倍视野下观察 5～10 个视野或至少数上 200 个精子，观察记录精子活动状态。按 WHO 推荐的方法将精子活力定为 4 级：

a 级：精子活动良好，呈快速、活泼的直线前向运动。

b 级：精子能活动，呈迟钝的直线或非直线前向运动。

c 级：精子活动不良，原地打转或旋转移动，非前向运动。

d 级：精子不活动。

正常情况下，在排精后 30 分钟至 1 小时，a 级+b 级精子应达 50%以上。

知识点 13：精子存活率　　副高：掌握　正高：掌握

精子存活率是精子离体一定时间后的精子存活比率。正常情况下，排精后 30 分钟至 1 小时，精子存活率应在 75%以上，6 小时后应>20%。

知识点 14：精子形态学检查的概念 副高：掌握 正高：掌握

精子形态学是为了了解正常精子与生理及病理范围内的变异精子所占的比例，是反映男性生育能力的一个重要指标。观察精子形态可采用精子涂片染色，然后在光学显微镜下计算 200 个精子中正常及各类畸形精子所占百分率。

知识点 15：正常精子形态结构 副高：掌握 正高：掌握

正常精子似蝌蚪状，由头、颈、体、尾四部分构成，头部略扁，呈卵圆形，轮廓规则，顶体清楚，顶体帽覆盖头部表面的 1/3 以上，在精子头部前端呈透亮区。头长 3~5μm，宽 2~3μm，长宽比为（1.5~2）：1，长宽比值是判断精子形态是否正常的重要数据之一。颈部与体部合起来与头部等长，体中段细长，与头纵轴呈一直线。尾部长约 45μm，比中段细，能活动。正常精液中，形态正常的精子比例应超过 60%，而畸形精子的比例应<40%。

知识点 16：异常精子形态结构 副高：掌握 正高：掌握

所有形态学处于临界状态的精子均列为异常。异常精子有①头部缺陷：大头、小头、锥形头、梨形头、圆头、无定形头、顶体过小头、双头等；②颈段和中段缺陷：颈部弯曲、中段非对称地接在头部、粗的或不规则的中段、异常细的中段等；③尾部缺陷：短尾、多尾、发卡形尾，尾部断裂、尾部弯曲、尾部宽度不规则等。

第三节 前列腺液检查

知识点 1：前列腺液标本采集 副高：掌握 正高：掌握

取膝胸位或腰部下弯站立位。直肠指诊示指在直肠前壁触及前列腺，从两侧左右对称向中央沟方向用力按摩，再从前列腺底至尖部按摩 3~4 次。用手指在会阴部压挤球部尿道，可见前列腺液从尿道口滴出，接于洁净载玻片上立即送检。急性前列腺炎或前列腺结核不宜按摩。

知识点 2：细菌培养检查 副高：掌握 正高：掌握

为避免尿道炎的干扰，应采用四段取样法，即取四个无菌容器分别标上 VB_1、VB_2、EPS、VB_3，阴茎头清洁后，留起始尿 5~10ml 装入 VB_1 中，留中段尿 20~30ml 于 VB_2 中，然后按摩前列腺液装入 EPS 中，按摩后再留起始段尿 5~10ml 于 VB_3 中，四份标本均做培养。VB_1 标本为尿道细菌培养，VB_2 为膀胱尿细菌培养，EPS 是前列腺液细菌培养 VB_3 的细菌菌落数应高于 VB_1 10 倍以上，方表明为细菌性前列腺炎。如 3 个 VB 的培养结果均阳性且细菌数基本一致，提示膀胱以上尿路感染。此方法是鉴别细菌与非细菌性前列腺炎最简单、最准确的方法。

知识点 3：前列腺液外观　　副高：掌握　正高：掌握

正常前列腺液稀薄呈淡乳白色，为 0.5~2.0ml，pH 值呈微酸性。炎症严重时分泌物浓厚，色泽变黄或呈淡红色，浑浊或含絮状物。

知识点 4：卵磷脂小体　　副高：掌握　正高：掌握

正常前列腺内卵磷脂小体几乎布满视野，呈圆球状，与脂滴相似，发亮，折光性强，分布均匀。前列腺炎症时，卵磷脂小体减少，且有成堆倾向。这是由于炎症时，巨噬细胞吞噬大量脂类所致。

知识点 5：细胞计数　　副高：掌握　正高：掌握

正常前列腺液内红细胞、白细胞数每个高倍视野一般不超过 5 个。如果超过 10 个或成堆的白细胞，提示有炎症。

知识点 6：巨噬细胞　　副高：掌握　正高：掌握

巨噬细胞的出现是前列腺炎特有的表现，多见于细菌性前列腺炎患者或老年人。

知识点 7：淀粉颗粒　　副高：掌握　正高：掌握

淀粉颗粒是大小不一的分层状构造的嗜酸性小体，圆形或卵圆形，微黄或微褐色。中央部分常含小体，是碳酸钙沉淀物质，如与胆固醇结合即形成前列腺结石。

第四节　血 液 检 查

一、肾功能检查

知识点 1：血清肌酐（Scr）　　副高：熟练掌握　正高：熟练掌握

肌酐是骨骼肌中肌酸的最终代谢产物，仅由肾排泄。由于个体每天肌酐的生成是相当稳定的，且血肌酐水平一般不受饮食或水合状态的影响，因此血肌酐水平直接反映着肾的功能。在肾功能降至正常的50%之前，血肌酐均可保持在正常范围内（男性44~133μmol/L，女性70~106μmol/L）。

知识点2：血尿素氮（BUN） 副高：熟练掌握 正高：熟练掌握

尿素氮是人体蛋白代谢的终末产物，完全由肾排泄。血液中的尿素全部从肾小球滤过。尿素氮水平升高诊断肾功能不全的特异性较血肌酐差。正常人血尿素氮浓度为2.9~8.2mmol/L。肾脏疾病时，测定血尿素氮的目的在于了解有无氮质潴留，以判断肾脏对蛋白质代谢产物的排泄能力，故血尿素氮可作为判断肾小球滤过率功能的一项指标。

知识点3：内生肌酐清除率（Ccr） 副高：熟练掌握 正高：熟练掌握

由于每天肌酐的生成量是恒定的，并通过肾小球滤过，因而肾清除肌酐的速率本质上等同于肾小球滤过率。内生肌酐清除率的测定需收集24小时的尿标本和对应的血标本。正常值男性为（105±20）ml/min，女性为（95±20）ml/min。

二、血电解质检查

知识点4：血清 Na^+ 副高：熟练掌握 正高：熟练掌握

正常血清 Na^+ 的浓度为135~145mmol/L。血清钠增高可见于皮质醇增多症、原发性醛固酮增多症、垂体肿瘤、严重脱水、水摄入不足等。血清钠降低可见于肾上腺皮质功能不全、慢性肾小球肾炎、尿毒症、肾髓质囊性变、多囊肾、代谢性酸中毒及低渗性脱水、水中毒等。

知识点5：血清 K^+ 副高：熟练掌握 正高：熟练掌握

正常血清 K^+ 浓度为3.5~5.5mmol/L。血清钾增高可见于肾衰竭、酸中毒、肾上腺功能减退症、休克、组织挤压伤、重度溶血以及过量补钾等；血清钾降低可见于原发性醛固酮增多症、应用胰岛素、肾上腺皮质功能亢进、肾小管酸中毒、家族性周期性麻痹、呕吐等。

知识点6：血清 Cl^- 副高：熟练掌握 正高：熟练掌握

正常血清 Cl^- 浓度为96~108mmol/L。血清氯浓度增高可见于急性肾小球肾炎、高钠血症、高氯性酸中毒、呼吸性碱中毒等；血清氯浓度降低可见于严重呕吐、腹泻、大量利尿、糖尿病及长期限盐等。

知识点7：血清 HCO_3^- 副高：熟练掌握 正高：熟练掌握

血清 HCO_3^- 浓度为 20~29mmol/L。血清 HCO_3^- 的浓度增高可见于严重呕吐、低钾血症、长期胃肠减压等。血清 HCO_3^- 的浓度降低多见于肾小管功能不全。

三、血液肿瘤标志物的检测

知识点 8：前列腺特异抗原（PSA）的概念　　副高：熟练掌握　正高：熟练掌握

前列腺特异抗原（PSA）是一种与前列腺癌相关的抗原，主要由前列腺导管上皮细胞合成，分泌入精浆，微量进入血循环。

知识点 9：前列腺特异抗原（PSA）的存在形式　　副高：熟练掌握　正高：熟练掌握

正常人血清中 PSA 浓度≤4ng/ml。但随着年龄的增长，前列腺体积因腺体增生而增大，分泌的 PSA 也相应增多。一般正常的前列腺组织和良性前列腺增生组织，每增加 1g，可增加 PSA 0.3ng/ml，但每克肿瘤组织可使 PSA 增加 3.5ng/ml，PSA 在血液中以两种形式存在，即游离态的 PSA 和结合型的 PSA。后者与不同蛋白酶抑制物，主要为 α_1 抗糜蛋白酶（ACT）、α_2 巨球蛋白（AMG）、α_1 抗胰蛋白酶（AAT）形成复合物，其中以 PSA-ACT 为主。游离态 PSA 在血液中的半衰期为 110 分钟，结合型 PSA 的半衰期为 2~3 天。

知识点 10：前列腺特异抗原（PSA）的检测方法　　副高：熟练掌握　正高：熟练掌握

临床检测 PSA 的常用方法有化学发光免疫定量法、放射免疫测定法（RIA）、免疫放射测定法（IRMA）、ELISA、金标记斑点免疫渗滤法等，以 ELISA 法最常用。

知识点 11：酸性磷酸酶（ACP）　　副高：熟练掌握　正高：熟练掌握

男性酸性磷酸酶主要来源于前列腺上皮细胞。血清 ACP 水平升高提示前列腺病变，与 PSA 联合检查可提高前列腺癌的检出率。前列腺按摩后血清 ACP 可暂时升高，应避免按摩后立即做检查。前列腺癌伴骨转移患者血清 ACP 水平明显升高。大部分慢性前列腺炎及 20%~30%前列腺癌患者血清 ACP 可以正常。

知识点 12：碱性磷酸酶（ALP）　　副高：熟练掌握　正高：熟练掌握

碱性磷酸酶（ALP）主要来源于骨和肝，含多种同工酶。ALP 诊断前列腺癌的特异性不高。内分泌治疗时，血 ACP 下降，但 ALP 呈一过性上升，随后下降，如果这种变化较大，应该认为有治疗效果。前列腺癌发生骨转移时，观察骨型同工酶比观察总 ALP 活性更为准确，91%发生骨转移者，骨型 ALP 升高。如果血 ALP 显著升高，则治疗效果可能较差。

知识点13：甲胎蛋白（AFP） 副高：熟练掌握 正高：熟练掌握

甲胎蛋白（AFP）正常值应<40ng/ml。成年期时，甲胎蛋白（AFP）主要来源于内胚层的恶性肿瘤，如肝癌及性腺肿瘤等。精原细胞瘤和绒毛膜上皮癌患者血清AFP值多正常，而50%~70%睾丸胚胎癌和卵黄囊瘤患者AFP升高。AFP值越高提示肿瘤恶性程度越高，且预后不良。

知识点14：绒毛膜促性腺激素（HCG） 副高：熟练掌握 正高：熟练掌握

绒毛膜促性腺激素（HCG）是由胎盘合体滋养层细胞产生的一种糖蛋白激素，能影响睾丸的曲细精管和生精上皮发育。肿瘤组织主要以产生有缺口的游离β-HCG。睾丸肿瘤中绒毛膜上皮癌患者血中HCG阳性率为100%。非精原细胞瘤斑中HCG阳性率为66.6%~90%；精原细胞瘤HCG阳性率为7.6%~10%。

第五节 尿结石相关检查

一、血电解质检测

知识点1：血钙 副高：熟练掌握 正高：熟练掌握

血清钙测定方法为邻甲酚酞络合酮比色法。参考值：儿童为2.50~3.00mmol/L，成人为2.25~2.75mmol/L。血钙浓度增高常见于甲状旁腺功能亢进、代谢性骨病、恶性肿瘤等疾病。血钙增高常伴有尿钙增高，后者是形成含钙尿结石的重要因素。

知识点2：血磷 副高：熟练掌握 正高：熟练掌握

血清磷测定方法为硫酸亚铁法。参考值：儿童为1.45~2.10mmol/L，成人为0.87~1.45mmol/L。甲状旁腺功能亢进者因肾小管重吸收磷受抑制而减弱，尿磷排泄增多，血磷常见降低。

知识点3：血镁 副高：熟练掌握 正高：熟练掌握

血清镁参考值：新生儿为0.75~1.15mmol/L，儿童为0.70~0.95mmol/L，成人为0.65~1.25mmol/L。血清镁降低见于甲状腺功能亢进、严重呕吐、晚期肝硬化等。

知识点4：血尿酸 副高：熟练掌握 正高：熟练掌握

血尿酸参考值：儿童为0.12~0.32mmol/L，成人男性为0.21~0.42mmol/L，成人女性为0.15~0.35mmol/L。男性>0.42mmol/L，女性>0.35mmol/L为高尿酸血症。由于高尿酸血症常伴尿中尿酸排出增加，因而可形成尿结石。

二、血甲状旁腺激素检查

知识点5：甲状旁腺激素的生理作用 副高：熟练掌握 正高：熟练掌握

甲状旁腺激素（PTH）由甲状旁腺的主细胞分泌，主要生理作用为加快肾排出磷酸盐，促进骨钙的转移，骨钙的释放；加快维生素D的活化和促进肠道对钙的吸收及减少尿磷的排泄等作用。

知识点6：甲状旁腺激素的临床意义 副高：熟练掌握 正高：熟练掌握

甲状旁腺激素（PTH）升高常见于原发性甲状旁腺功能亢进，由于肾衰竭、维生素缺乏、长期磷酸盐缺乏和低磷血症等引起的继发性甲状旁腺功能亢进。骨质疏松、糖尿病、单纯性甲状腺肿、甲状旁腺癌也可有PTH的升高。PTH的降低见于甲状旁腺功能减退、甲状腺功能减退、暴发性流行性脑脊髓膜炎、高钙血症及类风湿关节炎患者。

三、24小时尿液分析

知识点7：pH分析 副高：熟练掌握 正高：熟练掌握

部分结石与尿的pH值有关，如尿酸结石患者的尿液pH常低于5.5，感染性结石患者的新鲜尿液的pH常可高于7.0。

知识点8：尿钙分析 副高：熟练掌握 正高：熟练掌握

参考值：低钙饮食时<3.75mmol/24h，一般饮食时<6.26mmol/24h，高钙饮食时约10mmol/24h。

临床意义：尿钙排泄量超过正常参考值称为高尿钙，是形成尿结石的重要因素。含钙结石占全部结石的90%。尿钙排泄总量与饮食摄取、肠道吸收、肾功能、甲状旁腺作用和血钙水平有关。引起高尿钙的疾病很多，其中与尿石症关系密切的是伴高血钙的原发性甲状旁腺功能亢进和不伴高血钙的远端肾小管性酸中毒、糖皮质激素过多和特发性高钙尿等。

知识点9：尿磷分析 副高：熟练掌握 正高：熟练掌握

参考值：12.9~42.0mmol/24h。

临床意义：尿中无机磷排出增加，使磷酸盐易在尿中形成结晶，形成微小核心，导致草酸钙结石的形成或成为含钙尿结石的组成成分。

知识点 10：尿镁分析 副高：熟练掌握 正高：熟练掌握

参考值：3.0~5.0mmol/24h。

临床意义：镁可以预防结石形成，镁缺乏可以促进结石形成。尿镁低于正常者为低镁尿，可能是尿结石形成原因之一。

知识点 11：尿尿酸分析 副高：熟练掌握 正高：熟练掌握

参考值 12.4~4.1mmol/24h。

临床意义：尿酸为体内嘌呤的代谢产物。24h 尿尿酸排出量超过正常参考值则为高尿酸尿。最常见原因是摄入过量的高嘌呤食物所致。部分尿酸结石和特发性含钙肾结石患者可出现高尿酸尿。

知识点 12：尿枸橼酸分析 副高：熟练掌握 正高：熟练掌握

尿中枸橼酸>320mg/24h。

临床意义：枸橼酸可以降低尿钙饱和度，且可直接抑制钙盐结晶。低于正常值为低枸橼酸尿，是肾结石形成的重要致病因素。在肾小管性酸中毒和部分特发性含钙肾结石患者中，可见尿枸橼酸浓度明显降低。

知识点 13：尿草酸分析 副高：熟练掌握 正高：熟练掌握

参考值：91~456μmol/24h。

临床意义：草酸是形成含钙结石的重要因素。尿中草酸的来源主要是内源性的，占85%~90%，从食物中直接摄取的只占 10%~15%。尿草酸>500μmol/24h 为高草酸尿。尿草酸盐增加是形成泌尿系结石最主要的致病因素。原发性高草酸尿是一种罕见的遗传性疾病，患者每 24 小时可排出>1000μmol 的草酸。

知识点 14：尿胱氨酸分析 副高：熟练掌握 正高：熟练掌握

参考值：83~830μmol/24h。

临床意义：尿中胱氨酸排泄量超过正常参考值时称为高胱氨酸尿。胱氨酸尿症是一种先天性遗传性疾病，是由于肾近曲小管和空肠黏膜对胱氨酸吸收不良造成的。患者尿中胱氨酸含量远远高于正常值，尿中可出现胱氨酸结晶，易引起尿路复发性胱氨酸结石。

四、结石成分分析

知识点 15：尿结石成分分析方法 副高：熟练掌握 正高：熟练掌握

结石成分分析的方法很多，包括化学分析，原子吸收光谱、发射光谱、X 线衍射、红外吸收光谱、热分析、扫描或透射电镜、偏光显微镜等技术手段。其中化学定性定量分析对于深入探讨泌尿系结石成因、诊治和预防结石复发有着极其重要的临床指导意义，而且化学方法具有快速、简便、费用低廉等优点，结果可靠，基层医院都有条件实施。

知识点 16：泌尿系结石成分　　副高：熟练掌握　正高：熟练掌握

泌尿系结石的成分主要为晶体和基质两部分。其中，晶体成分占绝大部分，主要为草酸盐、磷酸盐、尿酸盐和胱氨酸等；基质主要来源于尿中黏蛋白、氨基葡聚糖等。

第六节　肾功能检查

知识点 1：肾脏生理功能　　副高：熟练掌握　正高：熟练掌握

肾脏主要生理功能有两个方面：①生成尿液，排出体内代谢产物，调节体液容量、渗透压，维持水、电解质和酸碱平衡，从而保持机体内环境的稳定。②分泌一些重要的生理活性物质或激素，调节血压（如肾素和前列腺素），促进红细胞生成（促红细胞生成素）及调节钙磷代谢［1, 25-二羟维生素 D_3——1, 25-（OH）$_2D_3$］等。

本节重点介绍与后一类功能有关的临床检查、试验。

一、肾上腺皮质激素测定

知识点 2：血浆皮质醇测定　　副高：熟练掌握　正高：熟练掌握

参考值：8∶00　275~550nmol/L（10~20μg/dl）
16∶00　85~275nmol/L（5~10μg/dl）
24∶00　<85nmol/L（<5μg/dl）

临床意义：皮质醇增高常见于皮质醇症、休克或严重创伤所致的应激反应等。其他如肥胖、肝硬化、妊娠等也可致血皮质醇水平升高。皮质醇减低常见于肾上腺皮质功能减退症、Graves 病、家族性皮质醇结合球蛋白缺陷症等。服用苯妥英钠、水杨酸钠以及严重的肝病、肾病和低蛋白血症也可引起血皮质醇水平降低。

知识点 3：24h 尿游离皮质醇（UFC）测定　　副高：熟练掌握　正高：熟练掌握

参考值：成人 55~250nmol/24h 尿（20~90μg/24h 尿）。

临床意义：24 小时尿游离皮质醇能比较客观地反映皮质醇的分泌量。

知识点 4：促肾上腺皮质激素（ACTH）测定　　副高：熟练掌握　正高：熟练掌握

参考值：8：00　2. 31～18pmol/L（10. 5～82pg/ml）

16：00　1. 7～16. 7pmol/L（7. 6～76pg/ml）

24：00　<8. 7pmol/L（<39. 7pg/ml）

临床意义：ACTH 增高常见于库欣综合征（Cushing syndrome）。ACTH 减低常见于垂体前叶功能低下和肾上腺皮质功能不全，又称艾迪生病（Addison disease）等。

知识点5：血醛固酮（ALD）测定　　副高：熟练掌握　正高：熟练掌握

参考值：卧位为 9. 4～253pmol/L，立位为 110～923pmol/L。

临床意义：血浆醛固酮增高见于原发性醛固酮增多症、肾性高血压、巴特综合征（Bartter syndrome）和肾素瘤等引起的继发性醛同酮增多症。血浆醛固酮减低见于肾上腺皮质功能减退症或醛固酮合成酶缺陷症等。

知识点6：血浆肾素活性（PRA）测定　　副高：熟练掌握　正高：熟练掌握

参考值：卧位为 0. 07～1. 47nmol/(L·h)，立位为 1. 5～5. 0nmol/(L·h)。

临床意义：血浆肾素活性增高提示肾性高血压。血浆肾素活性减低见于 17α-羟化酶缺乏、11β-羟化酶缺乏、假性醛固酮增多症（Liddle syndrome）、肾疾病等。

知识点7：血浆血管紧张素Ⅱ（AgⅡ）的测定　　副高：熟练掌握　正高：熟练掌握

参考值：卧位为 11. 8～95ng/L，立位为 92. 5～150ng/L。

临床意义同 PRA 测定。

知识点8：尿醛固酮测定　　副高：熟练掌握　正高：熟练掌握

参考值：5. 5～33. 3nmol/24h（2. 0～13. 3μg/24h）。

临床意义：同血醛固酮测定。血醛固酮只反映某一时点的激素水平，尿醛固酮反映 24h 分泌代谢的综合水平，因而尿醛固酮测定更敏感。

知识点9：尿 17-羟类固醇（17-OH）测定　　副高：熟练掌握　正高：熟练掌握

参考值：男性 12. 9～38. 2μmol/24h；女性 12. 1～30. 8μmol/24h。

临床意义：尿 17-OH 增高见于肾上腺皮质增生、肾上腺皮质肿瘤、库欣综合征等，尤以肾上腺皮质肿瘤时最为显著。尿 17-OH 减低见于肾上腺皮质功能不全，如肾上腺皮质功能不全，又称艾迪生病（Addison disease）病。

知识点10：尿 17-酮类固醇（17-KS）测定　　副高：熟练掌握　正高：熟练掌握

参考值：男性 16.3～40.3μmol/24h；女性 14.9～37.5μmol/24h。

临床意义：尿 17-KS 增高见于肾上腺皮质增生、肾上腺皮质癌、库欣综合征、睾丸间质细胞瘤等。尿 17-KS 减低见于男性原发性性腺功能减退（Klinefelter 综合征）、继发性性腺功能减退（垂体功能减退）以及某些慢性病如结核、肝病和糖尿病等。

二、肾上腺髓质激素测定

知识点 11：血浆肾上腺素和血浆去甲肾上腺素测定

副高：熟练掌握　正高：熟练掌握

荧光法：肾上腺素正常值 0～382.2pmol/L（0～70pg/ml）；去甲肾上腺素正常值177.3～1004.7pmol/L（30～170pg/ml）。

高压液相法：肾上腺素正常值（132±61）pg/ml，去甲肾上腺素值：（319±116）pg/ml。

临床意义：嗜铬细胞瘤患者血浆肾上腺素和血浆去甲肾上腺素水平比正常人高 5 倍以上，但结果正常或轻度偏高不能排除嗜铬细胞瘤的诊断。腔静脉插管分段取血测肾上腺素和去甲肾上腺素有助于诊断。

知识点 12：尿儿茶酚胺和尿香草扁桃酸（VMA）测定

副高：熟练掌握　正高：熟练掌握

儿茶酚胺正常值：59.1～266nmol/24h（10～40μg/24h）；VMA 正常值：8.7～76.3μmol/24h（1.7～15.1mg/24h）。

临床意义：嗜铬细胞瘤患者尿儿茶酚胺和 VMA 水平增高，单项升高的诊断符合率约 70%，二者均升高诊断嗜铬细胞瘤的符合率为 80%～90%。

第七节　性激素检查

知识点 1：睾酮（T）　　副高：熟练掌握　正高：熟练掌握

参考值：成年男性上午的血清睾酮浓度正常值为 12～40nmol/L。青春期前的男孩和去势者的血清睾酮浓度低于 4nmol/l。

临床意义：血清睾酮浓度是临床确定性腺功能和监测睾酮替代治疗的最重要的实验室指标。

知识点 2：雌二醇（E_2）　　副高：熟练掌握　正高：熟练掌握

参考值：见表 1-1。

表 1-1 雌二醇的参考范围

分类	雌二醇（pmol/L）		
	百分位数		
	50%	5%	95%
男性			
成人	105	28.0	156.0
1~10 岁	40.3	<18.4	73.4
女性			
1~10 岁	67.3	22.0	99.1
卵泡期	198	46.0	607.0
排卵期	821	315.0	1828.0
黄体期	401	161.0	774.0
绝经期	<36.7	20.0	200.0
妊娠前 3 个月	5276	2884	16823
4~6 个月	7314	2939	21150
7~9 个月	29474	6643	50970

临床意义：雌二醇用于监测卵巢功能，如卵巢衰竭、无排卵周期、黄体功能不全、月经紊乱、性分化异常，使用氯米芬、促性腺激素等药物时治疗不孕的监测及少数肿瘤的诊断等。

知识点 3：黄体生成素（LH） 副高：熟练掌握 正高：熟练掌握

参考值：正常成人男性 5~20U/L。

临床意义：对于男性，能促使睾丸间质细胞增殖并合成雄激素，协同卵泡刺激素促进精子成熟。正常情况下，下丘脑-垂体-性腺系统通过促性腺激素释放激素（GnRH）刺激黄体生成素与卵泡刺激素脉冲式释放。

知识点 4：卵泡刺激素（FSH） 副高：熟练掌握 正高：熟练掌握

参考值：正常成人男性 5~20U/L。

临床意义：FSH 一般与 LH 联合测定，是判断下丘脑-垂体-性腺系统功能的常规检查方法。

知识点5：泌乳素（PRL） 副高：熟练掌握 正高：熟练掌握

参考值：正常成人男性PRL浓度<400mU/L。

临床意义：PRL的测定对诊断垂体疾病，如垂体瘤和泌乳综合征有特殊重要的价值，并对月经异常、男性性功能异常和不孕的诊断有重要意义。

第四章 影像学检查

第一节 超声检查

一、肾疾病超声检查

知识点1：肾疾病超声检查方法 副高：掌握 正高：熟练掌握

肾超声检查以凸弧形超声成像为佳。探头频率：成人3.5MHz，小儿5MHz。腰部冠状超声检查可以全面观察肾内结构和肾上腺区，而且此切面图像便于和肾盂造影进行比较。俯卧位可作为扫查的补充切面。

知识点2：肾积水超声检查 副高：掌握 正高：熟练掌握

超声检查对肾积水的诊断甚为敏感，不需要造影剂，可同时显示肾盂、肾盏、肾实质，同时判断病变肾的功能。

知识点3：肾结石超声检查 副高：掌握 正高：熟练掌握

超声检查能检出直径≥3mm的尿路结石，敏感性高于X线检查，尤其是阴性结石。

知识点4：肾囊肿超声检查 副高：掌握 正高：熟练掌握

超声检查对肾囊肿的诊断以及与实质性肿瘤的鉴别在各影像学检查方法中最有价值，为首选。

知识点5：多囊肾超声检查 副高：掌握 正高：熟练掌握

用于多囊肾的普查和诊断，准确率高，还可以用于手术后患者的随访，了解囊腔的变化情况。

知识点6：肾实性占位性病变 副高：掌握 正高：熟练掌握

超声检查可以早期发现肾肿瘤。肾盂肿瘤体积一般较小，超声检查易漏诊，效果不如肾盂造影。检查不仅能检查肾肿瘤，还可对肾静脉、下腔静脉、肾门淋巴结进行检查。

知识点 7：肾外伤超声检查　　副高：掌握　正高：熟练掌握

超声检查为肾外伤最理想诊断方法之一，了解肾损伤的部位和程度，同时排除肾以外的破裂和血肿，并且随访观察保守治疗的疗效。

知识点 8：移植肾超声检查　　副高：了解　正高：熟悉

移植肾声像图与正常肾声像图基本相似。彩超检查是肾移植后并发急性排斥反应的首选方法。移植肾正常阻力指数（RI）为 0.6~0.7，>0.9 时高度怀疑排斥反应。

二、肾上腺疾病超声检查

知识点 9：肾上腺疾病超声检查方法　　副高：掌握　正高：熟练掌握

检查方法基本同肾超声检查一致。正常肾上腺超声检查不易显示。当发生病变时，可观察其病变的位置、大小、形态、内部回声及血流信号。

知识点 10：嗜铬细胞瘤超声检查　　副高：掌握　正高：熟练掌握

（1）嗜铬细胞瘤具有大小悬殊、内部回声复杂、位置不定三大特性。

（2）对体积较大的嗜铬细胞瘤不要反复加压检查，以免诱发高血压危象。

（3）异位肾上腺嗜铬细胞瘤临床发生率约占 10%。因此，对一个临床高度怀疑嗜铬细胞瘤的患者，如在肾上腺区不能发现异常，还必须检查肾门部，腹主动脉旁和髂动脉周围及膀胱周围，以排除异位嗜铬细胞瘤的可能。

三、输尿管超声检查

知识点 11：输尿管超声检查方法　　副高：掌握　正高：熟练掌握

输尿管的超声检查可采用不同体位和途径做分段检查，最主要是三点定位腹背结合的方法。三点定位是将输尿管的三个狭窄处分为上段、中段、下段，依次检查，仰卧位和俯卧位联合应用。

知识点 12：输尿管超声检查临床价值　　副高：掌握　正高：熟练掌握

输尿管扩张的声像图为无回声管状结构，重度积水者可呈迂曲的囊状结构。同侧的肾盂扩张并与输尿管相通，沿扩张的输尿管向下追踪，可发现梗阻部位和病因。彩超区别扩张的输尿管和髂血管，既快又准。

知识点 13：输尿管结石超声检查 副高：掌握 正高：熟练掌握

输尿管结石可出现典型声像图，大部分停留在输尿管的狭窄并伴有肾积水。超声扫查输尿管结石有其局限性，尤其是中下段结石受肠道气体影响不易显示，可与 X 线检查相互补充。

知识点 14：输尿管口膨出超声检查 副高：掌握 正高：熟练掌握

输尿管口膨出在声像图上表现为在膀胱三角区出现圆形无回声，囊壁回声纤细，有膨大缩小节律性动作。超声检查对此类疾病可作出明确诊断。

四、膀胱超声检查

知识点 15：膀胱超声检查方法 副高：掌握 正高：熟练掌握

经腹探测法。仰卧位、超声检查前适度充盈膀胱。探头置下耻骨联合上方，做纵向和横向检查。其为临床首选的方法。膀胱检查中存在以下相对的盲区需要引起重视：膀胱侧壁常规检查时声束是与壁几乎平行；膀胱底位于耻骨联合后方；膀胱前壁往往为多重反射所干扰。这些相对盲区可通过成角检查和增益调节帮助显示。

知识点 16：膀胱超声检查临床价值 副高：掌握 正高：熟练掌握

超声检查对膀胱疾病的检查准确率最高，例如膀胱结石、膀胱内血凝块、膀胱憩室、膀胱异物等。超声可发现>0. 5cm 的膀胱肿瘤，并且依据浸润程度进行分期，还可发现膀胱壁以外或邻近脏器病变的浸润、淋巴结转移等。

五、前列腺及精囊超声检查

知识点 17：前列腺及精囊超声检查方法 副高：掌握 正高：熟练掌握

（1）经腹壁检查 膀胱充盈，在耻骨联合上方做纵、横、斜检查。

（2）经直肠检查 检查前应排大便，必要时可清洁灌肠，无需膀胱充盈。患者采取左侧卧位下肢屈曲位、截石位或坐于特制的检查椅上。将探头徐徐插入肛门内，行前列腺及精囊腺纵、横检查。

知识点 18：前列腺及精囊超声检查临床价值 副高：掌握 正高：熟练掌握

经腹壁检查为前列腺超声检查的常用方法。但对前列腺分区显示不清，并且有前列腺尖部丢失现象，影响测量。经直肠前列腺检查可提供高清晰度的声像图和高灵敏度多普勒的血流信息，提高小病灶的检出率，便于超声引导穿刺活检。

六、阴囊超声检查

知识点19：阴囊超声检查方法　　副高：掌握　正高：熟练掌握

高分辨率实时超声仪，线阵探头，频率5~12MHz。检查前不须特殊准备。通常取仰卧位，行纵、横双侧对比检查。

知识点20：阴囊超声检查临床价值　　副高：掌握　正高：熟练掌握

超声检查对阴囊肿大原因不明（与鞘膜积液、疝等鉴别）；睾丸和附睾肿物的诊断与鉴别（囊肿、肿瘤、炎症）；精索静脉曲张；阴囊外伤、睾丸外伤（血肿、睾丸破裂）、睾丸扭转及其与急性睾丸炎、附睾炎等鉴别有很高的临床实用价值，是首选方法。

七、隐睾超声检查

知识点21：隐睾超声检查方法　　副高：掌握　正高：熟练掌握

适度充盈膀胱，仰卧位，于两侧腹股沟处、阴茎根部及盆腔行纵、横检查。

知识点22：隐睾超声检查临床价值　　副高：掌握　正高：熟练掌握

隐睾在小儿和青少年比较多见。超声检查方法简便，准确，且无放射性损害，故作为首选检查方法，有助于隐睾的诊断和定位。

第二节　X线检查

一、尿路平片（KUB）

知识点1：尿路平片（KUB）检查方法　　副高：掌握　正高：熟练掌握

（1）摄尿路平片前准备　清洁肠道，避免肠内容物干扰。常于摄片前一晚以番泻叶10g用开水冲服或蓖麻油30ml口服。急诊患者则不必做此准备。

（2）摄片要求　范围应包括肾、输尿管、膀胱及后尿道，故上至第11胸椎，下至耻骨联合下缘。摄平片体位一般采用平卧位，特殊情况下可采用立位（摄立位片）或采用侧位（摄侧位片），患者应屏气。摄片条件为60~80kV。

（3）观察项目　肾脏大小、形态、位置；肾、输尿管、膀胱区、后尿道有无不透光的阴影；腰大肌影是否存在，骨骼系统有无异常等。

知识点2：尿路平片（KUB）检查临床价值和缺陷　　副高：掌握　正高：熟练掌握

(1) 价值 KUB能了解泌尿系有无钙化和结石阴影，肾脏轮廓、大小、位置，腰大肌阴影，骨骼系统如脊柱裂、脊柱侧弯、肿瘤骨转移、脱钙等。侧位片有助于确定不透光阴影的来源。腰大肌阴影消失，提示腹膜后炎症或肾周感染。

(2) 缺陷 不能观察梗阻引起积水的程度，亦无法评价肾的排泄功能。

二、静脉尿路造影（IVU）

知识点3：静脉尿路造影适应证 副高：掌握 正高：熟练掌握

静脉尿路造影适应证：①凡怀疑患有泌尿系统结石、结核、肿瘤、先天畸形、梗阻、感染、损伤等疾病者；②怀疑泌尿系统邻近器官疾病可能累及泌尿系统者；③了解肾功能情况；④某些疾病的鉴别诊断。

知识点4：静脉尿路造影禁忌证 副高：掌握 正高：熟练掌握

静脉尿路造影禁忌证：①对碘过敏者；②全身情况差、肾功能严重受损、妊娠早期（3月内）、高热或急性传染病患者；③肝或心功能不全、活动性肺结核、甲状腺功能亢进症、有哮喘等过敏史者使用。

知识点5：静脉尿路造影前准备工作 副高：掌握 正高：熟练掌握

(1) 碘过敏试验 静脉注射法可靠，眼球结膜试验、口腔黏膜试验、皮下注射法不准确。最好于造影前一天做。

(2) 清洁肠道 同尿路平片的肠道准备。

(3) 排空尿液 因充盈的膀胱会遮掩下段输尿管且会影响上尿路排空，造成上尿路梗阻的假象。

(4) 急救药品准备 备好肾上腺素注射液、地塞米松注射液等，以备发生过敏反应时抢救使用。

知识点6：常规造影法 副高：掌握 正高：熟练掌握

先摄尿路平片。体外压迫输尿管以阻断输尿管尿流。

知识点7：静脉注射造影剂及摄片 副高：掌握 正高：熟练掌握

成人20~40ml，儿童按0.5~1.0ml/kg计算，但不超过20ml。3~5分钟内注射完毕，注射后分别于7、15、30分钟各摄肾区片1张，肾盂肾盏显影满意后解除压迫，再拍1张全尿路片。必要时加摄立位片，可以了解有无肾脏下垂；也可加摄膀胱区两侧斜位片，以帮助膀胱病变的诊断；有时可令患者排尿，行排“泄”性尿道造影。

知识点 8：大剂量静脉尿路造影　　副高：掌握　正高：熟练掌握

（1）60%泛影酸钠或 76%泛影葡胺 100ml，最大剂量为 140ml，儿童按 2ml/kg 计算，加等量 5%葡萄糖注射液或生理盐水，在 5~8 分钟内由静脉快速滴注。

（2）应于滴注结束后立即摄片，以显示肾实质，然后分别于 10 分钟、20 分钟、30 分钟各摄全尿路片 1 张，并可酌情延长。

（3）造影时腹部不需加压。

三、逆行尿路造影（RGP）

知识点 9：逆行尿路造影（RGP）的适应证　　副高：掌握　正高：熟练掌握

逆行尿路造影（RGP）的适应证：①肾衰竭等不宜行 IVU 或 IVU 显影不满意者；②需了解上尿路集合系统形态、结构及内部、邻近器官病变时。

知识点 10：逆行尿路造影（RGP）的禁忌证　　副高：掌握　正高：熟练掌握

同膀胱镜检查。对尿道狭窄、前列腺增生、肿瘤导致膀胱镜插管困难者为相对禁忌。

知识点 11：逆行尿路造影（RGP）方法　　副高：掌握　正高：熟练掌握

先摄 KUB 平片。然后向输尿管导管内注入 15%~30%泛影葡胺，透视观察下以显影满意为止且摄片。无透视监测时一般以患者感腰部有轻度酸胀感为度，注射速度不宜过快，不超过 10ml。摄片后应及时读片，直至造影满意为止。对需了解全程输尿管情况者，可采用边拔输尿管导管边注入造影剂的方法摄片。对阴性结石或怀疑肾盂内有小肿瘤者，可再用空气行对比造影。视患者情况可保留输尿管导管（有梗阻时）或拔管。

四、肾穿刺尿路造影

知识点 12：肾穿刺尿路造影适应证　　副高：掌握　正高：熟练掌握

肾穿刺尿路造影适应证：①在 IVU 和逆行尿路造影失败或不满意时；②必须了解上尿路情况而有行逆行尿路造影禁忌者；③已行尿流改道且需了解上尿路情况者。

知识点 13：肾穿刺尿路造影禁忌证　　副高：掌握　正高：熟练掌握

肾穿刺尿路造影禁忌证：①全身状况差，无法耐受穿刺和造影检查者；②有严重出血倾向者；③穿刺部位有明显皮肤感染者。

知识点 14：肾穿刺尿路造影方法　　副高：掌握　正高：熟练掌握

（1）患者侧卧位或俯卧位，常规消毒铺巾。

（2）穿刺点相当于第 12 肋缘下 1cm，第 1 腰椎至第 2 腰椎棘突旁 6~9cm 处；或在 B 超定位下选择肾皮质最薄处。

（3）局麻下将 20~22 号长穿刺针刺入肾集合系统、拔出针芯，有尿液流出后留标本送常规、培养及生化检查。

（4）在透视下注入造影剂至显影满意时摄片，必要时可来回抽吸数次让肾盂内造影剂混匀，且有利于输尿管显示。造影完毕后抽出大部分积水及造影剂，必要时注入抗生素预防感染。

（5）对需行肾穿刺造影者可行扩张并置入单 J 管，缝合固定。

五、膀胱造影

知识点 15：膀胱造影适应证　　副高：掌握　正高：熟练掌握

膀胱造影适应证：①了解膀胱形态异常的原因，如双膀胱、憩室等；②确定膀胱-肠道瘘的存在及部位；③膀胱破裂的诊断；④神经源性膀胱、膀胱输尿管反流的诊断；⑤了解膀胱与邻近器官病变的关系及有无异常通道，如脐尿管未闭、盆腔肿瘤等；⑥膀胱颈梗阻、膀胱肿瘤、结石等病变的诊断。

知识点 16：膀胱造影禁忌证　　副高：掌握　正高：熟练掌握

一般无禁忌证，尿道膀胱有急性炎症时应先抗感染治疗，对膀胱容量过小者注意造影剂用量应适当，且不宜行膀胱穿刺造影。

知识点 17：膀胱造影方法　　副高：掌握　正高：熟练掌握

先清洁肠道，造影前排空尿液，摄骨盆平片后常规插导尿管，测残余尿量。从导尿管注入 20%~30%泛影葡胺或 6%~12.5%碘化钠 100~200ml，摄仰卧位片及左、右斜位片各 1 张，显影满意后拔导尿管并嘱患者排尿，在排尿高峰时再摄片（称为排尿期膀胱尿道造影），用以观察膀胱收缩功能和输尿管有无反流、膀胱憩室等。排尿后再摄片 1 张，观察余尿情况。

不能从尿道插入导尿管者（如婴幼儿），则可行耻骨上膀胱穿刺，注入造影剂进行膀胱造影。

六、尿道造影

知识点 18：尿道造影适应证与禁忌证　　副高：掌握　正高：熟练掌握

（1）适应证　尿道狭窄、憩室或肿瘤等。

（2）禁忌证　尿道炎和刚做尿道检查的尿道狭窄病例。

知识点 19：逆行性尿道造影　　副高：掌握　正高：熟练掌握

常规消毒并插入导尿管或注射器头部，向尿道内注入 20%~30%泛影葡胺或 12.5%碘化钠，在注射同时摄片或在电视屏上观察尿道显影情况，并适时摄片。通常男性摄前后位及左右斜位片各 1 张，其中左斜位片意义较大。体位为仰卧，左侧身体抬高，左下肢伸直，有髋屈曲 90 度，摄片时阴茎拉伸向前上方并微背曲。女性则以侧位和斜位为宜。

知识点 20：顺行性尿道造影　　副高：掌握　正高：熟练掌握

造影剂可经静脉注入、经尿道注入或经肋骨上膀胱穿刺注入，但常用经尿道注入 20%泛影葡胺，待患者感膀胱胀满并有尿意后嘱排尿，在排尿过程中摄片，或在电视屏上观察并适时摄片。此法又称排泄性尿道造影。

第三节　泌尿外科血管造影

一、肾上腺动脉造影

知识点 1：肾上腺动脉造影方法　　副高：掌握　正高：熟练掌握

经股动脉穿刺引入导管，常用眼镜蛇（cobra）导管，肾上腺上动脉来自膈下动脉或腹腔动脉，可直接在主动脉前壁、胸$_{12}$至腰$_{1}$椎体水平寻找；肾上腺中动脉直接来自腹主动脉，由于管径较细，一般生理状况下插管较困难，在病理状况（并发肿瘤）下，常可增粗，可先以猪尾巴导管行腹主动脉造影了解开口位置后再行选择性插管。肾上腺下动脉起源于肾动脉根部附近，向患者头侧发出，可用 cobra 导管成襻后插管造影。

知识点 2：肾上腺动脉造影临床价值　　副高：掌握　正高：熟练掌握

（1）根据造影血供特点来鉴别肿瘤来源于肾或肾上腺。

（2）对于体积较大的肾上腺肿瘤行术前栓塞，缩小肿瘤体积，减少术中出血。

（3）对于不能切除的恶性肿瘤可行姑息性化疗栓塞术，常用化疗药加碘化油或聚乙烯醇颗粒治疗。

（4）消除醛固酮瘤的内分泌功能，直接栓塞肿瘤供血动脉，常用明胶海绵作为栓塞剂。

二、肾动脉造影

知识点 3：肾动脉造影方法　　副高：掌握　正高：熟练掌握

经股动脉穿刺引入导管，先以猪尾巴导管行腹主动脉造影了解肾动脉开口位置后，再以 cobra 导管分别行双侧肾动脉选择性插管。

知识点4：肾动脉造影临床价值 副高：掌握 正高：熟练掌握

（1）肾动脉狭窄 动脉造影是诊断肾动脉狭窄的金标准。通过造影可以了解肾动脉狭窄的部位、程度，并可据此指导介入治疗途径及方法。

（2）肾肿瘤 肾动脉造影可了解肿瘤血供特点，对鉴别良恶性肿瘤有一定价值。另外，肾动脉造影可直观显示肿瘤的部位、范围及血供等。对于不能切除的恶性肿瘤则可行姑息化疗栓塞术治疗。

（3）肾出血性疾病 肾动脉造影可确定出血的性质、部位及相关血管的情况，明确诊断后可行超选择性肾动脉栓塞。

三、下腔静脉造影

知识点5：下腔静脉造影方法 副高：掌握 正高：熟练掌握

经股静脉穿刺引入导管，以猪尾巴导管行下腔静脉造影，如需了解肾静脉开口则造影时需嘱患者做瓦尔萨尔瓦（Valsalva）呼吸后造影。一旦发现下腔静脉栓塞，在造影时需要注意导管头端远离栓塞部位，同时注射压力和量减少 1/3，以防止栓子的脱落。

知识点6：下腔静脉造影临床价值 副高：掌握 正高：熟练掌握

下腔静脉造影是诊断下腔静脉狭窄或阻塞的金标准，通过造影可以全面地观察病变的形态，对肾癌引起的下腔静脉癌栓，可了解癌栓的长度，对手术方案选择和患者预后判断有重要意义。对于下肢静脉血栓合并下腔静脉血栓者，下腔静脉造影可以显示肾静脉开口，为防止肺动脉栓塞植入下腔静脉滤器定位做准备。

四、阴茎动脉造影

知识点7：阴茎动脉造影方法 副高：掌握 正高：熟练掌握

经股动脉穿刺引入导管，常用 cobra 导管。先行对侧髂内动脉选择性插管造影，明确阴部内动脉开口解剖后，再进一步以超滑导丝导引行超选择性阴部内动脉造影。对侧造影完毕后，再将 cobra 导管成襻后行同侧阴部内动脉超选择性插管造影。

知识点8：阴茎动脉造影临床价值 副高：掌握 正高：熟练掌握

（1）阴茎异常勃起 选择性阴部内动脉造影常可见阴茎海绵体动脉增粗、染色明显和动脉海绵体瘘。

（2）动脉性阳痿　确定动脉性阳痿的前提是双侧血供明显闭塞，仅仅单侧病变在血流动力学上往往没有意义。

五、阴茎海绵体造影

知识点9：阴茎海绵体造影方法　　副高：掌握　正高：熟练掌握

正常受检者的海绵体内不注射罂粟碱，以 2ml/s 速度滴注稀释的造影剂（总量 100ml）海绵体压仅升高约 45mmHg。静脉性阳痿者先在受检者阴茎根部扎一橡皮带（注药后 2 分钟除去），然后向海绵体内注入罂粟碱 60mg（以 20ml 生理盐水稀释）并用手挤压使药物分布均匀，诱发勃起后注入稀释 1 倍的造影剂后摄片观察。罂粟碱未能诱发勃起者，则以 80ml/min 灌注率注入生理盐水，直至海绵体内压增高至 80mmHg 以上或灌注率达 100ml，然后注入造影剂摄片。

知识点10：阴茎海绵体造影临床价值　　副高：掌握　正高：熟练掌握

当海绵体内注入罂粟碱后再检查，正常受检者海绵体内压几乎升高约 13.3kPa（100mmHg），造影上几乎不显示任何阴茎静脉系统。如海绵体内压不能达到 10.7kPa（80mmHg），则认为有较大静脉瘘。静脉性阳痿患者在正常灌注率情况下不出现勃起，海绵体内压力不高，造影可见造影剂迅速排入扩张的阴茎背深静脉或扩大的阴部内或阴部外静脉系统，部分患者可见阴茎体部小静脉直接注入阴茎浅静脉，然后注入阴部外静脉。

第四节　计算机体层摄影术（CT）

一、CT 在泌尿外科临床应用

知识点1：CT 检查在泌尿系统的应用　　副高：掌握　正高：熟练掌握

（1）对肾癌、肾盂癌、膀胱癌能明确诊断和分期。
（2）对肾脏良性肿瘤，如血管平滑肌脂肪瘤和肾囊肿能明确诊断。
（3）能发现平片及尿路造影未能确诊的小结石。
（4）对肾脓肿的诊断较准确，但对肾结核早期诊断有限。
（5）发现肾创伤并确定损伤的程度、范围。
（6）适用于某些泌尿系统先天畸形的诊断，肾血管性病变的检查。
（7）适用于肾功能差、肾盂积水 IVU 显影不良者。

知识点2：CT 检查在男性生殖系统的应用　　副高：掌握　正高：熟练掌握

（1）用于前列腺病变，尤其对晚期前列腺癌的诊断及分期诊断有意义。

（2）用于评价睾丸恶性肿瘤的腹膜后淋巴结转移及隐睾等病变。

知识点 3：CT 检查在肾上腺的应用 副高：掌握 正高：熟练掌握

（1）CT 是最理想的检查方法，能确定肾上腺病变部位，根据临床症状、血压和生化指标判断不同的肾上腺疾病。

（2）能显示肾上腺病变的组织特征，如液体、脂肪、钙化等成分。

（3）难以判断肾上腺较大肿块的来源，对非功能性肿瘤的定性诊断有困难。

二、CT 检查方法

知识点 4：CT 平扫 副高：掌握 正高：熟练掌握

（1）CT 平扫能够显示泌尿系统病变的位置、形状、大小和数目，还可以显示病变与邻近结构的关系等。通过测量 CT 值，可以推测病变的组织特征（如囊变、出血、脂肪、钙化等）。

（2）CT 平扫对于 X 线阴性结石不能检出。单纯 CT 平扫不能反映病变的血供情况，对良恶性病变的鉴别价值有限，不易显示微小病变及等密度病变，甚至漏诊。

知识点 5：CT 增强 副高：掌握 正高：熟练掌握

（1）增强后可行 CT 血管造影（CTA）、CT 尿路造影（CTU）及 CT 灌注检查，可为疾病诊断及临床处理提供更多有价值的信息。

（2）对肾功能受损者慎用 CT 增强检查，可以选择磁共振成像（MRI）增强。

知识点 6：肾动脉 CTA 副高：掌握 正高：熟练掌握

主要用于检查肾血管病变。

（1）肾动脉瘤　二维最大密度投影（2D-MIP）像可测量动脉瘤的大小，瘤颈部长度宽度，观察有无瘤栓以及瘤体距离邻近血管分支的长度等，为介入治疗或手术治疗提供重要证据。

（2）肾动脉狭窄容积再现　（VR）和最大密度投影（MIP）技术均能够直观、立体显示肾动脉狭窄的范围及程度。2D-MIP 像可区分腔内对比剂和支架，管壁钙化和软斑块。

（3）肾动脉的变异、畸形以及主动脉夹层累及肾动脉的情况。

（4）肾肿瘤与肾动脉的关系　VR 像能够立体直观地显示，对于评价手术可行性和判断预后有重要价值。

（5）肾动脉成形术和肾移植术患者术后随访。

知识点7：螺旋CT尿路造影（CTU）　　副高：掌握　正高：熟练掌握

螺旋CT尿路造影（CTU）是在尿路高密度对比剂充盈高峰期进行兴趣区的连续容积扫描，经计算机图像后处理获得尿路三维图像。CTU 1次检查可获得包括肾实质在内的整个尿路三维立体图像，尤其对输尿管的变异、畸形，受压及扩张等改变显示更清晰，且无需肠道准备和腹部加压。

CTU可以发现所有的泌尿系结石。对结石直径和形态的判定也更加精确，而且根据CT值的差异可以初步判断结石成分，区分尿酸结石和含钙结石。

三、肾上腺CT检查

知识点8：正常肾上腺CT表现　　副高：掌握　正高：熟练掌握

（1）CT平扫时，肾上腺位于肾筋膜囊内，周围为低密度脂肪组织。

（2）肾上腺呈不同形态，表现为斜线状、倒“V”形、倒“Y”形或三角形，边缘光滑，无外突结节。

（3）通常用侧支厚度和面积表示肾上腺大小。正常侧支厚度<10mm，面积<150mm^2。

（4）CT增强时，正常肾上腺均匀强化，不能分辨皮质与髓质。

知识点9：对肾上腺疾病的诊断价值　　副高：掌握　正高：熟练掌握

（1）CT薄层平扫可以清晰显示肾上腺增生及萎缩。前者表现为双侧肾上腺弥漫性增大（径线和面积超过正常值），密度和形态维持正常，后者表现为双侧肾上腺变小。

（2）CT能显示直径小至数毫米的结节，更易于发现肾上腺肿块。①如肾上腺腺瘤细胞内富含脂肪成分，其CT值较低，可呈水样密度；②肾上腺腺瘤、嗜铬细胞瘤、转移瘤则呈均匀软组织密度并有不同程度强化，转移瘤常为双侧性；③肾上腺髓脂瘤为含脂肪的混杂密度肿块；④嗜铬细胞瘤或肾上腺皮质癌常表现为较大软组织密度肿块，内有坏死、囊变时呈低密度灶。

（3）当临床和实验室检查高度怀疑肾上腺嗜铬细胞瘤，而肾上腺CT未发现肿块时，需申请扩大扫描范围，甚至包括盆腔或其他部位，以发现异位嗜铬细胞瘤。

四、肾CT检查

知识点10：正常肾CT表现　　副高：掌握　正高：熟练掌握

（1）CT平扫时，肾位于脊柱两侧，呈圆形或椭圆形软组织密度影，边缘光滑。

（2）肾动脉和肾静脉呈窄带状软组织影，自肾门向腹主动脉和下腔静脉走行。

（3）肾实质密度均匀，肾窦脂肪呈较低密度，肾盂呈水样密度。

（4）CT增强时，肾血管和肾皮质明显强化，而髓质仍呈较低密度，因而可以分辨。注药后约2分钟扫描即肾实质期，此期肾皮质、肾髓质均明显强化。5~10分钟后检查为肾排泄期，肾实质强化程度减低，肾盏、肾盂明显强化。

知识点 11：对肾疾病的诊断价值 副高：掌握 正高：熟练掌握

（1）CT 检查可明确肾损伤的程度、范围及分类，了解肾功能情况，同时也可观察腹部其他脏器的改变，及时检查合并伤。

（2）CT 对于鉴别肾肿瘤良性与恶性具有重要价值，肿块与肾实质之间界面不规则、肿块超越肾筋膜及发现淋巴结转移或静脉瘤栓均提示恶性肿瘤，肿块有完整包膜、与正常组织分界清楚、周边弧形钙化、有脂肪密度组织则多提示良性肿瘤。

（3）肾 CT 增强排泄期可以鉴别重度肾积水和多发肾囊肿，前者可见对比剂排入积水的囊腔内，后者则不能。

五、输尿管 CT 检查

知识点 12：正常输尿管 CT 表现 副高：掌握 正高：熟练掌握

平扫检查，正常输尿管不易显示。增强检查的延迟期，输尿管腔内充盈对比剂而呈点状致密影。自肾盂向下连续追踪，常能观察输尿管全程。

知识点 13：对输尿管疾病的诊断价值 副高：掌握 正高：熟练掌握

（1）CT 薄层平扫结合三维重建能清楚显示各种原因导致的梗阻积水。

（2）CT 平扫可以显示输尿管内高密度结石，根据 CT 值的差异可以初步判断结石成分。薄层 CT 与 CTU 相结合可以发现阴性小结石。

（3）CT 轴位图像结合 CTU 通过显示输尿管狭窄的范围、边缘、管壁厚度来鉴别导致输尿管狭窄的良性与恶性病变。

（4）CTU 可直观显示输尿管变异或畸形。

六、膀胱 CT 检查

知识点 14：正常膀胱 CT 表现 副高：掌握 正高：熟练掌握

CT 平扫，膀胱壁呈厚度均匀的较薄软组织密度影，内外壁均光滑。膀胱腔内尿液为均匀水样低密度。CT 增强，早期显示膀胱壁强化，30~60 分钟延迟扫描见膀胱腔为均匀高密度，若对比剂与尿液混合不均，则出现液-液平面。

知识点 15：对膀胱疾病的诊断价值 副高：掌握 正高：熟练掌握

（1）膀胱壁增厚可为弥漫性或局限性，前者多为各种炎症或慢性梗阻所致，后者主要见于膀胱肿瘤，也可为周围炎症或肿瘤累及膀胱；与膀胱壁相连的腔内肿块可为肿瘤、结石或血块，根据病变密度、强化程度及可动性能够加以鉴别。

（2）对壁外浸润和盆腔侧壁蔓延的估计较准确，并可显示盆腔内肿大的淋巴结。

七、前列腺 CT 检查

知识点 16：正常前列腺 CT 表现　　副高：掌握　正高：熟练掌握

CT 平扫，前列腺位于耻骨联合后方，呈圆形或卵圆形软细组织密度影，密度均匀，边界清楚，但不能分辨前列腺各区带解剖。增强检查，外周带强化程度略高于中央腺体，但不能分辨前列腺各区带。

知识点 17：对前列腺疾病的诊断价值　　副高：掌握　正高：熟练掌握

（1）CT 能清晰显示前列腺形态、大小及毗邻关系并可测量前列腺的体积。

（2）以前列腺基底部超过耻骨联合上缘 2cm 作为诊断前列腺增生的简单标准。

（3）CT 对增生腺体内的斑点状或沙砾状的钙化影显示清楚。

（3）CT 可以显示周围组织侵犯及淋巴结、骨转移情况，对前列腺肿瘤分期有一定诊断价值。

第五节　磁共振成像（MRI）

一、肾上腺 MRI

知识点 1：正常肾上腺 MRI 表现　　副高：掌握　正高：熟练掌握

肾上腺在 MRI 横断面上的形态、位置、大小与 CT 基本相同。在冠状位图像，肾上腺位于脊柱两侧肾上极的内上方，为三角形或“人”字形。肾上腺在 MRI 上的信号为 T_1 加权像呈均匀一致中等信号，比肝脏信号低一些；T_2 加权像信号增高（灰白），比肝脏信号高与周围的后腹膜脂肪和肾周脂肪不易区别。

知识点 2：对肾上腺疾病的诊断价值　　副高：掌握　正高：熟练掌握

MRI 能多方位、多参数、多序列成像，因此能显示病变的某些组织特征，如梯度回波序列同反相位技术可敏感显示肾上腺腺瘤内的脂质成分，对于腺瘤与非腺瘤的鉴别有重要价值。但 MRI 不易发现肾上腺小于 1cm 的病变，也不能确切地显示肾上腺增生和萎缩。因此，MRI 检查多作为 CT 检查的补充。

二、肾 MRI

知识点 3：正常肾 MRI 表现　　副高：掌握　正高：熟练掌握

在 MRI 图像上，在 T_1 加权像上肾皮质为中等信号强度（灰），肾髓质的信号低于肾皮质、其信号差异形成皮髓质分辨（CMD）；T_2 加权像上肾皮质、上肾髓质之间无差异，呈均匀性高信号（白），与脂肪信号相似，肾皮髓质分辨消失。T_1 加权像上肾盂肾盏因含尿液呈水样低信号（黑）、在重度 T_2 加权像上尿液信号高于脂肪（白）。肾窦内脂肪在 T_1 和 T_2 加权像均呈高信号（白）。肾血管因流空表现呈无信号管状结构，肾静脉位于肾动脉前方。肾周筋膜在肾周围脂肪囊和肾旁脂肪之间，表现为线状低信号；当炎症或肿瘤侵犯时，肾周筋膜增厚，信号异常。

知识点 4：对肾疾病的诊断价值　　副高：掌握　正高：熟练掌握

（1）MRI 平扫检查即可显示肾的皮质与髓质结构，易于发现肾实质内肿瘤造成的皮质与髓质分界消失等改变。

（2）MRI 较 CT 更易于发现肿瘤内的脂肪成分，对血管平滑肌脂肪瘤的诊断有独特的价值。

三、输尿管 MRI

知识点 5：正常输尿管 MRI 表现　　副高：掌握　正高：熟练掌握

MRI 显示输尿管信号低于脂肪。T_1 加权像上，尿液和膀胱肌层均为低信号而难以分辨；在 T_2 加权像上，尿液信号升高，与膀胱周围高信号脂肪共同反衬出低信号膀胱壁。

知识点 6：对输尿管疾病的诊断价值　　副高：掌握　正高：熟练掌握

轴位 MRI 与磁共振尿路造影（MRurography，MRU）相结合能清楚显示尿路的扩张情况，并能准确显示输尿管梗阻的部位及程度，推断梗阻性质。MRU 与 CTU 一样，均可以直观准确地观察输尿管梗阻部位，但 MRU 不需要使用对比剂，不受肾排泄功能的影响，尤其适于积水较重的患者。

四、膀胱 MRI

知识点 7：正常膀胱 MRI 表现　　副高：掌握　正高：熟练掌握

膀胱壁信号强度在 T_1WI 及 T_2WI 上均与肌肉相似。尿液因富含游离水，T_1WI 呈低信号，T_2WI 呈高信号；增强 T_1WI，尿液含对比剂而呈高信号，然而对比剂达到一定浓度时，可呈低信号表现，这是由于其缩短 T_2 值作用超过缩短 T_1 值作用所致。

知识点 8：对膀胱疾病的诊断价值　　副高：掌握　正高：熟练掌握

（1）MRI 对于膀胱检查的主要作用在于观察肿瘤的浸润程度及邻近脏器的受累情况，

以指导分期。

（2）MRI 的多维成像能力易于显示膀胱颈部病灶，对膀胱交界处的病灶显示好于 CT。

（3）MRI 对膀胱癌与肿瘤复发的鉴别明显优于 CT。

五、前列腺 MRI

知识点 9：正常前列腺 MRI 表现　　副高：掌握　正高：熟练掌握

前列腺呈卵圆形，分为前叶、两侧叶、中叶及后叶 5 个小叶。前列腺在组织学上分为中区、移行区和外围区。外围区占腺体 70%，中心区占 25%，移行区仅占 5%。MRI 可通过不同加权像分辨出前列腺的组织学分区。T_1 加权像上前列腺与肌肉组织相似表现为均匀性稍低信号；在 T_2 加权像上，中心区呈中等信号，外围区为高信号，容易区分，移行区信号与中心区相似。

知识点 10：对前列腺疾病的诊断价值　　副高：掌握　正高：熟练掌握

MRI 为前列腺癌最佳的影像诊断手段。T_2WI 可清晰分辨前列腺外周带与中央腺体，对于外周带前列腺癌有极高的敏感性及准确率；MRI 可多方位观察病灶，易于显示前列腺包膜及周围结构的侵犯，又能兼顾骨盆骨骼及盆腔淋巴结的改变，对于前列腺癌局部分期具有重要价值。

第六节　放射性核素检查

一、核医学在泌尿外科的应用

知识点 1：核医学在泌尿外科应用范畴　　副高：掌握　正高：熟练掌握

核医学用于泌尿系统疾病目前主要包括显示肾脏血流、功能和形态的放射性核素显像和功能检查；测定与肾脏疾病有关的代谢产物，内分泌激素，血药浓度的体外放射分析或标记免疫测定；甲状旁腺和肾上腺核素显像；泌尿系统肿瘤核素显像及肿瘤骨转移疼痛的治疗，前列腺疾病的放射性核素治疗等。

知识点 2：核医学在泌尿外科应用优点　　副高：掌握　正高：熟练掌握

核医学在泌尿外科应用的优点有：①多为非创伤检查，安全方便。②放射性核素探测灵敏度高。③与 X 线检查比较辐射量小。④结果反映机体功能改变。

知识点 3：核医学在泌尿外科应用缺点　　副高：掌握　正高：熟练掌握

核医学在泌尿外科应用的缺点有：①与X线检查等比较，解剖分辨率较差。②部分检查缺乏特异性。③放射性核素对人体有一定的电离辐射效应，有一定防护要求。

二、肾上腺皮质显像

知识点4：肾上腺皮质显像的原理和方法 副高：掌握 正高：熟练掌握

胆固醇是肾上腺皮质合成皮质激素的原料，^{131}I标记的胆固醇可以被肾上腺皮质细胞吸收而使其显影，显影程度及形态能反映肾上腺皮质的功能。注射^{131}I-胆固醇后3~7天多次摄像，必要时可用地塞米松抑制后再摄像。

知识点5：肾上腺皮质正常影像 副高：掌握 正高：熟练掌握

正常时两侧肾上腺位置右高左低，放射性计数右浓左淡，形态右圆左扁。如口服地塞米松后再次摄像，肾上腺皮质吸收减少为抑制试验阳性。

知识点6：肾上腺皮质显像临床应用 副高：掌握 正高：熟练掌握

（1）皮质醇增多症及原发性醛固醇增多症 肾上腺皮质腺瘤多为病灶一侧放射性浓集且不受地塞米松抑制；肾上腺皮质增生可为对称或不对称放射性增高，地塞米松抑制后肾上腺皮质影变淡；肾上腺皮质癌病灶侧放射性摄取减少，需结合B超、CT确定病灶。

（2）肾上腺异位的定位 在肾上腺部位以外发现局部异常摄取，排除肝脏代谢排泌的干扰可以明确诊断，特异性高。

（3）肾上腺移植存活的判断 如果移植后的肾上腺能吸收^{131}I标记的胆固醇可明确为存活肾上腺组织。

三、肾上腺髓质显像

知识点7：肾上腺髓质显像原理和方法 副高：掌握 正高：熟练掌握

间位碘代苄胍（MIBG）与去甲肾上腺素（NE）有类似作用，和交感神经组织及神经嵴来源组织有良好的结合能力，但不与突触后肾上腺素能受体结合，无药理作用。故放射性核素（多为^{131}I）标记的MIBG能使富含嗜铬细胞组织及神经内分泌源性肿瘤显示异常放射性摄取。

知识点8：肾上腺髓质显像检查前准备 副高：掌握 正高：熟练掌握

肾上腺髓质显像检查前准备工作有：①复方碘溶液保护甲状腺；②停用影响MIBG摄取的药物，包括苯丙胺、利血平、胍乙啶、钙拮抗剂等多种药物；③检查前必要时清洁肠道，排空膀胱。

知识点 9：肾上腺髓质显像临床应用　　副高：掌握　正高：熟练掌握

正常情况由于肾上腺髓质组织吸收量较少，故一般不显影。异常情况为局部放射性浓聚。

（1）肾上腺嗜铬细胞瘤　特别是对异位嗜铬细胞瘤、恶性嗜铬细胞瘤的转移病灶、复发病灶诊断价值更大，表现为肾上腺部位或其他部位有异常浓集，特异性为94%~99%，灵敏度为79%~81%。假阴性原因有无功能嗜铬细胞瘤；嗜铬细胞瘤坏死；肾上腺髓质肿瘤伴有皮质肿瘤；未正确停用影响 MIBG 摄取的药物。

（2）神经母细胞瘤　其源于原始神经外胚层细胞的高度恶性肿瘤，肿瘤细胞虽不能有效合成儿茶酚胺、去甲肾上腺素和肾上腺素，但能合成其前体多巴胺，因此与嗜铬细胞组织一样能吸收 MIBG。该检查对本病具有较高的灵敏度（57% ~ 100%）和特异性（50%~100%）。

四、肾动态显像

知识点 10：肾动态显像原理及方法　　副高：掌握　正高：熟练掌握

静脉快速注射能通过肾血管或肾实质的药物，并快速摄取显像剂灌注肾动脉后，肾实质吸收且分泌至肾盏、肾盂，通过输尿管到达膀胱的过程，获得 1~60 秒的血流灌注相，1~30 分钟的功能相图像。

知识点 11：肾动态正常影像　　副高：掌握　正高：熟练掌握

（1）灌注相　在腹主动脉显影后 2 秒左右，可以观察到反映肾内小动脉及毛细血管血流灌注的肾影，肾血流灌注高峰时间（4~6 秒），其两侧相差值小于 2 秒，生成血流灌注曲线两侧基本一致。

（2）功能相　注射后 2~4 分钟可以观察到肾影清晰，出现显影高峰后肾影逐步消退，肾盂影先于膀胱影逐步增强。正常输尿管显影不明显。

知识点 12：肾动态显像临床应用　　副高：掌握　正高：熟练掌握

（1）肾动脉栓塞　无血流灌注，一侧不显影或局部放射性缺损。

（2）肾血管性高血压　肾灌注一侧减少，肾影显示不良，肾影清除延缓。

（3）移植肾的观察　急性肾小管坏死（ATN）血流灌注轻度减少，功能相示肾功能极差，肾脏可无放射性积聚，膀胱积聚放射性减少；而急性排异血流灌注和肾功能同时减少，且消退延缓。在发生尿漏时可见腹腔及盆腔有异常放射性分布。

（4）尿路梗阻的定位辅助诊断　梗阻部位以上可有肾盂、输尿管的放射性浓集。

五、肾静态显像

知识点13：肾静态显像原理和方法　　副高：掌握　正高：熟练掌握

静脉注射能在肾实质停留较长时间的肾皮质显像剂，获得肾皮质内放射性分布情况。

知识点14：肾静态显像应用　　副高：掌握　正高：熟练掌握

（1）残余肾功能的判断　如肾不显影提示肾无功能，特异性高。

（2）肾实质感染　急性肾盂肾炎由于肾实质局部炎症可导致肾脏瘢痕损害，可发现肾皮质局部放射性缺损的“瘢痕征”。其阳性诊断率明显高于B超、CT、静脉尿路造影（IVU）等其他影像学检查。

六、阴囊及睾丸血流显像

知识点15：阴囊及睾丸血流显像原理和方法　　副高：掌握　正高：熟练掌握

静脉注射放射性核素显像剂观察阴囊及睾丸的动脉血流灌注及放射性分布，从而诊断睾丸及阴囊病变。

知识点16：阴囊及睾丸血流显像临床应用　　副高：掌握　正高：熟练掌握

（1）急性附睾-睾丸炎症　由于炎症反应睾丸动脉及外阴动脉血供增加，睾丸或附睾处放射性增高。

（2）急性睾丸扭转　由于血供减少，可见睾丸处放射性减少为一空白区，其周围放射性增加。

（3）隐睾的辅助诊断　隐睾血供较丰富，腹股沟肿块或耻区肿块局部可出现异常放射性增高，提示隐睾存在。

第五章 尿流动力学检查

第一节 尿流动力学检查概述

知识点1：尿动力学检查床要求 副高：掌握 正高：掌握

尿流动力学检查床应可根据需要调整受检者体位。而开展影像尿流动力学检查则还需配备X线或B超设备。

知识点2：尿流动力仪的要求 副高：掌握 正高：掌握

一般尿流动力学检查仪必须配备尿流率计、2~3个压力传感器（用于检测膀胱压和腹压）、灌注系统、一个牵引器（用于尿道测压）、括约肌肌电图检测功能、显示器及打印机。具有影像尿流动力功能的尿流动力学检查仪须在一般尿动力仪基础上增加影像组件及其相关的同步影像软件。高级尿流动力仪还具备盆底神经电生理检查功能及生物反馈治疗功能。

知识点3：尿流动力仪的校准 副高：掌握 正高：掌握

（1）校准尿流率计 校准尿流率计之前应将尿流计内的残存液体及异物清除干净，校准过程中灌入液体的速度在10~40ml/s范围为宜，液体应从集尿斗侧壁流下，灌入液体量依据仪器要求决定。误差范围应当满足相应的要求。

（2）校准压力传感器 内置式压力传感器内嵌在测压管上，校准时采用专门配备的校准器完成校准。外置式压力传感器的校准应严格按照仪器的校准提示进行。需要特别注意在校准前应排尽连接管内的空气。调零和变动连接管位置后应待连接管内液面完全稳定再继续操作。完成校准后应注意比较新校准系数与前次校准系数的差异，如果发现差异过大，则需更换传感器或相关附件。

（3）校准牵引器速度 校准前应将牵引器置于水平位置，回到起始处，连接好尿道测压管及标准尺，启动牵引器校准。

（4）校准灌注泵 首先应排掉灌注连接管内的空气，根据当前校准的灌注速度选择不同容量的量筒，比如用250ml的量筒量取200ml液体的准确性明显高于500ml的量筒。如发现超过允许范围，常见原因是泵管老化，应予更换新的泵管后再重新校准。

知识点4：常用耗材及消毒 副高：掌握 正高：掌握

尿流动力学检查的常用耗材主要包括灌注液、膀胱尿道测压管、直肠测压管、灌注连接管、压力传感器、肌电图电极。尿流动力学检查为侵袭性检查，应充分保障受检者的安全，耗材消毒按国家卫计委医院感染管理相关规定进行。

知识点5：选择尿流动力学检查项目的原则 副高：掌握 正高：掌握

（1）尿流动力学检查是侵袭性检查，应避免滥用检查。对于通过病史、体检及无创辅助检查即能满足诊断、治疗需要的患者无需行尿流动力学检查；对于复杂的下尿路症状、既往治疗效果不佳或准备接受侵袭性或不可复性治疗的患者应考虑行尿动力学检查；神经源性膀胱患者的治疗计划通常依赖于尿动力学检查结果，此类患者进行治疗前应当有尿流动力学的检查结果作为依据。

（2）不同的尿流动力学检查项目具有一定的针对性，尽量避免选用不能良好反映患者病情的无效检查。在选择检查项目时应当深入了解患者的病史、体征及其他辅助检查，选择具有针对性的检查项目。

知识点6：分析尿流动力结果应遵循的原则 副高：掌握 正高：掌握

（1）尿流动力学检查结果只反映尿路的功能状况，即只能对尿路的功能状况作出评估，而完整的临床诊断应在通盘考虑患者的病史、体检结果及其他辅助检查结果的基础上作出。

（2）尿流动力学检查是一种方法学，与其他方法学一样，对部分尿路功能异常能得出确诊性结果，对另一些功能异常可得出参考性结果，而还有些功能异常则不能得出有意义的结果。要特别强调的是，与患者症状不符的检查结果不可武断作出结论。

第二节 下尿路尿流动力学检查

一、尿流率测定

知识点1：尿流率的概念 副高：掌握 正高：掌握

尿流率是指单位时间内通过尿道排出的尿量，单位为ml/s。

知识点2：尿流率应用适应证 副高：掌握 正高：掌握

尿流率作为一种简单无创的检查方法，被广泛用于：①下尿路功能障碍患者的初筛和疗效评价；②下尿路梗阻性疾病的初步诊断；③神经源性膀胱尿道功能障碍的初步诊断；④作为下尿路功能障碍疾病的手术疗效评价指标及术后随访指标；⑤作为下尿路疾病药物疗效的评价指标；⑥与其他尿流动力学检查项目同步联合测定，如压力-流率测定、压力-流率-尿道括约肌肌电测定等。

知识点3：尿流率参数设置及操作注意 副高：掌握 正高：掌握

（1）不同机型的尿流率仪对时间轴、流率轴、流量轴的默认设置可能有不同，操作者应非常熟悉改变标准格值大小的步骤，以生成清晰的图形。尿流率分辨率最高为0.5ml/s，尿量分辨率最高为10ml。精度超过此值无临床意义。

（2）尿流率测量范围为0~50ml/s，尿量测定范围为0~1000ml。

（3）尿流率的观察指标主要包括最大尿流率（Q_{max}）、平均尿流率（Q_{ave}）、排尿量（V_V）、排尿时间（V_t）、尿流时间（FT）。

通常会使用最大尿流率（Q_{max}）结合排尿量（V_V）及残余尿量（VRU）的形式来报告尿流率测定结果，形式为：排尿功能=最大尿流率/排尿量/残余尿量（VOID=Q_{max}/V_V/VRU）。其中Q_{max}精确到1ml/s，容量精确到10ml。暂时空缺的值以“-”符号代替。

Q_{max}是最有价值的报告值，为了纠正尿量、年龄、性别等因素对Q_{max}的影响，可在报告时使用列线图来校正。

知识点4：尿流率检查的注意事项 副高：掌握 正高：掌握

（1）记录3天以上的排尿日记以了解患者平常排尿状况。

（2）排尿量在150~400ml时测得结果最可靠。

（3）充分尊重受检者的排尿隐私与排尿习惯，检查应在安静的环境中进行，检测程序启动后，医护人员回避。

（4）排尿体位男性为站位，女性为坐位。

（5）采用转盘式尿流率计的，尿线落点应在容器侧壁。称重式尿流率计则应注意在每次检测完成后倒掉集尿杯内液体。

（6）尿流率曲线持续时间小于2秒正负方向的变化应视为认为赝像，需要人工校正，方法是以平均跨度超过2秒的光滑曲线加以校正。

（7）排尿后通过即刻导尿或B超进行残余尿测定。

二、膀胱充盈期压力测定

知识点5：膀胱充盈期压力测定的概念 副高：掌握 正高：掌握

膀胱充盈期压力测定是用人工的方法将膀胱充盈，观察储尿期膀胱容量与压力变化的相互关系，以及排尿期膀胱压力的变化，其主要目的是测试储尿和排尿期的逼尿肌功能。

知识点6：膀胱充盈期压力测定的适应证 副高：掌握 正高：掌握

膀胱充盈期压力测定可用于膀胱功能障碍性疾病的诊断、鉴别诊断、病因分析、治疗方法的选择以及疗效评估。还可用于膀胱生理、药理、病理生理以及神经生理学研究。

知识点7：膀胱充盈期压力测定的禁忌证 副高：掌握 正高：掌握

膀胱充盈期压力测定的禁忌证有：①近期有急性尿路感染、为了防止感染扩散而禁忌行导尿者；②尿道狭窄或其他原因，测压导管不能置入膀胱者；③其他原因，如严重的自主神经反射亢进，不能行导尿者。

知识点8：技术参数设置及操作要点 副高：掌握 正高：掌握

（1）压力的最大精度为±1cmH_2O，流率和容量的最大精度为±5%，压力、流率和容量的检测范围分别为0~250cmH_2O、0~50ml/s和0~1000ml。

（2）通常习惯将曲线显示顺序设为自上而下依次为P_{abd}、P_{ves}、P_{det}和Q，其他数据则通过曲线或数值显示。

（3）灌注介质为生理盐水。

（4）灌注液体温度室温，20~22℃，特殊情况也有用冰水或温水行相应诱发实验。

（5）膀胱灌注速度分为三档，慢（10~20ml/min）、中（50~100ml/min）和快（>100ml/min）。通常采用中速灌注（50~60ml/min）。神经源性膀胱患者及疑有低顺应性膀胱者应低速灌注。快速灌注常用于快速灌注膀胱，如诱发排尿或存在的逼尿肌活动过度。

知识点9：膀胱测压管 副高：掌握 正高：掌握

目前国内多数采用外置传感器，连接外置式传感器的膀胱测压管须柔韧，管壁不能有弹性，导管与导管连接时不能有明显的内径变化。报告显示，8F以下的膀胱测压管对排尿影响很小，超过8F则可明显影响检查结果。如应用内置传感器，应描述导管粗细和传感器类型。

知识点10：腹压测压管 副高：掌握 正高：掌握

腹压测定多采用球囊测压管（5~12F）。检查前要求受检者排空粪便，对脊髓损伤等重度神经源性膀胱患者，因常伴便秘，检查前应清洁灌肠。测压管插入直肠深度至直肠壶腹，约10cm，充水量为球囊容积的10%~20%。肛门切除患者可经肠瘘口或阴道测定腹压，此时应加大测压管插入深度以利于客观反映腹压变化。

知识点11：测压管的固定 副高：掌握 正高：掌握

膀胱压和腹压测压管置入后应妥善固定，以免在排尿时脱出导致检查中断。猪尾状膀胱测压管具有内固定的作用，不再需要外固定。固定膀胱测压管应以不影响排尿为好，腹压测压管应尽量靠近肛门边缘固定以防止滑脱。

知识点 12：压力调零　　副高：掌握　正高：掌握

尿流动力学检查中的压力零点是指周围环境的大气压，而压力参照平面为与受检者耻骨联合上缘等高的水平面。外部传感器通过一个三通管分别与测压连接导管和注射器相连，测压连接导管用于连接相应的测压管，注射器用于排除测压管道内气泡。检查测压系统内无气泡及渗漏后，将测压连接导管末端与传感器置于受检者耻骨联合上缘等高水平面后调零，调零后再分别与已插入并充满液体的相对应测压管相接。此时膀胱和直肠内的压力是在大气压下的压力。导管内嵌式传感器可直接检测，无需体外调零。

知识点 13：膀胱静息压　　副高：掌握　正高：掌握

调零之后，连接膀胱测压通道，此时的 P_{ves} 即为膀胱静息压。该值因受检者体位不同而异。平卧位 5~20cmH_2O，坐位 15~40cmH_2O，站立位 30~50cmH_2O。P_{ves} 和 P_{abd} 两个压力几乎一致，因此检查前 P_{det} 为 0cmH_2O 或近似 0。80%的受检者 P_{det} 在 0~6cmH_2O。

知识点 14：膀胱充盈期测压的参数　　副高：掌握　正高：掌握

膀胱充盈期测压的参数主要包括膀胱压（P_{ves}）、腹压值（P_{abd}）、逼尿肌压（P_{det}）、初感尿意容量（FD）、正常尿意容量（ND）、急迫尿意容量（UD）、膀胱最大容量（MCC）、顺应性（ml/H_2O）。

知识点 15：膀胱充盈期压力测定注意要点　　副高：掌握　正高：掌握

（1）检查体位为卧位、半卧位、坐位、立位均可。

（2）检查前，受检者应排空膀胱以保证膀胱容量的准确性，必要时通过导尿排空膀胱。

（3）检查中每灌注 50~100ml 或每隔 1 分钟嘱受检者咳嗽以确定膀胱压和腹压传导是否正常。咳嗽时膀胱压和腹压上升幅度应基本一致，如无明显反应或差异过大，表明测压系统传导不良，可能原因有导管脱出、管路中出现气泡、连接处封闭不良、导管受到挤压或弯折、测压管堵塞等。

（4）检查中若发生逼尿肌不稳定收缩引起自主排尿，将会影响膀胱容量的判断。此时应减慢或暂停灌注，等待曲线恢复基线水平。如出现大量排尿，应采用慢速灌注重新检查。

（5）检查中怀疑因灌注速度过快引起膀胱顺应性降低时，应暂停灌注，待膀胱压力降低后采用慢速灌注。

（6）若受检者怀疑存在逼尿肌活动过度，但检查中未发现，可采用诱发试验，如咳嗽，Valsalva 动作，快速灌注等。

（7）若检查过程中发现尿道外口有漏尿现象，应予标记，此为漏尿点压力。

（8）赝像的识别是重要一环。检查中腹压测压管的刺激可使直肠收缩，由于对膀胱压影响很小，可出现 P_{det} 曲线波动，这并非 P_{det} 活动的结果，分析时注意甄别。腹压测压管还可能受肠道粪便阻塞或向下移位导致腹压下降，因膀胱压无明显变化，而出现逼尿肌压异常增高。

（9）充盈期膀胱测压多与压力-流率联合使用，单独检查可用于脊髓损伤所致神经源性膀胱。

（10）高位脊髓损伤、病态肥胖或其他严重疾病，检查中要注意自主神经反射的出现，避免意外发生。

三、压力流率测定

知识点16：压力流率测定适应证　　副高：掌握　正高：掌握

压力流率测定用于诊断排尿功能障碍的原因，包括膀胱出口梗阻，逼尿肌收缩力状况，逼尿肌-括约肌协调性。

知识点17：压力流率测定技术参数及操作要点　　副高：掌握　正高：掌握

（1）材料及技术参数设置同充盈性膀胱压力容积测定，停止灌注后嘱受检者取相应体位排尿，排尿前应妥善固定膀胱测压管以防止导管被尿流冲出。

（2）采用受检者方便排尿的体位，可为坐位或立位，尽量不采用卧位检查。

知识点18：压力流率测定检查参数　　副高：掌握　正高：掌握

（1）排尿期主要参数包括最大尿流率（Q_{max}）、逼尿肌开口压力（$P_{det\text{-}open}$）、膀胱开口压力（$P_{ves\text{-}open}$）、最大尿流率时逼尿肌压力（P_{det}-Q_{max}）、最大逼尿肌压力（$P_{det\text{-}max}$）。

（2）国际尿控协会（International Continence Society，ICS）的压力-流率图（P/Q 图）推荐使用该图判断膀胱出口梗阻。

（3）线性被动尿道阻力关系图（Shäffer 图，LinPURR） 采用该图可得出半定量的梗阻严重程度和逼尿肌收缩力，便于临床统计学分析比较。

（4）A-G 图（Abrams-Griffiths 图） A-G 图是一种膀胱出口梗阻的定性诊断方法，利用 P_{det}-Q_{max} 所在区域位置判断膀胱出口是否梗阻，目前由 ICS 暂定为标准压力流率图。

知识点19：压力流率测定注意事项　　副高：掌握　正高：掌握

（1）储尿期注意事项同充盈期膀胱压力容积测定。

（2）应避免在逼尿肌活动过度状态下排尿，否则可能由于盆底肌肉收缩导致逼尿肌压力偏高，而非自主排尿的结果。

（3）受检者未排尿不一定是逼尿肌无反射，可能因心理因素或不习惯体位影响排尿。

（4）检查中如发现带管尿流率明显低于自由尿流率，应结合病史及自由尿流率判断。

（5）压力-流率检查中理想的排尿量应>150ml，否则可能因尿流率过低，导致判断错误。

（6）阴茎回缩明显或阴囊较大的患者，要尽量使尿流能够直接进入集尿器，防止尿液外溅，影响数据采集。

（7）高位脊髓损伤、病态肥胖或其他严重疾病，检查中要注意自主神经反射的发生，避免出现意外发生。

四、尿道压力图测定

知识点20：尿道压力图的概念　　副高：掌握　正高：掌握

尿道压力图测定用于反映储尿期尿道各点控制尿液的能力。正常储尿期内，女性尿道近段和男性后尿道各点的压力均应大于膀胱压。尿道各点的压力不同，将尿道各点压力连接起来形成的曲线，称为尿道压力图（UPP），简称尿道测压。

知识点21：尿道压力图测定适应证　　副高：掌握　正高：掌握

尿道压力图分为静态尿道压力测定（RUPP）、应力性尿道压力测定（SUPP）。

（1）RUPP　主要用于反映储尿期女性近端尿道和男性后尿道的尿液控制能力，可为各种近端尿道和膀胱颈梗阻的诊断及梗阻定位提供参考。如良性前列腺增生、器质性及功能性膀胱颈梗阻、逼尿肌尿道括约肌协同失调等。

（2）SUPP　主要用于评估女性压力性尿失禁患者应力状态下尿道的控尿能力。

知识点22：尿道压力图测定技术参数设置及操作要点　　副高：掌握　正高：掌握

（1）不同机型对压力轴及长度轴的刻度大小设置可能有所不同，操作者应当非常熟悉改变标准格值大小的步骤，以生成清晰的图形，压力轴的最大精度为1cmH_2O。

（2）选择4F~8F的测压管均可获得满意的结果，超过10F的测压管会减小尿道的扩展性而导致检测结果偏高。推荐使用距顶端5cm处有2个相对侧孔的测压管。

（3）检查时测压管插入方法与常规导尿相同，遇到插管困难病例时可嘱患者做排尿动作，则较易插管成功。插管后先排空膀胱，然后注入50ml液体，待测压管有液体流出时向外缓慢牵拉，直至无液体流出，再将测压管向膀胱内插入1cm即可。注意三通接头必须连接在与侧孔相通的管道上。

（4）灌注速度在1~2ml/min时可获得理想的尿道压力。

（5）最常用的牵引速度为1~2mm/s。

（6）尿道压力与检测过程中受检者的膀胱容量以及患者的体位都有关系。做RUPP描记时膀胱内液体灌注量不应超过50ml，SUPP检测时膀胱内液体灌注量以200~250ml为宜。

患者可取平卧位或坐位，书写报告时，应注明检查时的体位。

（7）SUPP 检测的时候，受检者必须通过反复咳嗽或者 Valsalva 动作增加腹压以模拟应力状态下进行检测。一般每隔 2 秒钟增加腹压一次。

知识点 23：尿道压力图测定检查参数　　副高：掌握　正高：掌握

（1）RUPP 主要观察指标为最大尿道关闭压、功能尿道长度。此外，男性还可获得前列腺长、膀胱颈压、精阜压等参数。女性可获得控制带长度等参数。

（2）SUPP 主要观察指标为尿道闭合压、压力传导率。

知识点 24：尿道压力图测定检查注意事项　　副高：掌握　正高：掌握

尿道压力描记结果有时有较大波动，应分析查找原因，可以重复检查数次，获取平均值。

五、括约肌肌电图

知识点 25：括约肌肌电图的适应证　　副高：掌握　正高：掌握

同步括约肌肌电测定用于确定受检者是否存在尿道肌肉神经支配异常，通常以肛门括约肌综合肌电活动间接反映尿道括约肌收缩活动情况。常与膀胱压力及压力-流率同步进行。

知识点 26：括约肌肌电图的技术参数设置及操作要点　　副高：掌握　正高：掌握

（1）常用尿流动力学检查仪肌电检查敏感度设置范围为 1～10000μV，可以在检查及形成报告时调整，以获得最佳图形，一般取 5～50μV。

（2）仪器接地电极：要求埋地铜芯线。患者接地电极要求紧密附着患者肢体。

（3）检测电极分为针刺、表面电极两大类。针状电极信号收集好于表面电极，置入方法为：刺入肛门旁开 1cm 皮肤，深度 2～3cm，但属有创性检查。表面电极简单、方便，临床上应用较多。使用方法：贴片电极贴于备皮清洗后的肛门周围。

知识点 27：括约肌肌电图的检查参数　　副高：掌握　正高：掌握

分别观察在储尿期和排尿期括约肌活动情况，如储尿末期括约肌电位发放频率未见增加，波幅减小，表明括约肌收缩力减弱；而排尿期括约肌肌电不消失甚至加强，则表明逼尿肌-括约肌功能失调。注意排除排尿期由于腹压增加造成的肌电活动增加赝像。

知识点 28：括约肌肌电图的注意事项　　副高：掌握　正高：掌握

（1）操作规范，电极安置位置正确。

（2）妥善固定，避免电极因患者活动而产生较大移动。

（3）检查中患者身体放松，避免紧张、咳嗽等造成括约肌收缩的情况。

（4）患者接地电极与皮肤应良好接触。

（5）避免检查环境内交流电的影响。

六、影像尿流动力学检查

知识点 29：影像尿流动力学检查的概念 副高：掌握 正高：掌握

影像尿流动力学检查是指在膀胱测压（充盈期和排尿期）显示和记录尿流动力学参数的同时显示和摄录 X 线透视或 B 超的下尿路动态变化图形。

知识点 30：影像尿流动力学检查适应证 副高：掌握 正高：掌握

影像尿流动力学检查主要用于复杂的排尿功能障碍病因判断。如前列腺术后排尿困难及梗阻伴尿失禁、神经源性排尿功能障碍、下尿路梗阻伴肾积水、女性排尿困难、可控尿流改道术后复查。

知识点 31：影像尿流动力学检查技术参数设置及操作要点 副高：掌握 正高：掌握

（1）材料及技术参数设置同压力-流率测定。

（2）灌注介质：行 X 线尿流动力学检查时推荐使用稀释的 15%泛影葡胺盐水（在 400ml 生理盐水中加入 100ml 76%的泛影葡胺）。

（3）膀胱测压管及腹压管置管技术及指标，括约肌肌电测定，充盈期膀胱测压及压力-流率测定等注意事项同压力-流率测定。

知识点 32：影像尿流动力学检查参数 副高：掌握 正高：掌握

影像尿流动力学检查参数主要包括：膀胱压、腹压、尿流率、尿道括约肌肌电图、膀胱尿道形态，有尿失禁者需观察 ALPP、DLPP、膀胱输尿管反流情况。

充盈期应了解膀胱的稳定性、膀胱感觉、膀胱顺应性和膀胱容量。排尿期了解逼尿肌有无反射，收缩力大小和最大尿流率时的逼尿肌压（P_{det}-Q_{max}）。排尿期膀胱出口是否存在梗阻，是否存在逼尿肌括约肌协调功能失调（DSD）。同步透视影像可判断梗阻的解剖水平，但不是梗阻诊断的依据判断有无上尿路反流。

知识点 33：影像尿流动力学检查操作要点 副高：掌握 正高：掌握

（1）患者一般取坐位，若想了解膀胱颈和尿道情况，则应取30°~45°的斜坐位。男性也可45°斜立位，神经源性膀胱患者可采用斜卧位检查。

（2）本着尽量减少医生及患者受照射剂量的原则，采用关键点摄片保存影像资料。常用摄片点包括检查开始时、充盈期膀胱各感觉点、充盈期发生逼尿肌无抑制收缩时、灌注结束、开始排尿时。

（3）如需了解下尿路梗阻及其梗阻的解剖水平，患者体位为45°斜坐位，在最大尿流率附近进行点拍摄。

（4）如需了解膀胱输尿管反流与膀胱压力或顺应性的关系，患者体位为正坐位，对充盈期和排尿期进行定期透视监视，尽量在出现反流前后进行点拍摄，以准确了解出现膀胱输尿管反流时的膀胱压力及容量。

（5）如需了解尿失禁病因，在出现尿失禁时进行点拍摄。

（6）如需了解膀胱颈控尿功能，可在刚刚出现膀胱颈开放时进行点拍摄，可准确评估膀胱颈控尿的能力。

（7）了解尿失禁时膀胱颈或尿道膜部是否开放，在行应力性漏尿点压力测定时拍摄。

（8）排尿期结束后应进行点拍摄以了解残余尿量。

（9）如患者不能排出尿液则应在逼尿肌收缩力最大时点拍摄。

（10）如患者仅依靠腹压排尿，应在腹压接近最大时点拍摄，了解腹压升高是否会造成反流等异常。

（11）可控尿流改道术后患者如为可控尿囊，充盈期定时开机透视观察尿囊形态变化，肠蠕动时摄片了解有无反流，了解流出道有无造影剂充盈，出现尿囊失禁时摄片了解充盈期末有无反流。原位膀胱患者充盈期定时开机透视了解尿囊变化，肠蠕动时摄片了解有无反流和后尿道控尿，排尿期摄片了解下尿路形态。

（12）每次曝光时间不应超过3秒，检查过程中总的摄片时间不应大于1分钟。

第三节　上尿路尿流动力学检查

一、肾盂恒流灌注压力测定（Whitaker试验）

知识点1：肾盂恒流灌注压力测定（Whitaker试验）的概念

副高：掌握　正高：掌握

肾盂恒流灌注压力测定（Whitaker试验）是利用肾盂穿刺插管向肾盂均速灌注等渗盐水等液体时测定肾盂内压力的变化来了解上尿路输送尿液功能和判断有无梗阻。

知识点2：肾盂恒流灌注压力测定（Whitaker试验）的方法

副高：掌握　正高：掌握

检查需要尿动力检查仪和压力传感器等。经皮肾盂穿刺建立通道，用等渗盐水以10ml/min的速度灌注肾盂，同时连续记录肾盂和膀胱内压力变化。

知识点3：上尿路梗阻判断标准 副高：掌握 正高：掌握

以10ml/min的速度灌注，测得的肾盂内压减去膀胱压和测压管内在阻力所产生的压力后，所得的压力差即肾盂相对压，如<15cmH_2O，则上尿路通畅无梗阻；如>22cmH_2O，则上尿路有梗阻存在，需手术解除梗阻；如压力差在15~22cmH_2O怀疑梗阻，不能作出明确判断。

二、肾盂恒压灌注试验（CPP试验）

知识点4：肾盂恒压灌注试验（CPP试验）的概念 副高：掌握 正高：掌握

灌注液压力维持相对稳定，测定灌注液通过上尿路的速度来判定上尿路输送尿液的能力和是否存在梗阻。

知识点5：肾盂恒压灌注试验（CPP试验）的方法 副高：掌握 正高：掌握

所需仪器及肾盂灌注通道的建立与Whitaker试验基本相同。以20cmH_2O或30cmH_2O的恒压向肾盂内灌注等渗盐水，灌注开始5~10min后记录灌注液流入肾盂的速度。

知识点6：上尿路梗阻判断标准 副高：掌握 正高：掌握

膀胱空虚或低压时，以20cmH_2O压力灌注，灌注液通过正常上尿路的速度为（21.0±4）ml/min；以30cmH_2O压力灌注，流速为（37.8±15.2）ml/min。如果以20cmH_2O压力灌注，流速总是<10ml/min则考虑上尿路有梗阻。如流速总是<5ml/min，则梗阻严重，需手术解除梗阻，以挽救肾功能；流速在5~10ml/min，为轻度梗阻。

第六章 泌尿外科器械检查和操作

第一节 导 尿 术

知识点1：导尿术的临床应用 副高：熟练掌握 正高：熟练掌握

导尿术常用于尿潴留，留尿做细菌培养，准确记录尿量，了解少尿或无尿原因，测定残余尿量、膀胱容量及膀胱测压，膀胱冲洗，探测尿道有无狭窄，注入造影剂及盆腔器官术前准备等。

知识点2：导尿术的适应证 副高：熟练掌握 正高：熟练掌握

导尿术的适应证有：①解除多种原因引起的尿潴留；②测定膀胱容量、压力及残余尿量；③采集膀胱腔内尿液标本做细菌培养；④危重病患者监测尿量及肾功能；⑤探测尿道有无狭窄及狭窄程度等；⑥探测有无尿道损伤、断裂及膀胱破裂；⑦膀胱内注入造影剂进行造影或行药物灌注治疗；⑧盆腔脏器手术前留置尿管，避免术中损伤膀胱；⑨膀胱、尿道手术后放置尿管引流尿液，促进切口愈合；⑩前列腺手术后放置三腔气囊导尿管压迫止血及膀胱冲洗。

知识点3：常用尿管种类 副高：熟练掌握 正高：熟练掌握

导尿管周径的标准型号是按照Charriére法式标准制作的［0.33mm＝1French（F）或者1Charriére（Charr）］。因此，3F相当于直径1mm，30F相当于直径10mm。

常用的导尿管有Robinson尿管（橡胶导尿管）、Pezzer尿管（蕈状头）、Foley尿管（气囊导尿管）、Coudé尿管（前列腺导尿管）、Councill尿管等。

知识点4：导尿管型号的选择 副高：熟练掌握 正高：熟练掌握

一般根据患者情况和使用目的来选择导尿管型号。管腔较粗的尿管常用来排空膀胱中的血凝块。三腔导尿管（气囊腔、流入腔和流出腔）的管径比两腔导尿管的要细。尿管的其他差别还包括气囊大小和制作材质等。规格较小的尿管气囊一般也较小。尿管气囊规格较大时（30ml可被充至50ml），可防止经尿道前列腺切除术后气囊滑入前列腺窝，同时尿管也可作为牵引装置压迫膀胱颈，阻止来自前列腺窝的出血。

知识点 5：尿管置入注意事项　　副高：熟练掌握　正高：熟练掌握

（1）男性导尿管插入 15~20cm，女性插入 6~8cm，尿液即可流出。

（2）严格无菌操作，预防尿路感染。

（3）对膀胱过度充盈者，排尿宜缓慢以免骤然减压引起出血或晕厥。

（4）留置导尿时，应经常检查尿管固定情况，有无脱出。

知识点 6：留置导尿管期间的护理　　副高：熟练掌握　正高：熟练掌握

（1）每天用生理盐水棉球擦拭尿道口及导尿管上的分泌物，再用 0.2%碘仿消毒，必要时以无菌溶液每日冲洗膀胱 1 次。

（2）如要长期引流，更换时间不宜超过 1 个月。

（3）留置导尿管期间，鼓励患者适当多饮水。

（4）如尿液浑浊有感染现象，应遵医嘱适当给予抗生素。

知识点 7：导尿管难点操作要点　　副高：熟练掌握　正高：熟练掌握

当插入导尿管有困难时，可在会阴部或经直肠用手指轻轻顶起导尿管前端，引导插入膀胱。遇到前列腺增生患者普通导尿管不能插入膀胱时，可选用前端稍尖而弯曲的前列腺导尿管，即 Coudé 导尿管，或在气囊导尿管腔内放入用钢丝做成的前端弯曲的芯，按金属探杆操作方法，一般都能将导尿管插入膀胱。需注意的是导尿管插入全过程中，始终应将钢丝芯尖端顶住导尿管尖端，防止钢丝芯尖端从导尿管尖端侧孔滑出，损伤尿道。

知识点 8：尿道狭窄患者插导尿管方法　　副高：熟练掌握　正高：熟练掌握

如遇到尿道狭窄患者，可先行尿道扩张，再将普通导尿管或者尖端开口的 Councill 导尿管顺着导丝插入膀胱。在此过程中如果遇到问题，应该停止操作，采取耻骨上膀胱造瘘引流。

知识点 9：气囊导尿管拔除注意事项　　副高：熟练掌握　正高：熟练掌握

拔除气囊导尿管遇到困难时，仔细检查气囊的阀门通常会发现问题。有时剪断气囊通道，放出其内容物，可拔除导尿管。如仍未见效，可行 B 超检查。如为气囊原因，可经会阴、腹壁刺破气囊，或者注入有机溶剂如乙醚溶解气囊壁。对于长期留置尿管的患者来说，另外一个常见原因就是结痂后无法拔出。

第二节 尿道探子检查及尿道扩张

知识点1：尿道探子检查及尿道扩张术的适应证　副高：熟练掌握　正高：熟练掌握

尿道探子检查和尿道扩张术的适应证有：①探测尿道有无狭窄，或确定狭窄的程度和部位；②探测尿道或膀胱有无结石或金属性异物；③预防和治疗尿道炎症、损伤、手术后的狭窄；④治疗慢性前列腺炎、慢性尿道炎或轻度膀胱颈梗阻。

知识点2：尿道探子检查及尿道扩张术的禁忌证　副高：熟练掌握　正高：熟练掌握

尿道探子检查和尿道扩张术的禁忌证有：①尿道或前列腺有急性炎症，或尿道分泌物过多者；②尿道损伤，特别是后尿道或球部尿道外伤者，以免加重损伤；③怀疑有尿道肿瘤者；④每次尿道扩张后，均有尿道热者。

知识点3：尿道探子种类　副高：熟练掌握　正高：熟练掌握

常用的尿道探子有金属探子和丝状探子两种。

（1）金属探子　金属探子由不锈钢制成，前端钝圆光滑，尾部为柄，便于握持。柄上有号码，标明探子的粗细。常以F（法制）为代号，号数为探子周径的mm数。金属探子有直、弯两型。直型用于扩张女性尿道、膀胱颈，现已较少使用。金属探子有各种不同粗细，从F6号开始递增至F30号。与丝状探子配合使用的金属探子，其尖端有螺丝槽或螺丝突。

（2）丝状探子　丝状探子由塑料、丝状物或尼龙制成，具有可屈性和一定的弹性，既能保持其直态，又能随尿道的走行而弯曲，故不易损伤尿道。型号一般为F3～F6，其尾端有螺丝突或螺丝槽，与相应的金属探子或金属导尿管紧密相连，在丝状探子的引导下，能使较细的金属探子通过尿道狭窄部。

知识点4：尿道探子检查及尿道扩张术术前准备　副高：熟练掌握　正高：熟练掌握

尿道探子检查和尿道扩张术的术前准备：①让患者排尿，观察其尿线粗细、射程远近等，估计有无排尿困难情况；②术者立于患者右侧，局部消毒、铺巾；③向尿道内注入2%利多卡因10ml，用阴茎夹或橡皮筋夹住阴茎头约3分钟。

知识点5：尿道探子检查及尿道扩张术操作要点　副高：熟练掌握　正高：熟练掌握

（1）探子插入尿道时动作应轻柔，当探子到达尿道膜部时，会有阻力，此时应嘱患者张口呼吸，肌肉放松，慢慢通过膜部进入膀胱。

（2）尿道探子头端应沿尿道前壁前进，容易进入膀胱。如遇阻力，可轻轻持续用力，不可用暴力强行通过，以免形成假道。

（3）第一次行尿道扩张可结合尿线的粗细、尿道造影的X线片来估计尿道狭窄程度，确定探子的号数。应从大号开始，依次减少，直到合适的号数为止。尽量少用F16以下的探子，因为号数越小，其前端越尖，容易刺破尿道黏膜、形成假道，甚至有穿入直肠的危险。

（4）每次探子径度只能增加2~3个号码，逐渐增加，否则易造成尿道出血，一般能通过F24即可。如果探子确系狭窄受阻时，可换丝状探子引导。也可用尿道镜直视下进行扩张。

（5）两次扩张时间间隔至少1周。多次扩张后，间隔时间可逐渐延长，定期扩张。

（6）探子通过狭窄段后，留置5~10分钟，然后退出探子，其方法与插入顺序相反。

第三节　膀胱尿道镜检查和操作

知识点1：膀胱尿道镜的适应证　　副高：熟练掌握　正高：熟练掌握

（1）经过无创伤检查仍不能明确诊断的尿道、膀胱及上尿路疾病。

（2）血尿原因及出血部位的确定。

（3）膀胱、尿道肿瘤的数目、部位的确定及可疑病变活检。

（4）需行输尿管逆行插管检查和治疗。

（5）尿道及膀胱异物、结石的诊断。

（6）了解泌尿系统以外器官疾病对尿路的影响和关系。

（7）输尿管逆行插管造影。

知识点2：膀胱尿道镜的禁忌证　　副高：熟练掌握　正高：熟练掌握

（1）尿道狭窄无法插入尿道膀胱镜者。

（2）泌尿生殖系统有感染者。

（3）膀胱容量<50ml者。

（4）严重膀胱内出血，因血块影响观察者。

（5）严重髋关节畸形、体位异常者（纤维膀胱镜检查除外）。

（6）有严重的全身性疾病，年老体弱者。

（7）女性月经期。

知识点3：膀胱尿道镜的术前准备　　副高：熟练掌握　正高：熟练掌握

（1）尿常规，出、凝血时间检查。

（2）有膀胱、尿道感染及带导尿管者，检查前口服抗生素2~3天。

（3）了解有无药物过敏史及碘过敏史。

（4）检查前排空膀胱。

（5）签署检查知情同意书。

知识点4：膀胱尿道镜的麻醉 副高：熟练掌握 正高：熟练掌握

酌情选用表面麻醉、骶管麻醉、鞍区麻醉（骶管麻醉）、硬膜外麻醉，小儿可选用全身麻醉。表面麻醉常用0.25%丁卡因，男性向尿道注入10ml，女性2ml。

知识点5：男性膀胱尿道镜的插入方法 副高：熟练掌握 正高：熟练掌握

男性患者采取膀胱截石位。向尿道内注入2%利多卡因10~20ml，用阴茎夹或橡皮筋夹住阴茎头5分钟。将镜鞘涂抹适量润滑油。左手向上拉直阴茎悬垂部，与腹壁成直角，以消除尿道的耻骨前弯曲。右手以示指和中指夹持镜鞘后端，将镜鞘插入舟状窝；然后，将镜体竖直轻轻滑入或插入尿道，至尿道球部时受阻；此时左手适当牵拉阴茎头，同时右手将镜鞘后端向下压至水平，以使镜鞘克服尿道的耻骨下弯曲，自行滑入后尿道和膀胱。一旦进入膀胱，镜鞘前后移动和左右转动应该没有阻力。

知识点6：女性膀胱尿道镜的插入方法 副高：熟练掌握 正高：熟练掌握

女性患者采取膀胱截石位。用棉签蘸取1%的丁卡因插入尿道口内，放置5分钟。左手分开小阴唇显露尿道外口，右手以示指和中指夹持镜鞘后端，插入尿道外口内，镜鞘进入尿道外口后，前端略向下压以绕过耻骨联合，即很容易进入膀胱。镜鞘进入膀胱后，后端可稍向下放。

知识点7：膀胱尿道镜的观察方法 副高：熟练掌握 正高：熟练掌握

注水观察膀胱时，当膀胱黏膜皱褶变平时应停止灌水，为不遗漏观察部位，常用：

（1）进退法　即将膀胱镜沿其长轴方向作前进后退并观察该狭长区域，通过有序的不同方向进退动作，把膀胱分成数个狭长区域观察，从而了解整个膀胱情况。

（2）转动法　膀胱镜围绕长轴旋转，因此每一次原位转动可以观察到与镜轴横断面一致的一个环行膀胱黏膜区域。这样由颈口部里多个旋转，即可窥见整个膀胱情况。

（3）扫视法　以膀胱颈为支点，使膀胱镜前端向各个方向顺序扫视，对可疑病变区再将膀胱镜靠近仔细观察。

知识点8：膀胱尿道镜的术后处理 副高：熟练掌握 正高：熟练掌握

膀胱尿道镜的术后处理：①一般无须特殊处理，可酌情应用抗生素2~3天。②对部分兼行治疗的患者，可留置导尿管数天，并按特殊要求进行相应处理。

知识点9：膀胱尿道镜的并发症及处理　　　　副高：熟练掌握　正高：熟练掌握

（1）血尿　一般不严重，无须特殊处理，多饮水很快可以自愈。对膀胱肿瘤等出血严重者，可用止血药。有血块堵塞引起膀胱高度胀满者，应在麻醉下置入膀胱镜，用 Ellik 冲洗器将血块吸出、电灼出血点，留置三腔气囊导尿管，持续膀胱冲洗。

（2）损伤　主要是尿道黏膜损伤或假道形成，甚至有直肠穿通伤、膀胱破裂等，一般留置导尿管，加强抗感染治疗多可自愈，严重者需手术治疗。

（3）感染　主要由于无菌操作不严、原有尿路感染等原因。应严格无菌操作，应用抗生素并多饮水。

（4）腰痛　发生在逆行插管者，如插管过深穿破肾实质，逆行注入造影剂量较多，速度过快时可发生腰部剧烈绞痛。应给予抗感染、解痉、镇痛、补液治疗。

第四节　输尿管肾镜检查和操作

知识点1：输尿管肾镜的种类　　　　副高：熟练掌握　正高：熟练掌握

输尿管肾镜有硬性输尿管镜和纤维输尿管镜，粗细不等，故可有多种型号。

知识点2：输尿管硬镜的构造　　　　副高：熟练掌握　正高：熟练掌握

根据镜体长度不同输尿管硬镜可分为输尿管长镜（输尿管肾镜）和输尿管短镜（输尿管镜）。根据镜体外径又可分为输尿管粗镜（F12.5 或 F13.5）和输尿管细镜（F7、F8.5、F9.5）。根据目镜与物镜的位置是否在同一直线上还可分为直视输尿管镜和旁视输尿管镜。前者配有镜鞘，后者不配镜鞘。输尿管长镜一般长 40~46cm，输尿管短镜约 33cm。目前临床上常用的是 F8.5 和 F9.5 的旁视输尿管短镜。

知识点3：输尿管软镜的构造　　　　副高：熟练掌握　正高：熟练掌握

输尿管软镜又称纤维输尿管镜，分为单纯观察镜和观察治疗兼用镜两种。单纯观察镜由于没有操作通道而不能进行治疗。观察治疗兼用镜有 F9.9、F10.8 和 F12.3 三种型号。其中 URF-P2 型输尿管软镜是目前世界上最细的可进行腔内操作的输尿管软镜。镜体全长为 101cm，工作通道长 70cm，镜体外径为 F9.3（0.33cm），镜端外径只有 F8.8（0.31cm），工作通道腔内直径为 F3.6（0.12cm），具有高清晰度纤维光束的光学系统。内镜呈 0°，视野为 90°。通过操作柄可将镜端部向上弯曲 160°，向下弯曲 100°，这样镜端很容易进入肾盂内各盏中，特别是容易进入肾下盏。

知识点4：输尿管肾镜检查的适应证　　副高：熟练掌握　正高：熟练掌握

（1）排泄性尿路造影或逆行肾盂输尿管造影，如肾盂、输尿管有充盈缺损者，需进一步检查明确性质。

（2）输尿管口喷血或尿液中找到肿瘤细胞，不明原因的输尿管狭窄、梗阻需进一步明确诊断者。

（3）肾盂或输尿管肿瘤局部非根治性切除术后随诊。

（4）上尿路原位癌、输尿管瓣膜活检、电灼或切除。

（5）输尿管阳性结石及阴性结石的诊断和碎石、套石等。

（6）输尿管异物的诊断及取出。

知识点5：输尿管肾镜检查的禁忌证　　副高：熟练掌握　正高：熟练掌握

（1）有全身出血性疾病者。

（2）泌尿系统感染急性期者。

（3）尿道狭窄或有膀胱挛缩者。

（4）前列腺增生症或膀胱颈过于抬高，影响进镜者。

（5）有盆腔外伤、手术、放射治疗史，输尿管扭曲、固定、纤维化者。

（6）病变在输尿管狭窄部以上者。

（7）严重髋关节畸形者。

知识点6：输尿管硬镜插入方法　　副高：熟练掌握　正高：熟练掌握

全身麻醉或硬膜外麻醉成功后，取低截石位，经尿道直视下将输尿管镜插入膀胱内。适当充盈膀胱，找到输尿管间嵴，沿间嵴找到患侧输尿管开口。在一根F3或F4的输尿管导管或导丝引导下，或灌注压力作用下，将输尿管镜插入输尿管内，保持输尿管腔显现于输尿管镜视野中央，在输尿管导管或导丝引导下，循腔缓慢进镜。在进镜过程中，同时观察输尿管腔内有无狭窄、结石、肿瘤等；输尿管黏膜有无充血、水肿、溃疡等炎症表现。

知识点7：输尿管软镜插入方法　　副高：熟练掌握　正高：熟练掌握

全身麻醉或硬膜外麻醉成功后，取低截石位。膀胱镜先将导丝插入患侧输尿管内，退出膀胱镜，再将输尿管软镜套在导丝上进入膀胱内，并找到输尿管开口。此时加大液压灌注泵的压力，由助手协助控制导丝，将输尿管软镜推入输尿管内。此后，输尿管腔及导丝能清楚地显示在输尿管软镜的视野中。在导丝引导下，循腔进镜，观察内容同输尿管硬镜。进入肾盂后，观察肾盂、肾盏内有无结石、肿瘤、溃疡等病变。

知识点 8：输尿管肾镜观察方法　　副高：熟练掌握　正高：熟练掌握

镜前端穿过输尿管壁段后有突破感，随之看见黏膜光滑、管腔宽敞的输尿管，当插至跨髂总动脉处时，可以见到搏动并应抬高镜端方可看清管腔，注意勿穿破损伤。输尿管镜进入输尿管上段时，可见到患者吸气时上段出现一定角度，需在呼气时推进镜体，到达肾盂输尿管连接部时，可见该处黏膜呈环状隆起。

知识点 9：输尿管肾镜检查和操作术后处理　　副高：熟练掌握　正高：熟练掌握

①输尿管肾镜检查和操作术后处理要点：①保持导管通畅；②给予抗生素预防感染；③补充液体以利尿、排石；④解痉、镇痛及对症治疗；⑤酌用止血药，并观察腰部有无包块及压痛。

第五节　经皮肾镜技术

知识点 1：经皮肾镜术的概念　　副高：熟悉　正高：掌握

经皮肾镜术（PCN）是通过建立皮肤至肾集合系统的手术通道，放置内镜，对肾盏和肾盂内疾病进行诊治的一种方法。

一、常用器械

知识点 2：导引系统　　副高：熟悉　正高：掌握

一般采用 B 超或 X 线透视导引装置来进行疾病定位和引导穿刺，但以 B 超导引更为常用。X 线透视时，术者及助手不仅要穿铅衣，还要戴甲状腺防护带。

知识点 3：穿刺针　　副高：熟悉　正高：掌握

若肾积水不明显则用 HANAKO 的 PCNL 穿刺系统中的 G22 PTC 针较为安全便利。HANAKO 的 PCNL 穿刺系统是由长为 20cm 的 G22PTC 针，尖端柔软的 0.46mm（0.018 英寸）的导丝、G19 的金属扩张器、F5 的聚乙烯扩张器组成。

知识点 4：导丝　　副高：熟悉　正高：掌握

穿刺后所用的导丝依其目的有若干种类，均为不锈钢丝制成，其表面涂有聚四氟乙烯涂层、亲水聚合物涂层等，其末端有直形、J 形等各种不同类型的制品。如软性引导导丝、硬性引导导丝、超滑导丝、环扭可控导丝等。

知识点5：扩张器 副高：熟悉 正高：掌握

（1）金属扩张器 有单根扩张器和叠进式扩张器。常用的为叠进式扩张器，是由一F8尖端圆钝的中心导杆及口径逐次递增的扩张器组成。使用时无需取出上一次的扩张器，只要按顺序推进口径大的扩张器即可。

（2）Amplatz扩张器 由聚四氯乙烯（Teflon）制成，规格为F8～F34，可用于扩张至所需的通道大小后即可保留该鞘于集合系统内，然后通过该鞘插入硬性或软性肾镜进行各种操作。

（3）筋膜扩张器 聚乙烯制成，规格为F8～F34。若使用口径较大的筋膜扩张器来扩张至所需的足够大的扩张通道时，容易造成肾盂穿孔。所以最好不用F8～F10以上的筋膜扩张器。

（4）气囊导管扩张器 由气囊和导管两部分构成。导管长度为60cm，气囊位于导管的前端，长度为4～10cm。导管腔内可通过0.97mm（0.038英寸）的导丝。采用气囊导管扩张器，扩张穿刺通道，迅速简便，是目前较为理想的扩张器。

知识点6：肾镜 副高：熟悉 正高：掌握

（1）硬性肾镜 外径有F16.5～F27的各种规格的肾镜。肾镜愈细，所需肾瘘的直径愈小，安全性也愈高，外鞘与肾镜之间可利用来插入操作器械及注入灌注液，视野方向有0°～30°。不管何种肾镜，物镜的视野方向为25°～30°的镜体较0°镜的镜体死角要小，故危险性小。可使用的各类操作器械直径为2～4mm，硬性肾镜的视野明亮清晰，有效长度也比软性镜短、易于操作。

（2）软性肾镜 有各种规格的产品。尖端直径4.9～7.0mm，向上可弯曲150°～210°、向下可弯曲90°～130°，操作孔直径F5～F7.8，软性肾镜常在硬性肾镜不能达到的部位使用。

知识点7：肾输尿管镜 副高：熟悉 正高：掌握

有镜鞘镜体一体式及分离式两种类型，尖端直径为F6～F13.5，视野方向为0°～10°的各种规格的肾输尿管镜。可使用的各类操作器械的直径为F2.4～F6。

二、经皮肾镜检查术

知识点8：经皮肾镜检查术适应证 副高：熟悉 正高：掌握

（1）来自输尿管以上部位不明原因的血尿，如特发性大量血尿患者，可用肾镜检查。

（2）肾盂内各种病变，如肾盂肿瘤、肾乳突坏死、肾盂黏膜白斑病、囊性肾盂炎等，可采用肾镜检查，取病检标本或进行必要的治疗。

（3）肾盂及输尿管上段结石或异物的检查及治疗。

（4）不明原因的肾积水和输尿管狭窄。

知识点9：经皮肾镜检查术禁忌证　　副高：熟悉　正高：掌握

（1）绝对禁忌证

①未纠正或不能纠正的出血性疾病。

②未控制的高血压和糖尿病。

③非梗阻的尿路感染或败血症引起的未控制的尿路感染。

④结石同侧有脾大或肝大。

⑤肾结核。

⑥同侧上尿路患过移行上皮癌曾行局部切除或经输尿管电灼。

⑦孤立肾。

⑧对造影剂过敏。

⑨患者极其肥胖，从腰部皮肤到肾脏超过20cm。

⑩不能合作者。

（2）相对禁忌证

①肾脏位置高，进路需在第12肋以上。

②凝血机制不完全正常或有氮质血症。

③先天异常，如马蹄形肾或盆腔异位肾。

④肾脏活动范围很大。

⑤嵌顿很紧的输尿管结石。

⑥肾内集合系统很小或肾内有分叉。

知识点10：经皮肾镜检查术术前准备　　副高：熟悉　正高：掌握

除血、尿常规，肝、肾功能，血电解质，出血时间、凝血时间检查外，还需常规IVP检查了解肾盂肾盏结构，做腹部B超了解肾脏与邻近器官的关系。术前应用抗生素2～3天。

知识点11：经皮肾镜检查术检查方法　　副高：熟悉　正高：掌握

（1）肾镜检查常需在X线荧光透视下进行。采用肾区腹侧垫高完全俯卧位或患侧垫高30°俯斜位，可在全麻、硬膜外麻醉下，偶尔可在局麻下进行。严重骨骼畸形（脊柱后侧突）患者可取坐位在局麻下进行。

（2）关于硬性肾镜放置到肾集尿系统内，根据所选扩张器的不同，放置方法也略有差异。由于肾盂、肾盏的解剖结构复杂，加上肾镜视角较小，常不易判断肾镜处在肾集尿系统的何处，故应寻找到安全导丝，沿导丝设法找到肾盂输尿管连接部并进入上段输尿管。然后将肾镜退至肾盂输尿管连接部，再后退0.5～1.0cm，如果看到光滑平整、略显白色、上有正常纤细血管走行的肾盂黏膜，即可证实肾镜在收集系统内。以肾盂输尿管连接部为标志，按顺序行肾盂及各个肾盏检查，重点检查病变处。

（3）当出血多，能见度差或视野被血凝块遮蔽而无法观察时，可加快灌注液的冲洗速度，并经肾镜插入1根导管将血凝块吸出，或用鳄口钳将血凝块夹持拖出，可使视野变得清晰。

（4）软性肾镜可观察整个集尿系统。对肾盂、肾盏的观察一般需从纵向和水平两个方向进行，依次观察肾盂、上极、中部、下极的各个盏颈和它的盏。

知识点12：经皮肾镜检查术注意事项 副高：熟悉 正高：掌握

手术结束可留置造瘘管，既可以压迫止血，又能保留通道以备二次手术之需。此外，无论应用哪种肾镜检查，操作必须轻柔，切忌使用暴力，否则可造成肾盂穿孔及出血，甚至有撕裂肾实质的危险。

二、经皮肾穿刺造瘘术

知识点13：经皮肾穿刺造瘘术适应证 副高：熟悉 正高：掌握

（1）解除上尿路梗阻和感染或行尿流改道。

（2）治疗输尿管狭窄或膀胱以上尿瘘。

（3）积水肾引流后的肾功能估价。

（4）经皮肾镜取石术前准备。

知识点14：经皮肾穿刺造瘘术操作步骤 副高：熟悉 正高：掌握

（1）采取肾区腹侧垫高完全俯卧位或患侧垫高30°俯斜位。单纯经皮肾造口术可在局麻下完成。

（2）穿刺点可选在腋后线与第12肋的交点以下或偏内，穿刺径路以选择从皮肤至集尿系统最短的距离为宜。

（3）超声定位后，在穿刺处做皮肤小切口。穿刺径路选在肾的中下盏为宜。在超声引导下，固定好穿刺探头，在患者吸气屏气间隙将穿刺针迅速刺入集尿系统。

（4）穿刺成功后拔出针芯，如有尿液自针鞘内流出。遂将“J”形导丝经针鞘插入肾盂，若能进入输尿管内更好。

（5）拔除针鞘，以导丝为轴心，按顺序先后套入teflon扩张器，逐级扩张穿刺通道。若单纯引流，可将通道扩张至F10~F20号，然后将8F~10F猪尾巴导管或Cope导管套在导丝上置入肾盂内。若长期引流，可将皮肾通道扩张至F16号，置入F14导管。

三、经皮肾镜取石术

知识点15：经皮肾镜取石术的概念 副高：熟悉 正高：掌握

经皮肾镜取石术是指通过PCN术所创设的通道，经由X线荧光透视监控下或肾镜直视下，借助取石或碎石器械达到去除结石、解除梗阻的一种技术和治疗手段。

知识点16：经皮肾镜取石术的适应证 副高：熟悉 正高：掌握

（1）直径大于2cm的上尿路结石或大于1cm的肾下极结石。

（2）鹿角状结石或胱氨酸结石、基质结石、尿酸结石、鸟粪石、磷酸镁铵结石。

（3）输尿管上段L_4以上、梗阻较重或长径大于15mm的输尿管结石。

（4）孤立肾（如移植肾）、异位肾、融合肾、马蹄形肾肾结石及有症状的肾憩室结石或者肾结石并发输尿管肾盂连接处梗阻。

（5）输尿管镜或体外冲击波碎石术（ESWL）取（碎）石失败。

知识点17：经皮肾镜取石术的术前准备 副高：熟悉 正高：掌握

（1）除一般常规生化检查外，应摄KUB、IVP片，阴性结石应借助B超或CT了解结石的位置、大小、形态及其与肾盏的关系。

（2）术前备血，常规使用抗生素，经膀胱镜逆行插入输尿管导管。如患者病情允许，抗凝药物术前停用7天。

知识点18：经皮穿刺点及皮肾通道的选择 副高：熟悉 正高：掌握

（1）对于直径小于1.2cm的孤立肾盂结石，皮肤穿刺点通常选在腋后线与第12肋缘交点下2cm处，经肾脏中下部后外侧的通道进入肾盂，较容易取出结石。

（2）对于上盏结石，穿刺与皮肾通道的建立以经第12肋上缘直接进入含结石的上盏途径为好。

（3）对于中部前排肾盏的结石，最好能准确定位，将穿刺针直接穿到含结石的肾盏中，扩张通道取出结石。

知识点19：经皮肾镜取石步骤 副高：熟悉 正高：掌握

（1）皮肾通道建立后，通道内常需保留teflon工作鞘，将肾镜经工作鞘直接放入集尿系统内观察。

（2）可根据X线有目的地寻找结石，必要时通过打开X线荧光透视屏帮助寻找结石。

（3）如结石最大直径小于teflon工作鞘，可用取石器械通过硬性肾镜直视下完整取出结石，通过 34F teflon 工作鞘，可完整取出最大直径 1~1.2cm 的结石。

（4）直径≤1cm 的结石碎片，可用硬性鳄口钳取出。取石时应用钳子先将结石拨到合适的位置，再张开钳口将结石夹持牢靠。

（5）对于直径 1~1.5cm 的结石，用肾石夹持器取石较易获得成功，但需在直视下操作，以免伤及肾盂黏膜。

（6）如结石大于 1.5cm，难通过 teflon 工作鞘完整取出，可用肾石夹持器将结石夹持牢靠，连同肾镜与 teflon 工作鞘一并经通道取出，或用超声或液电碎石机将结石粉碎，再用取石钳夹出结石碎片。

知识点 20：经皮肾镜取石术术后处理　　副高：熟悉　正高：掌握

（1）经皮肾镜取石后，肾脏多有创伤，患者应卧床休息至尿色转清。

（2）术后常放置肾造瘘管引流尿液。术后 2~3 天尿液转清则可试夹造瘘管观察 24 小时，如患者无任何不适，即可拔除肾造瘘管。

（3）常规应用抗生素。

（4）对于残留结石，应尽量设法取出，必要时再用 ESWL 治疗。

知识点 21：经皮肾镜取石术并发症及处理　　副高：熟悉　正高：掌握

（1）出血　穿刺部位欠准确，损伤肋间血管、肾实质内血管，或扩张通道不当造成肾实质撕裂，均可引起严重出血。通常可放置较粗的造瘘管压迫止血，或置气囊导管压迫止血。如出血严重，应行开放手术止血。术后出血应卧床休息、抗感染、输血处理，严重者可做肾动脉栓塞或肾切除。

（2）肾盂穿孔　如发生肾盂穿孔，应立即中止手术，输尿管内放置支架管及肾造瘘持续引流，同时加强抗感染治疗。

（3）感染　主要表现为寒战、高热。应保持肾造瘘引流通畅，继续使用抗生素，直至尿路感染完全控制为止。

（4）邻近脏器损伤　操作不慎可发生十二指肠、结肠、肝、脾、胰、肺及胸膜等脏器的损伤，应进行相应处理。

（5）肾周积尿　患者感腰部胀痛不适并伴发热。如肾周积水量较多，应穿刺置入导管充分引流，同时调整肾造口管的深度。

（6）水、电解质失衡　由于应用大量灌洗液，加上高压灌流，会有相当量的灌洗液被机体吸收，造成水中毒及低钠血症。预防方法是采用生理盐水而不用蒸馏水灌洗，低压灌流，缩短手术时间。如手术时间较长，疑有水中毒或低钠血症，则应静脉注射呋塞米，补充电解质。

第七章 泌尿外科腹腔镜手术

第一节 腹腔镜手术的准备工作

一、腹腔镜手术适应证

知识点1：肾上腺外科手术 副高：熟悉 正高：掌握

肾上腺囊肿、原发性肾上腺皮质腺瘤、体积较小的无功能肾上腺肿瘤、直径小于4cm的嗜铬细胞瘤可采用腹腔镜手术治疗。肾上腺复发肿瘤、恶性肿瘤、体积较大的肿瘤不应采用腹腔镜手术。皮质醇增多症患者因肥胖，肾上腺周围脂肪较多，寻找及暴露肾上腺有一定困难，经慎重选择腹腔镜手术，特别是经后腹腔途径。

知识点2：肾脏手术 副高：熟悉 正高：掌握

目前腹腔镜开展了肾切除术、保留肾单位的肾部分切除术、肾癌根治性切除术、肾囊肿去顶术、肾盂输尿管成形术、肾下垂复位固定术、活体供肾取肾术等。体积较小且无粘连的无功能肾或萎缩肾是腹腔镜肾切除术的理想病例。较大肾癌、肾周围粘连严重以及急性肾感染时不宜选用腹腔镜手术。

知识点3：输尿管手术 副高：熟悉 正高：掌握

通过腹腔镜可以治疗肾盂输尿管连接部梗阻和输尿管狭窄，还可以治疗腹膜后纤维化、下腔静脉后输尿管所致的输尿管梗阻。对于输尿管结石，腹腔镜输尿管切开取石术不推荐为首选治疗方法。

知识点4：膀胱手术 副高：熟悉 正高：掌握

不伴有膀胱出口梗阻且憩室口较小的原发性膀胱憩室可以通过腹腔镜治疗。其他腹腔镜手术有膀胱部分切除术、膀胱憩室切除术、肠膀胱扩大术、输尿管膀胱抗反流术等。

知识点5：前列腺手术 副高：熟悉 正高：掌握

主要是前列腺癌根治性术。

知识点 6：淋巴结清扫术 副高：熟悉 正高：掌握

包括盆腔淋巴结清扫术和腹膜后淋巴结清扫术。盆腔淋巴结清扫术只作为前列腺癌患者临床分期判断的手术。

知识点 7：隐睾探查或切除术 副高：熟悉 正高：掌握

对高位隐睾可采用腹腔镜在腹腔内寻找。

知识点 8：精索静脉高位结扎切除术 副高：熟悉 正高：掌握

用于治疗原发性（非梗阻性）精索静脉曲张，双侧需要同时手术时腹腔镜则显示出明显优势。

二、腹腔镜手术禁忌证

知识点 9：腹腔镜手术绝对禁忌证 副高：熟悉 正高：掌握

腹腔镜手术绝对禁忌证有：①患有严重出血性疾病、心肺疾病、不能耐受麻醉和手术的其他全身性疾病时，不应进行手术；②手术通路、手术部位或器官急性感染时不应选用腹腔镜手术，如腹腔感染、肾周感染、泌尿系感染等。既往肾周感染、肾脏感染或二次手术估计局部粘连较重者慎用腹腔镜手术；③既往腹腔内感染或手术，有腹腔内粘连者最好不选择腹腔途径，腹膜后途径则不受此项限制；④过度肥胖者因脂肪组织较多，显露泌尿系较困难，应慎用腹腔镜手术。

知识点 10：腹腔镜手术相对禁忌证 副高：熟悉 正高：掌握

腹腔镜手术相对禁忌证有：①原有腹腔内炎症、手术、创伤史，明显肠扩张；②特别肥胖者；③有肝硬化和门脉高压症；④有心肺功能不全者；⑤未纠正的凝血功能障碍。

三、腹腔镜手术的麻醉及体位

知识点 11：腹腔镜手术麻醉方式 副高：熟悉 正高：掌握

一般采用气管插管全身麻醉，常用方式为静吸复合麻醉+肌松药+气管插管+间歇正压通气或双向高频喷射通气。精索静脉高位结扎、隐睾探查切除、肾囊肿等手术较容易且手术时间短者可选用腰麻或连续硬膜外麻醉。

知识点 12：腹腔镜手术诱导麻醉 副高：熟悉 正高：掌握

静脉诱导或吸入诱导麻醉均可。常选用芬太尼、阿芬太尼作静吸复合麻醉和诱导联合用药的首选。

知识点13：腹腔镜手术维持麻醉 副高：熟悉 正高：掌握

维持麻醉一般使用氧气、氧化亚氮、吸入麻醉剂辅以肌松剂、吗啡类药物。

知识点14：腹腔镜手术的体位 副高：熟悉 正高：掌握

泌尿外科腹腔镜手术中，经腹腔途径常采用仰卧位，而腹膜后途径为侧卧位。

（1）仰卧位 腹上区手术常采用头高足低位；耻区手术或盆腔手术则采用头低足高位；左或右侧腰区手术则将患侧身体抬高30°~45°，以利于术野暴露。

（2）侧卧位 泌尿外科最常用的体位，适用于肾上腺、肾脏等腹腔镜手术，患侧在上，健侧在下。

第二节 腹腔镜手术入路

一、经腹腔途径

知识点1：经腹腔途径腹腔镜手术优点 副高：熟悉 正高：掌握

经腹腔途径可进行所有的腹腔镜手术。该径路优点是解剖标志清楚，手术空间大，视野清晰，必要时可同时处理双侧病变，所以早期的泌尿外科手术均经腹腔途径进行。

知识点2：经腹腔途径腹腔镜手术缺点 副高：熟悉 正高：掌握

经腹腔途径腹腔镜手术的缺点为所需通道较多，需4~5个，而且存在着易损伤腹内脏器、污染腹腔、引起肠麻痹，甚至有肿瘤种植危险。腹腔有外伤、手术史或粘连时不易操作。泌尿系统为腹膜后和腹膜外器官，经腹腔手术路径远，对腹腔干扰大，因此目前泌尿外科腹腔镜手术多采用腹膜后途径。既往有腹部手术和腹部感染病史不宜采用。

二、经后腹腔途径

知识点3：人工后腹膜腔 副高：熟悉 正高：掌握

腹膜后间隙多系疏松组织，无重要血管神经组织。1992年Gaur率先利用类似血压气泵和袖带样结构的腹膜后气囊分离器先扩张后腹膜间隙，形成人工后腹膜腔，再建立气腔。有报道，利用侧卧位借助重力使腹腔内脏器移向对侧，可以直接应用镜体直视下建立腹膜后间隙［IUPU法（北京大学泌尿外科研究所法）］。

知识点4：后腹腔镜手术与经腹腔腹腔镜手术比较　　副高：熟悉　正高：掌握

后腹腔镜手术与经腹腔腹腔镜手术比较，前者对腹腔内脏器干扰小，并减少内脏损伤的可能；与易于鉴别肾动脉，以及处理肾背侧病变，不受或少受腹腔内既往有手术、创伤、感染等病史影响；CO_2 吸收量小，可防止细菌、尿液对腹腔内的影响，减少了胃肠反应及术后腹腔感染和粘连的机会；并发症少，恢复快。与经腹腔途径相比，其主要缺点是：存在解剖标志不明确、操作空间受限、止血不便，工作通道间距较近，立体感欠佳等缺陷，给手术操作带来一定困难；对过度肥胖、既往腹膜后手术史、双侧病变需同时处理者，宜选用经腹腔途径手术。若腹膜一旦漏气，须中转开放手术。

知识点5：建立后腹腔操作方法　　副高：熟悉　正高：掌握

建立后腹腔的操作常用的有两种方法：①腋后线肋缘下切一小口，用手指伸入腹膜后间隙分离后放入水囊撑开再置套管；②将气腹针插入腹膜后间隙充气，再穿刺插入套管直接分离。用第1种方法能保证水囊置入腹膜后间隙，操作较容易，但较繁琐。切口较大时会有漏气现象，需用丝线缝1~2针收紧切口。实际操作中可以根据情况灵活选择或联合应用两种方法。

知识点6：后腹腔镜手术常见并发症　　副高：熟悉　正高：掌握

后腹腔镜手术常见的并发症有：①皮下气肿，一般都能够自行吸收，严重时可导致纵隔气肿及气胸的发生；②术中高碳酸血症，导致苏醒困难，因此术中当 CO_2 分压过高时要停止气体的灌注；③术后继发性腹膜后间隙出血，原因有术中的止血不彻底或穿刺通道的出血未引起注意，可通过术毕的认真检查来预防；④术后肠麻痹肠胀气，其发生与手术时间长，腹腔神经丛受刺激有关，一般不需要做特殊处理，必要时可行胃肠减压治疗；⑤气胸，与术中损伤膈肌或穿刺时损伤胸膜反折有关，一般通过穿刺抽气或闭式引流解决。

第三节　腹腔镜手术基本操作

一、穿刺

知识点1：穿刺用套管类型　　副高：熟悉　正高：掌握

常用的套管有重复试验的前端锥形套管、带有保护鞘的一次性使用套管和钝头套管（Hasson 套管）三种基本类型。

知识点2：经腹腔途径穿刺体位　　副高：熟悉　正高：掌握

经腹腔途径穿刺患者取平卧位或健侧卧位。

知识点3：经腹腔途径气腹针的插入方法 副高：熟悉 正高：掌握

一般先在脐上缘或脐下缘做一长1cm左右的皮肤切口在这个位置，腹膜附着于腹白线，易于进针，而且腹白线上血管少，不易发生穿刺点渗血。再以布巾钳夹住切口两侧皮肤，向两侧提起以固定腹壁。应避免腹壁牵拉过高，使脐周围腹膜呈伞状隆起，如此气腹针易插入腹膜外间隙。然后，术者握住Veress气腹针的针柄，腕部用力垂直或略向脐部方向插入腹腔。因气腹针先后穿过腹白线和腹膜，常有两次突破感。

知识点4：气腹针插入验证方法 副高：熟悉 正高：掌握

气腹针是否进入腹腔，可用以下方法来证实：

（1）抽吸试验　用注射器抽取5～10ml生理盐水，经气腹针推入，如无阻力且反复抽吸无注入盐水抽回，说明针尖位于游离腹腔内；如抽回注入盐水，提示针尖在腹膜外间隙，需重新穿刺；如抽出血液或肠液，提示针尖位于血管或肠腔内，应重新穿刺，并检查损伤器官，必要时需中转开放手术。

（2）充气试验　估计气腹针位于腹腔内后，将注气管与气腹针相连，开始充气并观察腹内压的变化。如针尖位于游离腹腔内，初始充气时腹内压不应超过1.3kPa（10mmHg），随充气量增加而腹内压逐渐升高；如果初始充气压力就高于此数值，可能气腹针与网膜或肠管贴附或腹部肌肉松弛不够，可上提腹壁或调整气腹针位置；如果腹内压仍高于此数值，表明气腹针位于腹膜外间隙或其他有限的空间。

（3）叩诊试验　游离腹腔充气后，腹壁均匀膨隆，肝浊音界消失。如果腹壁不对称膨胀，提示腹膜外间隙充气或气体被注入胃肠道内。

知识点5：经后腹腔途径穿刺体位 副高：熟悉 正高：掌握

患者取传统腰部手术体位，腰部抬高，使腰背筋膜略有张力即可，一是容易定位，二是气腹针易插入。

知识点6：经后腹腔途径气腹针插入方法 副高：熟悉 正高：掌握

一般在髂嵴上缘2cm与腋中线交叉点处垂直插入气腹针，待针刺有突破感后即停止。除了盲目穿刺外，也可以作一小切口，分开肌肉，到达后腹腔，在直视下置入Hasson套管。因Hasson套管与腰背筋膜不完全闭合，易漏气，须用缝线紧密缝合切口，漏出的CO_2易进入皮下组织被吸收，引起高碳酸血症，增加麻醉危险。

二、气腹

知识点7：建立气腹气体的选择 副高：熟悉 正高：掌握

目前建立气腹主要选择 CO_2 等惰性气体，主要原因是因为腔内要使用电刀、超声刀等器械，可以避免产生大量烟雾影响视野。当腹腔内注入一定量的 CO_2 后，膜内压升高，膈肌运动受限，导致非顺应性降低，肺通气功能受损；还可引起下腔静脉回流受阻，回心血量及心排出量减少。腹内压越高，这种变化越明显。CO_2 气腹还可引起高碳酸血症、酸中毒、皮下气肿、气胸及气体栓塞等并发症。

知识点8：气腹充气要求 副高：熟悉 正高：掌握

为了减少 CO_2 气腹对循环呼吸系统的影响，初始充气速度不宜过快，以 1～2L/min 为宜。待注入 2L 左右 CO_2 时，若患者血压、心律平稳，可改为高流量充气，直至腹内压达到 1.6～1.9kPa（12～14mmHg），腹内压不应超过 2.0kPa（15mmHg）。

知识点9：非气腹腹腔镜技术 副高：熟悉 正高：掌握

非气腹腹腔镜技术是指利用非气腹装置机械性地提升或拱升手术野上方的腹壁来代替气腹提供腹腔镜手术所需的空间，以避免气腹并发症，拓宽腹腔镜手术范围，增加手术安全性，降低手术费用。非气腹装置由腹壁提拉器和支持、维持其提升状态的机械臂组成。常用于手助腹腔镜手术、操作难度大、缝合打结多的腹腔镜手术、需在腹壁造口或因取标本需扩口的腹腔镜手术以及心肺功能不佳、不能耐受气腹的腹腔镜手术。它是腹腔镜技术与传统手术相结合，优势互补的产物。

三、视野与扶镜

知识点10：手术野显露的方法 副高：熟悉 正高：掌握

手术野显露的方法有：

（1）改变患者体位　体位改变后，游离的脏器沿重力作用向低位方向移动，腹内气体起到推压作用，使术野显露。腹上区手术可采用头高脚低位（约30°），耻区或盆腔手术用头低脚高位；腰区手术则将患侧身体抬高。

（2）器械推压牵拉　为了使视野更好，可用器械牵拉、推压一些非游离的脏器或丰满的脂肪组织。在推压、牵拉时使用钝头无损伤抓钳、扇形拉钩或剥离棒，不能使用锐利器械，以免发生脏器损伤。

（3）排尽脏器内气体　将胃内气体和液体排尽有利于上、下腹部手术野的显露。耻区手术还需排空膀胱。

知识点 11：扶镜器 副高：熟悉 正高：掌握

扶镜器，包括固定卡、机械臂和固定支架，由于采用了能完成空间三维运动和旋转运动，且当空间任意运动完成后又能保持运动终止时的空间位置的任何结构的机械，当腹腔镜固定在与机械臂相连的固定卡上时，可任意的调节腹腔镜的观察视野，腹腔镜手术时，减少了一名扶镜的医生，节约了劳动成本，同时术者可以按照自己的意愿方便地调整腹腔镜的观察视野，降低医生的劳动强度，缩短手术时间。

知识点 12：扶镜方法 副高：熟悉 正高：掌握

扶镜是视野显露清晰的重要一环。术者和扶镜助手常站在同一侧。术者双手各持一器械进行双手操作，扶镜助手则扶镜保持视野清晰。扶镜助手不仅要将视野始终对准手术操作区域，并避免血液沾上镜头，还要求掌握手术步骤，领会术者的操作意图，并始终保持镇静。

四、分离

知识点 13：钝性分离 副高：熟悉 正高：掌握

钝性分离包括剥离、分离钳分离和纱布球分离。剥离主要用于脏器的被膜、粘连和脂肪组织的分离。组织间有了裂隙后再用分离钳由浅入深、逐层分离，减少出血。有了间隙后再用钩状电凝器进行电凝分离。电凝棒也可进行钝性分离，还可以电凝止血。钝性分离比钩状电凝器分离更安全，不过手术时间较长。

知识点 14：电凝分离 副高：熟悉 正高：掌握

电凝分离是腹腔镜手术中最常用的分离方法，主要用于有小血管的组织。钩状电凝器主要用于易分离的组织，而铲状电凝器主要用于紧密粘连、界面不清而难以分离的组织离断。电凝分离不需钳夹组织，对保留脏器损伤小，可做一些精细分离。不过，电凝时对周围组织有热效应，因此必须提起组织，保持一定张力，先凝固后离断或同时进行。

知识点 15：锐性分离 副高：熟悉 正高：掌握

锐性分离主要采用剪刀进行分离。无血管的粘连或组织可直接用剪刀剪断，有血管的组织可以先电凝、然后剪断。若组织较厚则先用剪刀行钝性分离，分开后再剪断或电凝后剪断。

知识点 16：超声刀分离 副高：熟悉 正高：掌握

超声刀工作原理是通过超声发生器使金属刀头发生高频机械振荡，气化组织内水分，达到切割分离及凝固止血的效果。超声刀的锐刀用于快速切开，钝刀用于止血切开，平面用于大血管（直径5mm）的凝固切开。超声刀的优势在于热损伤轻，可安全地用于重要脏器附近的泌尿外科手术；操作中仅产生少量气化水雾，视野清晰；无焦痂产生，易于愈合；无电流传导伤，更安全。有了超声刀，术中分离组织和剪断血管迅速、安全，节约大量时间。

知识点17：激光分离与水流分离 副高：熟悉 正高：掌握

激光能凝固、切断组织，但设备昂贵，临床使用少。水流分离则通过高压水泵产生的高压水流，分离疏松组织。

五、止血

知识点18：腹腔镜术中止血技术 副高：熟悉 正高：掌握

常用的腹腔镜术中止血技术有单极或双极电凝、激光高温止血、超声刀凝固止血、氩气刀喷射止血、钛夹及缝扎止血等。

知识点19：电凝止血 副高：熟悉 正高：掌握

电凝止血仅适用于小血管的出血和渗血。钩状电凝器可用于血管细、出血少的组织分离和电凝止血，铲状电凝器的接触面广，对片状渗血的止血效果好。对创面有点状出血或组织的深部出血，可先用尖分离钳夹住出血点，然后电凝，止血效果确切。一些小血管可直接电凝，或作为夹闭的补充。

电凝止血能产生较多烟雾，影响视野的清晰，排出烟雾又要延长手术时间，不如氩气刀和超声刀好用。

知识点20：超声刀止血 副高：熟悉 正高：掌握

超声刀止血可处理3mm以内的血管，能量传播不超过0.5mm，几无热损伤，无焦痂。

知识点21：夹闭止血 副高：熟悉 正高：掌握

夹闭止血常用于大血管的夹闭。夹闭血管的夹子有两种，一种是钛夹，最常用。夹子外形有V形和U形两种，效果相同，各有与其相匹配的施夹器。该类夹子施夹时如用力不当或所夹组织过多，可能不牢固，以致发生出血或漏。另一种是有扣的可吸收塑料夹，适用于夹闭较大的血管和管道，比钛夹牢固。

知识点 22：结扎止血　　副高：熟悉　正高：掌握

血管较粗时恐钛夹不牢固，可在钛夹夹闭血管前后结扎一次，常用 Roeder 套一为防止 Roeder 套的滑脱，可在 Roeder 套结上再上一个夹子。

打结按线结性质分为滑结和外科结两种。滑结有 Roeder 结、渔翁结（Fisherman 结）和 Wister 结三种。其中以 Roeder 结最为常用，并有用于肠线做成的套环成品出售。外科结比滑结牢固，现多在腔内进行。掌握了腔内打结技术可做一些难度较高、较复杂的手术，并减少吻合器的应用，降低手术费用。

知识点 23：止血纱布覆盖或医用生物胶喷洒　　副高：熟悉　正高：掌握

当遇到电凝止血不满意的渗血面时，可在渗血部位覆盖止血纱或喷洒医用生物胶。先用抓钳将体外的止血纱经套管送入渗血处，再盖好创面，用周围组织压迫固定。喷洒医用生物胶的方法是通过一长塑料管，直接将生物胶喷洒在渗血创面上。

知识点 24：开放止血　　副高：熟悉　正高：掌握

如果发生大血管破裂、出血剧烈或出血的血管回缩组织中无法止血时，应立即中转开放手术进行止血，以免延误抢救时机。

六、缝合

知识点 25：缝合用具　　副高：熟悉　正高：掌握

缝合技术的用具有针持、缝合针和缝线。

（1）针持　现在应用的针持咬合面与开放手术所用的针持相似，且两叶变长，夹针更牢固。

（2）缝合针　缝合针以前是直的，便于自套管内置入；现改为前端稍弯、针体直、似滑雪板的缝针，放入和使用均方便。

（3）缝线　所用缝线一般固定在缝针尾部，为尼龙线，不易脱落，有一定弹性，质地结实耐受牵拉，打结较丝线方便。

知识点 26：缝合操作方法　　副高：熟悉　正高：掌握

缝合操作最好术者双手进行操作。右手拿夹好针线的针持，左手钳夹组织边缘，协助缝合和拔针。缝合后可根据需要在腔内或腔外打滑结或外科结，也可根据需要做间断缝合或连续缝合。其缝合技术与开放手术一致。

第四节 腹腔镜手术并发症及其防治

一、穿刺损伤

知识点1：穿刺损伤造成原因 副高：熟悉 正高：掌握

气腹针和套管针的插入易造成损伤，原因是气腹针的穿刺或第一支腹腔镜穿刺套管的插入不是在直视下进行的，而腹腔镜操作套管的置入是在直视下进行，发生腹腔内脏器的穿刺损伤反而相对较少。

知识点2：预防穿刺损伤并发症的措施 副高：熟悉 正高：掌握

（1）术前留置胃管和导尿管以防止胃及膀胱过度充盈，减少损伤的机会。

（2）带钝头弹簧针芯的气腹针（Veress 穿刺针）和带钝头或保护套的套管针穿刺置入腹腔时可减少损伤腹腔内脏器的危险。

（3）穿刺置入第一支腹腔镜套管时不做盲目穿刺，而采用开放式的方法做一小切口置入腹腔镜套管。其他腹腔镜操作套管的穿刺应在腹腔镜直视下进行。

（4）选择合适的穿刺部位，切开皮肤以减少穿刺时的阻力，用巾钳或组织钳将腹壁提起，缓慢穿刺置入腹腔镜套管。穿刺时用力要适当，穿刺力度过大会使腹壁凹陷而更贴近腹腔内脏器和血管，增加穿刺损伤的危险性。

二、与 CO_2 气腹有关并发症

知识点3：皮下气肿造成的原因 副高：熟悉 正高：掌握

皮下气肿造成的原因有：①气腹针没有穿透腹壁而误入筋膜前皮下组织内；②腹腔镜穿刺套管处切口过大，尤其是筋膜口过大。置入腹腔镜穿刺套管后，仅缝合了皮肤而肌层和深筋膜层没有缝合严密；③腹腔镜穿刺套管反复脱出腹腔或穿刺针偏离了原穿刺通道致使腹膜形成破损；④气腹压力过高。

知识点4：皮下气肿的临床表现 副高：熟悉 正高：掌握

皮下气肿的临床表现为：①腹腔镜穿刺套管处切口周围出现肿胀、捻发感。②如没有及时发现并采取措施，腹部皮下气肿可通过筋膜层向上或向下蔓延，出现胸部、颈部、头面部或会阴、甚至下肢的明显肿胀和捻发感，严重的皮下气肿可沿着颈部的间隙向纵隔蔓延，导致纵隔气肿和气胸。③患者表现心率加快、血压升高和呼吸困难。

知识点5：皮下气肿的防治 副高：熟悉 正高：掌握

开放性切口置入腹腔镜穿刺套管后缝合切口时，应缝合肌层和深筋膜。发生局部皮下气肿时可用双手将气体从穿刺口处挤出，或用粗针头穿刺抽吸。严重的皮下气肿，应终止气腹，必要时可切开皮肤，排出气体。

知识点6：气胸和纵隔气肿的病因 副高：熟悉 正高：掌握

气胸和纵隔气肿的病因有：①解剖因素引起的先天性膈肌薄弱或缺损，常发生在主动脉和食管裂孔处；②腹腔镜手术中损伤膈肌；③严重的皮下气肿可沿着颈部筋膜间隙向纵隔蔓延，导致纵隔气肿和气胸。

知识点7：气胸和纵隔气肿的临床表现 副高：熟悉 正高：掌握

气道阻力增大，潮气量下降、血氧饱和度下降、血氧分压降低和二氧化碳分压升高，患侧肺呼吸音减弱等。X线胸部平片或透视检查可明确诊断。

知识点8：气胸和纵隔气肿的防治 副高：熟悉 正高：掌握

每次使用气腹机时应密切注意气腹机的工作状态。腹腔镜手术中应保持气腹压力低于14~16mmHg（1.87~2.13kPa），经腹膜后径路腹腔镜手术气腹压力应保持在低于12~14mmHg（1.6~1.87kPa）。术中发现气胸，但肺被少量压缩、血流动力学无明显异常时，可尽快完成手术，解除气腹后严密观察。术中一旦发现有纵隔气肿和张力性气胸，应立即解除气腹，改开放手术，并行胸腔穿刺或闭式引流术排出胸腔内气体。

知识点9：气体栓塞的病因 副高：熟悉 正高：掌握

气体栓塞的病因有：①气腹针误穿入腹膜后血管内，血液内的气体对聚集成大的气泡形成气栓；②气体通过破损的静脉进入下腔静脉中；③过高的气腹压力使CO_2弥散入血液中。

知识点10：气体栓塞的临床诊断 副高：熟悉 正高：掌握

气体栓塞的诊断往往很困难，若出现头颈部发绀、血压骤然大幅度下降，心动过速、心律失常、中心静脉压增高、肺动脉压增高、心音异常，心前区听到“水车轮”样杂音等常提示气体栓塞。

知识点11：气体栓塞的防治 副高：熟悉 正高：掌握

确保气腹针正确穿入腹腔，防止误穿血管是防止发生气体栓塞的关键。术中监测中心静脉压和肺动脉压等有助于气体栓塞的早期诊断。一旦发生气体栓塞，应立即终止气腹，取头低左侧卧位。做好心肺复苏准备。

知识点12：高碳酸血症的病因　　副高：熟悉　正高：掌握

高碳酸血症的病因：①慢性阻塞性肺疾病、心脏病和严重贫血等基础疾病时，CO_2 经腹膜吸收入血，增加的 CO_2 常可导致严重的高碳酸血症和酸中毒；②高气腹压使膈肌活动受限制、肺通气/血流比例失调而引起高碳酸血症；③手术时间越长腹膜吸收的 CO_2 也越多。

知识点13：高碳酸血症的防治　　副高：熟悉　正高：掌握

高碳酸血症的防治：①术前应评估全麻及气腹对患者心肺功能的影响，经过治疗仍然难以改善的严重心肺功能障碍的患者，行腹腔镜手术应慎重；②尽量缩短手术时间是预防高碳酸血症和低氧血症的关键；③术中行血氧饱和度监测、血气分析监测；④给予高浓度氧吸入、过度换气，静脉给予5%碳酸氢钠。

三、血管损伤

知识点14：腹腔镜手术造成血管损伤原因　　副高：熟悉　正高：掌握

腹腔镜手术操作也可造成血管损伤，原因有：①术者对血管的辨认不清，误以为是纤维组织将其切断或在显露、牵拉组织时将血管撕裂；②病变局部粘连，致解剖结构不清；③电凝止血效果不好、钛夹脱落等；选择的手术过于复杂，腹腔镜手术难度大。

知识点15：减少穿刺造成血管损伤要点　　副高：熟悉　正高：掌握

减少穿刺造成血管损伤要点：①穿刺置入气腹针和腹腔镜套管针时，要切开皮肤以减少穿刺阻力；②用两把巾钳将皮肤向上提起，使前腹壁远离后腹壁，然后再穿刺置入气腹针；③穿刺置入第一支腹腔镜套管时不盲目穿刺，而采用开放式的方法做一小切口置入腹腔镜套管，其他腹腔镜操作套管的穿刺在腹腔镜直视下进行；④穿刺时气腹要充分，使腹壁保持足够的张力；⑤腹腔镜套管穿刺造成的腹壁血管损伤出血经过压迫止血多可自止，严重出血则需行腹壁深层贯穿缝合止血。

四、脏器损伤

知识点16：脏器损伤的原因　　副高：熟悉　正高：掌握

造成损伤的主要原因有：①穿刺损伤：多发生于有既往手术史或腹腔内广泛粘连的患

者，胃肠道明显胀气或内脏下垂患者穿刺损伤的危险性增加。穿刺方法不得当也是造成损伤内脏的原因之一。②手术操作损伤：见于病变与周围脏器粘连者或高频电刀误伤邻近器官。腹腔镜器械过度用力钳夹或牵拉也可引起内脏损伤。

知识点17：空腔脏器损伤的表现 副高：熟悉 正高：掌握

腹腔镜手术中胃肠道的损伤在内脏损伤中发生率最高。大多数肠管损伤术中不易被发现，一般在术后3~7天突然出现腹痛、发热，白细胞计数增高，腹部平片显示肠麻痹、肠梗阻、肠穿孔表现。

知识点18：腹腔镜手术内脏损伤的预防 副高：熟悉 正高：掌握

腹腔镜手术内脏损伤的预防措施有：①术前留置胃管、导尿管；②手术操作在直视下进行，避免盲目操作；③肠管、网膜和腹壁有粘连或邻近穿刺部位者，应仔细检查有无胃肠道的损伤。经腹膜后径路腹腔镜手术如发生腹膜破损，应仔细检查有无腹腔内脏器的损伤；④器械操作应轻柔，避免过度用力钳夹，分离组织时忌用暴力。电切、电凝操作前应仔细检查器械绝缘系统，掌握高频电刀的正确使用方法；⑤手术结束时仔细检查手术区域，应常规放置引流管，以便术后严密观察病情变化。

知识点19：实质脏器的损伤 副高：熟悉 正高：掌握

腹腔镜手术中可发生肝、脾、肾和膈肌的损伤。主要见于肾上腺手术时牵拉暴露造成的误伤，右侧肾上腺有时与肝紧密粘连，分离时有时会损伤肝包膜。损伤程度轻者，有自愈的可能性；损伤程度重者，需在腹腔镜下或开放手术修补破损、止血。术中发现的膈肌损伤应注意有无气胸或纵隔气肿，膈肌的破损可试行腹腔镜下修补术或开放手术修补并胸腔闭式引流。

五、手术切口并发症

知识点20：切口感染 副高：熟悉 正高：掌握

（1）原因 ①脐部消毒不彻底；②有感染的尿液或组织标本污染切口；③切口血肿继发感染。

（2）预防措施 ①术中用标本袋包装污染的标本，再从切口取出；②仔细检查创面及穿刺口是否有出血，严密缝合切口；③术毕充分冲洗创面及切口；④预防性应用抗生素。

知识点21：切口疝 副高：熟悉 正高：掌握

穿刺切口疝的内容物常是小肠和大网膜，易发生于耻区和脐区穿刺孔处。肥胖者腹肌不发达，腹壁脂肪多，切口尤其是肌层难以满意缝合，切口疝发生的机会增加。

防治：高危因素患者、长期使用皮质激素者应尽量使用5mm的套管针；拔出腹腔镜套管前应排空腹腔内CO_2，降低腹内压力；拔出套管后仔细检查切口有无疝入物，以便及时发现和处理。腹腔镜手术后切口出现的肿物都应考虑到穿刺切口疝的可能性，当患者出现肠梗阻症状和体征，应行腹平片检查；B超或CT也有助于切口疝的诊断。如切口疝较小，不影响患者生活可予观察，如伴肠梗阻应手术治疗。

六、其他并发症

知识点22：神经、肌肉损伤 副高：熟悉 正高：掌握

当腹腔镜手术患者采用截石位时，若髋关节过度外展外旋可因下肢缺血或神经过度被牵拉，发生股神经的损伤；侧卧位手术时如长时间过伸位可造成腰部肌肉损伤；上肢过伸位可造成尺神经损伤。因此手术时间过长时要注意防护。

知识点23：胃内容物反流和误吸 副高：熟悉 正高：掌握

腹腔镜手术时如采取头低位或由于气腹导致腹内压力高，可导致胃内容物反流和误吸，引起严重后果。

第二篇 肾上腺疾病

第一章 肾上腺解剖和生理

第一节 肾上腺应用解剖

知识点1：肾上腺的形态 副高：熟练掌握 正高：熟练掌握

肾上腺左右各一，表面呈棕黄色。左侧肾上腺呈半月形或椭圆形；右侧扁平，呈三角形或圆锥形。肾上腺长4~6cm，宽2~3cm，厚0.3~0.6cm，左侧较右侧略大；正常肾上腺重4~6g。男女之间亦有差别，男性较女性约重11%。

知识点2：肾上腺的位置 副高：熟练掌握 正高：熟练掌握

肾上腺位于两肾的内上方，与肾共同包在肾筋膜内。肾上腺借自身韧带固定，左侧固定于主动脉，右侧固定于下腔静脉和膈肌脚。肾上腺在双侧肾的内前上方，平第1腰椎椎体，相当于第11肋水平，右侧肾上腺比左侧稍高。双侧肾上腺向肾前内侧倾斜，底部紧邻肾门部血管。

知识点3：肾上腺的结构 副高：熟练掌握 正高：熟练掌握

肾上腺实质包括周围部分的皮质和中央部分的髓质，两者在胚胎发生、组织结构和功能上均不相同，实际上是两个独立的内分泌腺。

知识点4：肾上腺皮质的构成 副高：熟练掌握 正高：熟练掌握

肾上腺皮质由外向内分为球状带、束状带和网状带。肾上腺皮质细胞为上皮细胞，细胞质嗜碱性，含有抗坏血酸及胆固醇，后者被认为是皮质激素的前身。球状带细胞分泌盐皮质激素，束状带和网状带则主要分泌糖皮质激素和脱氢异雄酮及其硫化物。

知识点5：肾上腺髓质的构成 副高：熟练掌握 正高：熟练掌握

肾上腺髓质位于肾上腺的中央，于皮质内面，与皮质交接并无明显界限，呈参差不齐状。髓质主要由高度分化的嗜铬细胞组成，呈圆柱状排列，圆柱体外有动脉型毛细血管通过，圆柱体中央有静脉型毛细血管通过。在人类髓质内分泌颗粒以肾上腺素颗粒为主，约占85%。绝大多数嗜铬细胞存在于肾上腺髓质内，但少数肾上腺外嗜铬细胞可存在于交感神经节附近或其内。

知识点6：肾上腺与邻近脏器解剖关系 副高：熟练掌握 正高：熟练掌握

右肾上腺上邻肋膈角，肾面与肾上极相接，前外侧方为肝右叶，内侧则为下腔静脉及十二指肠，左肾上腺较靠近中线，后方靠膈，底面缘于肾上极内侧，内面为腹主动脉，前方上1/3与小网膜腔的腹膜相靠，下1/3与胰体和脾血管相接。

知识点7：肾上腺动脉的来源 副高：熟练掌握 正高：熟练掌握

肾上腺动脉的来源有三部分：①肾上腺上动脉为膈下动脉的分支，分为3~4支入肾上腺；②肾上腺的中动脉大多数由腹主动脉直接发出，少数可由膈下动脉或腹腔动脉发出；③肾上腺下动脉为肾动脉的分支，在异位肾上腺移植中常利用该支血管。

知识点8：肾上腺髓质血供 副高：熟练掌握 正高：熟练掌握

肾上腺静脉不与动脉伴行，皮质无静脉回流，只是作为一种静脉型血供，以静脉窦形式延伸入髓质。髓质的毛细血管汇成小静脉，引流入中央静脉，中央静脉上有2~4条纵向的平滑肌束，这些肌束有调节中央静脉血流量的作用。中央静脉穿出皮质，即为肾上腺中央静脉，右侧多数直接注入下腔静脉，左侧注入左肾静脉，右肾上腺中央静脉靠近腔静脉，比左肾上腺中央静脉短而粗。

知识点9：肾上腺神经支配 副高：熟练掌握 正高：熟练掌握

位于T_{10}~L_2水平的脊髓内神经元发出交感神经节前纤维，进入内侧的交感神经干，再从交感神经干分出，通过腹腔神经丛，随肾上腺小动脉进入肾上腺髓质，神经末梢呈突触形式包绕嗜铬细胞。少许副交感神经以相同的径路进入肾上腺髓质。

知识点10：肾上腺淋巴回流 副高：熟练掌握 正高：熟练掌握

肾上腺的淋巴系统仅存在于被膜，皮质内小梁及大静脉的结缔组织内，肾上腺淋巴管直接或伴同肾的淋巴管回流入主动脉旁淋巴结。

第二节　肾上腺生理学

一、肾上腺皮质激素的生理作用

知识点1：肾上腺皮质激素的概念　　副高：熟练掌握　正高：熟练掌握

肾上腺皮质激素通常指糖皮质激素及盐皮质激素，均属类固醇激素，故生物作用机制相同，影响蛋白质的合成，产生相应激素的生物效应。不同组织对同一激素产生不同效应，取决于该组织内激素调控基因的特异性。

知识点2：糖皮质激素对物质代谢的调节作用　　副高：熟练掌握　正高：熟练掌握

（1）糖代谢　糖皮质激素能增强糖异生，抑制外周组织对葡萄糖的利用，具有显著的升血糖效应。糖皮质激素分泌过多，可使血糖升高，甚至出现糖尿，引起类固醇性糖尿病；肾上腺皮质功能低下时，可出现低血糖。

（2）蛋白质代谢　糖皮质激素可促进肝外组织（尤其是肌肉组织）的蛋白质分解。糖皮质激素分泌过多或长期使用糖皮质激素时，可引起生长停滞、肌肉消瘦、皮肤变薄、骨质疏松、伤口不易愈合、淋巴组织萎缩等现象。

（3）脂肪代谢　糖皮质激素对不同部位脂肪的作用不同，它可使四肢脂肪组织分解，而面部和躯干脂肪合成增多。肾上腺皮质功能亢进或长期大量使用糖皮质激素，出现脂肪的异常分布，即面、肩、背及腹部的脂肪合成增加，四肢的脂肪组织分解增强，出现“向心性肥胖”的特殊体型。

知识点3：糖皮质激素对水盐代谢的作用　　副高：熟练掌握　正高：熟练掌握

糖皮质激素有较弱的保钠排钾作用。糖皮质激素还可增加肾小球血流量，使肾小球滤过作用增强，从而促进水的排泄。皮质功能减退致水排出障碍，严重时可出现“水中毒”，此时若补充适量的糖皮质激素可使症状缓解。

知识点4：糖皮质激素对其他器官组织的作用　　副高：熟练掌握　正高：熟练掌握

（1）血细胞　能使血液中中性粒细胞、血小板和红细胞数量增加，而使淋巴细胞和嗜碱性粒细胞减少。故临床上可用糖皮质激素治疗血小板减少性紫癜、淋巴肉瘤和淋巴细胞性白血病。

（2）心血管系统　糖皮质激素能提高血管平滑肌对儿茶酚胺类物质的敏感性，对维持正常血压有重要意义。

（3）神经系统　可提高中枢神经系统的兴奋性。小剂量可引起欣快感，大剂量则可引起注意力不集中、烦躁、失眠，严重时可出现幻觉等。

（4）消化系统　糖皮质激素可以促进胃液、胃蛋白酶等的分泌，抑制胃黏膜的保护和修复功能，因此长期大剂量应用可诱发或加重溃疡病。糖皮质激素分泌降低时，可出现消化功能障碍。

知识点5：糖皮质激素在应激反应中的作用　　副高：熟练掌握　正高：熟练掌握

糖皮质激素对应激反应起重要作用，在机体面对严重或持久的不良刺激时，糖皮质激素的分泌可增加数倍乃至几十倍，使机体能迅速适应内外环境的急剧变化，度过危机。

知识点6：糖皮质激素的其他作用　　副高：熟练掌握　正高：熟练掌握

糖皮质激素可促进血管紧张素原的形成并加强去甲肾上腺素对小动脉的收缩作用，因此有升高血压、抗休克的作用。

知识点7：盐皮质激素的作用　　副高：熟练掌握　正高：熟练掌握

机体最重要的盐皮质激素是醛固酮，其次还有11-去氧皮质酮、皮质酮和皮质醇。盐皮质激素的主要作用是维持正常的血容量及血钠浓度，作用于肾远曲小管和集合管的上皮细胞，促进这些细胞对原尿中Na^+的重吸收，排出K^+和H^-。盐皮质激素还可作用于汗腺、涎腺及大、小肠的上皮细胞，起到潴钠排钾作用。

知识点8：肾上腺性激素的作用　　副高：熟练掌握　正高：熟练掌握

肾上腺皮质所分泌的雄激素和雌激素量很小，也不受性别影响。成人肾上腺直接分泌的睾酮约100mg/d，约占女性睾酮日产量的50%，仅占男性睾酮日产量的2%。这个量的雄激素对青春期的发动有重要意义，使男女少年出现早期的阴毛和腋毛，并通过正反馈机制，促进下丘脑-垂体-性腺轴的成熟，使得青春发育期真正开始。

二、肾上腺髓质激素的生理作用

知识点9：肾上腺受体　　副高：熟练掌握　正高：熟练掌握

肾上腺素和去甲肾上腺素通过和靶细胞膜上的特异受体结合而发挥作用。肾上腺受体有α和β两类。α受体又可分为α_1、α_2等亚型。甚至有α_1A、α_1B和α_1D等亚型。β受体又分分为β_1和β_2等亚型。β_1受体主要存在于心脏和脂肪组织，β_2受体存在于支气管平滑肌和血管。

知识点 10：肾上腺素和去甲肾上腺素的作用　　副高：熟练掌握　正高：熟练掌握

肾上腺素和去甲肾上腺素对机体多器官、多系统都有影响。其中对能量代谢的影响最为明显：增加氧耗量，影响糖代谢，使糖原、蛋白质和脂肪分解加速，血糖升高，并可刺激下丘脑和垂体引起 ACTH 和促甲状腺素分泌，通过兴奋 α 受体抑制胰岛素的分泌，促进胰高血糖素、GH 和 ACTH 的分泌。

知识点 11：肾上腺素和去甲肾上腺素应激反应　　副高：熟练掌握　正高：熟练掌握

肾上腺素和去甲肾上腺素能使中枢神经系统兴奋性增高，反应灵敏；心率加快，心肌收缩力加强，心排血量增加，血压升高；呼吸加深加快，肺通气量增大。肝糖原和脂肪分解增加，血糖升高，血中游离脂肪酸增多，以适应在应急情况下对能量的需要。这些变化都是在紧急情况下，通过交感-肾上腺髓质系统活动的加强所产生的适应性反应，称为应激反应。

第二章 皮质醇增多症

第一节 病因及分类

知识点1：皮质醇增多症的概念 副高：熟练掌握 正高：熟练掌握

皮质醇增多症，即皮质醇症，又称库欣综合征，是最常见的肾上腺皮质疾病，系肾上腺皮质长期分泌过量糖皮质激素所引起的一系列临床异常体征。主要包括向心性肥胖、高血压、面部多血症、紫纹、痤疮等，多因丘脑、垂体病变，极少是肺支气管、胸腺等部位的良恶性肿瘤导致长期分泌过量皮质醇而引起。皮质醇增多症由美国神经外科医生 Harvey Cushing 于 1912 年首先描述。

知识点2：皮质醇增多症的病因分类 副高：熟练掌握 正高：熟练掌握

皮质醇增多症可分为外源性（医源性）和内源性，外源性最常见。内源性皮质醇症又分为促肾上腺皮质激素（ACTH）依赖性和 ATCH 非依赖性两大类。在 ATCH 依赖性中，又分垂体性皮质醇症即库欣病和异位 ATCH 综合征，表现为双侧肾上腺皮质弥漫性增生或结节样增生，在 ATCH 非依赖性中，主要包括肾上腺皮质腺瘤和腺癌。

一、ACTH 依赖性皮质醇增多症

知识点3：库欣病的病因 副高：熟练掌握 正高：熟练掌握

库欣病是专门指垂体性双侧肾上腺皮质增生，主要由于垂体分泌过量的 ACTH 刺激肾上腺皮质过度增生，产生了大量的糖皮质激素所致。患者体内皮质醇量虽增高，但不能发挥正常的负反馈作用，使垂体减少 ACTH 的分泌量，往往需要较高浓度的皮质醇才能抑制 ACTH。质醇的分泌失去了正常的昼夜节律，对低血糖、手术及创伤等也失去了应激反应。

知识点4：垂体 ACTH 瘤 副高：熟练掌握 正高：熟练掌握

库欣病患者大多数存在着自主或相对自主地分泌 ACTH 的垂体腺瘤。垂体 ACTH 瘤周围的正常垂体组织中 ACTH 分泌细胞呈退化变性，表现为细胞体积增大，胞质内 ACTH 分泌颗粒明显减少，并出现透明变性，这种细胞称为 Crooke 细胞。自主分泌皮质醇的肾上腺肿瘤患者垂体 ACTH 分泌细胞亦会发生上述改变。库欣病患者测定血中促肾上腺皮质激素释放激素（CRH）浓度低于正常人，说明垂体 ACTH 瘤是自主性的。

垂体 ACTH 瘤绝大多数为良性腺瘤，其中 85%～90%以上为直径<10mm 的微腺瘤，只有极小部分为较大的腺瘤。因此，库欣病患者多数在 X 线及 CT 检查中无法发现垂体占位性病变及蝶鞍改变。垂体 ACTH 瘤大部分为嗜碱细胞瘤。

知识点 5：垂体 ACTH 细胞增生　　副高：熟练掌握　正高：熟练掌握

这类患者占库欣病患者的比例极小，表现为垂体 ACTH 细胞的弥漫性、簇状增生或形成多个结节，这种结节与微腺瘤很难区分。垂体 ACTH 细胞增生的原因可能是由于下丘脑本身或下丘脑上级神经中枢的原因，致使下丘脑分泌过多 CRH，刺激垂体分泌 ACTH 的细胞增生，使 ACTH 分泌量增加。另外，下丘脑以外的异位肿瘤分泌过量的 CRH 或具有 CRH 类似活性的物质也可致垂体 ACTH 分泌细胞增生，从而过量分泌 ACTH。

知识点 6：异位 ACTH 综合征的概念　　副高：熟练掌握　正高：熟练掌握

异位 ACTH 综合征是指垂体以外的肿瘤组织分泌大量 ACTH 或 ACTH 类似物质，刺激肾上腺皮质增生，分泌过量皮质激素所引起的一系列症群。

知识点 7：异位 ACTH 综合征的病因　　副高：熟练掌握　正高：熟练掌握

能引起异位 ACTH 综合征的肿瘤种类很多，最常见的有小细胞性肺癌（50%），其次为胸腺瘤、胰岛细胞瘤及支气管类癌，其他还有甲状腺髓状瘤、嗜铬细胞瘤、神经节瘤、神经节旁瘤、神经母细胞瘤、胃肠道恶性肿瘤、卵巢或睾丸肿瘤等。

二、ACTH 非依赖性皮质醇增多症

知识点 8：ACTH 非依赖性皮质醇增多症发病原因

副高：熟练掌握　正高：熟练掌握

ACTH 非依赖性皮质醇增多症患者主要为肾上腺肿瘤患者，包括肾上腺皮质腺瘤及腺癌，其皮质醇分泌是自主性的，因而下丘脑 CRH 及垂体前叶 ACTH 分泌均处于抑制状态，体内 ACTH 含量低下。并由此导致肿瘤之外的同侧及对侧的肾上腺皮质处于萎缩状态。肾上腺腺瘤的细胞比较单一，只分泌糖皮质激素。而肾上腺腺癌细胞则不仅大量分泌糖皮质激素，还可分泌过量的雄性激素。有些患者甚至醛固酮、脱氧皮质醇及雌二醇的分泌量也可明显高于正常。

另有部分肾上腺皮质增生患者其体内 ACTH 的分泌受抑制，不能被大剂量地塞米松试验所抑制，呈自主性分泌，也归于此类。其发病机制不详。有人从为其最初也是 ACTH 分泌过多，兴奋肾上腺使肾上腺皮质增生，在此基础上形成了肾上腺结节，变成自主性分泌皮质醇的疾病。最终，大量分泌的皮质醇反过来又抑制了垂体 ACTH 的分泌。

第二节 临床表现

知识点1：皮质醇增多症的多发患者群　　副高：熟练掌握　正高：熟练掌握

皮质醇增多症多见于女性，可发生于任何年龄，小至婴儿，大至70岁以上，多在15~30岁。女男之比为（3~8）：1。

知识点2：皮质醇增多症的共同特点　　副高：熟练掌握　正高：熟练掌握

皮质醇增多时，无论由于垂体性肾上腺皮质增生，抑或肾上腺皮质腺瘤、腺癌，其共同特点是肾上腺糖皮质激素分泌过多。一旦体内皮质醇长期合成和分泌过量，就能引起一系列典型的临床上的异常体征。

知识点3：向心性肥胖　　副高：熟练掌握　正高：熟练掌握

肥胖是本病的主要体征之一，也是最早出现的体征。患者往往于数年内呈进行性肥胖。多见轻至中度肥胖，典型体征为满月脸、水牛背、悬垂腹和锁骨上窝脂肪垫。主要原因是皮质醇分泌过多引起脂肪代谢异常和脂肪异常分布。

知识点4：高血压和低血钾　　副高：熟练掌握　正高：熟练掌握

皮质醇具有保钠排钾作用。机体内总钠增多，血容量扩大。血压升高，一般为轻至中度升高，特点是收缩压与舒张压均增高，少数患者血压严重升高，可能导致心力衰竭、高血压脑病、脑血管意外等严重并发症；尿钾排出增多，可有低血钾、高尿钾及轻度碱中毒。

知识点5：皮肤变化　　副高：熟练掌握　正高：熟练掌握

由于患者体内雄激素增多的缘故，促进了红细胞生成，血红蛋白增高，加之皮质醇升高促进皮肤胶原蛋白的过度分解，使得患者头面部皮肤菲薄、细嫩、温暖、潮湿、油腻，皮下血管明显可现，呈多血质面容。另外由于肥胖，皮肤张力增加。毛细血管脆性增加，在耻区两侧、股前侧和内侧、臀部、腋窝等处常常出现粗大的紫红色条纹，称为紫纹。

知识点6：骨质疏松与肌肉消瘦　　副高：熟练掌握　正高：熟练掌握

体内糖皮质激素的增高除增加葡萄糖异生外，还抑制脂肪合成，促进蛋白分解，尤其胶原蛋白分解断裂，相反蛋白合成代谢下降，使机体长期处于负氮平衡状态，骨质疏松、肌肉萎缩、紫纹均与此有关。肌肉萎缩的程度取决于病程的长短及雄激素水平，病程短，雄激素水平高时，肌肉病变则减缓。骨质疏松与糖皮质激素抑制骨基质蛋白的形成有关。糖皮质激素过量可促进骨内蛋白分解，阻碍其合成，于是成骨细胞不能组成有机骨基质，患者骨消耗而得不到补充。骨质疏松还与糖皮质激素抑制维生素 D 的作用有关，使肠道钙吸收减少，尿钙排泄增加。

患者常诉腰背痛、骨痛、身高缩短。因骨质疏松最显著的部位是脊柱，特别是胸椎，严重时会发生胸椎、腰椎压缩性骨折，甚至变成驼背。其他骨骼如肋骨、颅骨也可呈明显的疏松现象。骨分解加速，肠道吸收钙又减少，患者尿钙的排出最大大增加，因此患者并发泌尿系结石或胆道结石的发病率较高。

知识点 7：糖尿病及耐糖量降低　　副高：熟练掌握　正高：熟练掌握

过多的糖皮质激素可促进糖原异生，约半数患者有糖耐量异常，约 20% 患有糖尿病。这种糖尿病患者的血糖与尿糖水平均不甚严重。其特点在于对胰岛素治疗出现胰岛素抵抗，而不是胰岛素缺乏，因而胰岛素治疗不敏感。皮质醇增多症患者，如原有糖尿病发病的遗传因素，则更容易表现出显性糖尿病即真性糖尿病。

知识点 8：生长发育障碍　　副高：熟练掌握　正高：熟练掌握

儿童期患皮质醇增多症常导致生长停滞、青春期延迟，这是由于过多的皮质醇抑制了垂体生长激素的分泌。

知识点 9：性功能紊乱与副性征的变化　　副高：熟练掌握　正高：熟练掌握

高皮质醇血症不仅直接影响性腺功能，还可抑制下丘脑促性腺激素释放激素的分泌。成年女性患者表现为月经不规则、月经稀少或闭经，甚至不育，痤疮，胡须，体毛浓密等。成年男性则表现为阳痿或性功能低下，儿童患者则表现为腋毛与阴毛提早出现。

知识点 10：对造血系统和免疫系统的影响　　副高：熟练掌握　正高：熟练掌握

可刺激骨髓造血使患者体内红细胞及血红蛋白增多，因此常表现为多血质。糖皮质激素具有的破坏淋巴细胞和嗜酸性粒细胞的作用，抑制粒细胞还原型辅酶Ⅱ氧化酶和过氧化阴离子的产生，使白细胞的细胞膜稳定性增高，杀菌能力降低；抑制机体产生抗体等作用，使机体抵抗力下降。

知识点 11：精神症状　　副高：熟练掌握　正高：熟练掌握

多数患者有不同程度的精神异常，但一般症状较轻微。表现为失眠、注意力不集中、记忆力减退、忧郁等。严重时表现可类似抑郁症、躁狂症或精神分裂症。

第三节 诊断与鉴别诊断

知识点1：皮质醇增多症的诊断步骤　　副高：熟练掌握　正高：熟练掌握

皮质醇症的诊断分两步：先确定是否存在皮质醇症，然后确定是哪一种病因引起的皮质醇症。典型的皮质醇症的临床表现是其诊断的重要线索，定位诊断主要依赖于影像学检查。检查开始前应首先排除医源性库欣综合征。

一、实验室检查

知识点2：皮质醇增多症筛选检查　　副高：熟练掌握　正高：熟练掌握

对于临床可疑为皮质醇增多症的病例应先行筛选检查，常测定24小时尿游离皮质醇（UFC）、尿17-羟皮质类固醇（17-OHCS）及血浆皮质醇（PF）的浓度作为筛选标准。

知识点3：血浆皮质醇（PF）测定　　副高：熟练掌握　正高：熟练掌握

一天内不同时间（晨8时、下午4时和午夜0时）测定血浆皮质醇含量即可反映体内皮质醇分泌量的昼夜节律变化。正常人测定血PF晨8时水平量高，下午4时水平仍较高，但比晨8时水平为低；午夜0时水平最低。这种皮质醇昼夜分泌节律的变化即是人体24小时活动量和对皮质醇需要量的反映，又是人体生物钟自身调节的结果。早期皮质醇增多症时即可表现出PF昼夜节律的改变，常常下午4时及午夜0时PF均明显升高，甚至可按近晨8时的最高水平。PF昼夜节律的丧失对早期提示本病有重大意义。

知识点4：24小时尿游离皮质醇（UFC）测定　　副高：熟练掌握　正高：熟练掌握

通常人体内1/100的皮质醇分泌量以游离原形自尿液中排泄。24小时UFC可客观地反映人体24小时内肾上腺皮质醇的分泌量，既不受血液中皮质醇结合球蛋白（CBG）浓度的影响，也不受血浆皮质醇昼夜节律波动的影响。皮质醇增多症患者中98.2% UFC均高于正常。此项检查是本病的重要诊断指标之一。

知识点5：24h尿17-羟皮质类固醇（17-OHCS）测定　　副高：熟练掌握　正高：熟练掌握

尿17-OHCS的水平代表着体内皮质醇代谢产物的水平，也反映着体内皮质醇的分泌量。当皮质醇增多症时，患者体内皮质醇分泌量明显增加，患者每日尿中17-OHCS排泄量也明显升高。

知识点6：24小时尿17-酮类固醇（17-KS）测定

副高：熟练掌握　正高：熟练掌握

尿17-KS反映人体内C17位酮基的类固醇激素的含量即盐皮质激素水平。在皮质醇增多症时，库欣病患者尿17-KS水平可正常；而异位ACTH综合征及肾上腺皮质腺癌时尿17-KS常显著高于正常水平。

知识点7：地塞米松抑制试验的分类

副高：熟练掌握　正高：熟练掌握

地塞米松是高效的糖皮质激素，服用后可以抑制下丘脑-垂体-肾上腺轴功能，使正常皮质醇分泌量下降，而地塞米松本身并不干扰血、尿中皮质醇的测定，是一种重要的诊断方法。主要检验ACTH与皮质醇之间相互依存、相互制约的生理关系是否正常，分小剂量和大剂量抑制试验两种。

知识点8：小剂量地塞米松抑制试验

副高：熟练掌握　正高：熟练掌握

小剂量地塞米松试验是让受试者每6小时服用地塞米松1次，每次0.5mg，连服8次。测定服药前1天及第2天的尿24小时UFC和17-OHCS水平。正常反应为服药第2天17-OHCS<4mg/24h或UFC<20μg/24h，而皮质醇增多症患者则不被抑制。因此小剂量地塞米松抑制试验是确定皮质醇增多症有价值的诊断方法之一。

知识点9：大剂量地塞米松抑制试验

副高：熟练掌握　正高：熟练掌握

试验方法同小剂量试验，只是地塞米松服用剂量从每次0.5mg增至2mg。以服药第2天的尿24小时UFC和17-OHCS测定值下降到服药前的50%以下为被抑制的标准。该试验用于皮质醇增多症的病因诊断。垂体性皮质醇增多症在大剂量试验时常常被抑制，而肾上腺皮质肿瘤和异位ACTH综合征的患者则不被抑制。

知识点10：胰岛素诱发低血糖试验

副高：熟练掌握　正高：熟练掌握

本试验是测定患者在静脉注射胰岛素前后的血浆皮质醇（PF）及血糖浓度。注射胰岛素后血糖应明显下降，血糖最低值必须达到2.2mmol/L以下方为有效刺激，应用低血糖人为刺激下丘脑-垂体-肾上腺轴兴奋，使皮质醇分泌增加。通过该试验可了解下丘脑-垂体肾上腺轴的整体功能状态。在皮质醇增多症患者，不论是何种病因，有效的低血糖刺激并不能使血浆皮质醇水平显著上升。这是由于本病的病因是肾上腺皮质分泌自主性增强或异位ACTH分泌过量所致。故该试验也是皮质醇增多症定性诊断的重要方法之一。本试验有一定危险性，应事先准备好高渗葡萄糖，一旦患者于试验中出现低血糖休克表现，应及时静脉推注高渗葡萄糖以免发生生命危险。

知识点11：血ACTH及其相关肽测定 副高：熟练掌握 正高：熟练掌握

血浆ACTH测定对于皮质醇增多症患者的病因诊断鉴别具有重要意义。肾上腺皮质腺瘤或腺癌患者血ACTH水平明显低于正常，这是由于瘤体自主性分泌的大量皮质醇反馈性抑制了正常垂体ACTH的分泌。而在ACTH依赖性皮质醇增多症，血ACTH综合水平的测定可高于或等于正常高限。异位ACTH综合征患者血浆ACTH浓度往往高于100pg/ml。通常采用放免法测定血浆ACTH含量，还可以通过测定ACTH相关肽N-POMC及β-LPH的水平从侧面了解患者体内ACTH的水平。

知识点12：甲吡酮（metyrapone）试验 副高：熟练掌握 正高：熟练掌握

甲吡酮是皮质醇生物合成过程中最后一步11-羟化酶的抑制药。正常人或库欣病患者给予甲吡酮后，皮质醇的合成被抑制，可引起ACTH分泌的增加。同时，皮质醇的前体物去氧皮质醇增加；其代谢产物从尿中排出，尿中17-OHCS含量增加。肾上腺肿瘤及异位ACTH综合征患者皮质醇的合成也可被甲吡酮抑制，但由于异位肿瘤已大量分泌ACTH或肾上腺肿瘤自主性分泌大量皮质醇，使下丘脑和垂体被反馈抑制，当血皮质醇降低时，不能兴奋垂体ACTH分泌，血ACTH不会比试验前明显升高，同时24小时尿17-OHCS也无明显变化。本试验主要用于皮质醇增多症的病因鉴别。试验方法：口服甲吡酮，每次750mg，每4h 1次，共服6次。测定服药前一天、服药当日及服药次日的尿24h 17-OHCS、血ACTH、血皮质醇及11-脱氧皮质醇的水平，进行分析。

知识点13：CRH兴奋试验 副高：熟练掌握 正高：熟练掌握

促肾上腺皮质激素释放激素（CRH）是下丘脑分泌的促垂体激素释放激素之一，可使垂体前叶ACTH的分泌量增加。本试验应用人工合成CRH_{1-41} 100μg静脉注射，测定注射前后血ACTH及PF变化。注射CRH_{1-41}后血ACTH峰值比注射前基础值增加达50%以上，血皮质醇峰值比用药前增加25%以上，即是对CRH兴奋试验有反应的指标。库欣病患者在应用CRH_{1-41}，兴奋后血ACTH明显增高，而异位ACTH综合征时由于垂体被抑制，则无反应发生。肾上腺肿瘤时亦对CRH兴奋试验无反应，故本试验对ACTH依赖性与ACTH非依赖性皮质醇增多症的病因诊断有重要鉴别意义。

知识点14：静脉插管分段取血测ACTH及相关肽 副高：熟练掌握 正高：熟练掌握

本检查主要用于异位ACTH分泌肿瘤的定位诊断。经下腔静脉插管至右心房在退出导管时分段抽取静脉血测定ACTH含量有无差别，如某段静脉血ACTH水平较其前一段明显升高，可提示异位ACTH分泌肿瘤可能位于此段静脉回流的区域，提示了寻找方向。

二、影像检查

知识点 15：病变定位检查选择　　副高：熟练掌握　正高：熟练掌握

B 超对肾上腺肿瘤有效，CT、MRI 因其高分辨率在皮质醇症的定位诊断中占不可缺的地位，但对异位肾上腺增生基本无效。^{131}I-标记胆固醇放射性核素扫描对肾上腺、异位肾上腺组织能显示增生或肿瘤，对肾上腺皮质癌无效。

知识点 16：肾上腺皮质增生影像检查　　副高：熟练掌握　正高：熟练掌握

在 CT 上常表现为一侧或两侧肾上腺弥漫性增粗，但边界平直。MRI 图像表现为弥漫性的肾上腺增大，边缘光滑锐利，与正常肾上腺一样呈中等信号，比肾实质略低。

知识点 17：腺瘤影像检查　　副高：熟练掌握　正高：熟练掌握

CT 表现为中等密度实质性肿块，与肾上腺相连，边缘光整、密度均匀的圆形或类圆形肿块，轻度增强。MRI 显示局部出现圆形或类圆形块影，边缘光整，信号强度在 T_1、T_2 加权像上多呈中等偏低信号，低于肝实质。B 超呈内部回声低，边界回声欠明亮的圆形或类圆形块影。

知识点 18：腺癌影像检查　　副高：熟练掌握　正高：熟练掌握

CT 呈巨大分叶状实质性肿块，中央常有液化坏死表现。为低密度，可有散在钙化。B 超呈边界高低不平，内部回声不均匀的块影。MRI 呈体积较大、形态不规则块影，T_1 加权呈比较均匀的低信号，有出血坏死时可不均匀；T_2 加权信号都不均匀，明显高于肝实质。

三、鉴别诊断

知识点 19：皮质醇增多症的鉴别诊断　　副高：熟练掌握　正高：熟练掌握

（1）单纯性肥胖　通常单纯性肥胖为对称性肥胖，尿 17-羟皮质醇可升高，但血皮质醇正常且保持正常昼夜节律性。

（2）2 型糖尿病性肥胖　该病常有肥胖、高血压、糖耐量异常、尿 17-羟皮质醇偏高等类似症状，但血皮质醇不高、节律性存在、尿游离皮质醇正常。

第四节　治　疗

知识点 1：皮质醇增多症的治疗原则　　副高：熟练掌握　正高：熟练掌握

皮质醇增多症的诊断一旦确定，应立即行治疗。正确的病因诊断是治疗成功的先决条件。治疗原则一方面要除去病因减少体内皮质醇，另一方面又要保证垂体及肾上腺的正常功能不受损害。ACTH 依赖性皮质醇增多症应以经蝶鞍微腺瘤切除术为首选，若手术失败或不能手术者则行垂体放疗或双侧肾上腺次全切除术或药物治疗，而原发性肾上腺肿瘤则首选肾上腺肿瘤切除术。

一、垂体肿瘤的治疗

知识点2：垂体性皮质醇增多症的治疗方法　　副高：熟练掌握　正高：熟练掌握

垂体性皮质醇增多症的首选治疗方法是行垂体肿瘤切除术，手术途径通常有两条：经典的经额部垂体腺瘤切除术和现今常用的经鼻经蝶窦垂体腺瘤切除术。后者较之经典的经额手术的优点有：不经颅腔、手术比较安全、可以完全切除限于鞍内的垂体微腺瘤而又能保留垂体其他组织和功能、效果更加确切等。多数患者 ACTH 的分泌量在术后 4~6 个月可以恢复正常。手术切除垂体腺瘤而治愈本病的概率在 80%以上，术后复发率低于 10%。经鼻经窦垂体瘤切除术目前在发达国家已成为治疗库欣病的首选方法。

知识点3：垂体手术前影像检查　　副高：熟练掌握　正高：熟练掌握

垂体手术前应先行垂体 CT 检查，做好垂体肿瘤的定位诊断。垂体较大腺瘤及可以由 CT、MRI 定位的微腺瘤均是经鼻经蝶窦垂体微腺瘤切除术的适应证。如确诊为 ACTH 依赖性皮质醇增多症的患者肾上腺区域也证实无肿瘤，CT 扫描未找到微腺瘤者，经鼻经蝶鞍手术探查时，90%的患者仍能发现微腺瘤。术前测定岩窦下静脉血和周围静脉血 ACTH 比值，以及进一步测定双侧岩窦静脉血 ACTH 之间差别，则能确定是否存在垂体微腺瘤及定位垂体腺瘤位于垂体前叶的左侧或右侧，以指导手术方向。

知识点4：立体定向放射外科治疗技术　　副高：熟练掌握　正高：熟练掌握

近年来，国际国内兴起的立体定向放射外科治疗技术为垂体腺瘤的治疗开辟了新途径。是利用立体定向的方法，选择性地确定正常及病变组织的颅内靶点，使用大剂量管束电离射线，精确地集中照射靶点而产生局灶性组织破坏，达到治疗疾病的目的。由于放射线在靶区剂量集中的特殊性，使靶区周围组织几乎不受放射线的损害。

二、肾上腺病变的治疗

知识点5：库欣病的治疗　　副高：熟练掌握　正高：熟练掌握

（1）垂体瘤切除手术　药物试验提示为 ATCH 依赖性皮质醇症，CT 扫描显示垂体腺瘤者，宜行经鼻蝶窦垂体瘤切除术。长期完全缓解率 50%~60%，复发率 20%，但垂体激素缺乏发生率可达 50%。

（2）垂体放射治疗　垂体放疗对垂体性皮质醇症是一种辅助治疗。以前在肾上腺大部切除术后一般加以放疗。垂体手术后疗效不理想而患者不愿做第二次垂体手术者，可考虑行垂体放疗。缓解率达83%。

（3）双侧肾上腺全切除术　目前作为治疗ACTH依赖性库欣病的最后手段，术后症状可立即获得缓解，但问题不少，如术后需终身补充肾上腺皮质激素。此手术用于垂体瘤术后复发或者放疗及药物治疗失败者，或者要求妊娠者。

（4）药物治疗　是一种辅助治疗，用于术前准备或其他治疗效果不佳时。

常用药物：氨鲁米特　0.75~1.0g/d，分3~4次口服。

密妥坦　6~10g/d，分3次口服。

甲吡酮　1.0g/d，分2~3次口服。

酮康唑　0.8~1.2g/d，分2~3次口服。

知识点6：肾上腺肿瘤的治疗　副高：熟练掌握　正高：熟练掌握

肾上腺肿瘤包括肾上腺皮质腺瘤和腺癌。腺瘤的治疗方法简单，只要诊断明确，可行开放或腹腔镜手术将腺瘤切除即可。肾上腺皮质腺癌也以手术治疗为主，对肿瘤局限于肾上腺区域者，行单侧肾上腺根治性切除术；若肿瘤已发生远处转移者，原发肿瘤组织和转移灶均应尽量切除，这样可提高药物治疗和局部放疗的效果。肾上腺癌发展快，淋巴转移早，术后5年存活率仅25%，预后差。

知识点7：原发性肾上腺皮质增生的治疗　副高：熟练掌握　正高：熟练掌握

这类患者往往血ACTH降低，而影像学检查又无法发现肾上腺区域明显的占位性病变。这类患者应先行病变严重（即体积较大侧）的一侧肾上腺全切除术，如症状缓解满意，则继续随访观察；如症状仍较严重，再行另一侧肾上腺大部切除术。此类患者术后预后较好，不需终身激素替代治疗。

知识点8：异位ACTH综合征的治疗　副高：熟练掌握　正高：熟练掌握

手术切除肿瘤是首选方法，再加局部放疗。当异位ATCH分泌瘤无法找到或无法切除而高皮质醇血症威胁患者生命时，可考虑做双侧肾上腺全切除。

三、肾上腺手术的围术期处理

知识点9：术前患者循环系统调整　副高：熟练掌握　正高：熟练掌握

皮质醇增多症患者均有体内水钠潴留、高血压、高血容量等改变，从而加重了患者的心脏负担，造成心肌损害，病程越长，损害越重。因此在手术前应充分了解患者的心功能状态，应用有效的药物降低血压并拮抗体内糖皮质激素的作用，调整血容量使之尽可能达到或接近正常水平。可应用少量保钾利尿药以减少患者心脏负荷。通常还需常规应用一段时期的心肌极化治疗，营养心肌以改善心肌功能状况。

知识点10：纠正体内电解质紊乱及酸碱失衡　　副高：熟练掌握　正高：熟练掌握

在皮质醇增多症患者中，肾上腺皮质腺癌及异位ACTH综合征患者库欣病的症状严重，常伴有严重低血钾、碱中毒，甚至可发生低钾性重症肌无力，有时还伴有钙磷代谢异常。因此，对这类患者手术前应采取药物治疗与补液治疗结合的方法，予以补钾和纠正碱中毒，使酸碱失衡及水电解质紊乱得到纠正。有时还需给予一定量的钙、磷以补充体内所需，尽量使机体内环境恢复到平衡状态。

知识点11：纠正糖尿病　　副高：熟练掌握　正高：熟练掌握

皮质醇增多症患者往往由于高皮质醇血症引起体内糖代谢异常，血糖升高，尿糖增多。因此，术前应妥善予以患者降糖药或胰岛素并采取饮食控制，使患者血糖和尿糖在术前调整到正常或基本正常的范围，以减少术后并发症。

知识点12：预防性应用抗生素　　副高：熟练掌握　正高：熟练掌握

皮质醇增多症患者术前机体抵抗力差，组织愈合能力差，术后易发生手术部位及伤口的延迟愈合，伤口感染、脂肪液化、肾周及膈下脓肿。通常术前1~2天常规给予抗生素防止感染。体内已存在的感染灶应完全控制或治愈后方能手术。

知识点13：术前和术中给予糖皮质激素　　副高：熟练掌握　正高：熟练掌握

为防止肿瘤切除后体内皮质醇骤然不足，应从手术前1天开始给予糖皮质激素，如肌注甲泼尼龙，两侧臀部各肌内注射50mg；手术日晨再肌内注射甲泼尼龙50mg；术中切除肿瘤时，需再静脉注射氢化可的松200mg以维持患者的基础需要量。

知识点14：应用药物减轻临床症状　　副高：熟练掌握　正高：熟练掌握

皮质醇增多症患者手术前临床症状严重者还可应用药物减少皮质醇的分泌以减轻症状，有利于手术的顺利进行。常用的药物有两类：一类是皮质醇生物合成的抑制药；另一类是直接作用于下丘脑-垂体，抑制ACTH的释放。

知识点15：肾上腺手术术中护理　　副高：熟练掌握　正高：熟练掌握

（1）肾上腺手术中应严密观察患者的血压、脉搏、呼吸等生命体征，保持静脉通道的通畅。

（2）除了补足每日所需皮质激素的量外，还应注意术中给予胰岛素降低血糖，并根据补液中葡萄糖的含量调节胰岛素用量。

（3）术中应注意监测患者机体酸碱平衡的变化，定时进行血气分析并依据检查报告进行相应的处理。

（4）术者在触摸肾上腺病变时应密切注意患者生命体征的变化，尤其血压、心率的改变。

（5）术中应及时补充血容量，必要时需补充部分胶体溶液，如血浆代用品、血浆等，出血渗血较多时应及时输入同型血。

知识点 16：术后长期应用糖皮质激素　　副高：熟练掌握　正高：熟练掌握

（1）对皮质醇增多症患者行肾上腺肿瘤切除术或肾上腺一侧全切、另一侧大部切除后，糖皮质激素的替代治疗时间和剂量应根据患者病程长短及症状严重程度而定。

（2）手术当日及术后相当长的一段时期内需补充氢化可的松，此后还需小剂量口服补充激素。

（3）术后激素的替代治疗应逐渐减量。

（4）在撤药过程中需要注意患者的全身反应，患者常常会表现出乏力，食欲缺乏、恶心、肌肉关节疼痛等不适。

（5）小剂量激素口服维持一般认为可连续应用 4 周左右。通常根据患者的临床症状是否逐渐改善，血压能否维持于正常水平，血嗜酸性粒细胞计数是否恢复了正常以及尿 24h 17-OHCS 及 17-KS 水平、血 PF 含量是否恢复正常 4 项指标来决定。

知识点 17：终身应用糖皮质激素　　副高：熟练掌握　正高：熟练掌握

如果患者在接受了双侧肾上腺全部切除或一侧全切、另一侧次全切后，残留的肾上腺皮质功能长期不能恢复，则需终身激素替代治疗。

知识点 18：肾上腺皮质危象的处理　　副高：熟练掌握　正高：熟练掌握

肾上腺切除术中、术后，应加强对患者生命体征的观察及全身情况的了解，一旦发现有肾上腺皮质危象的迹象，应果断地采取措施处理，此时时间即是生命，稍有迟疑造成死亡。

知识点 19：放置引流物　　副高：熟练掌握　正高：熟练掌握

肾上腺手术完成后，应常规在肾上腺窝内留置引流片或引流管，使操作区内的渗液、渗血得以充分引流，以预防局部积液、积血导致感染。

知识点20：肾上腺皮质癌放疗　　副高：熟练掌握　正高：熟练掌握

肾上腺皮质癌已发生局部浸润及淋巴转移者，术中无法完全切除者，术后2周可开始米妥坦等皮质激素生物合成抑制药治疗或局部放疗。米妥坦化疗剂量为6g/d，连续4~6个月后可改用小剂量维持，其不仅能抑制皮质醇的合成，还对肾上腺肿瘤组织有直接破坏作用，良好疗效的病例有维持5年者。

第三章　原发性醛固酮增多症

第一节　病因及分类

知识点1：原发性醛固酮增多症的概念　　副高：熟练掌握　正高：熟练掌握

原发性醛固酮增多症（PA）简称原醛症，是以高血压、低肾素血症、低血钾为特征的综合征。历史上原醛症是指原发病变在肾上腺皮质的疾病，又称Conn综合征，包括肾上腺皮质腺瘤、肾上腺皮质癌和原发性肾上腺皮质增生三大类。近年来又发现原发病变不在肾上腺的原醛症，包括特发性醛固酮增多症、糖皮质激素可抑制的醛固酮增多症和异位产生醛固酮的肿瘤三类，均以醛固酮分泌增多和肾素分泌受到抑制为主要特征，统称为低肾素醛固酮增多症。

知识点2：原发性醛固酮增多症的多发人群　　副高：熟练掌握　正高：熟练掌握

发病年龄高峰在30~60岁。女性比男性多2~3倍。常以高血压为主要表现就诊。高血压患者中PA占0.5%~16%，在顽固性高血压患者中可占17%~20%。

知识点3：原发性醛固酮增多症的分类　　副高：熟练掌握　正高：熟练掌握

原发性醛固酮增多症的分类尚未统一，根据病因通常分为六大类：肾上腺皮质醛固酮瘤、特发性醛固酮增多症、原发性肾上腺皮质增生、糖皮质激素可抑制的醛固酮增多症、肾上腺皮质癌、肾上腺外产生醛固酮的肿瘤。

知识点4：肾上腺皮质醛固酮瘤（APA）　　副高：熟练掌握　正高：熟练掌握

APA是原发性醛固酮增多症中最常见的一种类型，该类型与Conn综合征为同一概念，约占原醛症60%，95%为单侧，极少数为双侧或多发。肿瘤直径平均在2cm以下，呈球形，有包膜，切面呈金黄色。肿瘤周围的肾上腺组织，无论同侧或对侧一般呈萎缩的病理改变，但都不很严重，患者血浆皮质醇水平并不降低。切除肿瘤后，醛固酮分泌增多现象均能纠正。

知识点5：特发性醛固酮增多症（IHA）　　副高：熟练掌握　正高：熟练掌握

IHA 发病率仅次于醛固酮病，占原醛症的 20%~30%，也是原醛症的主要类型之一，在儿童原发性醛同酮增多症中最为常见，病变部位表现为双侧肾上腺皮质球状带弥漫性或局灶性增生。近年来，随着影像学技术和内分泌生化检查等诊断手段的提高，其发现率也逐渐有升高趋势，其发病机制尚不明确，可能不在肾上腺本身，而可能与下丘脑垂体分泌的 POMC 产物刺激肾上腺皮质球状带增生有关。与 APA 相比，IHA 临床症状较严重，且手术效果不确切，须辅助以药物治疗，其血中醛固酮浓度与 ACTH 昼夜节律不相平行。

知识点 6：原发性肾上腺皮质增生（PAH） 副高：熟练掌握 正高：熟练掌握

此类原醛症极为少见，约占 0.5%，在组织学上类似特发性双侧肾上腺皮质增生，但内分泌和生化测定结果酷似皮质腺瘤，但临床症状不及腺瘤型严重。其病因可能仍在其肾上腺本身，行一侧肾上腺切除或肾上腺次全切除疗效较好。

知识点 7：糖皮质激素可抑制的醛固酮增多症（GRA）
副高：熟练掌握 正高：熟练掌握

临床上罕见，有家族史，为常染色体显性遗传。与 17α-羟化酶缺乏有关，导致皮质醇合成障碍，促进 ACTH 分泌增加，因去氧皮质酮从醛固酮合成不受影响，导致醛固酮合成及分泌增加。由于 17-羟化酶缺乏也影响性激素合成，严重者可并发性腺功能减退，男性生殖器发育不良，女性闭经和缺乏第二性征。长期应用地塞米松治疗可纠正肾素、醛固酮的分泌，高血压和低血钾可获得控制。

知识点 8：肾上腺皮质癌（APC） 副高：熟练掌握 正高：熟练掌握

肾上腺恶性醛固酮肿瘤极为少见，占原醛症 1%，肿瘤一般都在 5cm 以上，极易血行转移，预后极差。肿瘤细胞除分泌大量醛固酮外，往往同时还分泌糖皮质激素和雄激素，引起相应的生化改变和临床症状，此类患者手术后易复发，预后较差。平均生存期 6 个月左右。

知识点 9：肾上腺外产生醛固酮的肿瘤 副高：熟练掌握 正高：熟练掌握

极为罕见，为肾上腺外自主分泌醛固酮的肿瘤，见于卵巢癌和肾癌，这是胚胎发育过程中残留在器官上的肾上腺组织发生恶性肿瘤，肿瘤组织能分泌醛固酮。它对 ACTH 和血管紧张素Ⅱ都不起反应，是唯一为完全自主性分泌醛固酮的病变。

第二节 病理生理

知识点 1：醛固酮的生理作用 副高：熟练掌握 正高：熟练掌握

醛固酮是作为一种皮质激素参与体内水电解质的调节，其主要生理作用是促进肾远曲小管钠离子的重吸收和钾离子的排泄，即通过 Na^+-K^+交换来实现的。正常生理性的醛固酮分泌主要依靠三方面因素来调节：肾素-血管紧张素-醛固酮轴、血清钾、ACTH 和醛固酮刺激因子。这三种因素中起主要作用的是肾素-血管紧张素-醛固酮轴。

知识点 2：原发性醛固酮增多症的病理生理改变　　副高：熟练掌握　正高：熟练掌握

原发性醛固酮增多症的一系列病理生理改变均是由于肾上腺皮质分泌过量的醛固酮所导致，从而出现高血钠、低血钾、代谢性碱中毒等一系列电解质紊乱和酸碱失衡现象以及肾素-血管紧张素被抑制现象。

知识点 3：高血钠现象　　副高：熟练掌握　正高：熟练掌握

当体内醛固酮分泌过多，使肾远曲小管和集合管 Na^+重吸收明显增多，尿中 Na^+排出减少，体内 Na^+潴留，导致体内水钠潴留，血容量增加，出现高血钠现象。

知识点 4：低血钾现象　　副高：熟练掌握　正高：熟练掌握

当远曲小管中 Na^+被重吸收后，肾小管腔内液的电离状态为负性，肾小管细胞内的 K^+，H^+等阳离子即顺着电化学梯度至肾小管腔内而随尿液排出，随着大量 Na^+的重吸收，大量 K^+的被动排出，造成体内缺钾，患者则表现为严重的低血钾。

知识点 5：代谢性碱中毒及酸碱失衡　　副高：熟练掌握　正高：熟练掌握

由于醛固酮过量分泌，尿中长期过量丢失 K^+，细胞外液中 K^+浓度下降，迫使细胞内 K^+转移至细胞外，以交换 Na^+和 H^+进入细胞内，导致细胞外碱中毒和细胞内酸中毒。远曲小管中 Na^+-K^+交换仍继续进行，抑制了 Na^+-H^+交换，肾小管细胞内分泌 H^+减少，尿液呈中性或弱碱性而不呈酸性。

知识点 6：肾素-血管紧张素被抑制　　副高：熟练掌握　正高：熟练掌握

当水钠潴留，血容量增加到一定程度，Na^+代谢出现“脱逸现象”，Na^+在近曲小管的重吸收减少。由于醛固酮的过多分泌，循环血量增加，反而可使肾素的分泌受到抑制，导致患者的肾素-血管紧张素活性降低。

第三节　临床表现

知识点 1：高血压　　副高：熟练掌握　正高：熟练掌握

高血压是主要和最先出现的症状，早期通常是轻度增高，随着病情发展，血压可逐渐升高，一般为中等或稍严重水平，恶性高血压少见，病程长时舒张压升高更明显，血压一般在20~32/12~19kPa（150~240/90~145mmHg）。头痛、疲劳、视物模糊是高血压常见临床症状，都表现不太严重，眼底变化也较轻。而对一般抗高血压药物反应差是本病另一大特征。一般无水肿现象，长期病程可导致心、脑、肾等器官并发症。

知识点2：低血钾 副高：熟练掌握 正高：熟练掌握

在高血压患者中常出现低血钾或不能解释尿钾排出增多时，应考虑原醛症可能。内于低血钾常出现以下症状：①肌无力及肌麻痹，轻者患者常自觉四肢无力、头重脚轻，重者可发展到周期性麻痹、下肢瘫痪，严重者可发生呼吸困难。②心律失常，期前收缩或阵发性心动过速，以及由于低钾而引起的心电图改变，如出现U波等。③长期低钾可引起肾小管上皮空泡样变性，表现为肾浓缩功能的减退而出现的多尿，尤以夜尿增多，烦渴及低比重尿为典型表现。④长期低血钾也影响胰岛素的分泌和作用，原醛症患者中约25%空腹血糖升高。

知识点3：其他症状 副高：熟练掌握 正高：熟练掌握

由于长期低血钾，导致肾小管上皮空泡样变性，对水重吸收能力下降，尿浓缩功能减退，出现烦渴、多饮、多尿、夜尿增多等现象，每日尿量可达3000ml以上，尿比重下降。在病程早期，肾小管的病理变化尚不足以影响肾功能。在病程后期，继发肾小球与肾间质退行性病变，肾功能难以恢复，导致慢性肾功能不全，甚至肾衰竭。

第四节 诊断与鉴别诊断

知识点1：原发性醛固醇增多症诊断步骤 副高：熟练掌握 正高：熟练掌握

原发性醛固酮增多症的诊断分三部分，第一是筛选诊断，第二是确定诊断，第三是鉴别原发性醛固酮增多症的各类亚型，以选择治疗方法。

知识点2：筛查试验 副高：熟练掌握 正高：熟练掌握

临床上有以下情况时要考虑筛查：①儿童、青少年患有高血压；②高血压经治疗后效果不明显者；③高血压伴有自发性低血钾或容易促发低血钾者；③高血压患者出现周期性肌无力或麻痹，在麻痹发作以后仍有低血钾或心电图有低血钾表现者；④原发性醛固酮增多症患者一级亲属高血压者。

筛查首选血浆醛同酮肾素活性比值（ARR），应标准化试验条件，如直立体位、纠正低钾血症、排除药物影响（螺内酯试验前建议停用至少6周，β受体阻滞剂、血管紧张素转化酶抑制剂等其他有影响药物停用两周)，ARR>40 提示原发性醛固酮增多症。

一、实验室检查

知识点 3：血 Na^+ 检查　　副高：熟练掌握　正高：熟练掌握

血清 Na^+ 往往在正常范围或略高于正常，一般>140mmol/L。

知识点 4：血 K^+ 检查　　副高：熟练掌握　正高：熟练掌握

多数患者血 K^+ 呈持续性减低，血钾≤3. 5mmol/L，也有部分患者呈间歇性低钾；少数患者血钾可正常或处在正常值低限，即≥3. 5mmol/L。

知识点 5：尿 K^+ 检查　　副高：熟练掌握　正高：熟练掌握

原醛症患者 24 小时尿 K^+ 均较高，如果 24 小时尿 K^+ 超过 25～30mmol/L，则有临床意义。

知识点 6：血清醛固酮检测　　副高：熟练掌握　正高：熟练掌握

原发性醛固酮增多症患者血清醛固酮水平通常明显高于正常，而肾素水平低下正常，且醛固酮分泌受昼夜节律影响，须多次测定，常以检测晨 8 时、卧位下午 4 时为准。血醛固酮值应在 277. 4pmol/L 以下，若血醛固酮高于 554pmol/L，则应怀疑原发性醛固酮增多症存在。

知识点 7：24 小时尿醛固酮测定　　副高：熟练掌握　正高：熟练掌握

24 小时尿醛固酮测定时须同时纠正低血钾，血钾纠正至正常时如果 24 小时尿醛固酮>27. 7μmol 则应怀疑原发性醛固酮增多症存在。

知识点 8：血浆肾素活性检测　　副高：熟练掌握　正高：熟练掌握

正常人在限制盐摄入的情况下，站立 4 小时后测定血浆肾素活性应超过 2. 46nmol/(L·h)，如低于此值，则应考虑肾素活性较低。有人提出测定血醛固酮与血浆肾素活性比值，如高于 20 通常是自主性分泌醛固酮的最早指标。

知识点 9：盐负荷试验　　副高：熟练掌握　正高：熟练掌握

原发性醛固酮增多症患者对此试验敏感性、特异性均高。具体方法：实验前留取 24 小时尿测醛固酮、钾、钠及皮质醇，同时抽血测醛固酮、钾、钠、皮质醇及肾素活性，实验开始后患者每日增加 NaCl 6~9g，共 3~5 天，最后 1 天同样检测上述指标。如为原发性醛固酮增多症患者，则血醛固酮在 554pmol/L（20μg/dl）以上，尿醛固酮在 38.8nmol/24h（14μg/24h）以上，而此试验中正常人的肾素-血管紧张素-醛固酮系统被抑制，醛固酮分泌应显著减少。

知识点 10：肾素活性刺激试验　　副高：熟练掌握　正高：熟练掌握

对于原发性醛同酮增多症患者而言，此试验敏感性和特异性不如盐负荷试验，只有当严重高血压不宜行盐负荷试验时，方采用此试验。具体方法；给予低钠饮食或呋塞米 40mg/d，共 3~5 天，造成低钠和血容量不足，测定其肾素活性增加应在 1.64nmol/(L·h) 以上。

知识点 11：螺内酯（安体舒通）实验　　副高：熟练掌握　正高：熟练掌握

螺内酯为醛固酮受体拮抗药，能阻断醛固酮对肾小管的作用。每日 3~4 次口服螺内酯 300~400mg，服用 1~2 周，如低血钾被纠正，血压正常，而尿中醛固酮未见降低，则支持醛固酮分泌增多，此试验亦可作为术前准备措施之一。

二、影像学检查

知识点 12：B 超检查　　副高：熟练掌握　正高：熟练掌握

肾上腺 B 超检查较易进行，但较为粗略，为常用定位诊断初步手段。①皮质腺癌肿块超过 5cm；②腺瘤型肿块很少超过 2cm；③特发性增生多为双侧肾上腺增大或大小正常；④1cm 以下的肿瘤 B 超较难检出。

知识点 13：CT 检查　　副高：熟练掌握　正高：熟练掌握

肾上腺 CT 扫描检查为原发性醛固酮增多症定位诊断首选检查手段。1cm 以上肿瘤检出率达 90%，1cm 以下检出率只有 60%，因此，小肿瘤需做肾上腺薄层扫描。由于肾上腺组织含有丰富的脂质，CT 值一般稍低，所以，肾上腺扫描需在分辨率高的 CT 进行。

IHA 行双侧肾上腺扫描时，可显示双侧肾上腺增生肥厚或呈结节样改变；如发现直径>3cm 的不规则肾上腺肿块，其边缘模糊不光滑、形态呈浸润状时，则需结合病史考虑肾上腺皮质癌的可能。薄层 CT 扫描+三维重建（16 排以上 CT）可较为精确地定位肾上腺肿瘤，对肾上腺皮质结节样增生亦可作出较为准确的判断。

知识点 14：MRI 检查　　副高：熟练掌握　正高：熟练掌握

在原醛症定位诊断上 MRI 并不比 CT 有更多的优越性，但在 CT 定位有怀疑时，可再做

MRI 检查，主要观察 T_2 加权在肾上腺区域出现高信号肿块。醛固酮瘤局部出现圆形或椭圆形块影，边界清楚、光滑，多为单侧位，一般直径在 3cm 内，信号强度均匀。T_1、T_2 加权像近似于或低于肝信号。肾上腺皮质增生则表现为弥漫性对称性双侧肾上腺增大、增厚，但形态改变不明显，其信号与正常肾上腺组织无异，均为中等信号，近似于肾皮质。皮质癌的 MRI 影像表现为瘤体较大，形态不规则，多呈分叶状，边缘模糊不清，与周围组织关系紧密，其信号强度取决于癌组织内是否有出血坏死，大部分信号因有癌组织内出血而高低不一，出血为高信号；坏死、囊变则为低信号。

知识点 15：非碘化胆固醇肾上腺放射性核素扫描

副高：熟练掌握　正高：熟练掌握

应用 ^{131}I-6-甲基-19-去甲基碘代胆固醇注射后，能特异性显示分泌类胆固醇的组织。如果注射后出现一侧肾上腺放射性浓集，则提示该侧有醛固酮瘤可能；如双侧均有放射性碘浓集则提示为双侧增生或腺瘤可能，如一侧放射性浓集，另一侧较淡，可结合地塞米松试验，如为醛固酮瘤，则瘤体侧放射性碘浓集，而对侧无浓集现象，IHA 患者双侧肾上腺均有放射性碘浓集现象。

三、鉴别诊断

知识点 16：与原发性高血压和继发性醛固醇增多症的鉴别诊断

副高：熟练掌握　正高：熟练掌握

原发性高血压和继发性醛固酮增多症：①原醛症为低肾素、高醛固酮，而高血压和继发性醛固酮增多症为高肾素、高醛固酮；②醛固酮抑制试验，普通高血压患者的肾素-血管紧张素-醛固酮系统受到抑制，醛固酮分泌减少，而原醛症患者不被抑制；③停用利尿药，给予补钾，两周后再查血钾、尿钾。原醛症患者对补钾有相对抗拒性，即补钾后血钾不上升或上升很少。

知识点 17：与腺瘤型和特发性增生的鉴别诊断　副高：熟练掌握　正高：熟练掌握

腺瘤型与特发性增生：①腺瘤型对体位试验醛固酮增加不明显，而增生型明显增加；②腺瘤型患者对 ACTH 较敏感，而增生型其醛固酮分泌与 ACTH 不平行；③腺瘤型盐皮质激素产生多于增生型，因此有明显的血压异常，而血钾浓度较低；④影像学检查：腺瘤型常为单侧，而增生型多为双侧病变。

知识点 18：与皮质癌的鉴别诊断　副高：熟练掌握　正高：熟练掌握

皮质癌：①肿瘤直径>5cm；②CT 示瘤体内部明显钙化；③可以分泌过量的雄激素和皮质醇；④明确诊断时已发生转移。

第五节 治 疗

一、药物治疗

知识点1：药物治疗的适应证 副高：熟练掌握 正高：熟练掌握

原发性醛固醇增多症药物治疗的适应证有：①特发性肾上腺皮质增生；②有手术禁忌证的腺瘤型患者；③手术前准备；④不能切除的皮质癌；⑤糖皮质激素可控制的原醛症。

知识点2：常用药物 副高：熟练掌握 正高：熟练掌握

原发性醛固醇增多症治疗常用药物：①螺内酯每日120~480mg，分三次口服，它有拮抗醛固酮的作用，起保钾、排钠作用；②阿米洛利，可控制症状，每日用量15~30mg口服；③其他药物，如血管紧张素转换酶抑制剂、钙通道阻滞剂也可选用，而双氯苯二氯乙烷只适用于不能手术或手术后复发的皮质癌患者，其可使肾上腺皮质组织坏死萎缩。

二、手术治疗

知识点3：手术指征 副高：熟练掌握 正高：熟练掌握

原发性醛固酮增多症以外科手术治疗为主，大部分原醛症（占70%以上醛固酮瘤）均可通过手术切除病变瘤体或一侧肾上腺而获得满意疗效。肾上腺皮质腺瘤、单侧肾上腺增生、肾上腺皮质癌或异位肿瘤、不能耐受长期药物治疗者可选择手术治疗。

知识点4：术前准备要点 副高：熟练掌握 正高：熟练掌握

术前须对原发性醛固酮增多症患者做充分准备，纠正其水、电解质紊乱和酸碱失衡状态，调整血钾升至正常，适当降低血压。各种病因原醛症，其准备时间、手术方式并不强求一致。

知识点5：术前纠正电解质紊乱，恢复正常血钾

副高：熟练掌握 正高：熟练掌握

螺内酯，作为醛固酮拮抗药，具有储钾排钠作用。初始剂量200~400mg/24h，分次口服，同时予以补钾药每日4~6g，服药后1~2周血钾可逐步正常，血压也逐步平稳下降。对血压高、电解质紊乱较严重者，不仅要使其血钾恢复正常，还须多次心电图检查，直至其低钾心电图改变（如T波低平，U波明显，ST段下移等）消失，方可考虑手术。

知识点6：术前降血压　　副高：熟练掌握　正高：熟练掌握

降低血压方能使患者安全度过围术期。一般来说，电解质纠正过程，血压即开始趋于下降。螺内酯应用1周后血压无变化即应辅以降压药物。患者如长期高血压且伴有心血管损害，则更应早期应用降压药物。患者可服依那普利、卡托普利等血管紧张素转换酶抑制药和硝苯地平等钙离子通道阻滞药，这些钙离子通道阻滞药可以通过参加抑制醛固酮合成的一些环节来降低醛固酮的分泌，同时也可以抑制血管平滑肌的收缩，降低血管阻力。

知识点7：术前补充皮质激素　　副高：熟练掌握　正高：熟练掌握

由于病程所致，醛固酮瘤同侧及对侧肾上腺皮质存在有轻度萎缩现象，因此对肾上腺醛固酮瘤患者手术前应适当补充一定量的糖皮质激素。一般术前选用甲泼尼龙肌内注射80mg，术中静脉滴注琥珀酰氢化可的松100~200mg，术后相应补充氢化可的松并梯次减少。如果瘤体体积小、病程短，术前临床症状不明显，也可不予补充。尤其应注意防止因糖皮质激素补充不足造成的肾上腺危象，对肾上腺全切除或次全切除患者要注意终身激素替代治疗。

知识点8：手术方式　　副高：熟练掌握　正高：熟练掌握

肾上腺皮质腺瘤首选腹腔镜，尽可能保留肾上腺组织。疑多发性肾上腺皮质腺瘤，推荐行患侧肾上腺全切术。单侧肾上腺皮质增生推荐分泌醛固酮优势侧腹腔镜肾上腺全切。特发性醛固酮增多症和GRA患者只有因无法耐受药物副作用时才考虑手术切除醛固酮分泌较多或者体积较大侧的肾上腺，但是切除后高血压治愈率仅19%。

知识点9：术后处理　　副高：熟练掌握　正高：熟练掌握

术后第1天停钾盐、螺内酯和降压药物，如血压波动，则加用或调整药物。术后最初几周推荐钠盐丰富的饮食，以免对侧肾上腺被长期抑制、醛固酮分泌不足导致高钾血症。术后短期内复查ARR并评估血压，术后3个月后可行氟氢可的松抑制试验了解原发性醛固酮增多症是否治愈，随访两年以上，一年两次。

第四章 儿茶酚胺增多症

第一节 病因及分类

知识点1：儿茶酚胺增多症的概念 副高：熟练掌握 正高：熟练掌握

儿茶酚胺是肾上腺素、去甲肾上腺素和多巴胺的总称。儿茶酚胺增多症是一类因肾上腺髓质肿瘤或增生等原因分泌过量儿茶酚胺产生的一系列类似的临床综合征（主要包括高血压、高血糖、高代谢、消瘦等）。这类疾病主要包括肾上腺嗜铬细胞瘤、异位嗜铬细胞瘤、肾上腺髓质增生症和恶性嗜铬细胞瘤。

知识点2：儿茶酚胺增多症的多发人群 副高：熟练掌握 正高：熟练掌握

儿茶酚胺增多症发病年龄以30~50岁居多，其中绝大部分为嗜铬细胞瘤，而肾上腺髓质增生只约占2%。嗜铬细胞瘤90%以上为良性，5%~10%为恶性。恶性者一般瘤体生长较快且易转移，预后极差。

知识点3：多发性内分泌瘤病 副高：熟练掌握 正高：熟练掌握

多发性内分泌瘤病（MEA）又称多发性内分泌瘤（MEN），是1903年Erdheim首先发现的。Wermer认为这是一种常染色体显性遗传病。临床表现为多种内分泌病变的组合，且与胺前体摄取和脱羧作用（amine precursor uptake and decarboxylation，APUD）系统有关。

APUD能产生生物胺和（或）多肽类物质，其活性像激素或神经递质，有调节神经系统的作用，或调节其与内分泌系统之间的关系，APUD细胞来源于神经嵴，并广泛分布于体内各个脏器，包括垂体、甲状腺、甲状旁腺、胰腺、肾上腺及各种嗜铬体，易发生肿瘤和多发性内分泌瘤，有的学者将这种肿瘤统称为APUD瘤。

1960年Sipple首先发现嗜铬细胞瘤并发甲状腺髓样癌，后称Sipple综合征，根据各种内分泌腺瘤的不同发病，1985年Raue等将其分为3型。其中MEAⅡa型又称Sipple综合征，包括嗜铬细胞瘤或肾上腺髓质增生并甲状腺髓样癌、甲状旁腺肿瘤。

知识点4：家族性嗜铬细胞瘤 副高：熟练掌握 正高：熟练掌握

家族性嗜铬细胞瘤是常染色体显性遗传疾病，有高度外显率。家族性嗜铬细胞瘤的发病率占嗜铬细胞瘤的6%~10%，多为双侧多发或两个以上的内分泌腺体受累，发病年龄较早，常见于儿童；双侧性嗜铬细胞瘤中约50%为家族性，同一家族的发病成员其发病年龄和肿瘤部位往往相同。家族性嗜铬细胞瘤患者存在各种各样的基因缺陷，具有这类基因缺陷的胚胎，一部分外胚层的神经嵴细胞可迁移至身体的其他部位，衍化成特殊的细胞群，即APUD细胞系统，肿瘤可分泌多肽激素，形成以嗜铬细胞瘤为主的各型内分泌腺瘤综合征，常与多发性内分泌瘤病Ⅱa型和（或）Ⅱb型和（或）神经外胚层发育异常同时存在。另外，家族性嗜铬细胞瘤还与神经纤维瘤病、视网膜血管瘤、脑脊髓血管母细胞瘤等并发。

知识点5：多内分泌功能性嗜铬细胞瘤　　副高：熟练掌握　正高：熟练掌握

多内分泌功能性嗜铬细胞瘤病因尚不明确，其中分泌促皮质激素表现为Cushing综合征者相对较多，但临床易漏诊误诊。嗜铬细胞瘤还可分泌α-MSH、VIP、前列腺素以及神经系统所具有的P-substance、neuropeptide Y、somatostatin等物质，其临床意义有待进一步确定。嗜铬细胞瘤有并发多血质症的个案报道，但分泌红细胞激素的功能尚未能确定。

知识点6：副神经节瘤　　副高：熟练掌握　正高：熟练掌握

1908年Alezai等首先报道了副神经节瘤，1912年，Pick建议将肾上腺内嗜铬细胞瘤命名嗜铬细胞瘤，而肾上腺外嗜铬性肿瘤称副神经节瘤。其占全部嗜铬细胞瘤的20%左右，属APUD瘤，起源于胚胎期的神经嵴组织，来自Zuckerkandle器的残迹。能合成、储存和分泌儿茶酚胺，产生多种肽类神经激素及嗜铬蛋白颗粒。肾上腺外副神经节瘤起源于胚胎期的神经嵴组织，来自Zuckerkandle器的残迹。

知识点7：von Hippel-Lindau（VHL）病　　副高：熟练掌握　正高：熟练掌握

VHL病是一种伴有囊性小脑血管母细胞瘤或血管细胞瘤视网膜畸形的视网膜血管瘤。除伴有嗜铬细胞瘤外，还可并发黏液性神经瘤、咖啡乳色斑及肾细胞癌等。

第二节　病理生理

知识点1：肾上腺嗜铬细胞瘤　　副高：熟练掌握　正高：熟练掌握

肾上腺嗜铬细胞瘤是一个有包膜的实体瘤，其包膜发出的纤维索伸入瘤组织内将瘤组织分隔成分叶状，而瘤组织外的正常髓质可无变化或被挤压而萎缩。

知识点2：肾上腺髓质增生症　　副高：熟练掌握　正高：熟练掌握

肾上腺髓质增生是肾上腺髓质弥漫性或结节状增生的改变，没有包膜；在肾上腺尾部和两翼都有髓质存在（正常情况下不存在）；肾上腺髓/皮质之比发生根本变化，肾上腺髓质的绝对重量增加2倍以上，且多为双侧性病变。Ⅱ型多发性内分泌肿瘤（MEN-Ⅱ）中多数并发有单侧或双侧肾上腺嗜铬细胞瘤（约50%），嗜铬细胞瘤发生在肾上腺外者很罕见；也有表现为肾上腺髓质增生；也有一侧肾上腺为嗜铬细胞瘤，另一侧为髓质增生。

知识点3：恶性嗜铬细胞瘤　　副高：熟练掌握　正高：熟练掌握

恶性嗜铬细胞瘤可转移到淋巴结、肝、肺、骨等器官。约5%的病例同时有多发性皮下神经纤维瘤。

第三节　临床表现

知识点1：儿茶酚胺增多症的典型表现　　副高：熟练掌握　正高：熟练掌握

儿茶酚胺增多症的临床表现千变万化，但多数患者表现为以肿瘤或增生组织分泌过多的儿茶酚胺（多数为去甲肾上腺素）为基础的症状和体征。阵发性高血压或持续性高血压是本病的典型特征；多数患者伴有代谢紊乱。

严重的患者可以表现为高血压危象，恶性高血压，急腹症或心血管并发症，此时常需要紧急药物处理和（或）手术治疗。相反，大约10%“功能隐匿的嗜铬细胞瘤”可无儿茶酚胺增多的典型症状和体征。

知识点2：高血压　　副高：熟练掌握　正高：熟练掌握

有持续性高血压和阵发性高血压两类：

（1）阵发性高血压　阵发性高血压是本病特征性表现，发生率约45%，平时血压正常。发作时血压可达200~300/130~180mmHg。阵发性高血压以女性患者多见。常见诱因有体位改变、咳嗽、情绪激动等。发病时心悸、气短、头痛、头晕、大汗、面色苍白、视觉模糊、四肢发冷，收缩压可升至200mmHg（26.7kPa）以上，偶见脑出血或肺水肿发生，发作时间持续10~15分钟。发作频率一般数月1次或一日数次。有发作渐频、间隔渐短趋势。最终可成持续性高血压。

（2）持续性高血压　持续性高血压的患者约占1/3，症状较阵发性轻，患者可有心悸、出汗、情绪不稳定和直立性低血压。儿茶酚胺增多症也可过度分泌肾上腺素兴奋β_2受体，周围血管扩张或血管强烈收缩，组织缺氧，微血管通透性增加，血浆外渗，有效血容量降低，导致血压下降。此类患者的高血压用常用降压药效果不佳，如神经节阻断药（胍乙啶）、利血平、β-肾上腺素能阻断药、肼屈嗪等，而钙离子拮抗药、硝普钠、α-受体阻断药有效。

知识点3：心脏表现　　副高：熟练掌握　正高：熟练掌握

患者可出现儿茶酚胺（CA）性心肌病伴心律失常，或心肌退行性变、坏死；高血压性心肌肥厚、心脏扩大、心力衰竭。交感神经过度兴奋，如出汗、阵发性心动过速。直立性低血压伴心动过缓（长期过量CA，血容量不足、交感抑制、肾上腺素能受体敏感性降低）。肿瘤骤然出血、坏死，CA释放骤减或停止，致心肌损害、心律失常或心力衰竭等。

知识点4：代谢改变　　副高：熟练掌握　正高：熟练掌握

（1）基础代谢率增高　氧耗量增加，基础代谢率增高，而甲状腺功能正常，发作时体温可上升。

（2）血糖升高　儿茶酚胺为升糖激素，可加速肝糖原分解，抑制胰岛素分泌，糖异生加强，引起高血糖，糖耐量减退等。

（3）脂代谢紊乱　脂肪分解加速，游离脂肪酸增高。

（4）低钾血症　CA促使钾进入细胞内及肾素、醛固酮分泌。

知识点5：消化道症状　　副高：熟练掌握　正高：熟练掌握

CA使肠蠕动及张力减弱、胆囊收缩减弱，Oddi括约肌张力增高，表现便秘、腹胀，胆汁潴留、胆结石。

知识点6：其他症状　　副高：熟练掌握　正高：熟练掌握

（1）腹部包块。少数患者（5%~10%）腹部可触及包块。

（2）膀胱内肿瘤。

（3）嗜铬细胞瘤可分泌红细胞生成素（EPO）样物质而刺激骨髓，引起红细胞增多，白细胞也增多。

第四节　诊断与鉴别诊断

一、临床特征

知识点1：三联征　　副高：熟练掌握　正高：熟练掌握

95%儿茶酚胺增多症患者可有头痛、多汗和心悸三联征。

知识点2：同时可伴有4“C”　　副高：熟练掌握　正高：熟练掌握

胆石症，库欣综合征（较少），浅表性皮肤病变（如可有神经纤维瘤），小脑成血管细胞瘤。

知识点3：5个“H” 副高：熟练掌握 正高：熟练掌握

高血压，头痛，多汗，代谢亢进，高血糖。

知识点4：10%定律 副高：熟练掌握 正高：熟练掌握

10%家族史；10%双侧肾上腺病变；10%恶性；10%多发性病变；10%肾上腺外病变；10%发生于儿童；10%并发 MEN-Ⅱ或家族性疾病如 VHL 综合征。

二、定性诊断

知识点5：生化检查要求 副高：熟练掌握 正高：熟练掌握

（1）不管选用何种检查方法，必须应用特异的方法来为诊断儿茶酚胺增多症提供有力的佐证。应采用高精确性液相色谱法，放免法或者放射酶学方法。

（2）持续性高血压患者往往在血或尿中有明显升高的儿茶酚胺及其代谢产物。

（3）阵发性高血压患者往往血儿茶酚胺和 24h 尿检正常，对于这类患者必须在发作时采集标本测定。

（4）应注意某些药物会对检查结果有干扰。

（5）现代检查方法的进展已经使临床上激发试验几乎不再进行，但阻滞试验仍有一定价值，如雷其丁抑制试验。

知识点6：影响检测结果的物质 副高：熟练掌握 正高：熟练掌握

一些药物和物质可能对检测结果造成影响，可造成假阳性的药物和物质包括含荧光反应物质：香蕉、咖啡、B 族维生素、阿司匹林、氯丙嗪、四环素、红霉素、奎尼丁、异丙肾上腺素以及左旋多巴、茶碱、硝酸甘油、硝普钠等。可造成假阴性的药物包括乙醇、芬氟拉明、利舍平、溴隐亭、胍乙啶、放射造影剂、钙通道阻滞药等。因此在检查之前应该避免使用这些药物。

知识点7：定性诊断试验 副高：熟练掌握 正高：熟练掌握

血和尿中儿茶酚胺及代谢产物的测定对定性诊断意义最大。24 小时尿中 VMA（香草基苦杏仁酸）及血浆儿茶酚胺明显升高，结合临床即可诊断，后者在高血压发生时诊断价值更大。定性诊断有疑问时，可采用苄胺唑啉抑制试验和组胺激发试验来验证。

（1）苄胺唑啉抑制试验：苄胺唑啉 5mg 推注，2 分钟内血压下降，收缩压下降>35mmHg（4.67kPa），舒张压下降>25mmHg（3.33kPa）并维持 3~5 分钟以上为阳性，试验前必须停用降压药和镇静药一周以上。

（2）组胺激发试验：在1~2分钟内静脉注入组胺0.025~0.05mg，注药后2分钟内收缩压上升>50mmHg（6.67kPa）、舒张压上升>30mmHg（4.0kPa）为阳性。试验前必须备好苄胺唑啉。现常用胰高血糖素试验代替，副作用小、安全性高。

三、定位诊断

知识点8：定位诊断方法 副高：熟练掌握 正高：熟练掌握

儿茶酚胺增多症的定性诊断一经确立，即应开始定位检查。方法包括：CT、超声、MRI、放射性核素［^{131}I间碘苄胍（^{131}I-MIBG）以及PET］。

知识点9：CT扫描 副高：熟练掌握 正高：熟练掌握

CT平扫加增强可发现肾上腺0.5cm以上的肿瘤和肾上腺外1.0cm以上的肿瘤，敏感性高且价格适中，可作为首选。CT一般表现为肾上腺区圆形、椭圆形或梨形边界清楚、锐利的实质性肿块，CT值30~60Hu，瘤体内部密度可均匀或不均匀，增强扫描后仅轻度增强，周边主动脉、腔静脉均明显增强。

知识点10：B超 副高：熟练掌握 正高：熟练掌握

敏感性低，但无创、费用低，可作为初步筛查，阳性率为89%~90%。常表现为边界明显、内部回声中等的圆形或椭圆形的块影，约20%瘤体内可有囊性改变。对肾上腺区肿瘤的诊断较准确，但对髓质增生、微腺瘤、肾上腺外肿瘤的诊断欠准确。

知识点11：MRI检查 副高：熟练掌握 正高：熟练掌握

MRI敏感性与CT相似，可用于CT造影剂过敏者、妊娠妇女和儿童。表现为T_1加权呈低信号，多数信号均匀，也可因出血坏死而不均匀，T_2加权呈均匀而强的信号，常接近水的信号强度。

知识点12：^{131}I-MIBG闪烁扫描 副高：熟练掌握 正高：熟练掌握

用于嗜铬细胞瘤的显像，既能定位，也能定性，特异、灵敏、安全，准确率在90%以上。^{131}I-MIBG做全身扫描，能早期发现尚无临床症状的肾上腺髓质增生及微小的肾上腺嗜铬细胞瘤，发现肾上腺外肿瘤的功能优于CT，也能发现恶性肿瘤的转移灶。但有4%~10%的假阴性，多见于恶性或无功能的嗜铬细胞瘤。

四、嗜铬细胞瘤危象的诊断标准

知识点13：嗜铬细胞瘤危象的诊断标准 副高：熟练掌握 正高：熟练掌握

在骤发高血压或持续性高血压阵发性加剧的基础上，同时伴有下列一项或多项症状。①发作时有剧烈头痛、呕吐、视力减退且血压>220/180mmHg。②伴有短暂意识丧失，抽搐、脑出血等明显高血压脑病症状者。③严重心律失常、心力衰竭、心肌损害等心脏损害者。④剧烈腹痛、消化道出血、急性溃疡穿孔等消化系统急症者。⑤伴高热（>39℃）者。⑥出现休克者或高血压、低血压反复交替出现者。

五、嗜铬细胞瘤的鉴别诊断

知识点14：嗜铬细胞瘤的鉴别诊断　　副高：熟练掌握　正高：熟练掌握

嗜铬细胞瘤主要与下列各种疾病相鉴别：

（1）各种原因引起的高血压　包括急进型高血压、肾动脉狭窄及闭塞、原发性醛固酮增多症、更年期高血压等。对阵发性发作的高血压，苄胺唑啉试验、儿茶酚胺及香草扁桃酸（VMA）测定有助于鉴别。

（2）甲状腺功能亢进　可有血压升高、体重减轻、多汗及代谢亢进表现，酷似嗜铬细胞瘤。但高血压程度不及嗜铬细胞瘤严重，而且以收缩压升高为主，血清蛋白结合碘和甲状腺吸碘试验明显异常有助于鉴别。

（3）肾上腺髓质增生症　本病少见，患者临床表现与生化检查酷似嗜铬细胞瘤，而定位诊断的各项检查查不出肿瘤，唯^{131}I-MIBG闪烁扫描有助于鉴别。确诊依赖于术后病理检查。

（4）肾上腺节细胞神经瘤　发生于交感神经系统节细胞的肿瘤，有40%发生在肾上腺髓质，一般是无功能肿瘤，但偶可分泌儿茶酚胺，CT表现为均匀密度的软组织影，尿VMA常正常。

第五节　治　疗

一、药物治疗

知识点1：药物治疗的适应证　　副高：熟练掌握　正高：熟练掌握

药物治疗适用于有严重并发症不能耐受手术者、恶性肿瘤已发生转移者或术前准备控制高血压者。

知识点2：α-肾上腺素能受体阻滞剂　　副高：熟练掌握　正高：熟练掌握

①酚苄明：初始剂量5～10mg，每日2次，根据血压调整剂量，每2～3日递增10～20mg，并相应增加服药次数，直至血压控制和阵发性发作消失后改维持量。②哌唑嗪：开始口服0.5mg，以后视病情逐渐加量，可达每6小时1.5～2.5mg。

知识点 3：钙离子通道阻滞剂 副高：熟练掌握 正高：熟练掌握

疗效与α-受体阻滞剂相当，但不会引起直立性低血压。单用α受体阻滞剂血压控制不满意或者患者不耐受时，可联合应用或者替代α受体阻滞剂。

知识点 4：β-受体阻滞剂 副高：熟练掌握 正高：熟练掌握

对于儿茶酚胺或者α受体阻滞剂介导的心动过速或室上性心律失常可加用β受体阻滞剂，使心率<90 次/分。但必须在应用α受体阻滞剂 2~3 日后使用，因单用β受体阻滞剂可阻断肾上腺素兴奋 $β_2$ 受体扩张血管的作用而诱发高血压危象等，故最好选择选择性 $β_1$-受体阻滞剂。

二、手术治疗

知识点 5：治疗原则 副高：熟练掌握 正高：熟练掌握

儿茶酚胺增多症的根本治疗方法是手术治疗。嗜铬细胞瘤（包括肾上腺内嗜铬细胞瘤及肾上腺外嗜铬细胞瘤）的治疗为手术切除；双侧肾上腺髓质增生治疗原则是肾上腺次全切除［一侧全切，一侧大部分（2/3~4/5）切除］。

知识点 6：术前准备重要性 副高：熟练掌握 正高：熟练掌握

鉴于该病低血容量性高血压的特点，充分的术前准备尤为重要。充分的药物准备可使手术死亡率低于 3%。术前药物准备的目标在于阻断过量 CA 的作用，维持正常血压、心率/心律，改善心脏和其他脏器的功能；纠正有效血容量不足；防止手术、麻醉诱发 CA 的大量释放所致的血压剧烈波动，减少急性心力衰竭、肺水肿等严重并发症的发生。

知识点 7：抑制高血压用药 副高：熟练掌握 正高：熟练掌握

术前应用肾上腺素能受体阻滞剂，可使外周血管舒张、血压下降、血容量增加。一般常用苯苄胺，从 10mg，每 8 小时一次开始，逐渐加量（最大可达 40mg，每 6 小时一次）至血压良好控制。如血压控制不理想，可加用钙通道阻滞剂，常用硝苯地平。一般准备时间不少于 10~14 天。

知识点 8：控制心律失常用药 副高：熟练掌握 正高：熟练掌握

对于 CA 或α受体阻滞药介导的心动过速（>100~120 次/分）或室上性心律失常等需加用β受体阻滞药，使心率控制在<90 次/分。但β受体阻滞药必须在α受体阻滞药使用 2~3 天后，因单用前者可阻断肾上腺素兴奋β受体扩张血管的作用而可能诱发高血压危象、

心肌梗死、肺水肿等致命的并发症。推荐选择性的 β_1 受体阻滞药如阿替洛尔、美托洛尔等。

知识点 9：高血压危象处理　　副高：熟练掌握　正高：熟练掌握

卧床休息；酚妥拉明 1～1.5mg，静脉滴注；硝普钠 10μg/min，静脉滴注；高血压脑病、心衰作相应的紧急处理。

知识点 10：术前药物准备的时间和标准　　副高：熟练掌握　正高：熟练掌握

推荐至少 10～14 天，发作频繁者需 4～6 周。以下几点提示术前药物充分：①血压稳定在 120/80mmHg，心率<80 次/分；②无阵发性血压升高、心悸、多汗等现象；③体重呈增加趋势，血细胞比容<45%；④轻度鼻塞，四肢末端发凉感消失或有温暖感，甲床红润等表明微循环灌注良好。

知识点 11：儿茶酚胺增多症手术方式选择　　副高：熟练掌握　正高：熟练掌握

嗜铬细胞瘤首选腹腔镜手术，尤其是肿瘤小于 6cm 时，与开放手术相比，腹腔镜手术术则儿茶酚胺释放少、血压波动幅度小、创伤小、术后恢复快。与经腹膜后途径相比，经腹膜后途径术后恢复更快。应尽可能保留肾上腺，特别是双侧、家族性或具有遗传背景者。巨大嗜铬细胞瘤、恶性嗜铬细胞瘤、副神经节瘤及多发需探查者可考虑开放手术。对于恶性嗜铬细胞瘤或副神经经节瘤首选手术，虽手术不能延长生存，但有助控制高血压等症状，如无法手术或多发转移，可应用放射性核素治疗。

知识点 12：术后处理　　副高：熟练掌握　正高：熟练掌握

ICU 监护 24～48 小时，持续的心电图、动脉压、中心静脉压等监测，及时发现并处理可能的心血管和代谢相关并发症。术后高血压、低血压、低血糖较常见，应常规适量扩容和 5%葡萄糖液补充，维持正平衡。

知识点 13：术后随访　　副高：熟练掌握　正高：熟练掌握

因病理难于鉴定良、恶性，主要依据其临床是否出现转移，故应加强术后随访，术后 2 周复查血、尿生化指标，判断肿瘤是否残留、有无转移。散发病例单侧肾上腺切除者每年随访 1 次，至少连续 10 年。对于巨大肿瘤、副神经节瘤和遗传性嗜铬细胞瘤或副神经节瘤每年随访 1～2 次，终生随访。

第五章 肾上腺性征异常症

第一节 先天性肾上腺皮质增生症

知识点1：先天性肾上腺皮质增生症的概念 副高：掌握 正高：掌握

先天性肾上腺皮质增生症（CAH），多在胎儿或婴儿期发病，是一种或多种常染色体隐性遗传性疾病，并与多种合成皮质激素的酶缺陷有关。

知识点2：先天性肾上腺皮质增生症的发病机制 副高：掌握 正高：掌握

当合成氢化可的松所需的一种或多种特定生物酶缺陷时，氢化可的松合成与分泌减少，而下丘脑-垂体-肾上腺的反馈机制促使ACTH分泌增加，由此引起肾上腺皮质增生。由于患者特定酶的缺乏，氢化可的松合成仍受阻碍，而合成氢化可的松的前体物质大量积聚，在雄性激素合成途径不受阻碍的情况下，雄性激素合成与分泌增加。这些障碍主要归纳为：①21-羟化酶缺陷（失盐型，单纯男性化，及非典型）；②11β-羟化酶缺陷（高血压型），其中分皮质酮甲基氧化酶Ⅰ型和Ⅱ型（失盐型）；③3β-类固醇脱氢酶缺陷（典型和非典型）；④17α-羟化酶缺陷（伴并17，20-水解酶缺陷）；⑤胆固醇碳链酶缺陷（类脂质增生）。

一、临床表现

知识点3：21-羟化酶缺陷类型 副高：掌握 正高：掌握

21-羟化酶缺陷，其基因（CYP-21）定位于6号染色体短臂，为先天性肾上增生症（CAH）最常见的类型，占CAH患者的2/3。通常分为3种类型：①失盐型（男性化和醛固酮分泌不足）；②单纯男性化型（有男性化而无失钠）；③非典型型（无男性化或失钠表现）。该酶的缺乏将影响皮质醇、去氧皮质酮、皮质酮和醛固酮的合成过程。其表现分为失盐型（75%）、单纯男性化型（25%）及迟发型。

知识点4：失盐型21-羟化酶缺陷临床表现 副高：掌握 正高：掌握

多在出生后2周出现症状，常伴有急性肾上腺皮质功能不足，有厌食、恶心、呕吐、肤色灰暗及消瘦，最终可因失钠、脱水及高血钾致循环衰竭。胚胎期女性在睾酮的作用下，出生时生殖器官性别不明，有男性化，如大阴唇融合，阴蒂肥大如阴茎，呈尿道下裂外观，阴道与尿开口于共同尿生殖窦。青春期时，女性第二性征不明显，喉结粗大，声音低沉，多毛，可无月经出现。

知识点5：单纯男性化型21-羟化酶缺陷临床表现 副高：掌握 正高：掌握

失盐不明显的男性，主要表现为性早熟。于男婴时期外生殖器官可以正常，2~4岁时出现性早熟，有阴毛及腋毛生长，体毛增多，并出现痤疮，阴茎如青春期大小，生长迅速，体形较同龄人高大。因ACTH升高，出生的婴儿皮肤有不同程度的色素沉着。

知识点6：非典型型21-羟化酶缺陷临床表现 副高：掌握 正高：掌握

非典型型因酶缺陷较轻，男性化及电解质紊乱症状不明显，女性中仅可见多毛及月经不规则。

知识点7：11β-羟化酶缺陷的临床表现 副高：掌握 正高：掌握

11β-羟化酶缺陷，在CAH中约占5%，为常染色体隐性遗传，该酶基因定位于8号染色体，在11-β位起羟化作用，同样也催化合成醛固酮所需要的C18。主要表现为女性男性化，男性患儿有生长迅速及阴毛过早生长，其他表现还有：青春期异常，月经不规则，多毛，痤疮及不育。多数患者有轻度高血压，而少数患者有重度高血压及低血钾。

知识点8：3β-羟类固醇脱氢酶缺陷的临床表现 副高：掌握 正高：掌握

3β-羟类固醇脱氢酶缺陷，使3β-羟类固醇不能向3-酮甾类转化，因而影响醛固酮、皮质酮及性类固醇的合成。该型较为罕见，表现为糖及盐皮质激素均不足，出生后即可有失钠、失水、恶心及呕吐，如不能及时诊断及治疗则有生命危险。大多数典型的女性患者中有轻度男性化，如阴蒂肥大，大阴唇融合等，原因为胎儿肾上腺分泌了过量的脱氢异雄酮（DHEA），小部分DHEA能通过肾上腺外途径转化为睾酮。

知识点9：17α-羟化酶缺陷的临床表现 副高：掌握 正高：掌握

17α-羟化酶是位于肾上腺和性腺内质网的单酶，基因定位于10号染色体。临床表现为女性青春期延迟，有高血压和低血钾碱中毒；男童可能作为女童抚养，常因腹股疝伴隐睾而就诊，染色体呈XY。

知识点10：胆固醇侧链裂解酶缺陷（StAR缺陷）的临床表现 副高：掌握 正高：掌握

胆固醇侧链裂解酶缺陷（StAR缺陷），以往也称类脂性肾上腺增生，因肾上腺增大并有脂质聚积而得名。为CAH中最少见的类型和最严重的类型。该酶存在于肾上腺的线粒体中，基因定位于15号染色体，是胆固醇侧链裂解酶，介导20，22-碳链酶系列反应。性染色体XY的男性睾丸不能合成睾酮，可表现有女性外生殖器外观，而女性则可具有正常外生殖器。由于糖皮质激素和盐皮质激素不足，临床表现有营养不良、嗜睡、腹泻、呕吐、低血压、脱水、低钠血症、高血钾和代谢性酸中毒。腹部CT示肾上腺增大，并存脂质堆积。因睾酮分泌少，性征异常表现不明显，该病多数以46，XY存活的患者均作为女性抚养，并施行性腺切除。

二、诊断与鉴别诊断

知识点11：先天性肾上腺皮质增生症的诊断原则　　副高：掌握　正高：掌握

诊断肾上腺疾病引起的男性化改变并不容易。对出现男性化症状的儿童或成人，应明确是否有肾上腺疾病；如属肾上腺疾病还应明确是增生还是肿瘤；如系肿瘤则应准确定位，并判断是良性或恶性。

知识点12：21-羟化酶缺陷实验室诊断　　副高：掌握　正高：掌握

（1）血激素测定　①皮质激素，测定值可能呈正常的低值或更低；②17α-羟孕酮（为21-羟化酶作用环节前积聚物质），显著升高，甚至可达正常值的数百倍；③醛固酮，此激素改变后有时难以测定，则可借助于肾素值；④肾素，醛固酮值低下时，肾素水平即增高。肾素/醛固酮的比值也升高。

（2）血钠减少，血钾升高。

（3）尿激素测定　17-羟类固醇低下，反映皮质醇水平低。17-酮类固醇升高，反映雄激素合成过多，代谢产物也增多。孕三醇高水平，为17α-羟孕酮的代谢产物。

知识点13：11β-羟化酶缺陷实验室诊断　　副高：掌握　正高：掌握

除临床症状与体征外，实验室测定显示：①尿液，脱氧皮质酮和脱氧皮质醇的四氢代谢产物值升高；如做ACTH刺激试验，则测定值更高，数百倍于正常值；尿17-酮类固醇值明显升高；②血醛固酮和肾素水平呈低水平；③血钠可正常，血钾可能正常或降低；④血雄激素如雄烯二酮、睾酮水平升高。

知识点14：3β-羟类固醇脱氢酶缺陷实验室诊断　　副高：掌握　正高：掌握

诊断3β-羟类固醇脱氢缺陷依据血清17-脱氢孕烯醇酮和脱氢表雄（甾）酮（DHEA）或3β-羟类固醇水平升高。

知识点 15：17α-羟化酶缺陷实验室诊断 副高：掌握 正高：掌握

伴有高血压的男性假两性畸形应考虑 17α-羟化酶缺陷，实验室检测中血清孕酮，DOC，皮质酮，18-羟皮质酮和 ACTH 升高。

知识点 16：先天性肾上腺皮质增生症影像检查 副高：掌握 正高：掌握

B 超、CT 或 MRI 在必要时选用，可发现双侧肾上腺弥漫性增大。21-羟化酶及 3β-羟类固醇脱氢缺陷时盆腔超声确定苗勒组织存在也能帮助诊断。如发现女性假两性畸形时，影像学检查能发现存在子宫及增大的肾上腺，而在男性则仅有增大的肾上腺。当肾上腺大小正常，患者表现有男性化时需与真两性畸形鉴别。CAH 经治疗后肾上腺大小能恢复正常。已有 17α-羟化酶缺陷和 21-羟化酶缺陷并发肾上腺髓脂肪瘤的报道，通过 CT 观察脂肪密度能做出诊断。

知识点 17：成人肾上腺性征异常症的鉴别 副高：掌握 正高：掌握

成人肾上腺性征异常症还应考虑与下列疾病相鉴别：①特发性多毛症；②库欣综合征；③斯坦因-利文撒尔综合征。④并发肢端肥大症的肾上腺男性化病；⑤卵巢雄性细胞瘤。

三、药物治疗

知识点 18：在患儿中应用氢化可的松的目的 副高：掌握 正高：掌握

在患儿中应用氢化可的松的目的为：①补充激素的不足，抑制垂体 ACTH 分泌；②阻止肾上腺分泌过多的雄性激素及男性化改变；③预防身体过快增长及骨成熟；④使正常性腺发育；⑤并纠正水和钠损失或与之相关的高血压。

知识点 19：药物治疗具体方法 副高：掌握 正高：掌握

（1）提倡用药个体化，视病情和年龄而定，原则为使用最小剂量，并能控制生长速度和青春发育时间。

（2）急症治疗可应用等渗盐水静脉滴注纠正钠不足。

（3）为防止低血糖需静脉滴注 5%葡萄糖溶液。

（4）盐类固醇替代治疗可每天用氟氢可的松 0.05~0.15mg，而糖皮质激素类替代治疗最好用氢化可的松，口服时 50%能吸收，治疗量每天为 12.5mg/m^2。

（5）应激状态时还需额外补充糖皮质激素，如手术应激时的需要量一般为生理替代量的 3~10 倍。

（6）在成年女性中，为防止男性化和维持规则的排卵周期，需持续用糖皮质激素治疗，常用泼尼松龙和地塞米松治疗，剂量分别为每天 7.5mg 和 0.5mg。

四、两性畸形的外科治疗

知识点 20：两性畸形外科手术前准备工作　　副高：掌握　正高：掌握

对于生殖器官有异常患者，成功的药物治疗建立后，可以通过外科手术达到治疗目的。手术前对本病一般通过染色体检查、血浆类固醇测定、X 线、B 超及内镜检查来进行诊断和鉴别诊断。要求患者为正常女性或男性染色体。必要时对内生殖器可通过 B 超或借助腹腔镜了解。

知识点 21：切除性腺与激素替代治疗　　副高：掌握　正高：掌握

首先考虑第二性征的形式，真两性畸形中，一侧为睾丸，一侧为卵巢，需切除有矛盾的性腺。对卵睾结构者，作为女孩抚养的患儿，其卵巢组织应保留；而作为男孩抚养者，卵巢可切除。对与青春期第二性征相矛盾的性腺应切除。另外性腺的部位异常者，有时也有性腺切除指征，如腹股沟或阴唇部位的睾丸容易受伤，未降或下降不全的睾丸容易恶变且不易观察。

性激素替代治疗通常根据确诊时患者的年龄，对年轻者推荐使用性激素替代治疗。男性假两性畸形需要用手术矫正外生殖器，并补充雄性激素。≥12 岁的女性则补充雌激素。

知识点 22：外生殖器的成形重建手术　　副高：掌握　正高：掌握

手术目的是使外生殖器外观尽可能正常，并争取患者有正常婚姻生活。一般女性器官重建较男性更容易，所以只有在阴茎发育良好的情况下决定做男性化手术。女性手术原则为缩小阴蒂（完全切除或部分切除），使其接近正常大小，并将尿道和阴道开口重建于会阴部，建议手术在 18 个月至 2 岁时施行。男性手术通常在学龄前完成，这些手术包括：阴茎伸直术；尿道成形术；重建阴囊术及睾丸复位固定或切除发育不良之隐睾，并在必要时植入睾丸假体。

第二节　女性化肾上腺肿瘤

知识点 1：女性化肾上腺肿瘤概念　　副高：掌握　正高：掌握

女性化肾上腺肿瘤绝大多数为高度恶性。肿瘤主要经肝、肺和局部淋巴结转移。多数患者发生在 25~50 岁。从出现症状至死亡一般都在 2 年之内，在一些经手术切除肿瘤的儿童病例中，仅部分患者能长期存活。

知识点 2：女性化肾上腺肿瘤临床表现　　副高：掌握　正高：掌握

女性化肾上腺肿瘤最常见的表现和主诉为男性乳房女性化，一般以双侧多见，伴有乳房压痛，乳晕区色素沉着。约1/2的患者性欲或性功能减退，1/4者毛发分布呈女性特征，阴茎萎缩，有肥胖，皮肤有紫色条纹，骨质疏松和类固醇性糖尿病，部分患者精子数减少，儿童患者除乳房女性化外，生长及骨质成熟加速。这类肿瘤的瘤体通常很大，腹部通常可触及包块。

知识点3：女性化肾上腺肿瘤实验室检查 副高：掌握 正高：掌握

尿中雌激素增加，以雌甾酮、雌二醇和雌三醇水平增高为主。若孕酮明显升高时能提示癌肿诊断。部分患者尿中17-OHCS和17-KS水平升高。

知识点4：女性化肾上腺肿瘤影像学检查 副高：掌握 正高：掌握

B超、CT或MRI能显示肾上腺部位占位性病变，对该病的诊断和鉴别诊断，对肿瘤有无局部转移、邻近器官受累及情况及手术难易的评估有重要价值。因该肿瘤多数为高度恶性，肿瘤在短期内有远处转移，利用影像学检查有助于诊断。

知识点5：女性化肾上腺肿瘤病理学检查 副高：掌握 正高：掌握

用于术后进一步明确诊断，单从病理学观察，有时鉴别肿瘤是良性或恶性会有一定困难，因此即便诊断为良性腺瘤的患者，术后也应进行长期随访。

知识点6：女性化肾上腺肿瘤手术治疗 副高：掌握 正高：掌握

对这类肿瘤的治疗原则是尽早手术，切除范围应包括一侧肾上腺及所有肾上腺周围脂肪、结缔组织和淋巴组织。因对侧肾上腺可能萎缩，术中及术后应适当补充糖皮质激素。经手术治疗后，乳房女性化可消退，性欲恢复及睾丸体积增大，尿中雌激素、17-OHCS和17-KS水平下降。若术后症状持续存在，类固醇水平不降或上升则提示有分泌功能的肿瘤已转移，对有转移或不能耐受手术者可用邻氯苯对二氯乙烷治疗。

第三节 男性化肾上腺肿瘤

知识点1：男性化肾上腺肿瘤病因病理 副高：掌握 正高：掌握

该病是因为肾上腺皮质肿瘤产生了过量的雄性激素，从而引起男性化表现，儿童和成人均可发病。这类肿瘤可以有完整的包膜，肿瘤切面呈黄褐色，瘤体一般较大，生长迅速，晚期肿瘤可以向邻近组织和器官浸润，并能够沿主动脉淋巴结转移，远处可转移至肺、肝、脑及骨。

知识点 2：男性化肾上腺肿瘤临床表现　　副高：掌握　正高：掌握

男女儿童均可表现有肌肉发达、生长迅速、骨龄和骨骺提前融合。青春期前的男孩可见阴茎，阴毛和腋毛如成人状，前列腺增大，但睾丸体积不大；而女孩可见阴毛生长、阴蒂肥大。成年女性患者常见于停经后，有多毛、皮肤痤疮、月经不调、乳房和子宫萎缩、声音低沉等，常伴有高血压。

知识点 3：男性化肾上腺肿瘤实验室检查　　副高：掌握　正高：掌握

血清雄激素水平为必查项目。90%表现有多毛的女性有睾酮或双氢睾酮水平升高。催乳素升高对排除多囊卵巢综合征有意义。对怀疑库欣综合征者，可用地塞米松抑制试验和测定 24h 尿游离氢化可的松水平进行鉴别。利用 ACTH 刺激试验，测定 0 和 60 分钟 17-羟孕酮和 17-羟烯醇酮水平以筛选出 CAH。

知识点 4：男性化肾上腺肿瘤影像学检查　　副高：掌握　正高：掌握

CT、MRI 及 B 超对诊断肾上腺占位性病变十分重要，CT 对肾上腺肿瘤的检出率可达 95%~99%，但上述检查均不能鉴别肿瘤有无内分泌功能。腺瘤形态多为圆形，边缘清楚，而肾上腺癌边缘多不规则。IVP 时肾上腺肿瘤的诊断也有一定意义，如瘤体较大时，肾可以受压下移，肾上盏有推挤或变形改变。

知识点 5：男性化肾上腺肿瘤治疗　　副高：掌握　正高：掌握

该病的首选治疗为手术，通过手术切除腺体肿瘤可以达到治愈的目的，对无明显远处转移的癌病灶，应争取行根治性切除。对邻近组织有转移的患者，在手术切除的基础上行放疗或化疗。有明显转移的病变可试用双氯苯三氯乙烷（O，P’-DDD），联合氟尿嘧啶（5-FU），O，P’-DDD 一般应用 10~12g/d。

第六章 肾上腺恶性肿瘤

第一节 肾上腺神经母细胞瘤

知识点1：肾上腺神经母细胞瘤的概念 副高：掌握 正高：掌握

神经母细胞瘤是起源于肾上腺髓质和交感神经节神经嵴细胞的恶性肿瘤，是儿童最常见的颅外实体瘤。生长迅速，很小的肿瘤即可通过淋巴系统和血液转移至肝、骨髓甚至皮下。

知识点2：肾上腺神经母细胞瘤的发患者群及发病部位 副高：掌握 正高：掌握

神经母细胞瘤临床少见。成人偶有发生，是儿童最常见的一种肿瘤，约占儿童恶性肿瘤的1/10，新生儿恶性肿瘤的1/5~1/2。神经母细胞瘤发病率为1/10000，可发生于肾上腺、盆腔和交感神经链的任何部位，其中75%发生于腹膜后，50%在肾上腺，25%在交感神经节。89%以上患者发病年龄在5岁之内，平均诊断年龄为19个月。

知识点3：肾上腺神经母细胞瘤的病因 副高：掌握 正高：掌握

病因不清，与遗传和环境因素相关。患者有大量染色体异常，包括染色体缺失、易位等，其中超过25%的患者存在1号染色体短臂缺失。家族性神经母细胞瘤呈常染色体显性遗传，目前发现致病基因可能位于染色体16p12-13部位。

知识点4：肾上腺神经母细胞瘤的病理 副高：掌握 正高：掌握

肾上腺神经母细胞瘤早期有完整包膜，肿瘤呈实质性、中等硬度，呈分叶状或结节状，表面血管丰富，肿瘤大小、形状不定，小者数厘米，大者可占据整个腹腔。较小时有包膜，发展到较大时，包膜即不完整，可并发出血、坏死、囊性变及钙化等。

切面为灰黄色或淡红色，常有出血坏死，早期可侵入周围组织，边界不清。镜下可见神经母细胞瘤细胞密集如同淋巴样组织，未分化的原始神经母细胞巢，肿瘤细胞胞质少，核大深染，细胞排列成玫瑰状，中间有条状浅着色的神经原纤维。

肿瘤组织内有神经分泌颗粒，可合成、分泌、储存及释放多种儿茶酚胺化合物，但因在进入血液循环前已经失活，故无相关临床表现。

肿瘤可多发，恶性程度高，发展快，转移早，可早期穿破包膜浸润至周围组织，发现时半数已有远处转移，可经血液、淋巴转移到骨骼（如颅骨眼眶部）、肝，皮下及骨髓等处。有时转移瘤很多，原发瘤很小。有时可自然消退或者转化为良性神经节细胞瘤。

知识点5：肾上腺神经母细胞瘤临床表现 副高：掌握 正高：掌握

神经母细胞瘤临床表现变化多样，主要取决于肿瘤位置和是否出现转移。患儿可表现为贫血、发热、易激惹等但往往缺乏特异性。大多数患儿有腹痛或可触及的深而固定的腹部包块，但是70%的患者诊断时已存在转移，故表现出转移症状，如骨或关节疼痛、眼眶淤斑、咳嗽或呼吸困难。还有的患者存在副瘤综合征，如因儿茶酚胺释放过多引起的阵发性高血压、头痛等类似嗜铬细胞瘤的症状。

知识点6：肾上腺神经母细胞瘤实验室检查 副高：掌握 正高：掌握

（1）常规检查　血红蛋白减少、淋巴细胞增多（$>3\times10^9$/L）。

（2）生化检查　显示肾上腺内分泌功能正常，血、尿中肾上腺素（E）、去甲肾上腺素（NE）、高香草酸（HVA）及3-甲氧-4羟基苦杏仁酸（VMA）呈升高。

（3）血浆癌胚抗原阳性，预示预后差。

（4）尿中查出胱硫醚　表示有转移；单克隆抗体E_3显示有转移性肿瘤；特异性血清试剂显示淋巴结转移。

（5）放射性免疫性检查　显示有细胞毒性淋巴细胞、血清封闭抗体、细胞毒性抗体；血中血管活性肠肽（VIP）值增高，可区别肿瘤性腹泻与非肿瘤性腹泻。

知识点7：肾上腺神经母细胞瘤影像学检查 副高：掌握 正高：掌握

（1）X线检查　X线平片显示肿块软组织阴影。25%~50%肿块阴影内有散在呈分散钙化点；排泄性尿路造影显示肾上腺肿瘤将肾及输尿管压迫、推挤向外下方移位；肿瘤在盆腔压迫输尿管致肾积水时，肾不显影；动脉造影显示肿瘤的供应血管。在骨转移时，X线检查显示骨质破坏、骨质疏松、病理性骨折，骨皮质有溶骨性变化，骨骺近端有虫蚀状破坏，骨膜下有新骨形成。

（2）超声检查　鉴别囊性或实质性肿瘤。显示实质性占位病变，呈界限清楚，但不规则、非均质光团，有钙化之声影；并发坏死、出血时，则密度不均；可显示肝转移。

（3）CT、MRI检查　对显示原发与复发肿瘤敏感，亦可估计不能切除的肿瘤经化疗或放疗后的疗效。MRI可用于评估椎管内肿瘤以及肿瘤与大血管的关系。

知识点8：肾上腺神经母细胞瘤其他检查 副高：掌握 正高：掌握

（1）放射性核素骨扫描　显示骨转移，较X线检查可早期发现骨转移、骨髓转移。

（2）骨髓检查 行骨髓穿刺涂片检查可明确诊断。已很少用。

（3）细针穿刺活组织检查 在B超引导下对肿瘤行细针穿刺活检可确诊。

知识点9：肾上腺神经母细胞瘤与肾上腺皮质癌的鉴别诊断

副高：掌握 正高：掌握

肾上腺皮质癌的病程短、发展快、体积大，影像学检查密度不均，有液化、钙化，向周边组织浸润、转移征象，可与之混淆。往往年龄较大，多发生于成年人或老年人中，无明显骨转移、骨髓转移，而神经母细胞瘤多为婴幼儿发病，早期肝、骨、淋巴结等的转移，肿瘤穿刺活组织检查可予以明确鉴别。

知识点10：肾上腺神经母细胞瘤治疗原则

副高：掌握 正高：掌握

早期发现的小肿瘤如能确诊可争取手术切除，转移灶引起局部功能异常可行姑息性手术，但预后多较差。仅一小部分肾上腺神经母细胞瘤可自然消退，甚至可发生在有广泛转移的晚期病例，类似情况在年龄越小者出现的机会越多，原因尚不明白。

知识点11：肾上腺神经母细胞瘤手术治疗适应证

副高：掌握 正高：掌握

肾上腺神经母细胞瘤一经诊断，应及早手术切除。术中如已发现肿瘤转移，应尽量切除原发病灶及转移的淋巴结。如肿瘤巨大与周围大血管粘连时，应尽量大部分切除肿瘤，以残余瘤组织作为标志物瘤，待术后做放射治疗。

知识点12：肾上腺神经母细胞瘤手术治疗禁忌证

副高：掌握 正高：掌握

术前已证实广泛转移的病例，不宜行手术治疗，可配合化学治疗及放射治疗。

知识点13：肾上腺神经母细胞瘤手术治疗要点

副高：掌握 正高：掌握

切口多采用腹上区横切口或腹上区肋缘下“八”字形切口，巨大的肿瘤可行胸腹联合切口，也可采用单侧腹部斜直切口。切开肾周围筋膜，显露肾：钝性游离肾周围脂肪，显露肾上腺及肿瘤。也可先展露下腔静脉，防止撕破肾上腺静脉。结扎切断肾上腺静脉，切除肿瘤：肾上腺静脉结扎切断后，提起肿瘤，显露肾上腺底部及肾上极，利用肾上腺底部组织加以牵引，将肿瘤切除。

知识点14：肾上腺神经母细胞瘤术中注意要点

副高：掌握 正高：掌握

肿瘤若已侵犯肾时，病侧肾也应同时切除。肿瘤巨大，且瘤组织脆弱，血液循环丰富，术中有可能大出血及失血性休克，甚至危及生命，术中应保证足量输血，密切监测血压。分离右侧肿瘤时，应防止损伤下腔静脉、十二指肠；而左侧肿瘤要注意保护胰腺体尾部、脾静脉，左侧肾及结肠。

知识点 15：肾上腺神经母细胞瘤术后处理　　副高：掌握　正高：掌握

术后常规禁食及胃肠减压，减少腹胀。静脉补充液体，加强支持疗法。切口愈合后，开始放疗或化学治疗。神经母细胞瘤对放疗敏感，但单独使用放疗效果不理想。

知识点 16：肾上腺神经母细胞瘤药物治疗　　副高：掌握　正高：掌握

常用长春新碱及环磷酰胺合用。每隔 2 周应用长春新碱 1.5mg/m^2，环磷酰胺 300mg/m^2，交替用药，每种药物备用 6 周。持续 1 年。

第二节　无功能肾上腺皮质癌

知识点 1：无功能肾上腺皮质癌的概念　　副高：熟练掌握　正高：熟练掌握

无功能的肾上腺皮质癌（NACC）临床较少见，目前人们还无法认清其致病原因。因其无功能，所以不易早期发现，往往要待病变增大足以压迫邻近组织、器官或肿瘤组织出现坏死症状时才就诊。肿瘤体积通常很大，直径往往超过 10cm。

知识点 2：无功能肾上腺皮质癌的发病率　　副高：熟练掌握　正高：熟练掌握

肾上腺皮质癌发病率约为每年 2/100 万，其中无功能肾上腺皮质癌占肾上腺皮质癌的多数。肿瘤早期确诊率不高，许多患者就诊时，肿瘤已出现周围浸润或远处转移，且进展速度快，给临床治疗造成较大困难，患者预后通常不佳。随着影像学检查方法的改进及普及，肾上腺皮质癌常在健康体检或因其他疾病就诊时偶然发现，占肾上腺偶发肿瘤的10%~20%，故近年的实际发病率有所提高。发病年龄从 1 岁至 80 岁不等，以成年人或老年多见，男性多于女性。转移至淋巴结、肺、肝者多见，转移至骨骼、脑部者较少。

知识点 3：无功能肾上腺皮质癌的病理　　副高：熟练掌握　正高：熟练掌握

（1）无功能性肾上腺皮质癌的瘤体体积大多直径>6cm，甚至可达 30cm，重达 1kg，甚至 5kg。瘤体直径 3cm 以下少见。

（2）多为单侧发病（发生在双侧，良性腺瘤多见）。

（3）肿瘤外形常不规则，小瘤体可有薄的被膜，大肿瘤常已侵犯包膜及周边组织，呈浸润性生长，正常肾上腺组织被破坏或被淹没。

（4）肿瘤浸润上至肝，下及肾，前为腔静脉，后为脊柱，可引起周边脏器受压移位。

（5）癌肿切面颜色和腺瘤相似，呈棕黄色，质地较松脆，常见广泛出血和坏死，有时可见装满坏死物的假性囊肿，较大者可见钙化和灶性纤维化。

（6）常转移到腹主动脉淋巴结或血行转移到肺、肝等处。

（7）光镜下肿瘤细胞呈多形性，瘤细胞大小不等，分化差者异型性核不规则，可见大量梭形细胞和核分裂象，亦可见病理分裂象。

（8）肿瘤内血管丰富，血管壁薄，癌组织易侵入血管内。

知识点4：无功能肾上腺皮质癌的临床表现　　副高：熟练掌握　正高：熟练掌握

无功能性肾上腺皮质癌，起病多缓慢，症状表现各异，常有乏力、消瘦，约1/2患者出现间歇性低热，与肿瘤内坏死组织吸收有关。约2/3患者出现病灶侧季肋区及腹外侧区疼痛，瘤体大者在体位变化时疼痛加重，可因肿瘤侵犯包膜或使肾扭转、移位引起。体检时1/3病例可触及腹部包块，少数病例可因瘤体挤压致肾动脉狭窄引起高血压。较大肿瘤可伴发低血糖。而在无功能障碍表现者中常有尿17-KS的增高。

临床上有时初发表现即为远处转移的症状，如肺部的多发性病灶，阴道转移的妇科症状，肾转移的血尿。肠转移的消化道出血以及骨、脑、眼转移等症状。

知识点5：肾上腺皮质癌的实验室检查　　副高：熟练掌握　正高：熟练掌握

所有肾上腺皮质肿瘤都应进行肾上腺功能测定，尤其是非功能性肾上腺皮质肿瘤。有时虽无突出临床症状，不一定是非功能性肿瘤；而实验室检查异常者，不一定都有相应的临床表现。

肾上腺皮质分泌功能的检查，包括血浆皮质醇、17-OHCS、17-KS、CA、VMA以及血浆醛固酮、肾素活性检查，电解质、性激素（雄性酮、孕烯雌酮）及糖耐量试验，小剂量地塞米松抑制试验等。

非功能性肾上腺皮质肿瘤血、尿皮质醇多正常，因肿瘤过大，消耗过多，可发生低蛋白血症、低血糖。如双侧大肿瘤可伴发血、尿皮质醇低于正常，醛固酮多正常，17-酮皮质类固醇少数可有轻度增高。

知识点6：肾上腺皮质癌影像学检查重要性　　副高：熟练掌握　正高：熟练掌握

CT或MRI等影像学检查在肾上腺皮质癌诊断中不可或缺。特别是非功能性无症状的肾上腺肿瘤更需要依靠影像学检查明确诊断，以确定肾上腺有无异常，是否有肿瘤，帮助定位与确定肾上腺肿瘤性质。

知识点7：肾上腺皮质癌B超检查　　副高：熟练掌握　正高：熟练掌握

B 超检查显示良性肿块回声较高；恶性者呈低回声，内有液化坏死时，其间有复合回声。

知识点 8：肾上腺皮质癌 CT 检查　　副高：熟练掌握　正高：熟练掌握

对肿块性质的确定可提供较多帮助。腺瘤呈类圆形，一般<5cm，表面光滑，包膜完整，密度均匀，增强扫描少有强化。肾上腺皮质癌一般较大（>5cm），轮廓不规整，密度不均匀，增强扫描时强化，边缘多有钙化；内部出血坏死、包膜外浸润、静脉瘤栓形成等均为肾上腺恶性肿瘤的影像学表现。常侵犯周边结构，如肝、肾、腔静脉，推挤肝、肾，压迫胃、结肠，短期内可有增大。

知识点 9：肾上腺皮质癌 MRI 检查　　副高：熟练掌握　正高：熟练掌握

较 CT 对其诊断有更多组织特性，清楚显示与周边结构关系。MRI 图像中 T_1 和 T_2 加权信号比值对鉴别皮质癌、无功能腺瘤、嗜铬细胞瘤有重要意义。

知识点 10：肾上腺皮质癌排泄性尿路造影　　副高：熟练掌握　正高：熟练掌握

可显示肾上腺肿块，推挤肾向下外方移位。钡餐透视显示胃结肠受压移位。必要时行主动脉造影及选择性肾上腺动脉造影，对多血管性肾上腺肿瘤有诊断价值。肾上腺静脉造影常与静脉取血测定激素水平结合应用。

知识点 11：肾上腺皮质癌放射性核素检查　　副高：熟练掌握　正高：熟练掌握

腺瘤可显示呈均匀性放射性浓集，而腺癌呈不均匀放射性浓集表现。

知识点 12：肾上腺皮质癌与肾上腺皮质转移瘤的鉴别诊断
副高：熟练掌握　正高：熟练掌握

肾上腺皮质的非功能性肿瘤，应考虑与肾上腺转移瘤鉴别。最常见的是肺癌转移，其次为乳腺癌、甲状腺癌、结肠癌、黑色素瘤，还有肝癌、胃癌，以及肾癌、淋巴瘤等。可直接蔓延，或经血、淋巴转移，应行相关之体格检查，胸部 X 线片，肝、肾 B 超，CT 检查，泌尿系造影等寻找原发病灶。转移瘤本身有其特点，短期内可见增大，发展速度快，瘤内可有出血坏死和钙化。

知识点 13：肾上腺皮质癌与肾上腺髓性脂肪瘤的鉴别诊断
副高：熟练掌握　正高：熟练掌握

较大的肾上腺髓性脂肪瘤可有出血坏死，瘤内密度不均，须与肾上腺皮质癌相鉴别，后者多有包膜或周边脏器浸润征象，MRI 和 CT 增强扫描可见不规则密度增强影，而髓性脂肪瘤为少血管性肿瘤，增强扫描变化不大。

知识点 14：肾上腺皮质癌手术治疗　　副高：熟练掌握　正高：熟练掌握

对于肾上腺皮质癌，一经诊断即应考虑手术治疗，即使有浸润或转移的癌也不应轻易放弃手术切除机会。手术包括彻底切除和姑息切除，彻底切除应包括其周围脂肪组织、可疑肿瘤受侵区及淋巴结、受累器官。肾静脉或下腔静脉癌栓不是根治切除的禁忌。少数情况下可能只需行肾上腺肿块切除，但多数情况肾上腺皮质癌较大，推荐开放手术，腹腔镜手术可根据患者病情选择，但术后复发率高（40%）。

知识点 15：肾上腺皮质癌药物治疗　　副高：熟练掌握　正高：熟练掌握

（1）米托坦　该药能使原发瘤及转移瘤的瘤体缩小，适用于晚期肿瘤或术后残留者，开始剂量为 2g/d，逐渐增加至每日 4～6g，最大剂量可加至 8～10g。

（2）氨鲁米特　该药可抑制皮质激素的合成，主要用于皮质癌伴有肾上腺皮质功能亢进的患者。每日剂量为 0.75～2g。

（3）美替拉酮　能抑制肾上腺皮质激素的合成。剂量为 250～500mg/6h。

知识点 16：肾上腺皮质癌射频消融治疗　　副高：熟练掌握　正高：熟练掌握

适用于无法手术的肾上腺皮质癌或其多发转移病灶，具有安全、微创等优点。Wood 等采用 B 超或 CT 引导下射频消融治疗肾上腺皮质癌及其转移病灶，发现所有肿瘤均体积减小、MR 图像上增强信号消失，肿瘤由瘢痕组织所替代；对于直径小于 5cm，射频消融能使 67%的肿瘤完全消融，缓解肿瘤局部症状并延长晚期皮质癌患者生存期。近年来采用介入治疗栓塞肿瘤供血动脉，术后肿瘤体积明显缩小，分泌功能降低，缓解了原发病灶引起的局部症状，提高了晚期肿瘤患者的生活质量。

知识点 17：肾上腺皮质癌预后　　副高：熟练掌握　正高：熟练掌握

诊断时已有远处转移者，大部分生存时间不超过 1 年。手术切除的Ⅰ～Ⅲ期患者 5 年生存率约为 30%。较小的年龄、出现症状半年内确诊，肿瘤重量小于 100g 是对预后有利的因素。

第三节　肾上腺转移癌

知识点 1：肾上腺转移癌的发病率　　副高：熟练掌握　正高：熟练掌握

肾上腺是恶性肿瘤易转移的部位之一。肿瘤转移至肾上腺的发病率高，为26%~50%。在肾癌根治标本中发现肾上腺转移癌为1.2%~10%，但在扩散的肾癌病例中尸检发现肾上腺转移者为7%~23%。

知识点2：肾上腺转移癌的临床表现　副高：熟练掌握　正高：熟练掌握

肾上腺转移癌既可以发生在皮质，也可以发生在髓质，但以发生在髓质者多见。病灶隐匿，一般均无肾上腺皮质或髓质功能异常表现，初始无特异临床表现，不易及时发现。少数肾上腺转移癌者因双侧转移导致肾上腺功能低下。以后除原发病灶症状外，多表现为腰腹部胀痛及腹部包块，甚至有急腹症，其症状主要取决于病灶的大小。

知识点3：肾上腺转移癌的诊断　副高：熟练掌握　正高：熟练掌握

肾上腺转移癌的诊断主要依靠B超、CT及MRI检查。B超诊断率可达90%，B超可发现直径为1.0cm以上的肾上腺肿瘤，肾上腺转移癌为实质性弱回声肿物，常呈椭圆形或分叶状，边界欠平整。CT检出率可达98%，CT能发现直径<0.5cm的肾上腺肿瘤，肿瘤密度不均，边界不清晰，大多有增强效应。肾上腺转移癌的MRI表现与肾上腺皮质癌相似，但其体积不如肾上腺皮质癌大，T_1加权信号低，T_2加权信号增高，多数不均匀。而PET确诊率达100%，缺点是价格昂贵。

知识点4：肾上腺转移癌的鉴别诊断　副高：熟练掌握　正高：熟练掌握

肾上腺转移癌应与肾上腺原发癌及肾上腺良性肿瘤相鉴别。原发肾上腺癌或肾上腺良性肿瘤可有肾上腺皮质或髓质功能亢进表现，生化检测、影像学检查及放射性核素显像有助于鉴别。细针穿刺活检不失为一种有效的鉴别方法。

知识点5：肾上腺转移癌的治疗方式选择　副高：熟练掌握　正高：熟练掌握

肾上腺转移癌的治疗方式包括手术、化疗加手术、化疗、放疗。对于肾上腺转移癌，手术切除转移癌为治疗的最佳选择。对原发癌能彻底控制、单一肾上腺转移和一般状态好的患者均应行手术切除。手术方式多采用单纯肾上腺切除。肿瘤体积较大时宜采用经腹部切口，以避免重要脏器的损伤，对体积小的肿瘤可采用腰部切口。关键步骤为游离肾脏，将肾脏向下、向内侧推移，即可获得较大而清楚的手术野，使操作顺利进行。受累肾上腺的区域淋巴结清除手术病死率高，除非肾上腺转移灶向外生长累及周围组织脏器，一般不采用此术式。

第三篇 肾脏疾病

第一章 肾脏解剖和生理

第一节 肾脏应用解剖

知识点1：肾脏的形态 副高：熟练掌握 正高：熟练掌握

肾脏是赤褐色成对的器官，外形似蚕豆，中央为肾门，是肾血管、肾盂、神经及淋巴管出入之处。其排列顺序为：肾静脉在前、肾动脉居中、输尿管在最后面，该处合称为肾蒂。肾门向内延续为肾窦。通常男性的单个肾重约150g，女性约135g，垂直长度10~12cm，左右横径5~7cm，前后径3cm，由于上方肝脏压制，右肾比左肾稍微短而宽，儿童肾脏相对较大，且有更加明显的胎儿分叶状，这种分叶出生时存在，通常在出生后1岁内逐渐消失，偶见于成人。另一个正常变异是肾脏外侧缘的突起，称驼峰肾，是一种正常变异，左侧多于右侧，有人认为是由于受到脾脏或肝脏向下的压力形成。

知识点2：肾脏的位置 副高：熟练掌握 正高：熟练掌握

肾位于腰部脊柱两侧，左右各一，紧贴腹后壁，位于腹膜后面；左肾上极平第11胸椎，其后方有第11肋、第12肋斜行跨过，下端与第2腰椎齐平。右肾上方与肝相邻，位置比左肾低半个到1个椎体，右肾上极平第12肋胸椎，下极平第3腰椎，第12肋斜行跨过其后方。

知识点3：肾脏的分层结构 副高：熟练掌握 正高：熟练掌握

肾脏为实质器官。外层为皮质，厚度约为1cm，该层富有血管及肾小球，颜色较髓质深，为红褐色。皮质的深层为髓质，占整个肾实质的2/3，该层血管较少，致密而有条纹。髓质是由8~18个肾椎体组成，伸向肾窦部分称为肾乳头，肾乳头上有10~25个小孔，开口于肾小盏。肾椎体另一侧向皮质伸出许多放射状条纹，称髓放线。皮质嵌入椎体之间的部分为肾柱。每1~2个肾乳头被一个漏斗状的肾小盏包绕，2~3个肾小盏合成肾盂，肾盂向下逐渐缩小连续于输尿管。

知识点4：肾的被膜　　副高：熟练掌握　正高：熟练掌握

肾实质包以肌织膜，由平滑肌纤维与结缔组织构成，紧贴附着不易剥离。在肌织膜外有三层包膜，分别是纤维囊、脂肪囊和肾筋膜。纤维囊为一层结缔组织膜，薄而坚韧，由致密结缔组织和少数弹力纤维构成，在正常状态下，容易与肾实质剥离。但在某些病理情况下，由于与肾实质粘连而不易剥离。纤维膜外面是脂肪囊，为肾周围呈囊状的脂肪层。脂肪囊对肾起弹性垫样保护作用。肾筋膜位于脂肪囊的外面，由腹膜外组织发育而来。肾筋膜分前后两层，包绕肾和肾上腺。向上向外侧两层互相融合。向下两层互相分离，其间有输尿管通过。肾筋膜向内侧，前层延至腹主动脉和下腔静脉的前面，与大血管周围的结缔组织及对侧肾筋膜前层相连续；后层与腰大肌筋膜相融合：自肾筋膜深面还发出许多结缔组织小束，穿过脂肪囊连至纤维膜，对肾起固定作用。

知识点5：肾的血液供应　　副高：熟练掌握　正高：熟练掌握

肾的血液供应很丰富。正常成人安静时每分钟有1200ml血液流过两侧肾，相当于心排血量的1/5~1/4。其中约94%的血液分布在肾皮质层，5%~6%分布在外髓，其余不到1%供应内髓，通常所说的肾备注量主要指肾皮质血流量。肾血流量的调节包括肾血流量的自身调节和神经体液调节。

肾血流量的自身调节表现为动脉血压在一定范围内变动时，肾血流量仍然保持相对恒定。一般认为，自身调节只涉及肾皮质的血流量。血压在80~180mmHg的时候肾血流量应该保持恒定。肾血流量的神经和体液调节使肾血流量与全身的血液循环调节相配合。肾交感神经活动加强时，引起肾血管收缩、肾血流量减少。肾上腺素与去甲肾上腺素都能使肾血管收缩、肾血流量减少，血管升压素和血管紧张素等也能使肾血管收缩，前列腺素可使肾血管扩张。

肾动脉由腹主动脉垂直分出，其分支成叶间动脉→弓形动脉→小叶间动脉→入球小动脉。每支入球小动脉进入肾小体后，又分支成肾小球毛细血管网，后者汇集成出球小动脉而离开肾小体。出球小动脉再次分成毛细血管网，缠绕于肾小管和集合管的周围，所以，肾血液供应要经过两次毛细血管网，然后才汇合成静脉，由小叶间静脉→弓形静脉→叶间静脉→肾静脉汇集而成。肾小球毛细血管网介于入球小动脉和出球小动脉之间，而且皮质肾单位入球小动脉的口径比出球小动脉的粗1倍，因此，肾小球毛细血管内血压较高，有利于肾小球的滤过作用；肾小管周围的毛细血管网的血压较低，可促进肾小管的重吸收。

知识点6：肾淋巴引流　　副高：熟练掌握　正高：熟练掌握

肾内淋巴管大部分与肾血管伴行经肾柱在肾窦内汇成数根淋巴干，出肾门后来自肾包膜、肾周组织、肾盂和输尿管的淋巴管汇合在一起再进入肾门周围肾静脉旁淋巴结，再往近心端左右侧有所不同，左肾淋巴出肾门后汇入横膈和肠系膜下动脉之间的腹主动脉前面、后面和左侧淋巴结，偶见左肾淋巴引流到股后部淋巴结或膈上胸导管内；右肾淋巴出肾门后进入髂总血管和横膈之间的腔静脉和腹主动脉之间及下腔静脉四周淋巴结，偶可引流到股后部或腹主动脉左侧淋巴结。

知识点7：肾集合系统 副高：熟练掌握 正高：熟练掌握

肾集合系统起自肾皮质内的肾小囊，在这里肾小球滤出液从肾小球毛细血管滤出，由肾小囊流向近曲小管，近曲小管由覆以致密微绒毛的厚立方上皮组成，微绒毛大大增加了近曲小管的表面积，使滤出液在近曲小管内大部分被重吸收，近曲小管伸向皮质深部后变成髓襻，髓襻不同程度伸向肾髓质，髓襻在肾髓质内转向返回到肾的皮质部分时增粗变为远曲小管，返到各自肾小球的近曲小管部位，这里远曲小管再次转向肾深部变为集合小管，多个集合小管汇合成集合管伸向髓质深部，开口于髓质尖部的肾乳头。

位于肾髓质锥体尖端的肾乳头是肾集合系统第一个肉眼可见的结构，一般每个肾有7~9个肾乳头，但变异可有4~18个，肾乳头排列在互成90°的两个平面上，由于肾脏的旋转，前排肾盏朝向侧面，后排肾盏朝向正后方肾两极常形成复合肾盏，复合肾盏是肾锥体融合的结果，易引起肾实质的反流，临床上易造成复合性肾盏外侧肾实质的严重瘢痕化。

正对每个肾乳头的是肾小盏，其后较细部分叫漏斗部，肾盏数目、漏斗部的直径和长度变异很大，数个肾小盏互相合并后成2~3个肾大盏，通常称作上盏、中盏和下盏，肾大盏最终汇入肾盂，肾盂大小变异也很大，可从小的肾内型肾盂到大的肾外型肾盂，肾盂出口变窄叫做肾盂输尿管连接部，也是输尿管的起始部分。

第二节 肾脏生理功能

知识点1：肾脏的排泄功能 副高：熟练掌握 正高：熟练掌握

机体在新陈代谢过程中产生多种废物，绝大部分废物通过肾小球滤过、肾小管的分泌，随尿液排出体外。

知识点2：肾脏的内分泌功能 副高：熟练掌握 正高：熟练掌握

所谓内分泌功能，就是肾脏合成分泌一些物质，起调节机体功能的作用。

（1）分泌肾素、前列腺素、激肽　通过肾素-血管紧张素-醛固酮系统和激肽-缓激肽-前列腺素系统来调节血压。

（2）红细胞生成素　在肾脏合成后，刺激骨髓造血，产生红细胞，当肾脏有重病时，其不能合成，就会造成贫血。

（3）活性维生素 D_3 在肾脏合成后，进入肠管，可使肠管吸收钙增多，人体骨骼会更加强壮，肾脏有重病时，其不能合成，小儿会产生佝偻病，成人骨骼会变软，甚至引起疼痛、骨折。

（4）许多内分泌激素的降解场所，如胰岛素、胃肠激素等。当肾功能不全时这些激素半衰期（$t_{1/2}$）明显延长，从而引起代谢紊乱。

（5）肾外激素的靶器官，如甲状旁腺素、降钙素等，可影响及调节肾脏功能。

知识点3：调节机体水分平衡　　副高：熟练掌握　正高：熟练掌握

原尿流经肾小管和集合管时，经选择性重吸收作用，将对机体有用的物质重新吸收。近端肾小管的功能是将原尿中99%的水、电解质、蛋白质、糖等物质重吸收回血液循环中。原尿滤液中绝大部分的葡萄糖、氨基酸、蛋白质、维生素、钾、钙、钠、水、无机磷等都在近曲小管重吸收。正常人在机体缺水时，组织渗透压升高，通过渗透压感受器促进抗利尿激素的分泌，使远端小管和集合管对水的重吸收增加，尿比重上升，尿液浓缩；反之，当体内水分过多时，抗利尿激素的分泌减少，肾小管和集合管对水的重吸收减少，从而使尿比重降低，尿液稀释而排出机体多余的水分。

知识点4：调节电解质酸碱平衡　　副高：熟练掌握　正高：熟练掌握

肾脏是钠、钾、氯的主要排泄器官。近端小管上皮细胞有摄取功能，能将上述电解质经肾小球滤过后由出球小动脉带到近端小管间质摄取到细胞内，再分泌到肾小管腔内。肾小管上皮细胞能将本身产生的或血液内的物质，如 H^+、NH_3、尿酸、有机酸、肌酐、造影剂、抗生素等以这种方式排泄，分泌到尿中，调节人体电解质和酸碱平衡，排出代谢产物和进入人体内的某些药物等物质。

知识点5：原尿的形成　　副高：熟练掌握　正高：熟练掌握

肾脏最重要的功能就是形成尿液。肾门处的动脉进入肾实质后，逐渐分支成许多条细小动脉，然后与肾小球相连。显微镜下肾小球是一个由很多很细的血管即毛细血管组成的，而电镜看这些毛细血管上面有许多孔洞，就像筛网一样。在血液流经肾小球时，除了血细胞和大分子蛋白质外，几乎所有的血浆成分均可通过肾小球滤过膜，进入肾小囊而形成与血浆几乎等渗的滤过液即原尿。肾小球的滤过率主要与肾血流量、跨毛细血管静水压、肾小球滤过面积、通透性以及激素和各种血管活性物质有关。原尿里含有许多营养成分，如糖、氨基酸等，当它流经肾小管时，这些营养成分被全部重新吸收入体内，水分99%也被吸收，此时只剩余机体的代谢废物和很少的水分，它们就形成了尿液。尿液进入肾盂后，再经过输尿管流入膀胱，当潴留到一定量时，就被排出体外。

第二章　肾脏畸形

第一节　先天性肾发育不良

知识点1：先天性肾发育不良的概念　　副高：熟练掌握　正高：熟练掌握

肾未发育，体积小于正常肾的一半以上者称为先天性肾发育不良。

知识点2：先天性肾发育不良的病因　　副高：熟练掌握　正高：熟练掌握

先天性肾发育不良是由于胚胎时期血运障碍及肾胚基发育不良所致。

知识点3：先天性肾发育不良的病理　　副高：熟练掌握　正高：熟练掌握

先天性肾发育不良的肾呈分叶状，为幼稚性状态，肾盂、肾盏畸形，输尿管常闭锁，肾动脉多分支但无主干，肾位置较低或位于盆腔。肾单位少而小，肾泌尿功能差。单侧发病者对侧肾常代偿性增大，本病可为单侧发病、双侧发病或节段性发病。

知识点4：先天性肾发育不良的诊断　　副高：熟练掌握　正高：熟练掌握

（1）双肾发育不良多在早年死亡，如能存活可发生肾性佝偻病或侏儒病。表现为肾功能不全，单侧发病者表现为高血压常伴有视力障碍，节段性发病者罕见，亦表现为高血压症状。

（2）B超提示肾脏缩小，皮质变薄，CT显示肾实质及肾窦缩小，IVU可见肾影缩小，不规则，呈分叶状，肾盏短粗，无大盏，小盏呈杵状，肾盂发育不良。肾动脉造影实质内血管纤细，不规律，肾脏缩小，肾血管较细、多支，缺主干。

知识点5：先天性肾发育不良的鉴别诊断　　副高：熟练掌握　正高：熟练掌握

主要与萎缩性肾盂肾炎相鉴别，后者多见于成年妇女，有反复泌尿系感染病史。

知识点6：先天性肾发育不良的治疗　　副高：熟练掌握　正高：熟练掌握

双肾发育不良者晚期可考虑异体肾移植术，对单肾发育不良及节段性肾发育不良，若对侧肾功能良好，有高血压及肾功能严重受损者，可施行患侧肾切除术。

第二节 马 蹄 形 肾

知识点1：马蹄形肾的概念 副高：熟练掌握 正高：熟练掌握

两侧肾的下极或上极在身体中线融合形成蹄铁形，称为马蹄形肾。是所有肾脏融合异常中最常见的类型，90%为下极融合。两肾的融合部为峡部，其中85%为肾实质，15%为纤维组织。

知识点2：马蹄形肾的发病率 副高：熟练掌握 正高：熟练掌握

马蹄形肾在人群中发病率为1/1000~1/500，多见于男性，男女之比约为2∶1。此病可在所有年龄的人群中发现，但在尸检报告中，更多见于儿童。

知识点3：马蹄形肾的病因及发病机制 副高：熟练掌握 正高：熟练掌握

妊娠第4~6周出现异常，此时输尿管芽已经插入后肾组织，在第4、5周时双侧后肾胚相距很近，此时受到任何干扰都会导致两者的下极相连形成马蹄形肾。脐血管或髂动脉位置的改变也会影响肾脏的旋转和迁移导致部分融合，还有的人认为胚胎尾部发育或盆腔内其他器官的异常都可以引起两侧肾脏融合。

两侧肾脏在绕长轴旋转以前便相互连接发生融合，因此马蹄形肾的肾盂多朝向前方，如果融合时间延迟，肾盂会朝向前内侧，此外肾脏一般不能上升到其正常位置，通常我们认为肠系膜前动脉阻挡了峡部的上升，导致其位置低于正常。

知识点4：马蹄形肾的病理 副高：熟练掌握 正高：熟练掌握

马蹄形肾的融合部分大都在下极，构成峡部，峡部为肾实质及结缔组织所构成。其位于腹主动脉及下腔静脉之前及其分叉之稍上方，两肾因受下极融合的制约使之不能进行正常的旋转。

知识点5：马蹄形肾的临床表现 副高：熟练掌握 正高：熟练掌握

超过一半的马蹄形肾患者没有任何症状，多数在尸检时才发现畸形存在，其他的表现多为尿路梗阻、结石或尿路感染等症状，也会有下腹痛及胃肠道症状，当峡部压迫其后方的神经时会出现Rovsing征：腹痛、恶心、呕吐。30%的患者会出现尿路感染症状，而结石的发生率在20%~80%之间不等。5%~10%的患者因触诊时发现腹部肿块而发现马蹄形肾存在，还有患者因为肾动脉瘤行动脉造影时发现马蹄形肾。

如果UPJ梗阻则会出现严重的肾积水，其发生率高达1/3，异位输尿管在跨过峡部时成角，往往会引起狭窄。

知识点6：马蹄形肾的诊断 副高：熟练掌握 正高：熟练掌握

马蹄形肾患者有时可以在腹中部触及包块，除此之外与正常肾脏没有任何区别。患者往往是在因为其他原因行腹部超声或静脉尿路造影时偶然发现，产前超声检查可以在患儿出生前发现马蹄形肾的存在。其影像学特点包括：双肾位置偏低且更靠近脊柱；肾轴方向由正常的内上至外下改变为外上至内下或垂直；双肾下极在中线处相连；肾盂朝前，肾盏指向后方，下极肾盏朝内且位于输尿管内侧；输尿管连接肾盂的位置较高，上段位于前方像包绕着中线处的肿块等，如果检查中观察到以上特点可以确诊马蹄形肾。结石或肾盂输尿管交界部（UPJ）引起的梗阻会导致造影图像模糊，难以判断，此时逆行肾盂造影和CT扫描可以明确诊断。

知识点7：马蹄形肾的鉴别诊断 副高：熟练掌握 正高：熟练掌握

由于一侧肾功能较差或技术因素未显影往往将显影侧误诊为肾转位不全，仔细分析病史，辅以其他检查当可避免之。

知识点8：马蹄形肾的治疗 副高：熟练掌握 正高：熟练掌握

本病肾功能常无异常，若无并发症，无需特别治疗。手术治疗主要是针对并发症而施行，对肾积水如为输尿管反流者可行输尿管膀胱吻合术，有狭窄者行肾盂成形术。峡部切除对缓解腰部疼痛及消化道症状可能有一定效果，但目前持谨慎态度。对一侧有恶性肿瘤、脓肾、严重积水、严重感染或导致高血压病者，可行经腹病侧马蹄形肾切除加对侧肾位置调整固定术。

知识点9：马蹄形肾的预后 副高：熟练掌握 正高：熟练掌握

马蹄形肾发生肿瘤的易感性会增高，其中一半以上为肾细胞癌，其次为肾盂肿瘤和Wilms瘤。慢性感染、梗阻和结石形成等发病率的增高使肾盂肿瘤的发病率较正常人偏高。马蹄形肾患者发生肿瘤的生存率由肿瘤的病理和分期决定，而与畸形本身无关。

第三节 多囊肾

知识点1：多囊肾的概念 副高：熟练掌握 正高：熟练掌握

多囊肾是一种先天遗传性疾病，其特点是肾实质中有无数的大小不等的囊肿，肾体积增大，表面呈高低不平的囊性突起，使肾表现为多囊性改变。一般分为常染色体显性遗传型多囊肾病（ADPKD）和常染色体隐性遗传型多囊肾病（ARPKD）。

知识点2：多囊肾的病因　　副高：熟练掌握　正高：熟练掌握

多囊肾的病因是在胚胎发育期，肾曲细管与肾集合管或肾直细管与肾盏，在全部或部分连接前，肾发育中止，使尿液排泄受到障碍，肾小球和肾小管产生潴留性的囊肿。

知识点3：多囊肾的病理　　副高：熟练掌握　正高：熟练掌握

多囊肾的病理是肾表面为大小不等的囊泡，囊壁与囊壁及肾盂之间互不相通，囊壁内面为立方形上皮细胞覆盖，肾小球呈玻璃样变，肾小动脉管壁硬化，故常有高血压症状。肾功能随年龄增长而逐步减退。

一、常染色体显性遗传型多囊肾病（ADPKD）

知识点4：ADPKD的发病率　　副高：熟练掌握　正高：熟练掌握

ADPKD又称为成人型多囊肾病，是最常见的遗传疾病之一。发病率为1/1000~1/500，其外显率近乎100%，这使得所有活到80岁以上的携带者均显示出本病的某些征象。主要表现为双侧肾皮质和髓质多发囊肿形成，进行性增大，肾随之增大伴肾功能逐渐下降，同时伴有肝囊肿、卵巢囊肿、颅内动脉瘤、心脏瓣膜异常及结肠憩室等，因此是一种系统性疾病。

知识点5：ADPKD的临床表现　　副高：熟练掌握　正高：熟练掌握

（1）疼痛　最常见的早期症状是背部和季肋区疼痛，性质可为钝痛、胀痛或肾绞痛。急性疼痛突然加剧常提示结石血块引起尿路梗阻或囊肿破裂出血或并发感染，慢性疼痛为增大的肾或囊肿牵拉肾包膜、肾蒂血管等。

（2）血尿　30%~50%患者有血尿病史，程度不一，多为自发性的，也可为剧烈活动后。

（3）感染　患者会发生尿路感染，以女性居多。感染发生于肾实质和囊肿时，表现为体温升高、寒战、腰痛、尿路刺激症状。

（4）结石　伴有结石者并不少，约有1/5患者并发结石。

（5）肿块　当肾增大到一定程度后，可在腹部触及，触诊肾质地较紧密，表面可呈结节状，随呼吸而移动，并发感染时可伴有压痛。

（6）高血压　高血压是早期常见表现之一，有时为某些患者的首发症状，约有60%患者在肾功能损害之前出现高血压，高血压是促进肾功能恶化的危险因素之一。

（7）肾功能不全　囊肿随年龄增长可进行性增大，进一步压迫本已缺乏的肾实质，从而使患者逐渐出现肾衰竭。

（8）肾外表现 作为一种多系统全身性疾病，可累及肝、脾、胰、卵巢及结肠等，其中肝囊肿最常见，发生率为30%~40%。除了上述囊肿性病变外，心血管系统可伴发左心室肥大、二尖瓣脱垂，主动脉瓣关闭不全、颅内动脉瘤等。颅内动脉瘤危害最大，发生率为4%~16%，是最常见的死亡原因之一。

最常见的并发症包括尿路感染、肾结石、囊肿钙化和囊肿肾癌。

知识点6：ADPKD的诊断标准 副高：熟练掌握 正高：熟练掌握

ADPKD目前临床尚无统一的诊断标准。主要的诊断依据为：肾皮质、髓质布满无数液性囊肿，明确的ADPKD表现，基因连锁分析结果阳性。辅助诊断依据为：是否存在多囊肝、肾功能不全、腹部疝、心脏瓣膜异常、胰腺囊肿、颅内动脉瘤、精囊囊肿等。如有家族史、高血压、肾功能损害及伴有多囊肝，胰腺囊肿、颅内动脉瘤等，诊断并不困难。

知识点7：ADPKD实验室和影像学检查 副高：熟练掌握 正高：熟练掌握

（1）实验室检查 ①早期患者尿常规无异常，中、晚期可见不同程度的血尿，但红细胞管型不常见，部分患者可出现轻度蛋白尿。如伴结石和感染时，也可有脓尿出现。②在病程早期即可呈肾浓缩功能受损表现，此表现的出现要早于肾小球滤过率降低。当囊肿数目增多，肾增大，肾浓缩功能受损更加明显。③最大尿渗透压测量是肾功能受损的敏感指标，与肾功能不全程度一致。④随着肾代偿能力的丧失，血肌酐进行性升高。

（2）影像学检查 ①腹部平片显示肾影增大，外形不规则。若囊肿感染或有肾周围炎，肾影及腰大肌影不清晰。②IVU检查具有特征性，表现为有多个囊肿，及由此引起的肾肿大，外形不规则，并且因为囊肿压迫肾盏、漏斗和肾盂，呈蜘蛛状，肾盏扁平而宽，肾盏颈拉长变细，常呈弯曲状。③B超示双肾有为数众多的液性暗区，若肿瘤太小，也会见到无数异常的小回声复合体布满肾实质。④CT显示双肾增大，外形呈分叶状，有多数充满液体的薄壁囊肿。由于囊肿取代功能性组织，故在肝、肾的超声检查和CT扫描中可显示典型的“虫蚀”状。

因此在静脉尿路造影未显示典型改变之前，这些检查可作为该病早期诊断的手段。家族史可以协助诊断。应尽量避免尿路器械检查，以免继发感染。

知识点8：ADPKD的鉴别诊断 副高：熟练掌握 正高：熟练掌握

需与ADPKD相鉴别的是尚未造成足够肾实质损害导致尿毒症的单个或多发性囊肿。由于本病的自然史和100%的显性率，所以必须筛查家族成员。

知识点9：ADPKD的治疗原则 副高：熟练掌握 正高：熟练掌握

ADPKD 治疗应采用对症及支持疗法，主要是控制高血压和预防感染。早、中期多囊肾患者可采用囊肿去顶减压手术。对肾衰竭终末期患者可考虑长期透析，晚期多囊肾患者有条件的应行同种异体肾移植。

知识点 10：ADPKD 对症及支持治疗　　副高：熟练掌握　正高：熟练掌握

（1）注意休息，不吃巧克力，不喝咖啡，避免服用非甾体类抗炎药物。

（2）无症状患者可以如正常人饮食起居，不必过多地限制活动。

（3）病程晚期推荐低蛋白饮食，减轻肾代谢负担。

（4）肾明显肿大者，应注意防止腰、腹部外伤，以免发生肾囊肿破裂。

（5）高血压时，应限制钠盐摄入，选择降压药物治疗。首选的降压药物是血管紧张素转换酶抑制药。

（6）当有血尿时，首先应减少活动或卧床休息，尽快明确血尿原因，并给予相应治疗，一般减少活动或卧床休息即可。血液透析患者有反复发作的血尿，应用小分子肝素或无肝素透析，严重血尿不能控制时可采用肾动脉栓塞或肾切除。

（7）肾实质或囊内感染，应采取积极的抗感染等措施。病原菌以大肠埃希菌，葡萄球菌为主，也有可能为厌氧菌感染。应用广谱抗生素，如青霉素、头孢菌素类，以及抗感染药，如喹诺酮类药物，感染严重时，可以联合用药。若确定为囊内感染，施行 B 超引导下穿刺引流及囊液细菌学检查，确定病原菌，有利于抗生素的选用。

（8）多囊肾并发梗阻性结石难以单独处理结石，由于囊肿的压迫、囊肿的数目多，肾盏扩张程度和肾内的通道不如所希望的那样通畅，碎石或内镜取石都有技术上的困难。任何器械操作都可能引起囊肿感染，结石是反复感染的主要原因，使感染不易控制。因此，患者不能自行排出结石则应考虑手术治疗。

（9）对于 18~35 岁有动脉瘤家族史的 ADPKD 患者，应行 MRI 或血管造影检查。

（10）对无症状的颅内动脉瘤，直径小于 1cm 者可继续观察，如直径超过 1cm，尤其有脑症状者，因有动脉瘤破裂危险应考虑手术治疗。

知识点 11：囊肿减压术　　副高：熟练掌握　正高：熟练掌握

（1）目的　囊肿减压术的目的是保护余下的正常肾单位免遭挤压和进一步损害，使肾缺血状况有所改善，部分肾单位的功能得到恢复，延缓了疾病的发展。

（2）适应证　它对表浅性较大的囊肿，尤其伴有顽固性疼痛、进展性高血压或进展性肾功能不全者，疗效不错。如病情进展加快、症状明显、肾功能下降、血压持续性升高，应及早施行手术。

（3）禁忌证　对于年龄较大，血压持续升高或以舒张期血压升高为主要，并发心脑血管等重要脏器的损害，或血浆肌酐、尿素氮明显升高，肌酐清除率明显下降，肾功能完全失代偿并经积极治疗难以恢复者，不宜手术治疗。晚期患者减压治疗已无意义，手术可加重肾功能损害，两侧手术间隔时间以 3~6 个月为宜。多囊肝不宜同时处理。

（4）优点　其优点为对早、中期患者有降低血压、减轻疼痛、改善肾功能、提高生命质量、延缓进入肾衰竭终末期等作用。

（5）手术效果　取决于病例的选择，对无意中发现的无症状者一般不采用手术治疗，应定期检查和随访。

（6）注意事项　手术时用冰盐水局部冲洗降温以减轻灼热对肾的损害。囊肿减压时大囊肿必须减压，小囊肿和深层囊肿也不摒弃。

知识点 12：透析　副高：熟练掌握　正高：熟练掌握

患者如进入肾衰竭终末期，应按尿毒症相应的治疗原则处理，透析治疗是必需的。由于肾和肝大，不宜腹膜透析，而应采用血液透析。多囊肾囊壁能产生多量红细胞生成素，患者一般没有贫血，因此血透能维持较长时间，疗效较佳。患者的血细胞比容和血黏度相对较高，易形成血栓，故应采取相应措施避免瘘管堵塞。

知识点 13：肾移植　副高：熟练掌握　正高：熟练掌握

晚期多囊肾患者适宜时可行同种异体肾移植术。若供肾来自亲属，必须确定供者不是风险患者，最好应用基因诊断技术确定。多囊肾患者同时伴发的疾病，如脑动脉瘤、胰腺囊肿或胰腺肿瘤、结肠憩室等，增加了术后处理的困难，影响移植效果。病肾是否切除至今仍有分歧。大多数学者认为以下情况应考虑肾移植前切除病肾：①严重的出血或感染；②伴重度高血压；③伴发肾肿瘤；④压迫下腔静脉；⑤难以控制的疼痛。

知识点 14：ADPKD 预后　副高：熟练掌握　正高：熟练掌握

有无症状及发病年龄对患者的预后有较大关系。女性患者在病程早期并不妨碍妊娠及生育过程，但病程较晚则易并发高血压。约 50%的具有 PKD1 基因突变的患者在 55~60 岁发展到尿毒症。而非 PKD1 基因突变的要到 70 岁才发生。

二、常染色体隐性遗传型多囊肾病（ARPKD）

知识点 15：ARPKD 的发患者群　副高：熟练掌握　正高：熟练掌握

ARPKD 又称婴儿型多囊肾病（IPKD），主要发生于婴幼儿，临床上少见，可同时见于兄弟姐妹中而父母则无表现。多数患儿在生后不久死亡，极少数较轻类型的患者可存活至儿童期或成年。

知识点 16：ARPKD 的致病基因　副高：熟练掌握　正高：熟练掌握

ARPKD是常染色体隐性遗传性疾病，其致病基因位于6号染色体。

知识点17：ARPKD的分型 副高：熟练掌握 正高：熟练掌握

Blyth和Ochenden（1971）将ARPKD分为围生期型、新生儿型、婴儿型及少年型4种类型。

（1）围生期型 围生期时已有严重的肾囊性病变，90%集合管受累，并有少量门静脉周围纤维增殖。死亡于围生期。

（2）新生儿型 出生后1个月出现症状，肾囊肿病变累及60%集合小管，伴轻度门静脉周围纤维增殖。几个月后由于肾衰竭而死亡。

（3）婴儿型 出生后3~6个月出现症状，肾囊性病变累及25%肾小管，表现为双肾肿大，肝脾肿大伴中度门静脉周围纤维增殖。于儿童期因肾衰竭死亡。

（4）少年型 肾损害相对轻微，仅有10%以下的肾小管发生囊性变，肝门静脉区严重纤维性变。一般于20岁左右因肝脏并发症、门静脉高压死亡，偶见肾衰竭。

知识点18：ARPKD的临床表现 副高：熟练掌握 正高：熟练掌握

ARPKD因发病时期及类型而不完全相同。起病极早者，出生时即肝、肾明显肿大，腹部膨胀。婴儿期除病肾程度进展外，常有贫血、肾性胃萎缩和高血压，生长发育不良。6个月龄前确诊者，大多数死亡，预后极不佳。存活到学龄儿童，则肝损害明显，门静脉周围纤维化程度加重，可发生门脉高压症、肝功能不全和食管、胃底静脉曲张明显。继发于门静脉高压的脾肿大和脾功能亢进表现为白细胞及血小板减少和贫血。有时伴有肝内主要胆管扩张（Caroli征）。

知识点19：ARPKD的诊断 副高：熟练掌握 正高：熟练掌握

通过病史、体检及影像学检查，一般均能检出，其中当怀疑ARPKD时，应仔细询问三代家族史，应符合常染色体隐性遗传的特点。B超显示围生期型子宫内羊水过少，对胎儿和新生儿显像可见增大的肾，呈均质的高回声，尤其与肝回声比较更明显。正常新生儿肾、肝内回声相同。随患病时间延长，肾功能损害加重，ARPDK肾会缩小，而不是增大。IVU表现为肾影延迟显像，而肾盏、肾盂、输尿管不显影。

知识点20：ARPKD的鉴别诊断 副高：熟练掌握 正高：熟练掌握

应与双肾积水、多囊性肾发育异常、先天性肝纤维增殖和肾母细胞瘤鉴别：①双肾积水在儿童常因肾、输尿管，膀胱或尿道畸形为多见；②多囊性肾发育异常不伴有肝病变；③先天性肝纤维增殖症无肾病变；④肾母细胞瘤大多为单侧，双侧仅占5%~10%，肾功能存在，B超表现为不均质肿块，髓质为低回声。为进一步明确诊断可CT证实。

知识点21：ARPKD的治疗 副高：熟练掌握 正高：熟练掌握

ARPKD目前无特殊治疗方法，预后极为不良。出现高血压及水肿时应限制钠盐摄入，应用降压药、襻利尿药等。门静脉高压症引起上消化道出血常危及生命。由于患儿常有肾功能不全和感染，不宜施行引流术。由于肾、肝同时损害，血透和肾移植往往亦不能达到预期的治疗效果。

第四节 重复肾

知识点1：重复肾的概念 副高：熟练掌握 正高：熟练掌握

重复肾是指由两部分肾脏组织结合成一体，有一共同被膜、表面有一浅沟分隔，而肾盂、输尿管及血管均各自分开的一种肾脏先天性畸形。可为单侧或双侧，但单侧居多，右侧较左侧多四倍，女性较男性多。发病率为2%~3%。

知识点2：重复肾的病理 副高：熟练掌握 正高：熟练掌握

胚胎早期，如中肾管同时发出两个输尿管芽或一个输尿管芽分叉过早，到胎儿后期即发展成重复肾伴完全性或不完全性重复输尿管。重复肾的肾盂和输尿管多发育不全，功能差，常并发输尿管反流及肾积水。重复肾体积大，两肾常上下排列，上半肾小，只有一个肾大盏，下半肾大而有更多肾盏。

完全性双输尿管，一般下肾的输尿管开口于膀胱内正常位置，而上肾输尿管在进入膀胱前跨过下输尿管，开口于下肾输尿管开口的内下方或其他部位（Weigert-Meyer定律）。男性多开口于三角区、后尿道、精囊、输精管等处，女性可开口于尿道、前庭、阴道、子宫颈等处。

知识点3：重复肾的诊断 副高：熟练掌握 正高：熟练掌握

（1）约60%的病例无明显表现，仅在B超检查或静脉尿路造影时发现。

（2）当输尿管异位开口于尿道括约肌之外时，则出现尿失禁。此种情况多见于女性患儿，但患者又有正常排尿。此类患者应仔细检查明道和外阴部，常能发现异位输尿管开口。

（3）尿常规检查 可见镜下血尿，白细胞增多，严重时可有肉眼血尿。并发感染时需行尿细菌培养加药敏试验。

（4）排泄性尿路造影 可见患肾影增大，上下排列的双肾盂，并可显示双输尿管为完全性或不完全性。当上肾有积水和肾功能损害时，可表现为上肾盂扩张，上肾显示不清或不显影。如能在电视监视下观察，可看到输尿管-输尿管反流现象。

（5）B超检查 探及双肾盂、双输尿管及上肾盂扩张积水、结石等。

（6）膀胱镜检查　如膀胱内有两个以上输尿管开口，则可确立完全性双输尿管的诊断。

（7）逆行造影检查　在会阴、阴道或在膀胱镜下找到异位开口并插管行逆行造影可明确诊断。

（8）CT　增强扫描可见患肾较长，有两个肾盂及输尿管，三维成像可显示全部肾盂及输尿管的形态。

（9）MRI　MRI 水成像能很好显示两根输尿管的相互关系及开口位置。尤其在肾功能不全时，诊断价值更大。

知识点 4：重复肾的鉴别诊断　　副高：熟练掌握　正高：熟练掌握

（1）附加肾　是独立存在的或借疏松组织与正常肾相连的第三个肾脏，较正常肾小。多位于两正常肾之间，脊柱前方或稍偏一侧。附加肾有其独立的收集系统、血液供应及被膜，在解剖上与正常肾脏完全分开。因此，通过尿路造影、B 超及 CT 检查比较容易鉴别。

（2）肾代偿性增大　当一侧肾缺失、发育不全或功能损害时，对侧肾可代偿性增大，尿路造影检查发现只有一套集合系统和一根输尿管。

（3）单纯性肾囊肿　尤其肾上极囊肿需与重复肾伴积水相鉴别。B 超检查显示肾囊肿为肾实质内圆形无回声区。IVU 显示只有一套集合系统和输尿管，肾盂肾盏受压移位及变形。

（4）尿失禁　当来自上肾段的输尿管异性开口于尿道时，应与尿失禁鉴别。重复肾在尿失禁的同时还有正常排尿。排泄性尿路造影显示双肾盂双输尿管畸形。膀胱内注射美蓝，不排尿时流出的尿液是清的，证明尿液不是来自膀胱，为诊断提供间接证据。

知识点 5：重复肾的治疗　　副高：熟练掌握　正高：熟练掌握

（1）对无症状的患者不需治疗。并发尿路感染时给予抗感染治疗。

（2）对有上肾积水而肾功能尚好的不完全性双输尿管畸形，如有输尿管-输尿管反流，可行双输尿管侧-侧吻合术（上段）或上肾输尿管膀胱再植术（下段）。

（3）完全性双输尿管，开口有狭窄或反流，则行输尿管膀胱再植术。

（4）有严重并发症或上半肾功能已丧失时，可行上半肾切除。

（5）对有输尿管异位开口者，可根据情况行输尿管膀胱再植术或上半肾切除术。

第三章 肾脏肿瘤

第一节 肾脏肿瘤的分类

知识点1：1998年WHO肾肿瘤分类标准 副高：熟练掌握 正高：熟练掌握

1998年WHO依据对遗传性肾细胞癌（RCC）的研究结果，结合RCC组织形态学、遗传学、肿瘤细胞起源等特点推出第2版肾肿瘤分类标准（表3-1）。该分类系统也已经在国内得到普及应用。

表3-1 1998年WHO肾肿瘤分类标准

肾实质上皮性肿瘤
良性-腺瘤
乳头状腺瘤
嗜酸细胞腺瘤
后肾腺瘤
恶性-癌
肾细胞癌
透明细胞癌
肾乳头状腺癌
嫌色细胞癌
集合管癌
未分类的肾细胞癌
肾盂上皮性肿瘤
良性-乳头状瘤
移行细胞乳头状瘤
内翻性乳头状瘤
恶性-癌
移行细胞癌
扁平上皮细胞癌
肾盂腺癌
肾髓质癌
肾盂未分化癌
癌肉瘤
肾母细胞性病变
肾母细胞瘤（Wilms瘤）
肾源性残余
肾母细胞瘤病
中胚层肾瘤

续 表

其他儿童期肿瘤
透明细胞肉瘤
横纹肌样瘤
神经母细胞瘤
肾小管增生
黄色肉芽肿性肾盂肾炎
软斑病
胆脂瘤
炎性假瘤
肾上腺残余
肾盂肾源性腺瘤
其他
非上皮性肿瘤
良性肿瘤
血管平滑肌脂肪瘤（错构瘤）
平滑肌瘤
脂肪瘤
肾髓质间质细胞瘤
血管瘤
淋巴管瘤
肾小球旁细胞瘤
恶性肿瘤
恶性软组织肿瘤
其他肿瘤
类癌
小细胞癌
原始神经外胚叶瘤
骨化性肾肿瘤
肾错构瘤
肾皮质错构瘤
肾盂错构瘤
肾源性腺纤维瘤
肾内畸胎瘤
恶性淋巴瘤
恶性黑色素瘤
继发性肿瘤
肿瘤样病变
肾发育不良
血管畸形
囊肿
囊性肾瘤
良性囊性肾瘤
囊性、部分分化的肾母细胞瘤
恶性囊性肾瘤

知识点2：2004年WHO肾脏肿瘤病理组织学分类标准

副高：熟练掌握　正高：熟练掌握

2004年WHO依据肾肿瘤组织形态学、免疫表型、遗传学的特点，结合肾肿瘤患者的临床表现以及影像学改变推出了第三版肾肿瘤病理分类标准（表3-2）。该分类系统结合了分子生物学以及免疫组织化学方面的进展，对肾肿瘤的分类更加细化，更贴近于真实反映每个肿瘤的临床特点。新的分型标准已经得到国际上广大病理和泌尿外科医师们的认可，有待于在国内普及应用。

表3-2　2004年WHO肾脏肿瘤病理组织学分类标准

肾细胞肿瘤
肾透明细胞癌
多房囊性肾透明细胞癌
肾乳头状腺癌
嫌色性肾细胞癌
Bellini集合管癌
肾髓质癌
染色体Xp11易位性癌
成神经细胞瘤相关性癌
黏液性管状和梭形细胞癌
未分类的肾细胞癌
乳头状腺瘤
嗜酸细胞瘤
后肾肿瘤
后肾腺瘤
后肾腺纤维瘤
后肾间质瘤
肾母细胞性肿瘤
肾源性残余
肾母细胞瘤（Wilms瘤）
部分囊状分化的肾母细胞瘤
间叶性肿瘤
主要发生于儿童
透明细胞肉瘤
横纹肌样瘤
先天性中胚层肾瘤
儿童期骨化性肾肿瘤
主要发生于成人
平滑肌肉瘤（包括肾静脉）
血管肉瘤
横纹肌肉瘤
恶性纤维组织细胞瘤

续　表

血管周细胞瘤
骨肉瘤
血管平滑肌脂肪瘤（错构瘤）
上皮样血管平滑肌脂肪瘤
平滑肌瘤
血管瘤
淋巴管瘤
肾小球旁细胞瘤
肾髓质间质细胞瘤
神经鞘瘤（雪旺细胞瘤）
孤立性纤维肿瘤
间叶和上皮混合性肿瘤
囊性肾瘤
混合性上皮间质瘤
滑膜肉瘤
神经内分泌肿瘤
类癌
神经内分泌癌
原始神经外胚叶肿瘤
成神经细胞瘤
嗜铬细胞瘤
淋巴造血组织肿瘤
淋巴瘤
白血病
浆细胞瘤
生殖细胞肿瘤
畸胎瘤
绒毛膜癌
转移性肿瘤

第二节　肾　　癌

一、肾癌概述

知识点1：肾癌的概念　　副高：熟练掌握　正高：熟练掌握

肾细胞癌是起源于肾实质泌尿小管上皮系统的恶性肿瘤，又称肾腺癌，简称为肾癌，占肾脏恶性肿瘤的80%~90%。包括起源于泌尿小管不同部位的各种肾细胞癌亚型，但不包括来源于肾间质以及肾盂上皮的各种肿瘤。

知识点2：肾癌的发病率 副高：熟练掌握 正高：熟练掌握

肾癌在我国泌尿系恶性肿瘤中的发病率占第二位，仅次于膀胱肿瘤，占成人恶性肿瘤的2%~3%，同时也是成人肾最常见的实性肿瘤，但在小儿恶性肿瘤中高达20%，是小儿常见的恶性肿瘤之一。发病率随年龄的增加而增加，患者年龄大多超过40岁，高发年龄在50~70岁，男女之比约为2∶1，各年龄段均有发病。大部分是散发性肾癌，据估计有4%左右的是家族性肾癌。

知识点3：肾癌的病因 副高：熟练掌握 正高：熟练掌握

肾癌的病因尚不清楚，大量的流行病学调查发现与吸烟、肥胖、职业、经济文化背景、高血压、输血史、糖尿病、放射、药物、利尿药、饮酒、食物、家族史等因素有关。现在唯一公认的环境危险因素是吸烟，但相对危险性并不高，为1.4~2.5。一些特殊类型的肾癌有明确的遗传因素，如染色体3p25~26的VHL基因与透明细胞癌、c-met基因与Ⅰ型乳头状透明细胞癌、FH基因与Ⅱ型乳头状肾癌及BHD基因与嫌色细胞癌有关。

二、肾癌病理

知识点4：肾癌的好发部位 副高：熟练掌握 正高：熟练掌握

绝大多数肾癌发生于一侧肾脏，常为单个肿瘤，10%~20%为多发病灶。多发病灶病例常见于遗传性肾癌以及肾乳头状腺癌的患者。肿瘤多位于肾脏上、下两极，瘤体大小差异较大，直径平均7cm，常有假包膜与周围肾组织相隔。双侧肾脏先后或同时发病者仅占散发性肾癌的2%~4%。

知识点5：肾癌的病理分级 副高：熟练掌握 正高：熟练掌握

Fuhrman分级系统是目前人们普遍采用的一种核分级系统，见表3-3。

表3-3 Fuhrman肾细胞癌核分级体系

级别	核大小	核外观	核仁
1级	10mm	圆形，均匀	无核仁或很小
2级	15mm	轻微的不规则	400倍镜下可见
3级	20mm	中度或显著不规则	核仁大，100倍镜下可见
4级	>20mm	与3级相似，可见分叶核、多核或奇异核明显	明显，大量染色质粗大块状

知识点6：WHO 肾癌病理分型　　副高：熟练掌握　正高：熟练掌握

WHO 肾癌病理分型见表 3-4。

表 3-4 WHO 肾癌病理分型

1981 年	1998 年	2004 年
肾透明细胞癌	肾透明细胞癌	肾透明细胞癌
肾乳头状腺癌	肾乳头状腺癌	肾乳头状腺癌
肾颗粒细胞癌	肾嫌色细胞癌	肾嫌色细胞癌
肾肉瘤样癌	肾集合管癌	Bellini 集合管癌
肾未分化癌	未分类肾细胞癌	髓样癌
		多房囊性肾细胞癌
		Xp11 异位性肾癌或成神经细胞瘤伴发的癌黏液性管状及梭形细胞癌未分类肾细胞癌

知识点7：肾透明细胞癌（CCRCC）病理特点　　副高：熟练掌握　正高：熟练掌握

肾透明细胞癌是最常见的病理亚型，占 60%~85%。这种肿瘤特征性表现是 3 号染色体短臂（3p）遗传物质的缺失。

（1）大体检查　①典型的肾透明细胞癌表现为肾实质区圆形实性肿物，而且经常突出于正常肾轮廓之外，与周围肾组织界限清楚，可见假性包膜；②切面通常为五彩状，由质地较软的鲜黄色肿瘤实质以及灰白色的水肿性同质、出血区、坏死区以及囊性变构成，偶见钙化或骨化。

（2）组织病理学　①典型的透明细胞为圆形或多边形，胞质中含有大量糖原和脂质，有些肿瘤中出现很多含有大量线粒体及嗜酸性胞质的颗粒细胞，包膜清楚；②肿瘤细胞呈巢状和腺泡状结构；③组织中可见的薄壁血管构成的网状间隔，因此肾透明细胞癌是富于血管的肿瘤；④有 2%~5%透明细胞癌可出现肉瘤状结构的肿瘤成分，肉瘤样变中见到瘤巨细胞，提示预后不良。

（3）常用的免疫组化抗体　CK8、CK18、vimentin、CD10 和 EMA 均为阳性

知识点8：肾乳头状腺癌（PRCC）病理特点　　副高：熟练掌握　正高：熟练掌握

肾乳头状腺癌又称为嗜色细胞瘤，占 10%~15%。细胞遗传学上的特征性表现为 7 号与 17 号染色体三体及 Y 染色体缺失。

（1）大体检查　乳头状腺癌通常表现为边界清楚的淡褐色或棕褐色球状肿物，大约2/3 的病例具有明显的出血和坏死。切面质脆或颗粒状，体积较大的肿瘤周围常常有致密纤维组织包绕，约 1/3 病例出现钙化。

（2）组织病理学　肿瘤细胞呈乳头状或小管状结构，乳头核心可见泡沫状巨噬细胞和

胆固醇结晶。根据组织病理学改变 Delahunt 和 Eble 将其分为Ⅰ型和Ⅱ型。①Ⅰ型：肿瘤细胞较小，胞质稀少呈嗜碱性，细胞核一致，小而近圆形，核仁小或无法见到；②Ⅱ型：肿瘤细胞较大，胞质丰富嗜酸性，瘤细胞核排列成假复层结构，体积大，圆形，常见明显的核仁。

（3）常用的免疫组化抗体　肾乳头状腺癌 CK7 呈阳性，且Ⅰ型较Ⅱ型阳性率为高。

知识点9：肾嫌色细胞癌（CRCC）的病理特点　副高：熟练掌握　正高：熟练掌握

肾嫌色细胞癌占3%~5%，此类肿瘤的典型表现为相对透明的胞质，形成精致的网状，类似“植物细胞”，因其细胞嫌色特征而得名。嫌色细胞瘤的遗传学标志是多条染色体缺失。

（1）大体检查　肿瘤无包膜但边界清楚，圆形、实性、棕褐色或褐色肿瘤，大小4~20cm，切面呈均一的褐色，可见坏死，出血灶少见，不易出现大的囊性变。

（2）组织病理学　①肿瘤呈实性结构可见钙化及厚纤维间隔；②瘤体中血管为厚壁血管，瘤细胞体积大，呈三角形，胞质透明略呈网状，细胞膜非常清晰（嫌色细胞），亦可见嗜酸性胞质的瘤细胞；③核周空晕是此型的特征之一，并可见双核细胞。Hale 胶体铁染色使肿瘤细胞浆呈蓝色。

（3）常用的免疫组化抗体　CK 阳性，vimentin 阴性，CMA 弥漫阳性，lectins 和 parvalbumin 阳性，肾细胞癌抗原弱阳性，CD10 阴性。另外胞质呈 Hale 胶体铁阳性反应。

知识点10：集合管癌的病理特点　副高：熟练掌握　正高：熟练掌握

分为 Bellini 集合管癌和肾髓质癌。Bellini 集合管癌是指来源于 Bellini 集合管的恶性上皮性肿瘤；肾髓质癌是一种相对新型的 RCC 亚型，具有特征性的镰刀样细胞。

（1）大体检查　肿瘤通常位于肾髓质中部，常常扩张至肾皮质和肾门组织；典型的表现为边缘浸润性且切面灰白伴有中央坏死；常与肾盂相连。

（2）组织病理学　组织学上可见不规则的小管状结构和肿瘤细胞巢索，细胞高度异型性；一个特别有助于诊断的组织特点是有时被覆管腔的肿瘤细胞出现鞋钉样外观。肾髓质癌镜下呈低分化的、片状分布的肿瘤，瘤细胞排列呈腺样囊性结构，瘤体内可见较多的中性粒细胞浸润，同时可见镰状红细胞。

（3）常用的免疫组化抗体　Bellini 集合管癌低分子量角蛋白、高分子量角蛋白（如 34βE12、CK19）阳性，vimentin 阳性，CD10 阴性；肾髓质癌可表达低分子量角蛋白（CAM5.2），但不表达高分子量角蛋白（34βE12 等）。

知识点11：2002年 AJCC 的 TNM 分期　副高：熟练掌握　正高：熟练掌握

目前推荐使用的肾癌分期系统为2002年美国抗癌联合委员会提出 TNM 分期系统的修订版，见表3-5、表3-6。

表 3-5　2002 年 AJCC 肾癌的 TNM 分期

分期	标　准
原发肿瘤（T）	
Tx	原发肿瘤无法评估
T_0	未发现原发肿瘤
T_1	肿瘤局限于肾内，最大径≤7cm
T_{1a}	肿瘤局限于肾内，肿瘤最大径≤4cm
T_{1b}	肿瘤局限于肾内，4cm<肿瘤最大径≤7cm
T_2	肿瘤局限于肾内，最大径>7cm
T_3	肿瘤侵及主要静脉、肾上腺、肾周围组织，但未超过肾周筋膜
T_{3a}	肿瘤侵及肾上腺或肾周脂肪组织和（或）肾窦脂肪组织，但未超过肾周筋膜
T_{3b}	肉眼见肿瘤侵入肾静脉或肾静脉段分支（含肌层）或膈下下腔静脉
T_{3c}	肉眼见肿瘤侵入膈上下腔静脉或侵犯静脉壁
T_4	肿瘤浸润超过肾周筋膜
区域淋巴结（N）	
Nx	区域淋巴结转移无法评估
N_0	无区域淋巴结转移
N_1	单个区域淋巴结转移
N_2	一个以上区域淋巴结转移
远处转移（M）	
Mx	远处转移无法评估
M_0	无远处转移
M_1	有远处转移

表 3-6　2002 年 AJCC 肾癌临床分期

分期	肿瘤情况		
Ⅰ	T_1	N_0	M_0
Ⅱ	T_2	N_0	M_0
Ⅲ	T_1	N_1	M_0
	T_2	N_1	M_0
	T_3	N_1	M_0
	T_{3a}	N_0	M_0
	T_{3a}	N_1	M_0
	T_{3b}	N_0	M_0
	T_{3b}	N_1	M_0
	T_{3c}	N_0	M_0
	T_{3c}	N_1	M_0

续 表

分期	肿瘤情况		
Ⅳ	T_4	N_0	M_0
	T_4	N_1	M_0
	任何 T	N_2	M_0
	任何 T	任何 N	M_1

2002 年 AJCC 病理分期中评价 N 分期时，要求所检测淋巴结数目至少应包括 8 个被切除的淋巴结，如果淋巴结病理检查结果均为阴性或仅有 1 个阳性，被检测淋巴结数目<8 个，则不能评价为 N_0 或 N_1。但如果病理确定淋巴结转移数目≥2 个，N 分期不受检测淋巴结数目的影响，确定为 N_2。

三、肾癌的临床表现

知识点 12：肾癌三联征　　副高：熟练掌握　正高：熟练掌握

早期可无任何症状，晚期典型症状为肉眼血尿、腰痛及腹部肿块（三联征）。

（1）血尿　最常见的症状，系肿瘤侵犯肾盂或肾盏黏膜引起，通常表现为间歇、无痛、全程性肉眼血尿。

（2）肿块　肿块坚硬，表面光滑，无明显触痛。

（3）疼痛　肾区多有钝痛，如血尿较严重，凝集成块堵塞输尿管，可发生绞痛。

（4）发热　部分患者有持续性低热，或有间歇性突然升高，多示预后不良。

（5）贫血　继发出血及晚期恶病质引起。

（6）精索静脉曲张　肿瘤侵入肾门区压迫精索内静脉所致，多见于右侧。

（7）胃肠道症状　食欲不振、恶心、呕吐。

知识点 13：副瘤综合征　　副高：熟练掌握　正高：熟练掌握

10%~40%的患者出现副瘤综合征，肾肿瘤可产生多种激素样物质，成为一系列全身症状的原因，如体重减轻、发热和贫血等；13%的肾癌患者出现高钙血症；高血压和红细胞增多症也是常见的副瘤综合征症状；一些患者还表现为库欣综合征、高血糖、神经肌肉病变、淀粉样变性、溢乳症、凝血功能障碍等副瘤综合征。

四、肾癌的诊断

知识点 14：肾癌实验室检查　　副高：熟练掌握　正高：熟练掌握

实验室检查结果一般不作为肾癌诊断的直接证据，但可为肾癌诊断、决定治疗方案以及预后判定提供参考依据。血清尿素氮、肌酐主要用于评价肾功能状况；肝功能、全血细胞计数、血红蛋白、血钙、血糖、血沉、碱性磷酸酶和乳酸脱氢酶等指标的异常及治疗前后变化可为评价疗效、判断预后提供参考依据。

知识点 15：肾癌胸部 X 线片　　副高：熟练掌握　正高：熟练掌握

为肾癌患者的常规检查项目，应摄胸部的正、侧位片，可以发现肺部结节、肺转移以及其他肺部及胸部病变。胸部 X 线片是术前临床分期的主要依据之一。静脉尿路造影所见取决于肾脏肿瘤的大小、部位及对集合系统的侵犯程度。可见肾盂肾盏受压、变形、拉长，肾影增大、外形不规则等。

知识点 16：肾癌 B 超检查　　副高：熟练掌握　正高：熟练掌握

B 超检查是诊断肾癌最常用的检查方法。B 超声图表现：①小肿瘤肾轮廓可无明显改变；较大的肿瘤肾轮廓可局限性增大，肾轮廓失去正常形态，与周围组织分界较清楚。如浸润周围组织，因造成粘连则边界不清。②小肿瘤常表现为高回声或低回声，周围可见低回声环，为肿瘤周围假包膜；中等大的肿瘤多为低回声、不均匀；较大的肿瘤内回声极不均匀，由于肿瘤内有出血、坏死、液化，可出现不规则的无回声暗区。③肿瘤压迫肾盂时，可出现肾盂变形移位，甚至中断。④肾癌早期多无肾周血管受侵，中、晚期可出现肾静脉内或下腔静脉内瘤栓形成，表现为管腔阻塞，呈低回声。⑤中、晚期肾癌如在肾门旁、腹膜后见有大小不等圆形或椭圆形低回声结节，均匀，多为淋巴结转移。

知识点 17：肾癌彩色多普勒检查　　副高：熟练掌握　正高：熟练掌握

彩色多普勒超声主要用于了解静脉受侵犯的程度及肿瘤内血流是否丰富等，多普勒频谱超过 25kHz，可作为鉴别良恶性肿瘤的一个指标。

知识点 18：肾癌 CT 检查　　副高：熟练掌握　正高：熟练掌握

CT 为肾癌首选诊断方法，典型的肾癌呈圆形、椭圆形或不规则占位，平扫时肾癌的密度略低于肾实质，也可高于正常肾实质的密度。增强扫描时，肾癌的密度明显低于正常肾实质。肾静脉或下腔静脉内发生癌栓时，在静脉中可见低密度区，增强时可见管腔中断或腔内有充盈缺损。直径大于 2cm 的淋巴结多为肿瘤转移淋巴结。

知识点 19：肾癌 MRI 检查　　副高：熟练掌握　正高：熟练掌握

MRI 对肾癌诊断的敏感性及准确性与 CT 相仿。但在显示肾静脉或下腔静脉受累、周围器官受侵犯及与良性肿瘤或囊性占位鉴别方面优于 CT。可用于肾癌的术前分期和术后随访。

知识点 20：肾癌 PET-CT 检查　　副高：熟练掌握　正高：熟练掌握

PET 和 PET-CT 也用于肾癌的诊断、分期和鉴别诊断。

知识点 21：肾癌核素骨显像　　副高：熟练掌握　正高：熟练掌握

发现骨转移病变比 X 线片早 3~6 个月。骨转移常见部位为躯干骨、四肢骨、颅骨。其有退行性骨关节病、陈旧性骨折等病变时，核素骨显像可出现假阳性。对于孤立性的骨放射性浓聚或稀疏区需行 X 断层摄片、CT 或 MRI 扫描证实确认是否有骨质破坏，以明确是否有骨转移。研究发现行为状态好，没有骨骼系统转移证据和骨痛症状的患者，发生骨转移的危险非常低，有上述症状患者，骨转移发生率超过 10%，推荐骨扫描用于有骨转移证据或有骨病症状的患者。

知识点 22：肾显像　　副高：熟练掌握　正高：熟练掌握

核素肾显像有助于：①准确显示肾占位性病变的位置，对鉴别肾占位性病变的良恶性有参考价值；②鉴别腹膜后肿物为肾内或肾外；③明确尿漏的存在与否及其情况；④可对肾功能做定量分析。

五、肾癌的鉴别诊断

知识点 23：肾癌与肾囊肿的鉴别诊断　　副高：熟练掌握　正高：熟练掌握

典型的肾囊肿从影像检查上很容易与肾癌相鉴别，但囊肿内有出血或感染时，往往容易误诊为肿瘤。而有些肾透明细胞癌内部均匀，呈很弱的低回声，在体检筛查时容易被误诊为肾囊肿。对于囊壁不规则增厚、中心密度高的肾囊肿，单独应用某一种检查方法进行鉴别比较困难，往往需综合分析、判断，必要时可在 B 超引导下行穿刺活检。

知识点 24：肾癌与肾腺瘤的鉴别诊断　　副高：熟练掌握　正高：熟练掌握

肾腺瘤是一种体积小且明显良性的肾皮质性病变。大多单发，约有 25%多发，绝大多数患者没有症状，因其大小不足 1cm，大部分无法经影像学检查发现。不易与肾小肿瘤相鉴别。目前肾腺瘤还是一种病理学诊断。

知识点 25：肾癌与肾错构瘤的鉴别诊断　　副高：熟练掌握　正高：熟练掌握

肾癌与错构瘤鉴别要点在于肾癌内没有脂肪组织而错构瘤内有脂肪组织。但少数情况下，肾细胞癌组织也会含有脂肪组织，造成误诊。另外，含脂肪组织少的错构瘤被误诊为肾癌。对于此种情况需加做 CT 薄层平扫，必要时穿刺活检。

知识点 26：肾癌与肾淋巴瘤的鉴别诊断 副高：熟练掌握 正高：熟练掌握

肾原发性淋巴瘤少见，大多数为全身淋巴瘤的局部侵犯，肾是结外淋巴瘤好发部位之一。肾淋巴瘤在影像学上缺乏特点，一般呈多发结节状肿块或弥漫性浸润肾，偶尔有多个小结节的融合形成单发病灶，但肾外形增大，腹膜后淋巴结受累。作为全身淋巴瘤的一部分，肾淋巴瘤常伴有脾、肝等部位的淋巴瘤，因而出现上述症状时应考虑到肾淋巴瘤的可能。

知识点 27：肾癌与肾盂移行细胞癌的鉴别诊断 副高：熟练掌握 正高：熟练掌握

肾癌与肾盂移行细胞癌的鉴别要点有：①CT 上肾癌典型的多血管，在无坏死和囊性变时，比肾盂癌增强更明显；②肾盂癌一般位于肾中部，可向肾实质内侵袭，而肾癌往往位于肾外周向内侵袭肾窦；③肾盂癌尿细胞学检查可能阳性而肾癌检查一般为阴性，病变局限于肾；④肾盂癌早期即可见肉眼血尿，而肾癌必须肿瘤侵犯肾盂、肾盏以后才见血尿；⑤肾癌的诊断主要依靠 CT，而肾盂癌诊断依靠排泄性或逆行泌尿系造影。

知识点 28：肾癌与黄色肉芽肿性肾盂肾炎的鉴别诊断

副高：熟练掌握 正高：熟练掌握

局灶性黄色肉芽肿性肾盂肾炎有时难与肾癌相鉴别，但这些患者一般都有感染症状，肾区可触及痛性包块，尿中有大量白细胞或脓性尿。只要仔细观察，鉴别诊断并不困难。

六、局限性肾癌的治疗

知识点 29：局限性肾癌的定义 副高：熟练掌握 正高：熟练掌握

局限性肾癌（RCC）是指 2002 年版 AJCC 癌症分期中的 $T_{1\sim2}N_0M_0$ 期，临床分期为Ⅰ、Ⅱ期，通常称之为早期 RCC。

知识点 30：局限性肾癌的治疗原则 副高：熟练掌握 正高：熟练掌握

外科手术是局限性肾癌首选治疗方法，可采用根治性肾切除术或保留肾单位手术。对不适于开放性外科手术、需尽可能保留肾单位功能、有全身麻醉禁忌、肾功能不全、肿瘤最大径<4cm 且位于肾周边的肾癌患者可选择射频消融、高强度聚焦超声、冷冻消融治疗。

知识点 31：区域或扩大淋巴结清扫术 副高：熟练掌握 正高：熟练掌握

区域淋巴结清扫范围包括：右侧从右膈肌脚，沿下腔静脉周围向下达腹主动脉分叉处的淋巴结及右侧肾脏淋巴引流区域范围内的腹膜后淋巴结；左侧从左膈肌脚，沿腹主动脉周围向下达腹主动脉分叉处的淋巴结及左侧肾脏淋巴引流区域范围内的腹膜后淋巴结。扩大淋巴结清扫范围在区域淋巴结清扫范围基础上加上腹主动脉和下腔静脉间淋巴结及患肾对侧腹主动脉或下腔静脉前后淋巴结。

知识点32：保留同侧肾上腺的根治性肾切除术（RN）

副高：熟练掌握　正高：熟练掌握

经典RN切除范围包括患肾同侧肾上腺。符合下列4个条件者可以选择保留同侧肾上腺的RN：①临床分期为Ⅰ或Ⅱ期；②肿瘤位于肾中、下部分；③肿瘤最大径<8cm；④术前CT显示肾上腺正常。但在此种情况下如手术中发现同侧肾上腺异常，应切除同侧肾上腺。

知识点33：保留肾单位手术

副高：熟练掌握　正高：熟练掌握

保留肾单位手术（NSS）是保留肾脏的手术总称，包括肾部分切除术、肾楔形切除术、肾肿瘤剜除术等。

（1）适应证　肾癌发生于解剖性或功能性的孤立肾、根治性肾切除术将会导致肾衰竭或尿毒症的患者。如先天性孤立肾、对侧肾功能不全或无功能者以及双侧肾癌等。

（2）相对适应证　肾癌对侧肾存在某些良性疾病（如肾结石、慢性肾盂肾炎等）或其他可能导致肾功能恶化的疾病（如高血压、糖尿病、肾动脉狭窄等）的患者。

（3）可选择适应证　临床分期T_{1a}期（肿瘤≤4cm）；肿瘤位于肾周边，单发的无症状肾癌；对侧肾功能正常者可选择实施NSS。

知识点34：腹腔镜手术

副高：掌握　正高：掌握

腹腔镜手术（LRN）已是局限性RCC外科治疗的常规术式。腹腔镜手术方式包括腹腔镜根治性肾切除术和腹腔镜肾部分切除术。手术途径分为经腹腔、腹膜后及手助腹腔镜。切除范围及标准同开放性手术。与开放性手术相比，LRN具有住院时间短、术后恢复快、切口瘢痕小、减少镇痛药物的使用等优势，长期随访结果显示两种术式疗效等同。一般认为腹腔镜手术适用于$T_{1\sim2}$期的局限性RCC患者，对熟练掌握腹腔镜技术的医师也可将T_{3a}期肿瘤列为腹腔镜手术适应证；此外，瘤栓局限在肾静脉内的RCC患者也可行LRN；还有人主张对伴有远处转移的RCC患者应用腹腔镜手术切除原发病灶。随着临床研究的不断深入，腹腔镜手术的相对适应证将会随之改变。

七、局部进展性肾细胞癌治疗

知识点35：局部进展性肾细胞癌定义

副高：熟练掌握　正高：熟练掌握

局部进展性肾细胞癌（RCC）是指伴有区域淋巴结转移和（或）肾静脉瘤栓和（或）下腔静脉瘤栓和（或）肾上腺转移或肿瘤侵及肾周脂肪组织和（或）肾窦脂肪组织（但未超过肾周筋膜），无远处转移的 RCC，2002 年版 AJCC 癌症分期为 $T_{3a\sim3c}$，临床分期为Ⅲ期，大家习惯上称之为中期 RCC。

知识点 36：局部进展性肾细胞癌治疗原则　　副高：熟练掌握　正高：熟练掌握

局部进展性肾癌首选治疗方法为根治性肾切除术，对局部进展性肾细胞癌患者手术后尚无标准辅助治疗方案。由于淋巴结转移的肾细胞癌患者单纯行 RN 预后差，故主张对绝大多数淋巴结转移的肾细胞癌患者行 RN 后需要行辅助性内科治疗。而对转移的淋巴结或血管瘤栓需根据病变程度、患者身体状况、主刀医师的技术水平等因素选择是否切除。对未能彻底切净的Ⅲ期肾癌可选择术中或术后放疗或参照转移性肾癌的治疗。

知识点 37：肾细胞癌伴肾上腺转移的外科治疗　　副高：熟练掌握　正高：熟练掌握

对局部进展性肾细胞癌患者行 RN 应考虑切除同侧肾上腺，但绝大多数肾上腺转移的患者伴有远处转移，治疗上应以内科治疗为主，单纯外科治疗仅适合于孤立性肾上腺转移的患者。需注意的是双侧肾上腺转移引起的肾上腺皮质功能低下就可导致患者死亡，所以慎重考虑对双侧肾上腺转移的患者实施手术治疗。

知识点 38：下腔静脉癌栓取出手术　　副高：熟练掌握　正高：熟练掌握

准确了解下腔静脉瘤栓累及范围和程度对制定手术方案十分关键。

（1）累及肝下方腔静脉的肾癌根治术　双侧肋下经腹膜切口，可为实施根治性肾切除术及肾周或肝下下腔静脉癌栓切除提供很好的暴露，对于肾上极巨大肿瘤可选择胸腹联合切口。

（2）累及肝内或肝上方腔静脉的肾癌根治性肾切除术　该手术采用双侧肋下切口。确定瘤栓可切除后，行胸骨正中切开术。

知识点 39：局部进展性肾癌的术后辅助治疗　　副高：熟练掌握　正高：熟练掌握

局部进展性肾癌根治性肾切除术后尚无标准辅助治疗方案。肾癌属于对放射线不敏感的肿瘤，单纯放疗不能取得较好效果。术前放疗一般较少采用，不推荐术后对瘤床区进行放疗，但对未能彻底切净的Ⅲ期肾癌可选择术中或术后放疗或参照转移性肾癌的治疗。

八、转移性肾细胞癌的治疗

知识点 40：转移性肾癌的概念　　副高：熟练掌握　正高：熟练掌握

伴有远处转移的 RCC 称之为转移性肾细胞癌（mRCC），2002 年版 AJCC 癌症分期为Ⅳ期，包括 $T_4N_0M_0$ 期肾癌。大家习惯上称之为晚期肾细胞癌。

知识点 41：转移性肾癌的治疗原则　　副高：熟练掌握　正高：熟练掌握

mRCC 应采用以内科为主的综合治疗，外科手术主要为 mRCC 辅助性治疗手段，极少数患者可通过外科手术而获得较长期生存。

知识点 42：减瘤性肾切除术　　副高：熟练掌握　正高：熟练掌握

切除转移性肾细胞癌的原发病灶称为减瘤性肾切除术（CRN）或辅助性肾切除术。选择 CRN 的指征如下：①手术能够切除>75%的瘤负荷；②无中枢神经系统、骨或肝脏的转移；③足够的心、肺功能储备；④ECOG 体能状态评分 0～1 分；⑤肿瘤的主要成分为透明细胞癌。但 mRCC 患者手术死亡率为 2%～11%，仅有 0.8%的患者在行 CRN 后转移瘤会自然消退，不应仅以自然消退为目的选择 CRN。

知识点 43：侵及邻近器官或组织的肾细胞癌外科治疗　　副高：熟练掌握　正高：熟练掌握

肾细胞癌常呈膨胀性生长，极少数肾细胞癌呈浸润性生长，肿瘤浸润范围可超过 Gerota 筋膜，侵及后腹壁、腰大肌、腹膜后神经根以及邻近脏器，相关的外科手术报道不多。多数报道认为如果肾细胞癌侵及邻近器官，很少有患者手术后能生存过 5 年。

知识点 44：手术后复发肿瘤的外科治疗　　副高：熟练掌握　正高：熟练掌握

RN 后局部复发率为 2%～4%，肾细胞癌患者手术后如能定期复查，加上影像诊断技术的进展，可较早发现局部复发的肿瘤，部分患者仍有再次手术根治的机会。

知识点 45：伴有区域淋巴结转移的转移性肾细胞癌的外科治疗　　副高：熟练掌握　正高：熟练掌握

局限性肾细胞癌伴淋巴结转移者预后不良，mRCC 患者伴有淋巴结转移也是预后不良的征兆。对于临床诊断 mRCC 伴区域淋巴结转移的患者行 CRN 时是否需要行区域或扩大淋巴结清扫术尚存有争议。

知识点 46：转移性肾癌的内科治疗　　副高：熟练掌握　正高：熟练掌握

20 世纪 90 年代起，中、高剂量 IFN-α 和（或）IL-2 一直被作为 mRCC 标准的一线治疗药物，有效率约为15%。以吉西他滨、氟尿嘧啶或卡培他滨、顺铂、多柔比星为主的化疗作为转移性非透明细胞癌的一线治疗方案。2005年底美国FDA批准索拉非尼作为晚期肾癌的一线和二线用药，至2008年NCCN和EAU的《肾细胞癌诊治指南》中都推荐将分子靶向治疗药物（索拉非尼、舒尼替尼、Temsirolimus、贝伐单抗联合干扰素）作为mRCC主要的一、二线治疗用药。2006年4月至2007年8月间，索拉非尼在中国进行了Ⅲ期临床试验，结果证实索拉非尼对我国mRCC患者的疾病控制率同国外的Ⅲ期临床试验相同。为此中华泌尿外科学会制订的《肾细胞癌诊治指南》（2007版和2008第1版）都推荐将索拉非尼作为mRCC治疗的一线和二线用药。

九、遗传性肾癌的治疗

知识点47：遗传性肾癌的诊断原则　　副高：熟练掌握　正高：熟练掌握

遗传性肾癌又称家族性肾癌，少见，约占肾癌的2%～4%。临床诊断时需参照以下4个基本原则：①患病年龄以中、青年居多，有无家族史；②肾肿瘤常为双侧、多发，影像学上具有各种肾细胞癌亚型的特点；③有相应遗传综合征的其他表现，如VHL综合征可合并中枢神经系统及视网膜成血管细胞瘤、胰腺囊肿或肿瘤、肾上腺嗜铬细胞瘤、附睾乳头状囊腺瘤、肾囊肿等改变；④检测证实相应的染色体和基因异常。

知识点48：遗传性肾癌的治疗原则　　副高：熟练掌握　正高：熟练掌握

遗传性肾癌中以VHL综合征居多，其他类型的遗传性肾癌罕见。大部分遗传性肾癌与VHL综合征的治疗方法和原则相近。VHL综合征肾癌治疗原则：肾肿瘤直径<3cm者观察等待，当肿瘤最大直径≥3cm时考虑手术治疗，以NSS为首选，包括肿瘤剜除术。

十、肾癌的预后及随访

知识点49：影响肾癌预后的主要因素　　副高：熟练掌握　正高：熟练掌握

影响肾癌预后的最主要因素是病理分期，此外，组织学分级、患者的行为状态评分、症状、肿瘤中是否有组织坏死、一些生化指标的异常和变化等因素也与肾癌的预后有关。既往认为肾癌的预后与组织学类型有关，肾乳头状腺癌和嫌色细胞癌的预后好于透明细胞癌；肾乳头状腺癌Ⅰ型的预后好于Ⅱ型；集合管癌预后较透明细胞癌差。

知识点50：肾癌的随访　　副高：熟练掌握　正高：熟练掌握

肾癌的随访方案为，在手术后第1年内每3个月复查1次。除全身体检外，应做血常规，肾功能、肝功能，血生化，尿常规，胸片，B超等检查。如发现复发，应做腹部CT、MRI及放射性核素骨扫描。若1年内无复发，可逐渐延长随访时间，如第2年可半年复查1次，第3～5年复查1次。一般来讲，术后的随访应当是终身的。

第三节 囊性肾癌

知识点1：囊性肾癌的概念 副高：熟练掌握 正高：熟练掌握

在1998年WHO肾细胞癌的分类中将囊相关性细胞癌分为两型：一为肾囊肿瘤变型；二为囊性肾细胞癌。前者甚为少见，此处仅叙述囊性肾细胞癌。囊性肾细胞癌可见癌组织中出现大小不等的多发性囊肿故也称为多房囊性肾细胞癌（MCRCC）。

知识点2：多房囊性肾细胞癌的发病情况 副高：熟练掌握 正高：熟练掌握

多房囊性肾细胞癌具有低分期、低分级和预后良好的特点。发病率占肾癌的2.3%～3.1%，男性较女性多见。囊性肾癌患者的发病年龄较高，罕有低于30岁者。而MCRCC患者发病的平均年龄比非MCRCC患者低，且MCRCC男性患者的平均年龄比女性患者低。由于肾囊肿的发病率是随年龄的增长逐渐升高的，因此高龄，尤其是男性患者多房囊性肾肿物良性可能性大。

知识点3：多房囊性肾细胞癌的病理 副高：熟练掌握 正高：熟练掌握

MCRCC多发于肾两极，病理表现为大小不一的多房性肿物，房间互不相通，囊内充满新鲜和陈旧的血液。囊壁覆以一层或多层肿瘤细胞，囊间也为肿瘤细胞。病理类型多为肾透明细胞癌。

知识点4：多房囊性肾细胞癌的临床表现 副高：熟练掌握 正高：熟练掌握

多数患者在无症状时被偶然发现。有腰痛、乏力、消瘦、血沉增快等。据统计，主诉血尿占41.5%，腹部肿块占34.1%，侧腹部疼痛占12.2%。

知识点5：多房囊性肾细胞癌的B超检查 副高：熟练掌握 正高：熟练掌握

B超特点为囊肿壁厚薄不均，囊内呈多房分隔，房间隔的壁也厚薄不均，囊内无回声区充满密集的点状弱回声，此为坏死组织碎屑和新鲜的陈旧的出血。肿瘤为少血流性，彩超可见少量或无血流信号。

知识点6：多房囊性肾细胞癌的CT检查 副高：熟练掌握 正高：熟练掌握

平扫下为囊肿边界不规则，囊壁厚伴有钙化，房间隔壁不规则，厚度>1mm，或有实性的区域位于囊壁的附属处，囊壁内有实性组织迹象或囊肿壁受到外面的包块压迫；或者囊肿呈多房性，有许多分隔，并同实性部分相连，可看到增强的软组织块影。大部分囊性肾细胞癌经 CT 增强扫描后，表现为单房或多房性生长的肿瘤，囊壁厚且明显增强。

知识点 7：囊肿穿刺细胞学检查　　副高：熟练掌握　正高：熟练掌握

肾囊肿穿刺检查不但可以获得囊液进行分析，做细胞学检查，还可以注入造影剂，观察囊壁是否光滑，囊内有无结节。若穿刺检查发现其中蛋白、乳酸脱氢酶及脂肪成分异常增高，提示恶性可能性大。但由于通过穿刺获得的组织较少，对诊断的帮助也有限。经皮肾镜检查不但可以直接观察囊腔内结构，还可以取囊液及囊壁组织进行检查，据报道效果较好。

知识点 8：多房囊性肾细胞癌的鉴别诊断　　副高：熟练掌握　正高：熟练掌握

（1）多囊肾　成人型多囊肾在病理上其囊壁衬以嗜酸性上皮细胞、可变形呈扁平状、泪滴状或鞋钉状。其发病缓慢，往往为双侧，有家族史，B 超、IVU、CT 可鉴别。

（2）RCC 囊性变　RCC 囊性变是由于癌组织的坏死出血致使局部囊性交，囊性变周围总能见到残留的较明显的癌组织，且核分裂级别高。影像学上可见肾癌伴出血的特征。

知识点 9：多房囊性肾细胞癌的治疗　　副高：熟练掌握　正高：熟练掌握

诊断明确的恶性肾囊性肿物或 MCRCC 可以直接进行手术治疗。对于诊断困难的患者，如 Bosniak 分类在Ⅲ级或以上者，可以积极于术中行冰冻病理检查或行保留肾组织的手术而使患者获益。

MCRCC 外科治疗效果好。保留肾的手术适用于小于 3cm 且位于肾边缘的肾癌，但也有学者认为当肿瘤直径≤4cm 时，保留肾组织的术式与根治性肾切除术的预后一致。因 MCRCC 多发于肾两极，且肿瘤较小时不易确诊，所以对 MCRCC 或疑似患者应行保留肾单位的外科手术治疗。

知识点 10：多房囊性肾细胞癌的预后　　副高：熟练掌握　正高：熟练掌握

多房囊性肾细胞癌一般预后良好。肿瘤的预后主要与细胞核分级和病理分期有关，而与肿瘤大小无关。判断多房囊性肾细胞癌预后良好的因素可能为：患者多为偶发癌，肿瘤病理分期与分级低，细胞核多是双倍体。

第四节　双侧散发性肾癌

知识点 1：双侧散发性肾癌的分类　　副高：熟练掌握　正高：熟练掌握

双侧散发性肾癌（BSRTs）是肾癌中的少见类型，占肾癌总发病率的 1%～4%。根据发病时间将其分为同步发生和非同步发生两类。一般认为，1 年内双肾发生肿瘤者为双侧同步肾癌，间隔大于 1 年者为非同步肾癌。有研究显示，非同步双侧的发病年龄明显小于同步，单侧肾癌患者发生对侧肾肿瘤的危险性随着年龄的降低而增加。

知识点 2：双侧散发性肾癌的临床表现　　副高：熟练掌握　正高：熟练掌握

双侧散发性肾癌是散发性肾癌的特殊类型，临床表现与单发散发性肾癌相似。

知识点 3：双侧散发性肾癌的诊断与鉴别诊断　　副高：熟练掌握　正高：熟练掌握

双侧散发性肾癌的诊断一般不困难，特别注意与遗传性肾癌相鉴别。

知识点 4：双侧散发性肾癌的治疗　　副高：熟练掌握　正高：熟练掌握

（1）同步双侧散发性肾癌的治疗方式包括双侧肾部分切除，一侧肾部分切除、对侧根治性肾切除术和双肾根治性切除术后辅以血液透析治疗。

（2）对于是否行保留肾单位手术需综合评价患者的年龄、肿瘤是否转移、是否侵犯周围组织和患者的一般身体状况来决定。

（3）由于一次性手术治疗双侧肾肿瘤对患者打击大，风险高，不利于术后恢复，有人主张分次手术。

（4）对非同步 BSRTs，其处理很大程度上依赖于第一次手术的方式和结果。如第一次为肾部分切除术，第二次手术可以根据肿瘤本身的情况，灵活采用根治性肾切除或肾部分切除术；当第一次为根治性肾切除术时，第二次手术在保留肾功能方面会有很大难度。

（5）当双侧肾癌无法手术时，可以联合应用热疗、射频和免疫治疗等方法对患者行姑息治疗，以缓解症状、延长生存时间。

知识点 5：双侧散发性肾癌的预后　　副高：熟练掌握　正高：熟练掌握

一般认为，双侧肾癌的预后不佳。同步 BSRTs 的 5 年生存率为 48%，非同步 BSRTs 的 5 年生存率为 38%，对于早期发现，早期治疗的双侧肾癌患者，5 年生存率较高。因为肾癌术后有 4%～15%发生对侧肾肿瘤，所以要加强对肾癌患者的终身随访，督促患者严格定期随访，这对及时发现对侧肿瘤发生、避免延误病情非常重要。

第五节　肾母细胞瘤

知识点 1：肾母细胞瘤的发病情况　　副高：熟练掌握　正高：熟练掌握

肾母细胞瘤又称肾胚胎瘤、Wilms 瘤，是小儿泌尿外科常见的恶性肿瘤，占小儿恶性实体瘤的80%。90%见于7岁以前，诊断时平均年龄为15个月。女性略多见，少数成人及老年人亦可发生。肿瘤起源于后肾母细胞。所有双侧及15%~20%的单侧肾母细胞瘤与遗传有关。遗传性双侧肾母细胞瘤患者的后代患肿瘤的概率达30%，而单侧仅为5%。发病数在性别及侧别相差不多。双侧者占1.4%~10.3%。

知识点2：肾母细胞瘤的病理　　副高：熟练掌握　正高：熟练掌握

Wilms瘤可发生于肾实质，增长迅速，直径常常大于5cm，有时可达10cm。切面为均匀实性，呈灰白色，常有灶状的出血和坏死及囊性变，罕见肿瘤完全呈囊性。肿瘤边界清楚被假包膜包绕，假性包膜由受压的肾组织和肾周组织形成。肾母细胞瘤是由胚胎性肾组织发生的，由分化不等的未分化胚芽组织、上皮和间质组成的恶性混合瘤，某些病例含两种甚至只含一种成分。上皮成分常呈小管或囊性结构，被覆原始的柱状或立方形细胞。Wilms瘤的上皮也可形成肾小管样结构或向肾外组织分化，形成黏液上皮、鳞状上皮、神经上皮或分泌上皮，间质可向任何类型的软组织分化，疏松黏液样和成纤维细胞型梭形细胞间质最为常见。也可向平滑肌、骨骼肌、脂肪、软骨、骨组织以及神经组织分化。以囊性为主的Wilms瘤间隔中含有胚芽组织及其他Wilms瘤组织成分，称为部分囊性分化的肾母细胞瘤。分化性上皮和间质成分混合构成的肿瘤被称为畸胎瘤样Wilms瘤。

知识点3：肾母细胞瘤的分类　　副高：熟练掌握　正高：熟练掌握

NWTS根据组织分型与预后的关系、将肾母细胞瘤分为两类；①良好组织型（FH）：包括上皮型、间叶型、胚芽型和混合型以及囊性部分分化性肾母细胞瘤和胎儿横纹肌瘤型肾母细胞瘤，②不良组织型（UH）：包括间变型、肾透明细胞肉瘤和肾恶性横纹肌样瘤或称肾恶性杆状细胞瘤，占肾母细胞瘤的4.5%。

知识点4：肾母细胞瘤的NWT分期　　副高：熟练掌握　正高：熟练掌握

肾母细胞瘤的NWT分期见表3-7。

表3-7　肾母细胞瘤的NWT分期

分期	表现
Ⅰ期	肿瘤局限在肾内并可完全切除，肾包膜完整，术前或术中无破溃，切缘无肿瘤残存
Ⅱ期	肿瘤超出肾但能完整切除
Ⅲ期	腹部有非血源性肿瘤残存，包括肾门或主动脉旁淋巴结受侵犯，腹腔内有广泛肿瘤转移，腹膜有肿瘤种植，肉眼或镜下切缘有肿瘤未能完整切除
Ⅳ期	存在血行转移
Ⅴ期	双侧病变

知识点5：肾母细胞瘤的TNM分期　副高：熟练掌握　正高：熟练掌握

肾母细胞瘤的TNM分期见表3-8。

表3-8 肾母细胞瘤的TNM分期

原发肿瘤（T）	
Tx	原发肿瘤不能确定
T_0	无原发肿瘤证据
T_1	单侧肿瘤面积≤$80cm^2$（包括肾）
T_2	单侧肿瘤面积>$80cm^2$（包括肾）
T_3	治疗前单侧肿瘤破裂
T_4	双侧肿瘤
区域淋巴结（N）	
Nx	无法估计区域淋巴结转移
N_0	无区域淋巴结转移
N_1	有区域淋巴结转移
远处转移（M）	
M_0	无远处转移
M_1	有远处转移

知识点6：肾母细胞瘤的临床表现　副高：熟练掌握　正高：熟练掌握

（1）腹部肿块　为最常见症状。肿块位于上腹季肋部一侧，表面光滑、中等硬度、无压痛，一般不超过中线，可有一定活动度。少数巨大肿瘤超过中线，无活动度。

（2）血尿　1/3有镜下血尿，肉眼血尿少见。

（3）其他表现　腹痛、高血压、红细胞增多症、低热及消瘦等。偶有肿瘤破溃者可表现为急腹症。罕见有因肿瘤压迫引起的左精索静脉曲张。以转移瘤就诊的患者不常见。

知识点7：肾母细胞瘤的诊断　副高：熟练掌握　正高：熟练掌握

（1）X线平片　可有患侧肾区软组织影，偶见钙化位于肿瘤边缘。

（2）静脉尿路造影　2/3患者显示肾盂、肾盏受压、移位、拉长及变形；1/3患者因肾被严重压缩、肾盂被肿瘤充满或肾动脉闭塞而不显影。

（3）CT　可显示肾内肿瘤的范围，辨认肾周以及主动脉旁淋巴结是否受侵犯及对侧肾情况。

（4）B超　可了解肿块大小、有无腹膜后淋巴结转移及肾静脉、腔静脉瘤栓，并可区分肿块为囊性还是实质性。

知识点8：肾母细胞瘤的鉴别诊断　　副高：熟练掌握　正高：熟练掌握

（1）先天性中胚性肾瘤　多见于3个月以内婴儿。组织结构分为平滑肌瘤型和细胞型，治疗为肾切除。如3个月以上小儿，属细胞型者，按肾母细胞瘤FH类型做术后化疗。

（2）神经母细胞瘤　是小儿最常见的恶性实体瘤，为交感神经节肿瘤。主要压迫肾脏，也可长入肾脏。表现为腹部结节状肿块，坚硬，靠近中线。80%~95%患儿尿儿茶酚胺代谢产物（VMA和HVA）增高，可帮助确诊。

知识点9：肾母细胞瘤的手术治疗　　副高：熟练掌握　正高：熟练掌握

手术切除是主要的治疗方法，并且为分期提供了重要信息。经上腹横切口，应探查肝，触诊对侧肾脏，疑有肿瘤时取活检；任何可疑肿瘤残存组织，须用银夹标记。切取淋巴结活检有助于肿瘤分期，但淋巴结清扫并不能改善预后。应注意输尿管内有无瘤栓。

知识点10：肾母细胞瘤的化学治疗　　副高：掌握　正高：掌握

联合化疗显著提高了肾母细胞瘤患者的存活率。必要的术前化疗和坚持术后规律化疗是很重要的治疗手段。

（1）长春新碱（VCR）、放线菌素D（ACTD）、阿霉素可用于肾母细胞瘤的各型、各期。

①VCR每周1~2mg/m^2，连用10周，然后每2周静脉注射1次作为维持量，可用至完成化疗期。单次极量为2mg，1岁以下剂量为1mg/m^2。（体表面积=kg×0.035+0.1）。

②ACTD每日15μg/kg连用5次或每日12μg/kg连用7天为一疗程。第一与第二疗程间隔6周，以后每3个月为一疗程。单次极量为400μg，1岁以下婴儿为每日8μg/kg连用5天。国产更生霉素作用与用法和放线菌素D相同。

③阿霉素（侧）与VCR、ACTD配合用于FH Ⅲ、Ⅳ和UH各期。ADM40~60mg/m^2，分为2~3次静脉注射，间隔4周可重复。年龄小于5岁累积量必须低于300mg/m^2；大于5岁累积量不超过400mg/m^2。2岁以下小儿慎用。

（2）二线药物有顺铂（DDP）80~100mg/m^2，分为4~5天溶于生理盐水200ml静脉滴注，1个月可重复。足叶乙苷（VP-16）又称鬼臼乙叉苷：每日50mg/m^2，溶于生理盐水200ml静脉滴注，连用5天，每次滴注时间不少于半小时。

（3）术前化疗用于巨大肿瘤或经B超、CT检出腔静脉广泛瘤栓者，用4~12周可使肿瘤缩小，以便于切除。

（4）术后化疗FH　Ⅰ期，VCR十ACTD，6个月；Ⅱ期，VCR+ACTD，15个月；Ⅲ期，VCR+ACTD+ADM，15个月，ACTD与ADM间隔1.5个月，两药交替应用；Ⅳ~Ⅴ期，VCR+ACTD+ADM+DDP，15个月后三种药每个月用一种，顺序交换。UH：Ⅰ期，VCR+ACTD，15个月；Ⅱ~Ⅳ期，同FH；Ⅳ期，如无ACTD，可用DDP或VP-16替代。

知识点11：肾母细胞瘤的放射治疗 副高：掌握 正高：掌握

术前放射治疗适用于曾用化疗而肿瘤缩小不明显的巨大肾母细胞瘤。6~8天给800~1200cGy，2周内肿瘤缩小再行手术。术后放疗开始时间应不晚于术后第10天，否则局部肿瘤复发机会增加。肿瘤局限于肾内的2岁以内的婴幼儿可不做放射治疗。

知识点12：肾母细胞瘤的预后 副高：熟练掌握 正高：熟练掌握

肾母细胞瘤的2年生存率可达60%~94%。2~3年无复发应认为已经治愈。双侧肾母细胞瘤可配合上述辅助治疗行双侧肿瘤切除。

第六节 肾淋巴瘤

知识点1：肾淋巴瘤的发病情况 副高：熟练掌握 正高：熟练掌握

原发性肾淋巴瘤少见，因为肾实质内不含淋巴组织。继发性淋巴瘤通常由非霍奇金淋巴瘤引起，特别容易发生在晚期患者。

知识点2：肾淋巴瘤的病理 副高：熟练掌握 正高：熟练掌握

肾淋巴瘤最常见的病理表现为肾实质内多发淋巴瘤浸润结节，亦有肾周围浸润。单个病灶往往较大，一部分肾淋巴瘤无结节而为肾内广泛浸润。双侧肾脏侵犯是单侧侵犯的3倍。

知识点3：肾淋巴瘤的临床表现 副高：熟练掌握 正高：熟练掌握

通常淋巴瘤早期症状隐匿，浅表淋巴结肿大是最常见的早期症状。在非霍奇金淋巴瘤患者中颈部淋巴结肿大最多见，其次为腹股沟、腋窝等处淋巴结。出现肝脾等结外器官受累提示疾病已处于晚期。当淋巴瘤和白血病侵犯肾时，可能出现腰痛、血尿或进行性肾衰竭，此外发热、乏力和体重减轻等淋巴瘤B症候群也常见。部分患者以肾病综合征为首发症状，早期无淋巴结肿大时易漏诊、误诊，但是肾病综合征一般随淋巴瘤的恶化或缓解变化。当出现巨大的腹膜后淋巴结，肝脾肿大或后腹腔非典型位置出现肿大淋巴结时，应怀疑肾淋巴瘤的可能。右侧肾癌的主要淋巴结转移区域在主动脉和腔静脉之间的区域，左侧肾癌在主动脉旁区域，肿大淋巴结的中心在这些区域以外时，应想到淋巴瘤的可能。原发性肾淋巴瘤临床表现类似肾癌。

知识点4：肾淋巴瘤的CT扫描 副高：熟练掌握 正高：熟练掌握

（1）平扫时淋巴瘤与正常肾实质比较，CT 值略低。注射造影剂后，肿瘤与肾实质分界模糊，或显示轻度斑片状或非均匀的强化征象，CT 值增加 10~30Hu。

（2）约 50%的病例，肾淋巴瘤表现多发的结节肿块，肾实质由于结节增生而膨大和变形。

（3）25%的肾淋巴瘤是由发生在邻近淋巴结的淋巴瘤种植生长所致，肾脏常受推移。没有被侵犯的肾脏保留其正常结构及排泄功能。

（4）10%的病例，淋巴瘤的弥漫浸润导致肾脏普遍肿大和肾功能下降。

（5）其他的表现包括肾周围间隙的弥漫浸润，肾窦的孤立浸润和包裹邻近尿路及单侧肾病变。

知识点 5：肾淋巴瘤的鉴别诊断　　副高：熟练掌握　正高：熟练掌握

（1）肾转移瘤　等密度或稍低密度肿块，可单发，亦可双侧多发，在动脉期肿块中度强化。

（2）肾癌　肿瘤多为单发，少数可多发。肾肿块多为明显强化，约 20%的肾癌可发生囊变、坏死而表现为囊性改变。实性肿块当发生淋巴结转移时，难与淋巴瘤鉴别。

知识点 6：肾淋巴瘤的治疗与预后　　副高：熟练掌握　正高：熟练掌握

肾淋巴瘤的治疗通常需要以化疗为主的综合治疗。对于极罕见的原发性肾淋巴瘤，肾切除联合全身化疗是最佳的治疗方法。本病的预后不佳。

第七节　肾血管平滑肌脂肪瘤

知识点 1：肾血管平滑肌脂肪瘤的概念　　副高：熟练掌握　正高：熟练掌握

肾血管平滑肌脂肪瘤（AML）又名肾错构瘤，是一种良性疾病，起源于肾间质细胞，由大量成熟的脂肪组织、平滑肌组织和厚壁血管组成。

知识点 2：肾血管平滑肌脂肪瘤的发病情况　　副高：熟练掌握　正高：熟练掌握

肾血管平滑肌脂肪瘤的发病率为 1/5000~1/1500，女性多发，高发年龄为 40~60 岁，青春期前很少发病。超过 50%的 AML 是在非特异性症状腹部超声检查中无意间发现的。有 20%~30%的 AML 合并有结节性硬化综合征，约有 50%的结节性硬化综合征的患者会发生 AML。我国肾错构瘤合并结节性硬化者较国外少见。其中，散发的肾错构瘤约占 80%。

知识点 3：肾血管平滑肌脂肪瘤的病理　　副高：熟练掌握　正高：熟练掌握

散发的肾错构瘤多为单侧发生的单个肿瘤，体积较小。而与结节性硬化伴发的肿瘤则常双侧、多中心发生，体积较大，且易发生出血。瘤组织与肾组织间无包膜但界限清晰，有时可见局部浸润，肿瘤通常为金黄色，但颜色随着平滑肌和血管含量的不同而变化。

知识点4：免疫组化　　副高：熟练掌握　正高：熟练掌握

黑色素瘤抗体（HMB-45）、Actin 及 CD68 阳性，上皮标记 cytokeratin 阴性。其中，HMB-45 在肾癌中不表达，可用于鉴别肾错构瘤和肾癌。除肾错构瘤外，HMB-45 也可以在黑色素瘤、结节性心横纹肌瘤和大脑结节中表达。

知识点5：肾血管平滑肌脂肪瘤的临床表现　　副高：熟练掌握　正高：熟练掌握

肾血管平滑肌脂肪瘤常见的症状和体征包括腰痛、血尿、腹部肿块和低血容量性休克，后者常因没有及时诊断和治疗而死亡。AML 所致的腹膜后大出血，又称为 Wunderlich 综合征，多达 10%的 AML 患者会发生这种严重并发症。大的错构瘤可以突然破裂，出现腹内大出血、休克、急性腹痛、腹部有肿物，必须立即急诊手术切除肾或选择性肾动脉栓塞。一些患者还会有些隐蔽性表现如贫血和高血压等。有时大的错构瘤可压迫十二指肠、胃，引起消化道症状。错构瘤患者还会表现出结节性硬化综合征的临床特点。结节性硬化综合征也称 Bourneville 病，临床特点是癫痫、智力发育迟缓，面颊部皮质腺瘤、视网膜晶状体瘤及肾、脑等脏器错构瘤。腹膜后淋巴结、肝或脾也可含有此肿瘤，提示为多中心性而不是转移。

知识点6：肾血管平滑肌脂肪瘤的诊断　　副高：熟练掌握　正高：熟练掌握

（1）B 超　肾错构瘤典型的 B 超表现为边缘清晰、后伴声影的高回声肿物，不能作为特异性诊断。肿瘤也可以没有强回声，原因是瘤内肌肉成分多或瘤内有出血。

（2）CT　肾错构瘤 CT 表现为低密度区，CT 值为负。

（3）MRI　肾错构瘤内的脂肪成分在 T_1 加权像表现为强信号，T_2 加权像表现为低强度信号。

（4）血管造影　错构瘤血管呈囊状动脉瘤样扩张、葡萄状具有诊断意义。

知识点7：肾血管平滑肌脂肪瘤的鉴别诊断　　副高：熟练掌握　正高：熟练掌握

主要与肾癌鉴别。KUB 及 IVU 征象与肾癌无区别。B 超、CT、MRI 及肾动脉造影可以从形态学上相鉴别。

知识点8：肾血管平滑肌脂肪瘤的治疗　　副高：熟练掌握　正高：熟练掌握

肿瘤小于4cm或双肾均有肿瘤时，采用严密观察下的保守治疗，肿瘤大于4cm，可考虑选择性肾动脉栓塞术、肿瘤剜出术或部分肾切除术，一般不宜行肾切除术。如瘤体较大或伴有严重出血者应行肾切除。另外，术前不能排除恶性病变者，术中应行快速冰冻切片，若证实已有恶性病变者，应行根治性肾切除术。

第八节　嗜酸细胞瘤

知识点1：嗜酸细胞瘤的概念　　副高：熟练掌握　正高：熟练掌握

嗜酸细胞瘤是一种肾良性上皮性肿瘤，占所有肾实质肿瘤的3%~7%。肿瘤由胞质嗜酸性的大细胞构成，其内线粒体丰富，可能来源于集合管的插入细胞。

知识点2：嗜酸细胞瘤的发病情况　　副高：熟练掌握　正高：熟练掌握

嗜酸细胞腺瘤一般为单发，约6%可为双侧病变。很少发生转移，但复发率较高(4%~13%)。发病年龄范围较广，一般70岁前后为发病高峰期，男性为女性的2~3倍。大多数为散发病例，但也有明确的家族性聚集发病现象。

知识点3：嗜酸细胞瘤的病理　　副高：熟练掌握　正高：熟练掌握

嗜酸细胞瘤大体表现为境界清晰，质地均一，无包膜。多数呈棕色，少数呈褐色或淡黄色。很容易见到中央瘢痕，但缺乏明显的坏死或血管过度形成。光镜下，肿瘤细胞排列呈实性巢索状，或呈腺泡、小管或微囊结构。间质细胞少，并常有透明变性。大多数肿瘤细胞呈多角形或圆形，胞质中含有丰富的嗜酸性颗粒。罕见核分裂象，无病理性核分裂象。偶见肿瘤组织长入肾周脂肪组织，或有血管浸润。超微结构显示细胞内含有大量线粒体，它们的形状和大小正常，仅有极少数具有多形性。胞质内其他细胞器稀少且不明显，无嫌色肾细胞癌所见的胞质内的微囊泡。

知识点4：嗜酸细胞瘤的临床表现　　副高：熟练掌握　正高：熟练掌握

几乎80%的患者没有症状，为偶然发现。不典型的临床表现包括血尿、可以扪及的肿块或腰痛、腹痛。

知识点5：嗜酸细胞瘤的诊断　　副高：熟练掌握　正高：熟练掌握

(1) 通过CT看到的星状中央瘢痕和通过血管造影观察的轮辐状供血动脉可提示嗜酸细胞瘤的诊断，但是诊断价值比较低。

(2) 嗜酸细胞瘤磁共振成像特征为界限清楚的被膜，中央星状瘢痕和T_1、T_2加权像的特征性信号，这些只是支持诊断，并不能确定诊断。

（3）与 RCC、AML 和肾囊肿相比，嗜酸细胞瘤线粒体吸收核试剂司他比锝较多，因此核扫描有更大希望，但尚未得到证实，其临床价值有待确定。

知识点6：嗜酸细胞瘤的治疗　　副高：熟练掌握　正高：熟练掌握

由于术前一般诊断不确定，需要强调的是：①无论是采取消融治疗、肾部分切除术或者根治性肾切除术取决于其临床特征。如果考虑是嗜酸细胞瘤，无论肿瘤大小和部位，只要肿瘤是多中心、双侧、复发性的，应考虑保留肾组织手术；②尽管嗜酸细胞瘤在消融治疗前进行组织检查，但诊断不明确，因此要求患者长期随诊；③有家族史的要优先考虑保留肾单位治疗。但如果一侧病变，对侧功能良好，嗜酸细胞瘤可能合并肾癌，理想的治疗是根治性肾切除；④如果是年轻人，肿瘤直径<4cm，位于肾的一极，则可考虑肾部分切除术；⑤如患者年老体弱手术高位者，可等待观察。

第九节　肾　素　瘤

知识点1：肾素瘤的概念　　副高：掌握　正高：掌握

肾素瘤又称肾球旁细胞瘤、血管外皮细胞瘤。是来源于球旁细胞，分泌肾素的良性肿瘤。多见于年轻人，尤其好发于女性，发病高峰期为20~40岁。

知识点2：肾素瘤的病理　　副高：掌握　正高：掌握

肾素瘤多为单侧发生，位于肾皮质。大体上，肿瘤为实性，边界清楚，包膜完整，呈黄褐色，切面灰白，有弹性。多数病灶小于3cm。光镜下，多角形肿瘤细胞组成的不规则条索分布于疏松黏液样间质中。小管状及小囊腔结构常见，血管常常很丰富，有时可见淋巴细胞浸润。Bowie 染色、PAS 和甲苯胺蓝染色阳性。电镜下特征性表现为含有大量的菱形肾素原颗粒。免疫组化示Ⅷ因子及相关抗原强阳性，renin、Actin、Vimentin 和 CD34 阳性。

知识点3：肾素瘤的临床表现　　副高：掌握　正高：掌握

肾素瘤临床表现多为肾素分泌过多引起的高血压、低血钾及其相关症状，如：头痛、烦渴、多尿以及神经肌肉症状等。

知识点4：肾素瘤的诊断　　副高：掌握　正高：掌握

（1）内分泌及生化检查示高肾素血症、高醛固酮血症及低血钾。

（2）B 超显示中等回声团块，CT 表现为软组织密度肿物。分侧取肾静脉血测定肾素水平对肿瘤定位有一定意义，患侧血肾素水平常数倍于健侧。

（3）术前可通过穿刺活检明确肾素瘤诊断。

（4）所有出现明确的高肾素血症、高血压的患者，在排除肾动脉疾病后均须考虑肾素瘤的可能。

知识点5：肾素瘤的鉴别诊断　　副高：掌握　正高：掌握

（1）原发性醛固酮增多症　原发性醛固酮增多症的血肾素水平降低，而肾素瘤血肾素水平升高。

（2）肾动脉狭窄　一般肾动脉狭窄时血浆肾素活性升高比较少或不升高，而肾素瘤血浆肾素水平可以升高1~8倍。此外，肾动脉狭窄的血醛固酮升高和血钾降低都比较轻，也没有低钾性碱中毒。去氧皮质酮试验可以鉴别肾动脉狭窄。肾动脉狭窄在给予去氧皮质酮后，其可抑制醛固酮分泌，而肾素瘤则无反应。

知识点6：肾素瘤的治疗　　副高：掌握　正高：掌握

肾素瘤一般为良性，肿瘤体积较小，确诊后应行肿瘤切除术。几乎所有患者都可以通过外科手术治愈，血压恢复正常，其他症状消失。血压一般2~3周或以后正常，有近10%患者在其手术后血压仍然偏高，可能与长期高血压导致肾血管的慢性改变有关。

第十节　后肾腺瘤

知识点1：后肾腺瘤的发病情况　　副高：掌握　正高：掌握

后肾腺瘤是一种罕见良性肿瘤，1998年WHO将其归为肾上皮源性肿瘤，视为一种独立的疾病。各个年龄段均有可能发病，但以50~70岁多见，该病好发于女性，比例为2∶1。

知识点2：后肾腺瘤的病理　　副高：掌握　正高：掌握

后肾腺瘤肿瘤边界清楚，无明显包膜，切面多为灰白色、灰黄褐色，质地均匀较软，可见钙化，肿瘤较大时可伴有出血坏死及肿瘤囊性变、镜下肿瘤由大小一致的肿瘤细胞排列成特征性密集小管状、腺样结构；部分患者可见乳头状和少量肾小球样结构，类似乳头状肾细胞癌和肾母细胞瘤，注意辨别。该肿瘤组织间可见砂粒体结构，或钙盐沉积；也可见肿瘤组织坏死，当出现明确坏死成分，出现小灶状透明细胞区，细胞明显异型，见到病理性核分裂象，肿瘤呈浸润性生长方式，脉管内见到瘤栓等，这些特征提示排除后肾腺瘤的诊断。免疫组化检查后肾腺瘤表达WT1、CD57，局灶表达CK7、AE1，不表达CD56、AE1。

知识点3：后肾腺瘤的临床表现　副高：掌握　正高：掌握

后肾腺瘤常见的症状包括腰腹部疼痛，包块，血尿以及间歇性发热等。另外约有10%患者可见红细胞增多症，可能与肿瘤细胞分泌促红细胞生成素有关。

知识点4：后肾腺瘤的诊断　副高：掌握　正高：掌握

后肾腺瘤术前较难诊断清楚。建议术前穿刺活检或术中冰冻诊断，避免肾切除。针吸穿刺活检肿瘤行细胞学检查并联合应用免疫组化会提高诊断准确率。

知识点5：后肾腺瘤的鉴别诊断　副高：掌握　正高：掌握

与肾细胞癌相比，后肾腺瘤在影像学上无特异性表现，很难与乳头状细胞瘤和Wilms细胞瘤相鉴别。

（1）乳头状肾细胞癌　乳头状细胞癌免疫荧光原位杂交特征性地表现为7号、17号染色体的获得和Y染色体的缺失，而后肾腺瘤无这些特征。病理形态上一些间质较少、乳头间质核心不明显、密集排列的乳头状肾细胞癌易与后肾腺瘤混淆。需要注意乳头状肾细胞癌缺乏水肿样间质，细胞有异型，细胞核仁明显常伴有明显出血坏死，间质和乳头核心常见较多泡沫细胞沉积。

（2）肾母细胞瘤　间质性和混合性肾母细胞瘤因出现梭形细胞等间叶成分易与后肾腺瘤辨别，在大多数上皮性肾母细胞瘤中有胚基样结构，肾小球样结构以及细胞异型性均可帮助鉴别诊断。后肾细胞瘤可能是肾母细胞瘤谱中的良性肿瘤，还需进一步分子遗传学研究确证。其他转移性癌，仔细询问临床病史及相关症状，影像学检查有助于鉴别诊断。该肿瘤罕见，诊断时需谨慎，应排除其他相关肿瘤，尤其是恶性肿瘤。

知识点6：后肾腺瘤的治疗和随访　副高：掌握　正高：掌握

目前普遍认为后肾腺瘤为良性肿瘤，预后良好。术前诊断明确，可采用保留肾单位的手术，如肾部分切除术或肿瘤剜除术。肿瘤较小患者可采用随访观察。近年有后肾肿瘤局部淋巴结转移的报道，提示肿瘤生物学行为不确定性，因此长期随访是必不可少的。

第十一节　单纯性肾囊肿

知识点1：单纯性肾囊肿的发病情况　副高：熟练掌握　正高：熟练掌握

单纯性肾囊肿是最常见的肾良性疾病，发病率在肾囊性疾病中居首位，占所有无症状肾肿物的70%以上。可分为单发性及多发性。男女比例约为2∶1，发病率随年龄的增加而增加，常见于50岁以上成人而罕见于儿童。绝大多数为非遗传性疾病，仅极少数为遗传病，可能系常染色体显性遗传。

知识点2：单纯性肾囊肿的发病机制　　副高：熟练掌握　正高：熟练掌握

单纯性囊肿的发病机制尚不十分明确。研究认为囊肿可能是由肾小管憩室发展而来。随年龄增长，远曲小管和集合管憩室增加，所以单纯性肾囊肿的发生率亦随之增加。

知识点3：单纯性肾囊肿的病理　　副高：熟练掌握　正高：熟练掌握

单纯性囊肿多数为单发，也可为多发。单纯性囊肿多发生于肾实质，尤其以皮质多见。囊肿一般孤立呈球形，囊壁薄而光滑，薄层纤维组织覆以一层扁平上皮构成，外观呈淡蓝色，多数不分隔，约95%含有清亮的琥珀色液体。偶可见囊壁钙化。约5%的囊肿含血性囊液，其中半数囊壁上可能有乳头状癌，应予重视。

知识点4：单纯性肾囊肿的临床表现　　副高：熟练掌握　正高：熟练掌握

单纯性肾囊肿常偶然被发现，大多数肾囊肿无临床症状，较大肾囊肿才引起症状。主要临床表现为腹侧或背侧腰痛。当出现并发症时症状明显。若囊内出血使囊壁突然伸张，包膜受压，可出现腰部剧痛；继发感染时除疼痛加重外，伴体温升高。如较大囊肿压迫肾盂或输尿管，可出现肾积水等相应临床症状。

知识点5：单纯性肾囊肿的诊断　　副高：熟练掌握　正高：熟练掌握

（1）B超和CT检查　是目前主要的诊断手段。典型的B超表现为边缘清晰的无回声区，囊壁光滑呈强回声。如果囊壁显示不规则回声，应警惕恶变可能。如果囊壁继发感染，B超下囊壁增厚，囊内可有细回声。如果囊内出血，回声增强。B超鉴别囊性和实质性占位病变的正确率达98%。CT对B超不能确定者有价值。囊肿内出血或感染时呈现不均质增强，CT值增加。静脉肾盂造影能显示囊肿压迫肾实质或输尿管的程度，并可了解囊肿和集合系统间的关系。为治疗提供依据。

（2）囊肿穿刺囊液检查　当B超或CT怀疑有恶变时可在B超或CT引导下穿刺。对囊液进行细胞学和生物化学检查。囊壁继发肿瘤时，囊液为血性或暗褐色，脂肪及其他成分明显增高。细胞学检查常查见癌细胞。瘤标CA50水平增高。炎性囊液呈浑浊暗色，脂肪及蛋白质含量中度增加，淀粉酶和LDH显著增高。可有炎性细胞，细菌培养可查见致病细菌。抽出囊液后可注入造影剂，进一步了解囊壁情况，判断是否有肿瘤存在。

知识点6：单纯性肾囊肿的鉴别诊断　　副高：熟练掌握　正高：熟练掌握

通过B超、CT检查等影像学检查，单纯性肾囊肿绝大多数有异于其他肾脏疾病而易于鉴别。但有时需与肾肿瘤特别是肾积水鉴别。

肾癌血尿常见，B超显示肾外形不规则，呈实质性回声，如肾癌液化，坏死可显示大小不等、性状不规则的液化区；静脉肾造影肾盂、肾盏受压变形。CT表现为CT值略低于或接近正常肾实质。强化扫描显示肾癌CT值增强，但低于正常肾实质。肿瘤与正常肾组织间可有较明显的分界，但界限不规则。肾肿瘤如有坏死、液化，可显示大小不等的低密区。肾错构瘤的CT表现随肿瘤中脂肪和血管的多寡而表现不同，但特征性的表现是因肿瘤中存在脂肪组织，CT值可显示负值。

临床上单纯性肾囊肿，特别是多发性肾囊肿易与肾积水混淆，B超、CT检查难以将两种疾病区别。静脉肾盂造影或逆行肾盂造影是鉴别两种疾病的首选方法。

知识点7：单纯性肾囊肿的治疗 副高：熟练掌握 正高：熟练掌握

（1）单纯性肾囊肿发展缓慢，对肾功能大多不造成损害。但患者大多数为老年患者，所以近来治疗趋于保守。对囊肿体积小的患者无明显不适，囊肿未造成对肾盂、输尿管的压迫，无干扰恶变等，一般不主张手术。可定期B超随诊如发现囊肿合并感染，可用抗生素治疗观察，如感染不能控制或怀疑有恶变时应首选手术治疗。

（2）囊肿直径大于4cm，可于超声引导下，穿刺引流囊液，抽吸囊液后注射95%乙醇或四环素等，这种治疗方式可成功治疗90%以上的患者，但复发率可达30%~78%，但对于高龄患者，仍可作为一种治疗的选择。

（3）对反复感染怀疑恶性变或因囊肿部位等原因而不宜行穿刺治疗的患者，应尽量切除囊壁，残留囊壁应用石炭酸等加以处理。对恶性变的根据具体情况行肾切除或部分肾切除术。

第十二节　肾盂旁囊肿

知识点1：肾盂旁囊肿的概念 副高：熟练掌握 正高：熟练掌握

肾盂旁囊肿是指发生于肾门肾窦附近的囊肿，不与收集系统相通，长大后可进入肾窦。可能是肾管残余或淋巴囊肿性扩张，或由慢性炎症所致，占肾囊性疾病的1%~3%，发病年龄以50~70岁多见。

知识点2：肾盂旁囊肿的病理 副高：熟练掌握 正高：熟练掌握

肾盂旁囊肿内通常含清亮的琥珀色囊液。囊壁很薄，囊肿常呈“蓝色圆顶”状，也可见囊壁钙化。约5%的囊肿含血性囊液，其中半数以上囊壁上可能有乳头状癌。镜检可发现囊壁有重度的纤维变性及玻璃变性，还可见到钙化区域，邻近肾组织也受压发生纤维变性。

知识点3：肾盂旁囊肿的临床表现 副高：熟练掌握 正高：熟练掌握

肾盂旁囊肿常见的症状有腰部疼痛、镜下或肉眼血尿、高血压。囊肿较大或致肾积水巨大者还可触及腹部包块。合并感染者可有寒战、高热、肾区叩痛等症状。

知识点4：肾盂旁囊肿的IVU表现 副高：熟练掌握 正高：熟练掌握

IVU可显示肾门旁或肾窦内有一圆形肿物压迫肾盂，肾盏或上端输尿管，出现弧形压迹、变形、移位或拉长，如囊肿与肾盂、肾盏无交通，则囊肿不显影。较小的囊肿可无上述改变。

知识点5：肾盂旁囊肿的B超表现 副高：熟练掌握 正高：熟练掌握

B超可见肾门附近有一液性暗区。当囊肿进入肾窦内引起肾盂肾盏积水或囊肿在肾窦深处时，易被误认为肾盂积水。

知识点6：肾盂旁囊肿的CT表现 副高：熟练掌握 正高：熟练掌握

CT为最可靠的诊断方法，可显示肾盂旁边界清楚、均匀低密度的椭圆形包块，CT值为0~20HU，增强前后无明显变化。肾盂旁囊肿位于肾窦内，较大的囊肿可向肾门突出，而单纯性囊肿多位于肾皮质，呈圆形，可为单发或多发。

知识点7：肾盂旁囊肿的MRI表现 副高：熟练掌握 正高：熟练掌握

T1加权像囊肿呈圆形或椭圆形低信号，与肾实质的交界面光滑锐利，信号强度均匀。T2加权像成高信号。增强扫描无变化。

知识点8：肾盂旁囊肿的治疗 副高：熟练掌握 正高：熟练掌握

肾盂旁囊肿为良性病变，如囊肿较小且无症状，可等待观察。如囊肿较大出现症状，或发生破裂出血则需行手术治疗。手术方法可选择经腹腔镜囊肿切除术、囊肿去顶减压或囊肿切除术。由于肾盂旁囊肿毗邻肾血管，故不提倡采用B超定位下穿刺抽吸囊液。

第十三节 肾盂肿瘤

知识点1：肾盂肿瘤的概念 副高：熟练掌握 正高：熟练掌握

肾盂肿瘤是由肾盂黏膜发生的上皮性肿瘤，包括移行细胞乳头状瘤、移行细胞乳头状癌、鳞状上皮细胞癌及腺癌。可单发或多发及有多中心性发生的特点。可同时或先后伴发输尿管、膀胱或对侧肾盂肿瘤。多见于40~60岁的成人，儿童少见。

知识点2：肾盂肿瘤的病理　　副高：熟练掌握　正高：熟练掌握

（1）乳头状瘤　局限于黏膜，无黏膜下浸润。一般带蒂，瘤体较小，仅为数毫米，呈乳头状或绒毛乳头状突起。由纤细的分支状结缔组织毛细血管束被覆良好的移行上皮构成，为良性肿瘤。

（2）乳头状癌　来源于肾盂黏膜移行上皮的恶性肿瘤，是肾盂癌最常见的组织学类型。肿瘤呈乳头状或菜花状。镜下见肿瘤以纤细的纤维血管束为核心，呈分支状排列，外被覆未分化的多形性移行上皮。

（3）鳞状上皮细胞癌　肿瘤扁平隆起，质地硬实，常在肾盂内扩展形成溃疡，多伴有钙化及感染。

（4）腺癌　由高柱状、分泌黏液的细胞形成腺泡状结构，腺泡周围有增生的平滑肌。

知识点3：肾盂肿瘤的临床表现　　副高：熟练掌握　正高：熟练掌握

（1）血尿　为间歇、无痛性全程血尿。可为肉眼或镜下血尿。镜下血尿常见于早期或分化良好的肿瘤。偶可出现蠕虫样血条。

（2）疼痛　出血多时血块堵塞输尿管可产生肾绞痛。

（3）肿大　除可扪及并发的积水肾外，难以触及肾盂肿瘤包块。

知识点4：肾盂肿瘤的诊断　　副高：熟练掌握　正高：熟练掌握

（1）静脉逆行性肾盂、输尿管造影，可见肾盂充盈缺损。

（2）超声波检查　可发现肾盂内肿瘤，表现为肾实质回声分离，内为低回声区，可显示肿瘤表面形态。

（3）肾动脉造影　可发现肿瘤血管变化，动脉分支缺失、肿瘤血管细小，肾实质侵犯时肾实质期呈不规则密度减低区。

（4）膀胱镜检查　可观察到患侧输尿管口喷出血尿，并除外膀胱肿瘤及尿道肿瘤。

（5）尿脱落细胞检查　阳性率为40%~60%，但需反复多次检查。

知识点5：肾盂肿瘤的鉴别诊断　　副高：熟练掌握　正高：熟练掌握

（1）充盈缺损　肾细胞侵入肾盂与肾盂肿瘤侵犯肾实质的肾盂内占位性病变，采用B超及IVU很难鉴别。CT及其增强，根据密度的对比，可以明确诊断。选择性肾动脉造影可根据其肿瘤阴影的强度及肿瘤血管湖的情况得以鉴别。

（2）阴性结石　肾盂内阴性结石所致的充盈缺损，边缘较肾盂肿瘤光滑，呈圆形或卵圆形，复查时结石可因转移或结石排除而阴影消失。B超可见结石下伴声影。若结石与肿瘤同时存在，则需手术方能确诊。

（3）肾盂内血块　血块的B超检查变化较大，复查时可见其声影变形或位置改变，甚至消失。血块的CT值为60~70HU，增强后不强化，而肾盂肿瘤的CT值为30~60HU，增强后被强化。

知识点6：肾盂肿瘤的治疗　　副高：熟练掌握　正高：熟练掌握

手术切除为肾盂肿瘤的主要治疗方法，标准手术方式为根治性手术。切除的范围包括肾脏、肾周脂肪囊、同侧肾上腺、输尿管全段及膀胱袖套状切除。是否做区域性淋巴结清扫尚有争议。

有浸润的高级别肿瘤，可在术后辅助放、化疗，以提高生存率。

知识点7：肾盂肿瘤的预后　　副高：熟练掌握　正高：熟练掌握

肾盂肿瘤的预后与手术方式有关。根治性手术5年存活率为84%，非根治性手术为51%。40%可发生膀胱肿瘤。另外，肾盂肿瘤的预后与细胞分化程度、病理分期有密切关系，G_1级5年存活率为75%，G_2为55%，G_3为27%。鳞状上皮细胞癌和腺癌预后不良，5年存活率为0。

知识点8：肾盂肿瘤的随访　　副高：熟练掌握　正高：熟练掌握

应定期体检，每3个月做尿脱落细胞检查。另外，应做胸片及膀胱镜检，并按膀胱肿瘤治疗原则定期行膀胱灌注化疗药物及应用免疫抑制剂治疗预防复发。1年后可适当延长复查时间及膀胱灌注次数，一般来讲，随访观察应是终身的。

第四章 肾 脏 损 伤

第一节 肾脏损伤的分类与发生机制

一、病因与分类

知识点1：肾脏损伤的发生 副高：熟练掌握 正高：熟练掌握

肾脏为腹膜后器官，受到腹肌、椎体、肋骨、前面脏器保护，不易受到损伤，但肾实质脆弱，被膜薄，受暴力打击时会发生破裂。

知识点2：开放性损伤 副高：熟练掌握 正高：熟练掌握

因刀、枪、弹片贯穿致伤，常伴胸、腹部损伤，伤情重而复杂。

(1) 刀刺伤引起的肾损伤往往为肾穿透伤，严重时可以同时穿透肾实质、集合系统及肾血管，此外，肾损伤的程度与刀具或匕首的长短，粗细、刺入部位和深度密切相关。

(2) 枪击伤引起的肾穿透伤通常伴有延迟性出血、尿外渗、感染及脓肿形成等表现。这是由于子弹穿过肾可产生放射性或爆炸性能量，其气流冲击作用使软组织呈洞状损坏，其组织破坏程度与发射子弹的速度相关，并易出现延迟性组织坏死。

知识点3：闭合性损伤 副高：熟练掌握 正高：熟练掌握

闭合性损伤分直接暴力损伤和间接暴力损伤。

(1) 直接性损伤　上腹部和腰部、肾区受到外力的打击或腹侧受到挤压，肋骨和横突骨折时骨折片可刺伤肾脏。

(2) 间接暴力　由高处跌下，足跟和臀部着地时发生的对冲力，引起肾脏或肾蒂损伤。

知识点4：闭合性损伤的病理类型 副高：熟练掌握 正高：熟练掌握

闭合性损伤临床上最为多见，可分为下列病理类型：

(1) 肾挫伤　肾实质轻微受损，肾被膜、肾盂、肾盏完整，可有被膜下局部淤血或血肿形成。

(2) 肾部分损伤　部分肾实质裂伤伴有包膜破裂，致肾周血肿。

(3) 肾全层裂伤　实质深度裂伤，外及包膜，内达肾盂肾盏黏膜，常引起广泛肾周血肿、血尿和尿外渗。

（4）肾蒂损伤　肾蒂血管或肾段血管的部分和全部撕裂；也可能因为肾动脉被牵拉，致内膜断裂，形成血栓。

知识点5：医源性损伤　　副高：熟练掌握　正高：熟练掌握

医源性损伤是指在疾病诊断或治疗过程中发生的肾损伤。如体外冲击波碎石、肾盂输尿管镜、经皮肾镜以及腹腔镜检查或治疗时造成的损伤。常见的医源性肾损伤有肾血管损伤引起的大量出血、肾实质损伤引起的肾周血肿、肾裂伤以及肾脏集合系统损伤引起的尿外渗等。

知识点6：自发性肾破裂　　副高：熟练掌握　正高：熟练掌握

自发性肾破裂是指在无明显外伤情况下突然发生的肾实质、集合系统或肾血管的损伤，临床较罕见。自发性肾破裂的发生往往由肾本身病变所致，如巨大肾错构瘤或肾癌、肾动脉瘤、肾积水以及肾囊肿等疾患引起。

二、发病机制

知识点7：闭合性损伤发病机制　　副高：熟练掌握　正高：熟练掌握

直接外力引起的闭合性肾损伤是由于肾局部承受的压力突然增加导致肾移位并撞击邻近骨骼或肾被膜破裂而产生；间接外力引起的闭合性肾损伤主要是由于肾随呼吸正常活动的范围突然加大导致肾过度活动而产生。

知识点8：开放性损伤发病机制　　副高：熟练掌握　正高：熟练掌握

开放性肾损伤的发生就是肾直接受到外界创伤的结果。一般认为穿透性肾损伤约80%同时合并多处脏器的损伤。肾损伤的发生机制也与是否发生泌尿系以外的脏器损伤相关，腹部穿透伤涉及肾的占6%~17%。穿透性肾损伤的发生与体表受伤的部位相关。当刀刺进入部位在腋前线或腋后线时，刀伤同时合并其他脏器损伤的仅占12%。肾蒂血管损伤的发生主要见于开放性肾损伤的患者，但是也有20%左右闭合性肾损伤的患者可以表现为肾血管损伤。

第二节　肾脏损伤的诊断与分级

知识点1：创伤史　　副高：熟练掌握　正高：熟练掌握

（1）尽可能在较短的时间内了解外伤或创伤现场的情况，有无体表创伤的发生，体表创伤的部位、深度和利器的种类。

(2) 穿透伤的利器或子弹类型等是询问并记录病史的重要内容。

(3) 因机动车交通事故所致，需了解机动车车速、伤者是司机、乘客或是行人。

(4) 高处坠落伤应了解坠落高度及坠落现场地面情况。

知识点2：肾脏损伤的临床表现　　副高：熟练掌握　正高：熟练掌握

(1) 休克　严重肾实质损伤，常合并有其他脏器损伤，表现有创伤性休克和出血性休克，甚至危及生命。

(2) 血尿　可镜下或肉眼血尿，若输尿管、肾盂断裂时可无血尿。

(3) 疼痛及腹部包块　疼痛可由肾被膜张力增加引起，亦可由输尿管血块阻塞引起肾绞痛、肾周围血肿和尿外渗使局部肿胀形成肿块，腹肌及腰肌强直。

(4) 发热　由血、尿外渗后引起感染所致。

知识点3：肾脏损伤体格检查　　副高：熟练掌握　正高：熟练掌握

对所有创伤患者首先应该积极监测各项生命体征的变化。定时监测患者的血压、脉搏、呼吸及意识等，如果患者的收缩压<90mmHg 应该考虑有发生休克的可能。在进行全面体格检查时，注意观察创伤的部位和创伤程度。如果受伤部位在下胸部、上腹部、腰部并伴随有血尿等症状时，应考虑有肾损伤的可能，腰部或腹部触及肿块表明有严重肾损伤和腹膜后出血的可能。对于体表或体内有利器残留的患者，应该观察利器扎入体内的深度，是否伴随有出血或尿液样体液的流出以及利器是否随呼吸移动等特征。

知识点4：尿液检查与分析　　副高：熟练掌握　正高：熟练掌握

(1) 对于疑有肾损伤的患者应尽早获取尿液标本进行检测，判断有无血尿的发生。

(2) 出现肉眼血尿的患者同时还应该通过血尿的状况，如有无血块等初步判断出血量的多少以及是否需要留置尿管进行膀胱冲洗等。

(3) 尿液标本收取过程中应该特别注意收集伤后第 1 次尿液进行检测。

知识点5：肾脏损伤影像学检查　　副高：熟练掌握　正高：熟练掌握

(1) B 超　①可初步了解肾实质的伤情；②连续监测腹膜后血肿及尿外渗情况。

(2) 腹部平片　对轻度肾损伤可无重要发现，但在重度肾损伤可见肾影模糊不清，腰大肌影不清楚，脊柱凹向伤侧，有时可见同侧合并肋骨或腰椎骨折。

(3) 静脉尿路造影 (IVU)　可帮助了解受损伤肾的程度，肾脏原来有无异常，并可了解对侧肾功能情况。但因造影时需压迫腹部，对急诊外伤患者不适宜，故主张大剂量静脉尿路造影。

（4）CT　能迅速准确了解肾实质损伤的情况，尿外渗、肾周血肿范围，并可了解对侧肾功能、肝、脾、胰、大血管情况。

（5）肾动脉造影　目前多采用数字减影血管造影（DSA），能显示肾血管分支情况，此外可同时行肾动脉栓塞以控制出血，起到诊断和治疗的双重作用。

知识点6：肾损伤的分级　　　副高：熟练掌握　正高：熟练掌握

最初肾损伤按其损伤机制进行分类，即分为闭合性损伤及穿透性损伤，其中包括医源性损伤及自发性肾破裂等。目前大多应用美国创伤外科协会器官损伤定级委员会制定的肾损伤分级法，见表3-9。

表3-9　美国外科创伤协会肾创伤分级

级别	分型	临床表现
Ⅰ	挫伤	镜下或肉眼血尿，泌尿系统检查正常
	血肿	包膜下血肿，无肾实质损伤
Ⅱ	血肿	局限于腹膜后肾区的肾周血肿
	撕裂伤	肾实质裂伤深度小于1.0cm，无尿外渗
Ⅲ	撕裂伤	肾实质裂伤深度超过1.0cm，无集合系统破裂或尿外渗
Ⅳ	撕裂伤	肾损伤贯穿肾皮质、髓质和集合系统
	血管	肾动脉、静脉主要分支损伤伴出血
Ⅴ	撕裂伤	肾脏碎裂
	血管	肾门血管撕裂、离断伴肾脏无血供

第三节　肾脏损伤的治疗

知识点1：急诊救治　　　副高：熟练掌握　正高：熟练掌握

对送入急诊室的创伤患者来讲，临床治疗和检查是同步进行的。通过对血压、脉搏、呼吸及体温等生命体征的检测，需要立即决定患者是否需要输血、输液或复苏处理。在询问创伤史的同时，完成各项常规检查。根据创伤的分类初步判断患者是单纯肾损伤还是多脏器损伤。对于仅怀疑为单纯肾损伤的患者，应该根据患者有无血尿以及血尿常规检查和B超等辅助检查的结果决定患者进一步的治疗计划。如果是多脏器损伤需要与相关科室的医师取得联系，共同决定下一步临床检查的内容和救治方案。

知识点2：非手术治疗　　　副高：熟练掌握　正高：熟练掌握

非手术治疗适用于损伤较轻的单纯性肾挫伤或轻度肾裂伤，主要包括：

（1）绝对卧床休息至少两周，严密观察血压、脉搏和呼吸。

（2）密切观察患者的一般和局部情况的变化，必要时输血、输液，补充失血量，碱化尿液。

（3）尿液比色测定　每次排尿标本留置一部分于试管内比色，并注意血蛋白测定，观察失血程度。

（4）使用抗生素预防与治疗感染。

知识点3：介入治疗　　副高：熟练掌握　正高：熟练掌握

当肾损伤合并出血但血流动力学平稳，由于其他损伤不适宜开腹探查时或延迟性再出血，术后肾动静脉瘘及肾动脉分支损伤，均可采用选择性动脉插管技术，在动脉造影的同时栓塞出血的肾动脉。由于介入治疗失败后还存在外科治疗的可能，因此，对暂时不具备外科治疗适应证，同时存在出血风险的患者可以考虑进行血管造影及介入治疗。介入治疗尤其适用于对侧肾缺失或对侧肾功能不全的肾损伤患者。肾损伤患者介入治疗后需要卧床休息和观察，在此期间一旦病情发生变化需要外科治疗时应该积极准备下一步外科治疗的实施。

知识点4：手术治疗　　副高：熟练掌握　正高：熟练掌握

（1）适应证　①急性大量出血，腰部肿块继续增大，血流动力学不稳定；②Ⅳ、Ⅴ级肾损伤；③伴有其他脏器损伤出血或有腹膜炎症状；④开放性肾创伤；⑤肾周围血肿发生感染，药物不能控制；⑥严重继发性出血。

（2）手术方式的选择

1）肾检查一般采用经腹入路，这样有利于肾蒂的控制和腹腔合并伤的处理，注意伤处留置引流。

2）肾修补术和肾部分切除术：闭合性肾裂伤较局限，可将创口缝合，肾的一极严重损伤者则施行肾部分切除术，对孤独肾及对侧肾功能不全患者，应多保留肾实质。

3）肾切除术：肾损伤严重，无法控制出血，若对侧肾功能良好，可采用肾切除术，以挽救生命。

知识点5：医源性损伤的救治　　副高：熟练掌握　正高：熟练掌握

（1）肾血管损伤引起的大量出血　①腔镜操作引起肾血管或腔静脉损伤并继发的大量出血时，应迅速判断可能的出血部位。经过迅速的腔内处理仍然达不到止血效果时应该及时改开放手术，在清晰的视野下完成损伤血管的修复手术；②腹腔镜操作引起肾静脉或腔静脉损伤的另外一个特点是由于气腹的高压状态即使发生了损伤也有可能无明显的出血。当解除或降低气腹压力后，才能表现出明显的出血。处理也是及时发现出血，可以在降低气腹压力后再次观察或及时观察引流管的引流液，一旦确认有活动性出血应该积极处理。

（2）肾周血肿、肾裂伤或尿外渗　通过手术中的缝合处理能够达到救治的目的。但手术后应该按照肾外伤的处理原则观察引流液的状况、必要的卧床休息和追加的抗感染治疗。

第四节　肾脏损伤的并发症

知识点1：尿外渗和尿性囊肿　副高：熟练掌握　正高：熟练掌握

未处理的尿外渗一般伤后2~5天可在腹膜后脂肪组织蓄积，随着尿液蓄积增多，周围组织纤维化反应，形成纤维包膜或囊壁而成尿性囊肿。尿性囊肿可在伤后数周内形成，也可在数年后形成，尿外渗或尿性囊肿的出现表明肾的集合系统损伤，也可能因血块、输尿管壁及周围血肿压迫导致尿液引流不畅而外渗。

持久的尿外渗可以导致尿囊肿、肾周感染和肾功能受损。这些患者应早期给予全身抗生素治疗，同时严密观察病情。在多数情况下，尿外渗会自然消退。如果尿外渗持续存在，那么应置入输尿管支架。尿性囊肿可采用在超声或CT引导下的穿刺引流，将22号穿刺针，经腰部皮肤进入囊腔，抽取液体标本做常规检查、培养，用扩张器逐个扩张通道至使F12~F16导管等进入囊内，排空渗出的尿液。长期引流尿液不能减少或消失，应考虑损伤严重或远端输尿管有狭窄或梗阻因素。尿性囊肿长期刺激和梗阻可使肾周组织纤维化，影响肾功能，当肾已失去功能，破坏严重，在对侧肾功能良好情况下可考虑肾切除术。

知识点2：延迟性出血　副高：熟练掌握　正高：熟练掌握

迟发的肾出血在创伤后数周内都有可能发生，但通常不会超过3周。最基本的处理方法为绝对卧床和补液。迟发性出血的处理应该根据患者全身状况，出血严重程度及影像学检查结果而定，大量出血危及生命应急诊手术。如果表现为持续性的出血，可以进行血管造影确定出血部位后栓塞相应的血管。

知识点3：肾周脓肿　副高：熟练掌握　正高：熟练掌握

肾周脓肿可有急性及慢性表现两种。急性表现可在伤后5~7天出现高热，腰背疼痛，叩击痛，甚至腹胀、肠梗阻症状。慢性特点仅表现为低热、盗汗、食欲下降、体重下降，出现感染迹象时应特别注意有可能发生继发性出血。其诊断主要根据超声与CT检查。

早期可以经皮穿刺引流，必要时切开引流。应注意肾周脓肿往往是多房性，当引流不畅时，应手术将其间隔破坏，保证引流通畅或切除已破坏的肾。根据感染细菌类型及敏感性选用相应抗生素控制感染。

知识点4：肾性高血压 副高：熟练掌握 正高：熟练掌握

多数患者出现肾损伤后高血压，一般在伤后1年内。然而临床发现有早在伤后1天内就有高血压表现，也有晚在20年后才出现高血压。创伤后发生肾性高血压的机制为肾血管外伤直接导致血管狭窄或阻塞；尿外渗压迫肾实质；创伤后发生的肾动-静脉瘘。在以上因素的作用下，肾素-血管紧张素系统由于部分肾缺血而受到刺激，进而引起高血压。

第五章　肾脏感染性疾病

第一节　急性肾盂肾炎

知识点1：急性肾盂肾炎的概念　　副高：掌握　正高：掌握

急性肾盂肾炎是细菌侵犯肾盂和肾间质引起的急性感染性疾病。

知识点2：急性肾盂肾炎的病因　　副高：掌握　正高：掌握

急性肾盂肾炎的致病菌是革兰阴性菌，最常见的是大肠杆菌和变形杆菌。其次是克雷伯杆菌，以及革兰阳性球菌中的表皮葡萄球菌、腐败寄生葡萄球菌、金黄色葡萄球菌和D组链球菌（肠球菌）。厌氧菌引起肾盂肾炎罕见。

知识点3：急性肾盂肾炎的病理　　副高：掌握　正高：掌握

肾脏因炎症水肿而肿大，被膜下可见细小突起的黄色小脓肿，周围可见出血点。在肾脏剖面上，细小的脓肿主要在皮质，局部呈楔形分布，充满脓液的黄色条纹状集合管从皮质开始，经过髓质，终于肾乳头。肾盂肾盏黏膜充血变厚，并有渗出物覆盖。

组织学改变为肾实质特别是皮质的间质和肾小管之间广泛的炎性细胞浸润，主要为中性粒细胞，此外，还有淋巴细胞、浆细胞嗜酸性细胞。肾髓质、肾盂肾盏黏膜也有类似改变，但肾小球一般无改变。

知识点4：急性肾盂肾炎的临床表现　　副高：掌握　正高：掌握

急性肾盂肾炎的泌尿系统症状包括尿频、尿急、尿痛等膀胱刺激症状，可伴有腰痛、下腹部疼痛、肋脊角及输尿管点压痛及肾区叩击痛等体征。全身症状包括寒战、发热、头痛、恶心、呕吐等。

知识点5：急性肾盂肾炎的血液学检查　　副高：掌握　正高：掌握

血常规呈现以中性粒细胞为主的白细胞增多。血沉快，C反应蛋白升高。

知识点6：急性肾盂肾炎的尿常规检查　　副高：掌握　正高：掌握

尿液中可见大量白细胞，通常呈团块状。在尿沉渣中见到大量的颗粒管型或白细胞管型提示急性肾盂肾炎。可出现红细胞和少量蛋白。

知识点7：急性肾盂肾炎的细菌学检查 副高：掌握 正高：掌握

尿沉渣涂片革兰染色可见到致病细菌。为了选择合适的抗生素，应进行尿细菌培养及药物敏感试验。如尿培养菌落数<10^5cfu/ml时，尿沉渣涂片革兰染色可能为阴性。70%的细菌为革兰阴性细菌，其中大肠埃希菌最为常见，其次为变形杆菌、克雷伯杆菌、产气杆菌和铜绿假单胞菌等。革兰阳性细菌约占20%，常见的是链球菌和葡萄球菌。医院内感染以大肠埃希菌、克雷伯杆菌、肠杆菌等为多见。常规需氧菌培养没有微生物生长时，应怀疑厌氧菌的感染。有菌血症和败血症表现时，应做血培养。

知识点8：急性肾盂肾炎的B超检查 副高：掌握 正高：掌握

B超检查可见肾增大，且显示肾皮质、髓质境界不清，并有比正常回声偏低的区域，可分辨肾积水、肾积脓和肾周脓肿，还可确定有无梗阻、结石等。

知识点9：急性肾盂肾炎的X线检查 副高：掌握 正高：掌握

急性肾盂肾炎患者的腹部平片没有特异性表现，有时可见尿路结石影，如腰大肌影或肾轮廓异常，提示肾脓肿或肾周脓肿。

知识点10：急性肾盂肾炎的CT和MRI检查 副高：掌握 正高：掌握

急性肾盂肾炎患者的CT显示患侧肾外形增大，增强扫描可见楔形低密度区域，从集合系统向肾包膜放散。MRI对肾脏炎症的评估不如CT，但对肾周炎症的诊断有优势。

知识点11：急性肾盂肾炎的鉴别诊断 副高：掌握 正高：掌握

（1）胰腺炎　因与急性肾盂肾炎疼痛的部位和性质相似，可造成误诊。血淀粉酶升高，尿液检查正常有助于胰腺炎的确诊，并可排除急性肾盂肾炎。

（2）急性胆囊炎　疼痛在腹部，伴有右上腹部肌肉紧张和反跳痛，尿中无脓细胞。

（3）基底部肺炎　因引起肋下疼痛可致误诊。但其呼吸道症状和胸部X线的异常表现可资鉴别。

（4）急腹症　急性阑尾炎、胆囊炎、梅克尔憩室炎等早期的症状和体征相似，但尿液分析和B超等检查有助于鉴别。

（5）急性盆腔炎　体格检查的特征性体征和尿液培养阴性提示急性盆腔炎。

知识点12：急性肾盂肾炎的治疗 副高：掌握 正高：掌握

（1）抗菌药物治疗　根据血和尿标本的细菌培养及药敏试验结果选用敏感抗生素。药敏试验之前可先做经验用药，一般选一种氨基糖甙类加氨苄西林静脉给药，治疗 1 周后改口服抗生素 2 周。

（2）一般治疗　卧床休息，多饮水或静脉补液，以保证有足够的体液和尿量。

（3）对症治疗　解痉、止痛、降温等。

（4）症状顽固者应检查有无尿路梗阻存在，并做相应处理。

知识点 13：急性肾盂肾炎的疗效及预后　　副高：掌握　正高：掌握

治疗应在 48~72 小时后使症状明显改善，但应注意 1/3 的患者在症状消失后仍然有病原菌的潜伏。因此，治疗期间和治疗后必须重复进行多次尿培养，随访半年以上阴性方为治愈。

无尿路梗阻等不利因素存在的急性肾盂肾炎患者，如诊断及时，经适当治疗可迅速痊愈，而不留任何后遗症。有尿路梗阻和高龄等不利因素时预后较差。

第二节　肾　脓　肿

知识点 1：肾脓肿的概念　　副高：掌握　正高：掌握

肾脓肿是化脓性物质积聚并局限肾实质形成的。

知识点 2：肾脓肿的病因　　副高：掌握　正高：掌握

以往，大多数肾脓肿是由葡萄球菌血行播散引起。抗生素广泛应用以来，革兰阳性菌引起的脓肿逐渐减少，革兰阴性菌成为主要的病原菌。尿路上行感染是革兰阴性菌引起肾脓肿的主要途径，血行感染并非常见原因。多数革兰阴性菌的感染与肾损伤或肾结石有关。与梗阻、结石、妊娠、神经源性膀胱和糖尿病相关的复杂性尿路感染者易发生肾脓肿。有关的复杂性 UTIs 同样易患肾脓肿。

知识点 3：肾脓肿的临床表现　　副高：掌握　正高：掌握

肾脓肿患者可以表现为发热、寒战、腹部或季肋部痛，也可出现下尿路刺激症状。肾区可有叩击痛。

知识点 4：肾脓肿的尿液检查　　副高：掌握　正高：掌握

肾脓肿患者的尿液检查多有显著白细胞增多。血培养常为阳性，当脓肿含有革兰阴性菌时，尿培养结果通常与脓肿中分离的细菌一致。革兰阳性菌常为血行感染，因此，尿液中往往无细菌生长或培养结果不同于脓肿中分离出来的细菌。

知识点5：肾脓肿的B超检查 副高：掌握 正高：掌握

B超是发现脓肿的最便捷的方法。在急性期，脓肿的边界不清，内有散在回声，且周围肾实质水肿。脓肿形成后，可见边界清楚的团块，内部形态多样，回声强度取决于脓肿内碎屑的量。

知识点6：肾脓肿的CT检查 副高：掌握 正高：掌握

CT可极好地显示脓肿的轮廓，增强前后都可显示其边界清楚的特征。脓肿早期，CT显示肾增大和圆形低密度区，几天后脓肿周围形成厚壁，增强时显示“指环征”，反映了脓肿壁新生的血管。

知识点7：肾脓肿的治疗 副高：掌握 正高：掌握

肾脓肿的治疗原则是外科引流，静脉应用抗生素是基础治疗。如早期静脉应用抗生素治疗，在密切观察下，直径<3cm的脓肿可以保守治疗。B超引导下穿刺针吸进行细菌培养可以指导用药。对抗生素治疗无反应的小脓肿或直径3~5cm的脓肿应在B超引导下穿刺引流。直径>5cm的脓肿应考虑手术切开引流。治疗期间应连续进行B超或CT检查，直至脓肿消退。疗效不佳者，除应考虑抗生素敏感问题外，还应想到肾脓肿发展到肾周脓肿的可能。

第三节 肾周围炎和肾周围脓肿

知识点1：肾周围炎和肾周围脓肿的概念 副高：掌握 正高：掌握

肾周围炎是发生于肾包膜与肾周筋膜之间的脂肪组织中的炎症，如感染发展为脓肿，则称为肾周脓肿。在住院患者中，发生率为0.1%~0.4%，占泌尿外科手术的0.2%。以单侧多见，右侧多于左侧，男性较多，年龄常在20~50岁。

知识点2：肾周围炎和肾周围脓肿的病因 副高：掌握 正高：掌握

病原菌可来源于肾脏的感染灶，也可由血行或淋巴播散而来。常见病原菌为葡萄球菌和大肠杆菌。

知识点3：肾周围炎和肾周围脓肿的病理 副高：掌握 正高：掌握

肾周围炎如原发病灶经抗菌药物控制感染后，炎症可消失仅留纤维组织。如炎症继续发展则形成脓肿，并根据脓肿位置不同引起患侧胸腔积液、肺基底部炎症、支气管胸膜瘘及膈下脓肿等。

知识点4：肾周围炎和肾周围脓肿的临床表现　　副高：掌握　正高：掌握

肾周围炎起病缓慢，有腰部钝痛和肾区叩痛。脓肿形成时有寒战、高热，患侧腰部和腹部明显叩痛和压痛，腰大肌试验阳性。

知识点5：肾周围炎和肾周围脓肿的实验室检查　　副高：掌握　正高：掌握

实验室检查可发现血白细胞计数增多、脓尿和血清肌酐升高。血细菌培养的阳性率大于尿培养，但仅40%的患者能够被确定致病菌。

知识点6：肾周围炎和肾周围脓肿的影像学检查　　副高：掌握　正高：掌握

肾周脓肿在B超下表现多样，可为整个肾被无回声团块占据，也可为肾周脂肪囊强回声相混合的强回声团。典型的X线影像学特征为腰大肌影消失，肾轮廓模糊及肾周包块，膈影升高。产气细菌导致的肾周脓肿，可见肾周围出现气泡。CT对肾周脓肿的诊断有特殊的价值，能够清楚地显示感染灶扩散到肾周组织的路径。

知识点7：肾周围脓肿的鉴别诊断　　副高：掌握　正高：掌握

肾周脓肿有时需与急性肾盂肾炎、胸膜炎、膈下脓肿、腹膜炎和腰椎结核所致的腰大肌脓肿等鉴别，B超和CT检查有助于鉴别。

知识点8：肾周围炎和肾周围脓肿的治疗　　副高：掌握　正高：掌握

（1）早期肾周围炎未形成脓肿时，及时应用抗生素治疗和局部理疗，炎症可吸收。

（2）脓肿形成后，应做切开引流或B超引导下穿刺置管引流，并配合有效抗菌药物治疗。体温和血白细胞降至正常，引流管无分泌物，B超或CT复查证明脓肿消失，可作为拔除引流管的指征。

（3）肾周脓肿若继发于尿路结石合并的脓肾，患肾功能严重损害，应考虑做肾切除。

第四节　肾　结　核

知识点1：病理性肾结核　　副高：掌握　正高：掌握

结核杆菌侵入肾脏，首先在双肾皮质毛细血管丛形成病灶，但不产生临床症状，多数病灶由于机体抵抗力的增强而痊愈，此时称为病理性肾结核。

知识点2：临床肾结核　　副高：掌握　正高：掌握

如侵入肾脏的结核杆菌数量多，毒力强，机体抵抗力低下，病变进一步侵入肾小管，抵达肾髓质继而肾乳头，到达肾盏、肾盂，产生临床症状，此时称为临床肾结核。

知识点3：肾结核的发病情况　副高：掌握　正高：掌握

约90%肾结核为单侧性病变，10%为双侧性病变。发病者中20～40岁占70.9%～83.1%。结核杆菌主要经血液播散到达肾脏，经淋巴管和邻近器官直接蔓延的很少；然后再由肾脏蔓延到输尿管、膀胱、尿道及生殖系统。因此，患者几乎同时患有肾脏、输尿管及膀胱结核。

知识点4：肾结核的类型　副高：掌握　正高：掌握

肾结核根据病变可分以下类型：①结节型肾结核；②溃疡空洞型肾结核；③纤维钙化型肾结核。如全肾钙化，输尿管完全闭合，膀胱的继发结核亦自行愈合，称为“肾自截”。

知识点5：肾结核的病因　副高：掌握　正高：掌握

肾结核的病原菌为人型和牛型结核杆菌。由原发结核病灶如肺、骨、关节、淋巴结等经血管播散至泌尿生殖器官，肾脏最先发生，然后蔓延到输尿管、膀胱、前列腺、附睾等处。

知识点6：肾结核的病理　副高：掌握　正高：掌握

肾结核早期为结核结节，可彼此融合，中心干酪样坏死、液化并向肾盏、肾盂破溃形成空洞，还可扩大或发展为多个空洞和肾积脓，使整个肾脏破坏。肾结核病理的另一特点是高度的纤维化，使肾脏皮质缺血萎缩，称为梗阻性肾皮质萎缩。晚期肾结核可发生钙化，这是严重肾结核的标志，先呈斑点状出现于较大脓腔的边缘，而后累及全肾，形成贝壳样钙化。

知识点7：肾结核的临床表现　副高：掌握　正高：掌握

（1）尿频、尿急、尿痛等膀胱刺激症状。

（2）血尿和（或）脓尿　多为终末血尿，50%的患者为显微镜下血尿，可见大量的脓细胞，严重者尿呈米汤样。尿液呈酸性，蛋白阳性。

（3）局部症状　少数患者当肾脏破坏严重引起结核性肾积脓或肾周围炎时，可出现腰酸、腰痛，肾区可触及肿大的肾脏并有压痛。

（4）全身症状　多不明显，只有当肾结核破坏严重，肾脏积脓或合并其他器官结核时方出现低热、盗汗、乏力、消瘦等全身症状。部分肾结核患者可有高血压。

（5）双侧病变晚期，可影响肾功能而出现尿毒症症状。

（6）肾结核患者可合并肺结核、骨关节结核、淋巴结核、腹膜结核等；男性患者常合并附睾结核、阴囊寒性脓肿、窦道等。

（7）肾结核晚期并发症　有对侧肾积水、膀胱挛缩、结核性膀胱自发破裂、结核性膀胱阴道瘘和直肠瘘。

知识点 8：肾结核的实验室及影像学检查　　副高：掌握　正高：掌握

（1）尿沉渣涂片　找结核杆菌检查对肾结核诊断具有决定意义，最好连续 3～5 次。普通细菌培养阴性。结核杆菌培养：阳性率较高（约为 90%），但培养时间较长，需要 4～8 周或更长。应用聚合酶链反应（PCR）和核酸杂交技术，阳性率为 90%，且快捷方便。

（2）血沉增快。

（3）血清学检查　应用 ELISA 法检测抗结核抗体，敏感性和特异性均可达 90%左右。

（3）泌尿系统平片　可见肾脏输尿管钙化影。静脉尿路造影（IVU）的典型表现为肾盏破坏，边缘模糊不整如虫蛀状，严重时形成空洞；如病变纤维化狭窄或完全堵塞时，可见空洞充盈不全或肾盏完全不显影；局限性结核脓肿可使肾盏、肾盂变形或出现压迹；输尿管结核溃疡和狭窄，表现为输尿管僵直、虫蛀样边缘、管腔狭窄呈串珠状。如全肾广泛破坏时，由于肾功能低下或完全丧失，IVU 表现为不显影。

（4）逆行性尿路造影　能显示多数空洞性破坏阴影。

（5）B 超、CT 检查　对肾结核早期诊断价值不大。但对中晚期病变可显示扩大的肾盏、肾盂、空洞、钙化，还可观察到肾实质的厚度和肾周围的病变，反映结核破坏的程度。

（6）膀胱镜检查　能在直视下观察膀胱黏膜充血或结核结节、溃疡，严重者黏膜广泛充血，结构不清；可取活组织检查。晚期膀胱容量过小，不宜作此检查。

知识点 9：肾结核的鉴别诊断　　副高：掌握　正高：掌握

（1）慢性肾盂肾炎　尿频、尿急、尿痛等膀胱刺激症状多呈间歇性发作，时轻时重，而肾结核所致的膀胱炎则是持续性进行性加重，抗菌药物治疗无明显疗效，结合尿液及血清学结核菌检查可鉴别。

（2）肾或膀胱的肿瘤　主要特点是无痛性、间歇性肉眼血尿，影像学检查可见占位性病变。

（3）泌尿系统结石　血尿的出现多与患者的活动、疼痛相关。结合病史、临床症状和影像学检查可鉴别。

知识点 10：肾结核的保守治疗　　副高：掌握　正高：掌握

病变局限，肾外有活动性结核病灶，或晚期肾结核（双侧），均应使用抗结核药物治疗，常用药物有异烟肼 300mg，每日 1 次；利福平 600mg，每日 1 次；吡嗪酰胺 1.0g，每日 1 次；或乙胺丁醇 750mg，每日 1 次。一般选两种或三种药物联合应用，3～6 个月为一疗程。同时注意休息和加强营养。

知识点11：肾结核的手术治疗 副高：掌握 正高：掌握

凡药物治疗6~9个月无效、肾脏破坏严重者，应在药物治疗的配合下行手术治疗。肾切除术前抗结核治疗不应少于2周。

（1）肾切除术 一侧肾脏严重破坏或功能完全丧失，而对侧肾功能良好者；患肾广泛钙化，丧失功能，输尿管已闭塞，即所谓“肾自截”；结核肾合并感染形成脓肾，均应切除患肾。

（2）肾部分切除术 局限在肾脏一侧的病灶，长期药物治疗无好转，或有区域性的病变，肾盏颈狭窄引起积水，药物难以控制者。

（3）肾脏病灶清除术 局限性的肾结核空洞，可手术清除干酪样物质和坏死组织。

手术的术前、术后均应使用抗结核药物治疗。肾切除前需用药物治疗1个月，至少2周以上；保留肾组织的手术，术前需三联用药治疗3~6个月。术后应继续先三联用药数月后改两联药物治疗1年以上。

知识点12：肾结核并发症的手术治疗 副高：掌握 正高：掌握

（1）肾结核继发对侧肾积水 如无膀胱挛缩，轻者可经膀胱镜行输尿管扩张术；狭窄重时可做输尿管口切开或输尿管再植术。

（2）膀胱挛缩 行肠膀胱扩大术。尿道狭窄则做尿流改道（如输尿管造口术或肾造口术）。

（3）结核灶膀胱自发性破裂：修补膀胱穿孔，并做膀胱造瘘术。

知识点13：肾结核治疗标准及预后 副高：掌握 正高：掌握

肾结核的治疗应持续1年以上，当症状完全消失，血沉和尿化验正常，泌尿系造影检查病灶稳定或已愈合，全身无其他结核病灶，长期多次尿浓缩查找抗酸杆菌均为阴性，尿培养结核杆菌阴性，方可停药。

肾结核未及时治疗，可经膀胱侵入对侧上尿路，引起双侧肾结核，也可发生对侧肾盂积水和挛缩性膀胱等并发症。

第六章 肾 结 石

第一节 肾结石的病因及分类

知识点1：尿路结石的发病情况 副高：熟练掌握 正高：熟练掌握

尿路结石是泌尿外科常见病，发病有明显的个体差异，不同种族、性别、年龄发病情况也不相同，有家庭发病倾向。我国的尿路结石患者占泌尿外科住院人数的26%。尿石症发病率男女之比约为3∶1。高发年龄为20~40岁，多数从20岁开始。近几十年来，我国尿路结石患者的年龄构成随着我国社会经济状况的改变发生了明显变化，以青壮年增多，而小儿明显地减少；上尿路结石发病率显著上升，而下尿路结石发病率下降。尿路结石呈地区性分布，以赤道两侧地带称为尿路结石高发地区，在我国南方地区发病率高，北方发病率低。

肾结石约占尿路结石的40%。患者男性多于女性，多在青壮年，21~50岁患者占83.2%。左右侧发病相似，双侧占10%。

知识点2：环境因素 副高：熟练掌握 正高：熟练掌握

南方肾结石发病高于北方的原因，与高温出汗水分丢失较多以及日照时间长、人体内维生素 D_3 形成旺盛有关。

知识点3：个体因素 副高：熟练掌握 正高：熟练掌握

个体因素包括种族、遗传疾病、代谢性疾病、肥胖、饮食习惯和服用药物等。

与肾结石形成有关的各种代谢性因素包括尿pH异常、低枸橼酸尿症等。其中常见的代谢异常疾病有甲状旁腺功能亢进、远端肾小管性酸中毒、痛风，长期卧床、结节病、皮质醇增多或肾上腺功能不全，甲状腺功能亢进或低下，急性肾小管坏死恢复期、多发性骨髓瘤、小肠切除、Crohn病。乳-碱综合征等。肥胖患者容易患尿酸结石和草酸钙结石，可能与胰岛素抵抗、低尿pH、尿酸增高和高尿钙有关。

药物引起的肾结石占所有结石的1%左右。药物诱发结石形成的原因有两类。一类为能够诱发结石形成的药物，包括钙补充剂、维生素D、维生素C（每天超过4g）、乙酰唑胺（利尿药）等，这些药物在代谢的过程中导致了其他成分结石的形成。另一类为溶解度低的药物，在尿液浓缩时析出形成结石，药物本身就是结石的成分，包括磺胺类药物、氨苯蝶啶、茚地那韦（抗病毒药物）等。

知识点4：泌尿系统因素 副高：熟练掌握 正高：熟练掌握

（1）各种解剖异常导致的尿路梗阻是肾结石形成的重要原因。

（2）临床上容易引起肾结石的梗阻性疾病包括机械性梗阻和非机械性梗阻两大类。①机械性梗阻原因包括肾小管扩张、肾盏盏颈狭窄、肾盂输尿管连接部狭窄、马蹄肾及肾旋转不良、重复肾盂输尿管畸形、输尿管狭窄、输尿管口膨出等；②非机械性梗阻原因包括神经源性膀胱、膀胱输尿管反流和先天性巨输尿管等。

（3）反复发作的泌尿系统感染、肾盂肾炎是导致感染性肾结石的常见原因。

知识点5：肾结石的分类 副高：熟练掌握 正高：熟练掌握

肾结石由基质和晶体组成，晶体占97%，基质只占3%。按照结石的晶体成分将肾结石分为以下几类，见表3-10。

表3-10 肾结石的种类、外观和性质

结石成分	比例	外观和性质
含钙结石	80%	
草酸钙	60%	一水草酸钙呈褐色，铸型或桑椹状，质地坚硬
	20%	二水草酸钙呈白色，表面结晶状
磷酸钙、磷酸氢钙		浅灰色，坚硬，可呈同心圆排列
感染性结石	10%	灰褐色或灰白色，鹿角形，质地松脆易碎
碳酸磷结石		
碳酸镁结石		
磷酸氢镁		
尿酸结石	10%	
尿酸、尿酸盐结石		金黄色或棕红色，圆形光滑，结构致密，稍硬
胱氨酸结石、黄嘌呤	1%	蜡样外观，表面光滑或结晶状，可呈鹿角形
药物结石	1%	

第二节 肾结石的临床表现

知识点1：腰痛 副高：熟练掌握 正高：熟练掌握

肾盂内大结石及肾盏结石可无明显症状。巨大结石或继发梗阻、肾积水可有腰部钝痛、胀痛。活动性小结石，易引起肾盂输尿管连接部梗阻，直接刺激平滑肌产生肾绞痛。

知识点 2：血尿　　副高：熟练掌握　正高：熟练掌握

血尿是肾结石的另一常见临床表现，约 80%患者可出现血尿，但大多数患者只表现为镜下血尿，其中只有 10%左右的患者表现为全程肉眼血尿。肾绞痛和镜下血尿是肾、输尿管结石的典型表现。

知识点 3：发热　　副高：熟练掌握　正高：熟练掌握

感染性结石或其他成分肾结石合并感染时可以导致腰痛、发热。部分患者可表现为间断发热。由于肾结石可以造成梗阻，感染不容易控制，严重时可造成败血症，出现高热、寒战，感染中毒性休克。

知识点 4：无尿和急性肾功能不全　　副高：熟练掌握　正高：熟练掌握

双侧肾结石、功能性或解剖性孤立肾结石阻塞造成尿路急性完全性梗阻，可以出现无尿和急性肾后性肾功能不全的表现，如水肿、恶心、呕吐、食欲减退等。

知识点 5：肾积水和慢性肾功能不全　　副高：熟练掌握　正高：熟练掌握

单侧肾结石造成的慢性梗阻常不引起症状，长期慢性梗阻的结果可能造成患侧肾积水、肾实质萎缩。孤立肾或双侧病变严重时可发展为尿毒症，出现贫血、水肿、恶心等相应临床表现。

知识点 6：排出结石　　副高：熟练掌握　正高：熟练掌握

肾结石患者尿中可排出结石。排石常在肾绞痛发作后出现，也可以不伴有任何痛苦。结石经尿道排出时，常伴尿道刺痛、尿流短暂受阻等表现。

第三节　肾结石的诊断

一、诊断原则

知识点 1：明确肾结石诊断　　副高：熟练掌握　正高：熟练掌握

（1）明确是否存在肾结石　肾结石的诊断一般不难，通过病史、体检、必要的影像学检查和实验室检查，多数病例可以确诊。

（2）与其他疾病相鉴别　肾结石应与肾结核、肾肿瘤，动脉瘤等伴有钙化的疾病鉴别。

（3）明确肾结石的具体情况　不要满足于肾结石的诊断，还要明确肾结石的位置、数目、大小、空间结构。

知识点2：明确肾功能、肾积水情况　　副高：熟练掌握　正高：熟练掌握

肾结石的危害除了引起疼痛，更重要的是损害肾功能。治疗结石的根本目的是保护肾功能。肾功能和肾积水的状态对治疗策略的选择非常重要。

知识点3：明确是否存在感染　　副高：熟练掌握　正高：熟练掌握

肾结石可并发革兰阴性菌感染。未控制的感染不宜进行碎石、取石治疗，否则容易造成败血症、感染中毒性休克等严重并发症。如感染不易控制，可行肾穿刺引流。严重感染不能控制者，可行脓肾切除术。

知识点4：明确是否存在尿路解剖异常　　副高：熟练掌握　正高：熟练掌握

诊断肾结石同时，要明确是否存在解剖异常。尿路解剖异常是肾结石的诱因。解剖异常可以影响治疗方法的选择，而且有些解剖异常需要与取石同时处理。

知识点5：明确结石成分、病因和代谢异常　　副高：熟练掌握　正高：熟练掌握

不同的结石具有不同的理化性质，影响治疗方法的选择。结石的成分、成因和代谢异常在预防结石复发中有重要指导意义。

知识点6：其他情况　　副高：熟练掌握　正高：熟练掌握

患者身体情况，如年龄、体质、脊柱侧弯、肥胖、凝血功能以及既往治疗等情况都可能影响肾结石的治疗。

二、病史与体格检查

知识点7：病史与体格检查　　副高：熟练掌握　正高：熟练掌握

对于所有怀疑尿路结石诊断者，都应全面采集病史，包括家族史、个人史和既往结石发作情况、排石情况、治疗方法及结局，结石成分分析结果等。

三、实验室检查

知识点8：尿液检查　　副高：熟练掌握　正高：熟练掌握

（1）尿常规　大多数患者可见到红细胞，如运动后尿中红细胞多于运动前，有诊断意义。伴感染时，可见到脓细胞。

（2）尿培养及细菌药敏试验　伴感染时，尿细菌培养常阳性，同时做药敏试验有助于合理用药。

（3）24 小时尿定量分析　推荐行 2 次 24 小时尿分析。测定钙、磷、尿酸、草酸等有否升高。

（4）尿酸化实验　早餐后服用氯化铵 0.1g/kg，饮水 150ml，9：00 开始每小时收集尿液测定 pH 并饮水 150ml，共进行 5 次。如尿 pH≤5.4 则不存在肾小管酸中毒。

（5）结石分析　包括物理方法和化学方法两类。①物理分析法比化学分析法精确，常用的物理分析法是 X 线晶体学和红外光谱法。红外光谱法既可分析各种有机成分和无机成分，又可分析晶体和非晶体成分，所需标本仅为 1mg。②化学分析法的主要缺点是所需标本量较多，而且分析结果不很精确，但该法简单价廉，可以基本满足临床需要。

知识点 9：血液检查　　副高：熟练掌握　正高：熟练掌握

（1）血常规　肾绞痛时可伴血白细胞短时轻度升高。结石合并感染或发热时，血白细胞可明显升高，此时需同时行血培养及药物敏感试验。结石导致肾功能不全时，可有贫血表现。

（2）血生化检查　血清肌酐、尿素氮和肾小球滤过率反映总肾功能。肾功能不全时可出现高血钾或二氧化碳结合力（CO_2CP）降低。远端肾小管酸中毒时，可出现低血钾和血氯升高。甲状旁腺功能亢进时骨溶解增加，可导致血碱性磷酸酶（ALP）升高。

（3）血液代谢因素的有关检查　包括血钙、磷、钾、氯、尿酸、白蛋白等。

四、影像学检查

知识点 10：肾结石 B 超检查　　副高：熟练掌握　正高：熟练掌握

B 超对肾结石的诊断准确性较高。可以用于肾结石的筛查和复查。B 超没有放射性，可以用来诊断孕妇肾结石。肾结石的 B 超表现为肾脏集合系统中的强回声光团，后方伴声影。B 超还可以了解是否存在肾积水，肾盂肾盏扩张的程度。通过对肾大小，肾实质厚度的测量以及肾实质回声的特点，来初步评价肾功能。

知识点 11：泌尿系统平片（KUB）　　副高：熟练掌握　正高：熟练掌握

大部分肾结石在 KUB 平片上表现为不透 X 线的阴影或致密影（X 线阳性结石），KUB 可以直观地判断阳性结石的位置、数目、大小、形态。约 90% 的肾结石为阳性结石。KUB 可以初步诊断肾结石，并用于 X 线阳性结石治疗后的复查。根据 KUB 上致密影的浓淡，可以初步判断肾结石的成分。不同成分的肾结石显影程度从高到低依次为草酸钙、磷酸钙和磷酸镁铵、胱氨酸、含钙尿酸盐结石。纯尿酸结石、黄嘌呤结石和三聚氰胺结石能够透过 X 线，在 KUB 平片上不显影，称为透 X 线结石或阴性结石。胱氨酸结石的密度较低，在 KUB 平片上的显影比较均匀浅淡，呈毛玻璃状。

知识点12：肾结石静脉尿路造影（IVU） 副高：熟练掌握 正高：熟练掌握

IVU应在KUB平片基础上进行，通常在注射造影剂后数分钟至数十分钟摄片。同时应尽量避免在肾绞痛发作时行IVU检查。通过IVU可了解肾盂、肾盏的解剖结构，确定KUB平片上致密影在集合系统的位置，从而进一步明确肾结石的诊断，还可以了解分侧肾功能，确定肾积水程度，并与其他KUB平片上可疑的致密影相鉴别。KUB平片上不显影的尿酸结石在IVU片上表现为充盈缺损。如患侧肾功能受损严重而不显影时，延迟30~60分钟以上拍片常可以达到肾显影的目的。

知识点13：肾结石CT检查 副高：熟练掌握 正高：熟练掌握

CT平扫对肾结石的诊断准确、迅速，其敏感性和特异性均超过95%，高于KUB和IVU，能够检出其他影像学检查不能发现的小结石和尿酸结石。如CT未发现尿路结石，可以避免IVU等使用造影剂的检查。CT片上结石不同的CT值可以反映结石的成分、硬度及脆性，可以为体外碎石等治疗方法的选择提供参考。CT值超过1000HU结石不容易被击碎，CT测算皮肤到结石的距离超过10cm者残余结石的比例较高。

知识点14：肾结石磁共振成像（MRI） 副高：熟练掌握 正高：熟练掌握

磁共振成像（MRI）对尿路结石的诊断不敏感，结石在MRI的T_1、T_2加权像上都表现为低信号。但磁共振水成像（MRU）能够了解上尿路梗阻的形态，而且不需要造影剂即可获得与静脉尿路造影同样的效果，不受肾功能改变的影响，没有放射性，适合于对造影剂过敏者、肾功能受损者、未控制的甲状腺功能亢进患者以及儿童和孕妇等。

知识点15：肾结石放射性核素检查 副高：熟练掌握 正高：熟练掌握

肾图和肾动态显像可以用来评价分肾功能，不受肾功能异常的影响。肾图分a、b、c 3段，其中a段反映肾脏血供，b段反映肾脏排泌功能，c段反映尿液的自肾盂排出的情况。肾动态显像可以了解肾脏血流灌注状况，定量测定分肾肾小球滤过率以及判断是否存在尿路梗阻和梗阻性质等信息，因此，对手术方案的选择以及治疗前后肾功能的判断有一定价值。此外，甲状旁腺^{99m}Tc-MIBI（^{99}锝-甲氧异丁基乙腈）是甲状旁腺功能亢进的定位定性诊断的最佳检查方法。

知识点16：逆行造影 副高：熟练掌握 正高：熟练掌握

通过膀胱镜进行输尿管逆行插管上尿路造影，为有创检查，不作为肾结石的常规检查方法。对B超、KUB等不能明确是否存在肾输尿管结石者，而且对造影剂过敏不能行IVU

检查。IVU 尿路不显影或显影不良，又无条件行 CT 检查时，可行逆行造影。逆行造影可以清晰直观地显示上尿路，判定是否同时存在肾盂输尿管连接部狭窄等解剖异常。传统的逆行插管双曝光已很少应用。

知识点 17：顺行造影　　副高：熟练掌握　正高：熟练掌握

已行肾穿刺造瘘者，经肾造瘘管造影可以了解肾盂、肾盏和输尿管的解剖，判断是否存在尿路梗阻以及结石，尤其是残余结石在集合系统内的分布。

第四节　肾结石的治疗

知识点 1：肾结石治疗的总体原则　　副高：熟练掌握　正高：熟练掌握

肾结石的治疗不仅包括消除结石，保护肾功能，而且应尽可能找到并解除病因，防止结石复发。

知识点 2：影响肾结石治疗的原因　　副高：熟练掌握　正高：熟练掌握

影响肾结石治疗的因素多样，包括患者的具体病情和医疗条件两大类。其中患者的病情包括：结石的位置、数目、大小、形态、可能的成分、发作的急缓、肾脏功能、是否合并肾积水、是否合并尿路畸形、是否合并尿路感染、可能的病因、患者的年龄、身体状况以及既往治疗等情况，都影响结石治疗具体方法的选择。此外，医疗因素包括医生所掌握的治疗结石的技术和医院的医疗条件、仪器设备，也影响了结石的治疗方法的选择。

知识点 3：肾结石一般治疗　　副高：熟练掌握　正高：熟练掌握

（1）饮水　患者每日应大量饮水，以维持每日 2～3L 尿量，并尽量做到睡前饮水和夜间起床时饮水。

（2）饮食调节　采用低嘌呤、低钙、低磷、低草酸的饮食，限制高蛋白、高脂肪饮食，增加纤维素食品摄入。

（3）急性肾绞痛的治疗　当肾绞痛发作时，对肌内注射阿托品 0.5mg 和哌替啶 50mg，或可肌注吗啡 10mg、阿托品 0.5mg 或山莨菪碱 10mg 以解痉止痛，也可肌内注射黄体酮 20mg，对止痛和排石均有一定作用。消炎痛（吲哚美辛）栓 100mg 直肠内用药，在疼痛发作时一般用药后大约 20 分钟，75%的患者肾绞痛即完全缓解。静脉补充液体，输液内加入地塞米松 5mg、山莨菪碱 10mg，并选用抗生素，起到较好的消炎、解痉止痛作用。

（4）排石治疗　包括中、西药，解痉，利尿，针灸等，对结石排出有促进作用。

（5）控制感染　根据细菌培养及药物敏感试验合理选用抗菌药物。

（6）预防结石药物　主要包括：①降低结石盐或酸饱和度的药物，如噻嗪类（降低尿钙和草酸)、磷酸纤维素（减少肠道对钙的吸收)、正磷酸盐（提高血磷，间接降低尿钙)。此外，碱性药物可增加尿中胱氨酸和尿酸的溶解度，首选枸橼酸钾3~8g/d，其次是枸橼酸合剂每日60ml和碳酸氢钠每日6g，理想的尿pH 6.0~6.5。口服别嘌呤醇300mg/d，可降低血尿酸水平及促使尿酸排泄而治疗尿酸结石，副作用有皮疹、肝转氨酶升高。感染结石应用乙酰异羟肟酸（菌石通）0.5~1.5g/d，可抑制尿素酶，减少氨的生成，降低磷酸镁胺和尿酸铵的饱和度。②增加尿抑制结石形成药物，如镁剂、枸橼酸钾、正磷酸盐，中药结石通、五苓散等。③干扰成石促进因素的药物，如乙酰半胱氨酸、丙氨酸等。

知识点4：体外冲击波碎石（ESWL） 副高：掌握 正高：掌握

（1）治疗指征 一般认为适用于直径小于2.5cm的肾结石（孤立肾者应小于2cm)，结石远端无尿路梗阻，患侧肾功能良好。并注意禁忌证。

（2）治疗方法 目前以低电能、少冲击次数，分次疗程为宜。双肾结石原则为分侧碎石，先碎阻塞尿路侧；同侧肾、输尿管结石，应先处理输尿管结石，解除梗阻后，再治疗肾结石。治疗间隔应大于2周，孤立肾结石、小儿肾结石应适当延长间隔时间。

（3）治疗后处理 ①术后需对血尿、腰痛、感染及石街形成等可能出现的症状应密切观察，并作相应处理。②较大结石或感染性结石须常规应用广谱抗生素3~5天。②小结石，碎石效果好，可适当活动，多饮水有利碎石排出。大结石，碎石效果好，可卧床休息，以防碎石排出过程中石街形成。④体位排石。⑤收集尿中碎石，行结石成分分析，以便采取预防复发措施。

（4）ESWL的并发症 可分为两类，一是冲击波本身引起的副损伤，二是碎石和排石过程引起的尿路梗阻，尿路感染。在ESWL过程中，应牢记患肾更易受损的概念，盲目追求将结石粉碎，短期内反复多次冲击，必然造成肾脏累积性损伤，保护肾脏是ESWL治疗肾结石需要遵循的一条重要原则。治疗效果不佳，特别石街形成者须及时处理。

知识点5：腔内手术 副高：掌握 正高：掌握

（1）经皮肾镜取石或碎石术（PCNL） 适用于>2.5cm的肾结石、ESWL残留结石或未被粉碎的结石；移植肾、马蹄肾、旋转异常的肾结石亦可实施PCNL术。既往曾行开放手术者也可施行，特别要注意拟定穿刺径路，避免损伤邻近脏器。对于大结石需与ESWL并用时，宜采用PCNL、ESWL再行PCNL的顺序。碎石方法有气压弹道碎石、超声碎石、液电碎石、激光碎石等。

（2）微创经皮穿刺输尿管镜肾结石取石或碎石术（mini-PCNL） 该手术具有取石率高、恢复快的优点，而且创伤小及并发症少，必要时同时治疗某些上尿路疾病如肾盂输尿管连接部梗阻等。也可以同时多通道微创经皮肾穿刺取石。

（3）经尿道输尿管镜肾结石碎石术 适应证：①肾外型肾盂，且结石位于肾盂；②肾上盏结石，则上盏与输尿管腔相对较直，结石的长径≤3cm，且为单个结石；③同时并有输尿管结石。

（4）腹腔镜下肾盂切开取石　适于肾外型肾盂孤立结石。多采取腹膜后径路。

知识点6：开放手术　　副高：熟练掌握　正高：熟练掌握

（1）肾盂切开取石术　适用于>1cm的肾盂结石，或易从肾盂钳取的肾盂肾盏结石。肾盂肾盏内多发性小结石、结石碎屑、小盏内不易钳取的结石及残余结石可用凝块法肾盂切开取石术。

（2）肾窦内肾盂切开取石术　适用于肾内型或结石较大经肾盂切开取石易造成肾盂撕裂者。肾盂切开难以取出大结石，也可采用肾盂切开、气压弹道碎石取石术。

（3）肾实质切开取石术　适用于鹿角形肾盂肾盏结石或肾盏内的多发结石、经肾盂无法取出或不易取净的结石。需广泛切开肾实质，则要求肾脏局部低温。

（4）无萎缩性肾切开取石术　其含义是经肾实质切开取石而不影响和干扰肾血液供应，能最大限度保留功能肾组织。适用于复杂的鹿角形结石，或肾盏颈部狭窄需整形或重建者。用多普勒超声检查，或阻断前支或后支血管以显示段间线，于无血管区或血管间作切口。必要时也可行肾劈开取石：于肾脏后面，肾外缘中线后1cm以内，即Brodel无血管区，作与Brodel线平行的纵切口。

（5）肾部分切除术　对局限于肾上盏或肾下盏的多发结石，特别是肾盏颈部有狭窄时，肾切开取石或肾盂切开取石都不易取尽结石，此时可行肾部分切除术，将肾上极或肾下极连同结石一并切除。

（6）肾切除术　结石引起肾严重破坏、功能丧失，或合并肾积脓时，而对侧肾功能良好者，可切除患肾。

知识点7：双侧肾结石手术原则　　副高：熟练掌握　正高：熟练掌握

根据结石情况及肾功能决定，应尽可能保留肾，一般先处理有梗阻、感染，易于取出和安全的一侧。若肾功能极坏，梗阻严重，全身情况差，宜先行经皮肾造瘘，待情况改善后再处理结石。

知识点8：肾结石手术并发症及其防治　　副高：熟练掌握　正高：熟练掌握

（1）出血　术中出血的预防主要是，在钝性游离肾脏上、下极时如发现条索状物，应辨认清楚是否为肾脏的迷走血管，避免盲目将血管撕断。在行经肾窦内肾盂切开取石时，剥离肾盏及扩大肾门的间隙要正确，结石与肾盂黏膜粘连需先轻轻分离，避免暴力拉出结石，以防发生肾盂肾盏黏膜撕脱导致难以控制的肾内出血。术后出血，早期常有轻微血尿：短期内可自行停止。若发生严重出血，则需紧急处理。

（2）感染　术前检查尿液，有尿路感染者，术前应积极治疗，术后预防性应用广谱抗生素。

（3）尿路狭窄、尿漏　其主要原因有输尿管、肾盂输尿管连接部或肾盏的梗阻因素未解决，术后引流不畅；术中肾盂严重撕裂；术中结石块或小结石滑入输尿管引起梗阻；术后误将肾盂造瘘管、肾周引流管过早拔除。估计术后有可能尿瘘、狭窄者，术中可放置输尿管内支架管。尿路原有梗阻性病变应尽可能一并手术处理。

（4）结石残留、复发　术中配合C臂X线机或B超以助取净结石。术中对梗阻因素如肾盏漏斗部狭窄及肾盂输尿管交界处狭窄，应进行成形手术，以利于术后尿液引流通畅，预防结石复发。合并甲状旁腺功能亢进者，应给予手术治疗。

第七章　肾功能异常

第一节　急性肾后性肾衰竭

知识点1：急性肾功能衰竭的概念　　副高：熟练掌握　正高：熟练掌握

肾排泄功能在数小时至数周内迅速减退，血尿素氮以及血肌酐持续升高，肌酐清除率下降低于正常的一半时，引起水、电解质失调及氮质血症，称为急性肾功能衰竭（ARF）。

急性肾功能衰竭可分为肾前性、肾后性和肾性。由于男性老年患者前列腺疾病及肿瘤疾病的高发，肾后性急性肾衰竭在该类人群中较多见。

知识点2：急性肾后性肾衰竭的病因　　副高：熟练掌握　正高：熟练掌握

常见的病因有双侧输尿管结石、孤独肾输尿管结石、双侧输尿管损伤、晚期盆腔肿瘤压迫双侧输尿管等，解除梗阻后肾功能可恢复。临床上，双侧输尿管结石、双侧输尿管损伤是形成无尿的主要原因。

知识点3：急性肾后性肾衰竭的临床表现　　副高：熟练掌握　正高：熟练掌握

症状和体征，肾区疼痛和紧张感经常出现。如果手术导致输尿管损伤，可发生尿液自伤口渗出。由于液体超负荷，水肿也可出现。腹胀及呕吐可由肠梗阻引起。

知识点4：急性肾后性肾衰竭的实验室检查　　副高：熟练掌握　正高：熟练掌握

尿检查无重要意义。如果插管后出现大量尿液，则可以诊断并治疗下尿路梗阻。

知识点5：放射性核素、超声检查　　副高：熟练掌握　正高：熟练掌握

放射性核素检查可显示尿液渗漏现象，对于梗阻患者，可见同位素在肾盂的蓄积。超声检查常可发现肾盂积水的上部集合系统扩张现象。

知识点6：器械检查　　副高：熟练掌握　正高：熟练掌握

膀胱镜与逆行肾盂造影可显示输尿管梗阻。

知识点7：急性肾后性肾衰竭的治疗　　副高：熟练掌握　正高：熟练掌握

治疗原则为尽快解除梗阻。

第二节　慢性肾衰

知识点1：慢性肾衰的概念　　副高：熟悉　正高：熟悉

慢性肾功能衰竭（CRF）是指所有原发性或继发性肾损害出现的系列症状或代谢紊乱组合而成的综合征。

知识点2：慢性肾衰的发病情况　　副高：熟悉　正高：熟悉

慢性肾衰自然发生率为（98~198）/100万人口，经济发达国家发病率明显增加，呈逐年增加的趋势。近年来，肾性肾功能衰竭的原发病发生变化，继发性因素已占主要因素，如西方发达国家，糖尿病及高血压是两大首要因素，约占50%；我国仍以慢性肾小球肾炎为主，继发性因素引起的CRF逐年增高，依次为糖尿病、高血压、狼疮，近年乙肝相关性肾炎导致的CRF受到关注。

知识点3：慢性肾衰的病因　　副高：熟悉　正高：熟悉

在美国，慢性肾衰竭的首要疾病为糖尿病，其次是高血压、肾小球疾病。在我国慢性肾衰竭的首要病因仍是肾小球疾病。

知识点4：慢性肾衰的发病机制　　副高：熟悉　正高：熟悉

慢性肾衰竭的发病机制，目前认为与肾小球高滤过、肾单位高代谢、肾组织上皮细胞表型转化作用以及一些细胞因子（如TGF-β、白细胞介素-1、单个核细胞趋化蛋白-1、血管紧张素-Ⅱ、内皮素-1）等多种因素相关。多种因素的作用下肾小球硬化不断发展，肾小管萎缩，肾间质纤维化，而最终出现尿毒症症状。

知识点5：慢性肾衰的临床表现　　副高：熟悉　正高：熟悉

（1）由于残存肾功能的适应作用，在80%的肾单位丧失之前或者GFR<25ml/min以前，慢性肾衰竭患者可无任何临床表现或仅仅出现轻度的生化异常。

（2）CRF中期以后常出现的症状有瘙痒、全身不适，疲劳、健忘、性欲下降、恶心及易疲劳感等，这些症状往往轻重不一。

（3）晚期尿毒症阶段，患者将出现严重酸中毒、贫血、消化道出血、急性心力衰竭等严重临床症状。

知识点6：慢性肾衰的诊断依据　　副高：熟悉　正高：熟悉

（1）血尿素氮、肌酐升高，内生肌酐清除率<70ml/min。

（2）不同程度的贫血，血小板和凝血机制异常，血 PTH 升高。

（3）影像学检查示双肾固缩。胸片可见肺门区呈中心肺水肿，周围肺区正常，呈“蝴蝶状”分布。

（4）有慢性肾炎、糖尿病、高血压、慢性间质性肾炎、原发性痛风、多囊肾等病史。

（5）水、电解质失衡（水潴留、低血钠、高钾、高磷、高镁、低钙血症等）、代谢性酸中毒。

（6）累及全身多器官的临床表现、如消化道出血、心包炎、心功能不全、高血压、肾性骨病、尿毒症脑病等。

知识点7：慢性肾衰的分级诊断　　副高：熟悉　正高：熟悉

慢性肾衰一般分为5级（CKD分级）：

1级　GFR>90ml/min，但有慢性肾损害情况持续存在。

2级　GFR为60～89ml/min。

3级　GFR为30～59ml/min。

4级　GFR为15～29ml/min。

5级　GFR<15ml/min。

知识点8：慢性肾衰的治疗原则　　副高：熟悉　正高：熟悉

慢性肾功能衰竭不同时期，治疗的重点是不一样的，慢性肾衰竭早、中期以内科保守治疗即非透析治疗为主，目的在于延缓肾功能恶化，保护残肾功能，并开始对 CRF 并发症的预防治疗，通过合理的内科治疗，可延缓其病程的进展。因为不论何种病因，不管为免疫还是非免疫机制，如果得不到有效治疗，达到一定程度的肾实质损害后，CRF 都有进行性恶化和不可逆转性的特点。低蛋白饮食和维持足够的热量供给，限制磷的摄入，还有一些中医中药的治疗，延缓了 CRF 的发展，保守治疗受到了多方面的研究和重视。CRF 晚期主要以透析和肾移植为主，并加强并发症的预防及治疗。

知识点9：肾性骨营养不良的防治　　副高：熟悉　正高：熟悉

（1）防止磷潴留，包括限制磷摄入，服用磷结合剂。

（2）防治低血钙，除了常见钙剂外，钙受体激动剂已研制成功，备受重视。

（3）维生素 D 治疗 CRF 时，1，25-$(OH)_2D_3$ 缺乏及其受体下调是造成低血钙、钙调定点上移、PTH 分泌增加和甲状旁腺组织增生的主要原因。合理补充维生素 D 制剂极其重要。

（4）对于冲击治疗仍无效，有骨破坏、甲状旁腺组织增生证据者可考虑行甲状旁腺切除治疗。

（5）铝性骨病，首先去除透析用水中过量的铝，第二步停用含铝药，如仍无效可考虑去铁敏（DFO，30~40mg/kg）治疗。静脉给药，副作用较多，慎重使用。

（6）动力缺陷性骨病的治疗以低钙透析液（1.25mmol/L 或更低）透析治疗。

知识点 10：贫血的治疗 副高：熟悉 正高：熟悉

促红细胞生成素（EPO）治疗疗效显著，剂量每次 50μg/kg，每周 3 次皮下给药，也可静脉给药，红细胞压积达 36%时开始减量，以维持红细胞压积在 36%以上。减量速度不可过快，约减 20%，不可完全停药，必须同时注意补充铁剂，静脉补铁较口服铁剂为好，同时还须补充叶酸等。

第三节 血液透析

一、血液透析原理

知识点 1：透析原理分析 副高：熟悉 正高：熟悉

血液透析是利用人工合成的半透膜的纤维特性和生物特性，只允许分子质量大约在 15000D 以下的分子和部分中分子物质通过，而分子质量超过 35000D 的大分子物质则不能通过，使血液内和透析液中的物质和水分在浓度差和压力差的作用下，溶质从高浓度侧向低浓度侧散，水分从压力高侧向压力低侧移动，从而清除血液中的毒性物质，如肌酐、尿素氮、电解质、其他毒物和水分等；也使机体从透析液中得到需要物质的补充，如葡萄糖、钙、碱性基团等；使患者排泄体内代谢废物和多余水分，纠正电解质代谢紊乱和酸碱平衡的失调。

知识点 2：溶质和水分的运转方式 副高：熟悉 正高：熟悉

（1）扩散 半透膜两侧溶液内的溶质，浓度高的一侧向浓度低的一侧运动为扩散。其扩散速度取决于膜两侧的浓度差、扩散物质的分子质量及膜的阻力。

（2）超滤 半透膜两侧的溶液，在压力梯度作用下，压力高的一侧向压力低的一侧移动为超滤。其超滤效果，取决于液体静力超滤，包括跨膜压力（TMP）、超滤系数（KUF）及渗透压超滤。前者为血液透析超滤之关键，后者则为腹膜透析超滤之关键。

二、透析设备

知识点 3：透析机器　　副高：熟悉　正高：熟悉

（1）血液循环系统监测　①血泵。②肝素泵。③血液流量表。④动、静脉压力表。⑤空气探测器。

（2）透析液输送系统监测　①比例泵。②电导度表。③流量计。④温度计。⑤负压泵。⑥漏血探测器。

（3）不同透析液选择控制器。

（4）热消毒或化学消毒装置。

（5）有些透析机还附设有：①可调性钠浓度装置，改变透析液内钠浓度含量，可明显减少透析中时副作用。②可调性碳酸氢钠浓度装置，依不同患者需要，酌情选择。

（6）单针透析装置，可使血流通路用 Y 形管连接，透析治疗扎一针，痛苦减少，瘘管使用寿命延长。但因流经透析器的血流总量减少，而且透析时的血流常发生再循环，使透析效果大为降低，故临床上多用于应急或小儿透析。

知识点 4：透析机器配置的监测装置功能　　副高：熟悉　正高：熟悉

透析机器配置的各种监测装置，其功能在于能预先发现某些改变，产生相应反应，发出警报（发光、发声），并在仪表或屏幕上显示变化数据，同时立即夹住血液通路管道。报警未解除，不能继续进行透析。其监测器敏感阈值可随意调节。

知识点 5：空心纤维透析器　　副高：熟悉　正高：熟悉

选择透析器的标准：①膜材料。②超滤系数：其大小决定脱水量［ml/（h · mmHg）］。③清除率：对肌酐、尿素、维生素 B_{12}的清除能力。④膜表面积：一般为 $0.8 \sim 1.4m^2$。⑤预充量：一般为 60～120ml，与膜表面积呈正比。⑥消毒方式：环氧乙烷或 γ-射线消毒。

知识点 6：透析用水处理　　副高：熟悉　正高：熟悉

每次透析治疗需用水约 120L，水中许多物质可进入体内，有些物质可导致透析骨病、铝中毒、进行性神经障碍、贫血、白细胞增多、胃肠反应、化学性肝损害等并发症，故要求透析治疗用水的纯度非常重要，以反渗水最佳。

（1）反渗透水处理　在压力作用下将水经过仅能使小分子物质通过的半透膜，可消除水中 90%的溶质，产生出近似纯水用于透析治疗。设备复杂、费用高。

（2）离子交换树脂、活性炭吸附水处理　用离子交换树脂除去水中带电荷离子，用活性炭吸附除去水中非带电荷的溶质，制备成软水用于透析治疗。但不能去除水中的有机物、胶体、致热原和细菌等，再生手续复杂，使用的酸碱具有腐蚀性。设备费用比反渗透法低，不需特殊处理。

知识点7：透析液的基本要求 副高：熟悉 正高：熟悉

透析液的基本要求有：①与血液等渗，不发生渗透压变化。②制备简单，容易保存，不发生沉淀。③能去除代谢产物、尿素、尿酸、肌酐及其他毒性物质等。④保留并补充机体需要的物质，如葡萄糖、氨基酸、碱性基团等。⑤纠正电解质紊乱和酸碱平衡的失调。

知识点8：醋酸盐透析液 副高：熟悉 正高：熟悉

醋酸盐在肝脏代谢后产生 HCO_3^-，浓度为35～40mmol/L，溶解度高，制备简单，保存容易，不发生沉淀，费用低，操作方便。但肝功能不良患者效果差，纠正酸中毒没有碳酸氢盐透析液迅速。有大约20%的患者可发生一过性低血压、头痛、恶心、呕吐、全身倦怠等醋酸盐不能耐受现象。

知识点9：碳酸氢盐透析液 副高：熟悉 正高：熟悉

浓度为32～38mmol/L，可直接补充血浆中 HCO_3^- 的不足，纠正酸中毒迅速。对心血管系统影响少，透析治疗中发生不适应症状少。但需要特殊设备和血气分析监测，费用较贵。需制备两种透析液，透析时再由机器混合配制，操作较复杂。

三、血管通路的建立

知识点10：临时性血管通路的适应证 副高：熟悉 正高：熟悉

用于治疗急性肾功能衰竭、慢性肾功能衰竭尚无良好血管通路者，腹膜透析或肾移植患者临时需要血液透析、血浆置换，急性中毒的抢救等。

知识点11：临时性血管通路——直接血管穿刺法 副高：熟悉 正高：熟悉

（1）穿刺动脉常选择桡动脉、肱动脉、足背动脉等。

（2）穿刺静脉常选择头静脉、贵要静脉、肘正中静脉、大隐静脉、颈浅静脉等。

知识点12：临时性血管通路——经皮静脉穿刺插入导管法 副高：熟悉 正高：熟悉

临床上多选用股静脉、锁骨下静脉、颈内静脉。利用Seldinger技术，局麻后做进针处局部小切口，插入穿刺针，有回血后拔出针芯，立即插入引导钢丝，拔出穿刺针，沿引导钢丝插入单腔或双腔导管，抽出引导钢丝，注入肝素生理盐水。

知识点13：临时性血管通路——动-静脉外瘘成形术　　副高：熟悉　正高：熟悉

局麻后切开，用两条硅胶管分别插入桡动脉或者足背动脉和其附近的皮下浅静脉内，其两外露端用连接管相连，形成动、静脉外瘘。透析治疗时将连接管拆开，即可使用。

知识点14：永久性血管通路——动-静脉内瘘成形术　　副高：熟悉　正高：熟悉

通过手术将桡动脉或足背动脉与附近的浅静脉在皮下吻合，造成瘘管。使该静脉逐渐充盈扩张、肥厚，形成静脉动脉化。有足够的动脉血流量，又可以反复穿刺使用，成为永久性血流通路。

知识点15：永久性血管通路——人造或生物血管的移植　　副高：熟悉　正高：熟悉

最常用的方法是从桡动脉连接至肘部贵要静脉；或者从肱动脉连接至贵要静脉。吻合方式是移植物与动、静脉端侧吻合，移植物放置于前臂。但并发症较高，如移植物感染、吻合口狭窄和血栓形成，动脉瘤或假性动脉癌形成，患肢局部缺血、水肿及充血性心力衰竭等。

四、适应证与禁忌证

知识点16：急性血液透析指征　　副高：熟悉　正高：熟悉

急性血液透析指征包括：①急性肾功能衰竭，少尿、无尿超过3天。②血钾快速升高，每天上升1mmol/L以上。③高分解代谢状态，血尿素氮每天上升>11.25mmol/L以上。④不能控制的水潴留。⑤急性肺水肿。⑥尿毒症性脑病。⑦电解质代谢紊乱所致的严重心律失常。⑧尿毒症性心包炎。⑨与蛋白质结合力低，系小分子物质或水溶性的物质引起的各种中毒，如药物中毒、生物毒素中毒、重金属中毒、农药中毒、化学物品中毒等。⑩重症肝炎或肝昏迷患者。⑪急性溶血、游离血红蛋白>800mg/L。

知识点17：慢性血液透析指征　　副高：熟悉　正高：熟悉

慢性血液透析指征有：①尿毒症综合征。②体液负荷过重所致的脑水肿、肺水肿、高血压。③尿毒症所致的神经、精神系统病变。④血尿素氮（BUN）≥30mmol/L。⑤血肌酐（Scr）≥530～884mmol/L。⑥肌酐清除率（Ccr）>0.1～0.15ml/(min·kg)。⑦血清钾（K^+）≥6.5mmol/L。⑧二氧化碳结合力（CO_2CP）<6.8mmol/L。⑨尿毒症性贫血，血红蛋白<60g/L。⑩高钙血症。⑪高尿酸血症。⑫代谢性碱中毒等。

知识点18：血液透析的禁忌证　　副高：熟悉　正高：熟悉

血液透析的禁忌证有：①精神病患者或拒绝接受透析治疗者。②颅内出血性疾病及其所致的颅内高压。③严重休克和心肌病变导致的顽固性心力衰竭。④恶性肿瘤。⑤全身性疾病晚期所致的尿毒症。⑥非容量依赖型严重的高血压病等。

五、血液透析治疗方案

知识点19：急性血液透析治疗方案　　副高：熟悉　正高：熟悉

（1）急性血液透析治疗的时间和血流量在治疗的全过程中最重要，一般以透析治疗后血尿素氮是透析前水平的70%来决定。常规透析时间为2～4小时，血流量为200ml/min。透析液的选择依患者的生化指标或机器设备条件而设定，透析液流速500ml/min。超滤的范围应为0～5L。

（2）透析治疗中一般常用肝素抗凝，首次用量0.5～1.0mg/kg，以后每小时用肝素泵再追加8～10mg，透析结束前30～60分钟停用。透析治疗中需反复测定全血的凝固时间，调整肝素药物的用量，防止发生出血或凝血现象。

透析抗凝的方法有：①全身肝素化法。②局部肝素化法或称体外肝素化法。③小剂量肝素化法。

知识点20：慢性血液透析治疗效果　　副高：熟悉　正高：熟悉

慢性血液透析治疗的效果取决于治疗时的血流量、透析时间、透析治疗的频度、透析器效能、患者残存的肾功能和干体重等因素，但主要还是根据尿素动力学的改变来改变其治疗方案。

尿素溶解在体液中，并随体液运动，可通过血中尿素氮水平的测定来反映。透析治疗理想的尿素氮清除率与患者透析前的尿素氮水平无关，而是取决于残存的肾功能和每周透析治疗的频度。

知识点21：无残存肾功能者慢性血液透析方案　　副高：熟悉　正高：熟悉

（1）每周透析3次　血中尿素氮水平应减少到最初值的40%～50%。如果血尿素氮清除率可达血流量的70%，体液总量为体重的60%，可用下列公式计算出不同体重患者需要达到的透析效果、标准的血流量和透析时间：

$$B \times T = 14 \times W$$

式中，B——血流量；

T——时间；

W——体重。

（2）每周透析2次　为国内目前常采用的透析方式。蛋白质摄入1.2g/(kg·d)的患者，透析后尿素氮减少至透析前的20%，可用下列公式计算：

$$B \times T = 26 \times W$$

知识点22：有残存肾功能者慢性血液透析方案　　副高：熟悉　正高：熟悉

可依赖残存的肾功能，适当减少透析时间和血流量。根据尿素动力学的研究，残存肾每分钟尿素氮清除率1ml相当于透析10kg的身体组织。可用下列公式计算：

（1）每周透析3次：$B\times T=14\times W\ [W-(10\times R)]$

（2）每周透析2次：$B\times T=26\times W\ [W-(10\times R)]$

R为残余肾尿素清除率。

六、并发症及处理

知识点23：低血压　　副高：熟悉　正高：熟悉

可发生于透析治疗的任何时期，多为容量改变显著所致。减少超滤，减慢血流量，推注高渗糖，或补充血容量。

知识点24：高血压　　副高：熟悉　正高：熟悉

体液超载、高肾素血症多见。加强超滤脱水，使用肾上腺素受体阻滞剂、扩管药物治疗。

知识点25：发热　　副高：熟悉　正高：熟悉

加强抗炎治疗，控制感染。加强器械、管道、透析器的消毒、冲洗，消灭致热原。

知识点26：头痛、恶心、呕吐等症状　　副高：熟悉　正高：熟悉

多见于透析不适应，透析时间太长，失衡综合征以及低水质不良产生的硬水综合征等。减少透析时间，加强透析频度，必要时中止透析，或改善水质，调换透析液，使用镇静、镇痛、止吐药物。

知识点27：肌肉痉挛　　副高：熟悉　正高：熟悉

低钠、低钙、超滤过快都可发生。对症补钠、补钙，减少超滤。

知识点28：皮疹和瘙痒　　副高：熟悉　正高：熟悉

尿毒症性皮炎。加强透析排出毒素，使用抗过敏、止痒药物对症治疗。

知识点29：失衡综合征 副高：熟悉 正高：熟悉

透析治疗后，血中与脑脊液中氮质物质浓度不均衡。减缓透析时间，轻症对症处理，重症可用高渗糖或甘露醇静脉推注脱水，使用镇静剂等。

第四节 腹膜透析

知识点1：透析原理 副高：熟悉 正高：熟悉

腹膜是一层生物半透膜，具有渗透和弥散功能，其表面积有2~2.2m^2。腹膜上有丰富的毛细血管网，血流量为70~100ml/min。腹膜腔可容纳2000ml或更多的液体，而无明显的不适感。

腹膜透析是利用这些特性，将腹膜透析液注入腹腔，借腹腔和血液内的物质浓度差，发生互相渗透和超滤，使体内的代谢废物和水分进入透析液，再被引流至腹腔外，如此不断更换透析液，以达到清除体内代谢产物、毒性物质及纠正水、电解质平衡紊乱的目的。

知识点2：溶质和水分的转运方式 副高：熟悉 正高：熟悉

（1）溶质的清除　主要依靠溶液内溶质的浓度差，通过腹膜的扩散来清除，小部分通过超滤被清除。

（2）水分的排出　主要靠提高渗透压的方式，产生渗透性超滤排出水分。静水压超滤作用较小。

知识点3：腹膜透析设备 副高：熟悉 正高：熟悉

（1）腹膜透析液　有多种配方，可自行配制，亦有袋装商品。根据国家食品药品管理要求，药品不能自配。配方应参照2010年国家药典最新版本。使用时须加温至38℃。

（2）腹膜透析液导管和相连接的接头

①急性腹膜透析导管：直形、质地稍硬的硅胶管，配有金属可弯性管芯，并有床边经皮穿刺操作设备。导管上无涤纶套，易发生感染。建议短期使用。

②慢性腹膜透析导管：软质硅胶制作，管壁上有1~2个涤纶套，可与伤口紧密粘连，既固定导管，又可预防感染。置管均需采用开放式手术置入。导管与腹透液之间有专用连接头紧密连接，使用方便，预防感染效果好。

知识点4：腹膜透析的适应证 副高：熟悉 正高：熟悉

（1）建立血管通路行血流透析有困难，如小儿、血管条件太差者等。

（2）血流动力学不稳定者，如低血压、心肌梗死、脑血管病变、高龄患者等。

（3）严重出血性疾病，不适宜用肝素抗凝。
（4）急性出血性胰腺炎，无论有无肾功能衰竭者。
（5）糖尿病肾病伴有严重视网膜病变。
（6）严重的电解质紊乱、酸碱平衡失调等。
（7）将来要求继续进行家庭腹膜透析者。

知识点5：腹膜透析的禁忌证　　副高：熟悉　正高：熟悉

（1）有腹腔手术、外伤或感染史，腹膜广泛粘连，腹膜面积明显缩小。
（2）有近期腹部大手术史，2~3 日不宜行腹膜透析。
（3）腹腔脏器穿孔。
（4）腹壁感染、局限性腹膜炎或脓肿。
（5）晚期妊娠。
（6）腹腔肿瘤。
（7）胸腹联合切口未愈、膈疝。
（8）恶病质、蛋白质营养不良等。

知识点6：连续性非卧床腹膜透析（CAPD）　　副高：熟悉　正高：熟悉

将透析液 2L 注入腹腔内，保留一段时间，白天 4 小时，晚上 8 小时之后，借重力将透析液引流进塑料袋中，再更换新的透析液开始下一个周期。每天更换 4~5 次。此方法操作简单，容易掌握，不依赖机器在家庭进行自行透析或出外旅行透析。不需要卧床，可进行正常的工作和生活。腹膜炎发生率明显降低。

知识点7：间歇性腹膜透析（IPD）　　副高：熟悉　正高：熟悉

每周透析 40 小时，每天透析 10 小时，每周 4 天。每次注入透析液 2L，每 30 分钟为一个透析间期，即注入透析液 5 分钟，排液时间 15 分钟，腹腔保留 10 分钟。两个透析间期腹腔内无透析液。

知识点8：导管周漏液的处理　　副高：熟悉　正高：熟悉

手术置管时缝合不紧，影响伤口愈合，易发生感染。需外科技术修补。

知识点9：透析液引流困难的处理　　副高：熟悉　正高：熟悉

多因导管位置不当、扭曲、漂浮移位、引流孔被血凝块或纤维蛋白阻塞等造成。重新插管，调整导管正确位置，注入少量肝素溶液冲洗导管，加强引流。

知识点10：腹膜炎的处理　　副高：熟悉　正高：熟悉

腹膜炎是腹膜透析最主要和最常见的并发症。多因连接透析液时污染或操作技术不当，皮肤出口感染，血源性感染或经阴道上行性感染所致。早期用1.5%葡萄糖透析液1~2L，加肝素500~1000U快速注入腹腔，快速引流出，待流出的透析液转清亮后，再加入抗生素，保留2~4小时。治疗3~5天后，再恢复正常透析。如果严重腹膜炎，应拔管改血液透析。

知识点11：腹膜透析拔管指征　　副高：熟悉　正高：熟悉

腹膜透析的拔管指征有：①严重腹膜炎，无法有效控制；②霉菌性腹膜炎，只有去除已感染的导管后才能治愈；③即使无腹膜炎，如果导管的涤纶套附近发生感染，就必须拔除导管，因为抗生素已难以控制局部的感染。

第五节　肾　移　植

一、肾移植概述

知识点1：肾移植的概念　　副高：了解　正高：熟悉

肾移植是治疗终末期肾病最经济有效的方法。随着免疫学、分子生物学、组织工程学、药理学等学科的不断发展和手术技术的日趋完善，尸体肾移植半数存活期已达13.8年，而活体供肾移植的半数存活期则延长到21.6年。

知识点2：肾移植的分类　　副高：了解　正高：熟悉

根据移植肾的来源，肾移植可分为同种肾移植、异种肾移植和自体肾移植。

（1）同种肾移植　即人类不同个体之间的肾移植，包括同胞之间、父母与子女之间、亲属之间和非亲属之间的肾移植。供肾来自于活体的称为活体肾移植，其中又包括有血缘关系的亲属肾移植和无血缘关系的活体供肾移植。供肾来自于尸体的称为尸体肾移植，是目前临床应用最广泛的肾移植。

（2）异种肾移植　即将动物的肾脏移植给人类，由于存在异种移植特有的免疫学问题，至今仍停留在实验阶段。近年来，一些科学家进行了转基因猪的研究，并培育出转入DAF和CD_{59}基因猪，希望能够用猪器官代替人体器官，解决器官短缺的矛盾，但由于存在异种移植种间微生物传播所致的疾病问题和代谢上存在的种间不相容问题，目前尚不能应用于临床。

（3）自体肾移植　当治疗肾动脉狭窄或输尿管长段缺损时，为克服肾血管和输尿管长度的不足而将肾脏切下移植于髂窝。

二、受者的选择和准备

知识点3：肾移植受者适应证 副高：了解 正高：熟悉

选择合适的受者是提高肾移植效果的重要环节，虽然从广义的角度而言，凡是慢性肾功能衰竭发展至尿毒症期或各种原因所致的不可逆转的肾功能衰竭患者，内生肌酐清除率<10ml/min，均可行肾移植治疗。但是从肾移植效果的角度考虑，对受者的年龄、原发疾病、全身状况及移植前危险因素等应进行认真的评估和筛选，以期获得理想的效果。

（1）年龄 根据多数移植中心的经验，年龄以12~55岁为宜。与实际年龄相比，受者的生理年龄更为重要，随着肾移植经验和技术水平的不断积累和提高，老年患者成功地接受肾移植已有较多报告。

（2）原发疾病 国内目前仍以慢性肾小球肾炎为主，其次是慢性肾盂肾炎、多囊肾、糖尿病性肾病、间质性肾炎、遗传性肾炎、狼疮性肾炎、高血压肾病、阻塞性尿路疾病、中毒性肾病、不可逆急性肾功能衰竭（双侧肾皮质坏死、急性肾小管坏死）或孤立肾外伤。

（3）全身状况 对受者全身健康状况的评估是减少移植后并发症，提高存活率的重要步骤。如受者合并有心脑血管疾病、溃疡病、呼吸道和泌尿系统感染以及结核病、巨细胞病毒感染、乙型肝炎病毒感染、丙型肝炎病毒感染，应在上述疾病治愈或控制后方可考虑手术。

（4）移植前危险因素 对于高龄、肥胖、既往移植失败或移植肾功能丧失拟行再次肾移植、淋巴细胞群体反应性抗体（PRA）>50%者需经认真评估和移植前经处理后再施行手术。

知识点4：肾移植受者禁忌证 副高：了解 正高：熟悉

肾移植受者禁忌证有：

（1）散在的恶性肿瘤。

（2）顽固性心功能衰竭。

（3）慢性呼吸功能衰竭。

（4）凝血机制紊乱。

（5）严重的血管性疾病。

（6）严重的泌尿系统先天畸形。

（7）肝功能异常，如肝硬化、慢性活动性肝炎。

（8）活动性结核。

（9）严重的糖尿病。

（10）艾滋病病毒携带者。

（11）精神病和精神状态极不稳定者。

（12）顺应性差者。

三、供者的选择

知识点5：免疫学选择 副高：了解 正高：熟悉

（1）ABO血型 遵循输血原则，要求ABO血型相同或相容。

（2）淋巴细胞毒交叉配合试验 要求结果<10%。

（3）人类白细胞抗原（HLA）配型 按照国际标准的6位点配型，错配数最好<3个，尤其HLA-DR相配更有意义，可明显提高受者的5年以上存活率。

（4）PRA <10%为无致敏；11%~40%为轻度致敏；>40%为高度致敏。

（5）混合淋巴细胞培养（MLC） 转化率应在10%以下。因该方法需费时5~7天，故仅适用于活体肾移植。

知识点6：非免疫学选择 副高：了解 正高：熟悉

亲属供肾者条件：

（1）供者必须为受者的同胞或父母、子女，或是血缘关系较近的亲属。尽可能选用组织型相同者，也可选择一个单倍型相同者。

（2）年龄以18~50岁为宜。

（3）一般身体检查无严重的心、肝、肺、肾、脑等重要器官疾病和血液系统疾病。无全身细菌、病毒感染和恶性肿瘤。

（4）血压、胸片、心电图检查正常。尿常规、尿培养、血尿素氮、肌酐、电解质、血糖、肝功能正常。CMV、HBV、HCV阳性供者不宜供给阴性受者。

（5）静脉尿路造影和肾血管检查（肾动脉造影或MRA、CTA）无异常。

知识点7：尸体供肾者条件 副高：了解 正高：熟悉

尸体供肾者条件有：

（1）年龄为18~50岁。

（2）除颅脑外伤、脑血管急性病变外，生前无其他全身性疾病

（3）热缺血时间越短越好，以不超过10分钟为宜。

知识点8：体外肾保存 副高：了解 正高：熟悉

（1）单纯低温保存和直接灌注 移植供肾保存方法有单纯低温保存和持续低温脉冲式灌注保存。最常用的方法是单纯低温保存。该方法是当供肾离体后立即用冷保存液灌注。对于大多数活体供肾，由于冷缺血时间（CIT）很短（1~3小时），可以采用细胞外液类溶液（乳酸林格液）作为灌注液。

（2）脉冲式灌注　对活体可疑供肾，脉冲式灌注是最常用的方法，但因为与供肾分享相关的分配和运输方面的困难以及这种技术需要笨重的仪器，所以，其应用受到了限制。

四、肾移植技术

知识点9：手术前准备　　副高：了解　正高：熟悉

（1）充分透析　目前认为移植前应经过30次血液透析或3个月腹膜透析以纠正水电解质紊乱及酸碱失衡，控制高血压，改善心功能。术前24小时内必须加强透析1次。

（2）纠正贫血　注射促红细胞生成素，必要时输血，要求血红蛋白>70g/L。

（3）使用抗菌药物控制和消除体内感染灶。

（4）使用降压药物控制高血压。

（5）对患者进行相关的肾移植科普教育，解除顾虑和恐惧心理，提高配合治疗的依从性。

（6）移植前手术　一般不作患肾摘除手术，但在下述情况时应考虑切除病肾：①经充分透析和药物治疗仍不能控制的高血压；②患肾为感染灶，药物治疗难以控制；②肾结核；④巨大多囊肾。

知识点10：尸体供肾切取术　　副高：了解　正高：熟悉

腹部大十字切口，游离肠管后向上方牵开，整块或分侧游离、切取双肾，迅速用4℃离体肾保存液（一般采用HL-A液）灌注，灌注液高度一般为100～120cm，每侧肾脏灌注150～200ml，然后将其置入放有肾保存液的无菌塑料袋中，再保存于灭菌贮存罐内，袋周放置少量无菌冰块，封口后放入冰转运箱内。

知识点11：活体供肾切取术　　副高：了解　正高：熟悉

活体供肾切取的手术方式有经腹膜腔和腹膜后两种传统的开放性手术径路。近年来，为了尽可能减少捐肾者的手术创伤，缩短住院时间和使伤口美观，微创的活体供肾切取术已逐渐取代传统的开放性手术，并成为必然的发展趋势。其方法有经腹膜腔径路的腹腔镜活体供肾切取术、经腹膜后径路的腹腔镜活体供肾切取术、手辅助的腹腔镜活体供肾切取术、小切口活体供肾切取术等。由于活体供肾切取术是一种特殊的手术，是一个健康者为挽救另一个患者的生命而将自己处于疾病和死亡的风险中，术者必须在熟练掌握了肾切除手术技巧的基础上方可开展这项工作。术中要点有：手术操作应仔细、精确，绝对保证供者的安全；肾血管尽可能靠近腹主动脉和腔静脉的根部，以充分留取足够长度的肾血管；协调好取、植肾手术步骤，当受者髂血管分离完毕时才可切断供肾血管，迅速低温灌注以最大限度地减少供肾的热、冷缺血时间。

知识点 12：供肾修整手术 副高：了解 正高：熟悉

（1）供肾周围组织的修剪 在降温条件下（冰林格液盆内）修剪肾周多余的脂肪及结缔组织。首先距输尿管边缘两侧约 1.5cm 向上修剪，外侧至肾下极外侧缘，内侧至肾门下方，注意避免损伤肾脏内侧缘与输尿管之间以肾下极为底边的三角区内的脂肪组织，以保护输尿管的血供。然后自肾下极向上修除供肾表面的脂肪组织，当有上极段动脉存在时应注意避免损伤。肾门周围的脂肪组织应适当充裕地留存。

（2）整块切取供肾血管的处理 从腔静脉和肾静脉交界处游离肾静脉，结扎肾上腺静脉和左侧性腺静脉。因右肾静脉较短，切断时可带腔静脉片以便需要时延长右肾静脉。自腹主动脉和肾动脉交界处游离肾动脉、结扎肾上腺动脉分支，然后从腹主动脉上剪下带 Carrel 片的肾动脉。对于多支肾动脉畸形者可采用 Carrel 片或拼接成 Carrel 片与受体血管吻合，简化手术的操作。

（3）供肾的复灌 供肾修整完毕后再次以 2～4℃ 的 HC-A 液进行灌注，压力为 100cmH_2O（98kPa）。

知识点 13：植肾手术 副高：了解 正高：熟悉

（1）麻醉 采用连续硬膜外麻醉或全麻。

（2）体位 平卧位，术侧腰部垫高 5cm。

（3）切口 植肾的部位有髂窝、下腰部和原位，髂窝是标准的肾移植部位，一般采用下腹部弧形切口或 L 形切口。

（4）暴露髂血管 向内侧推开腹膜游离髂外静脉及髂内动脉。

（5）血管吻合 供肾静脉与髂外静脉行端-侧吻合，供肾动脉与髂内动脉行端-端吻合或与髂外动脉行端-侧吻合。

（6）开放血流 阻断吻合口远端，松开近端血管夹，检查吻合口无渗漏后依次开放静脉和动脉血流。

（7）尿路重建 可行膀胱内膀胱输尿管再植术或膀胱外输尿管再植术。输尿管可酌情放置双 J 支架管。

（8）伤口放置引流管 尿道留置气囊导尿管后逐层关闭切口。

知识点 14：术中治疗常规 副高：了解 正高：熟悉

（1）麻醉开始后立即静脉滴注或推注抗生素。

（2）手术开始后静脉推注甲基泼尼松龙 5mg/kg，再于开放循环前静脉推注 5mg/kg。

（3）术中根据血容量及血压调整输液量，一般应输液 2000～2500m1（包括全血 400～800ml，白蛋白 20g），维持血压在 150/90mmHg（20/12kPa）左右。

（4）循环开放前静脉滴注 20%甘露醇 250ml。

（5）循环开放后可酌情应用呋塞米 40～100mg 快速静脉滴注。

五、术后一般处理

知识点15：术后观察 副高：了解 正高：熟悉

（1）生命体征的监护 术后需密切观察体温、脉搏、呼吸、血压等生命体征。体温升高常可提示感染或排斥反应的发生。脉搏、血压的变化应注意有无出血情况的存在。

（2）每小时尿量和24小时出入量的观察 术后拔除留置导尿管前应严格记录每小时尿量及24小时出入量，有条件可每天测体重一次。尿量的变化可反映移植肾的工作状况，术后早期尿量最好维持在100~300ml/h。尿量的骤然减少在排除肾前性因素后应警惕排斥反应的发生。

（3）切口及移植肾的观察 术后移植肾的大小、境界、质地的观察对早期发现排斥反应和并发症有很大帮助。

知识点16：辅助检查 副高：了解 正高：熟悉

（1）B超 因其无创、简便、重复性好，可作为移植术后常规监测手段。尤其是彩色多普勒的应用，可准确地反映移植肾的血流情况，对移植术后排斥反应及血管并发症的诊断率较高。

（2）实验室检查 术后1~2周内常规每天检查血常规、尿常规、肝肾功能、电解质，以了解患者内环境的状况和移植肾的功能。服用环孢素或普乐可复后，应监测血药浓度，并根据目标浓度调整药物用量，减少副作用。术前、术后均应进行细菌学和病毒学检查。

（3）细针穿刺活检 移植肾的细针穿刺活检是确诊各种排斥反应的可靠手段。

知识点17：外科处理 副高：了解 正高：熟悉

（1）引流管 移植术后均应放置皮管引流，一般术后3天可拔管，如引流较多，可延长拔管时间，每天引流量<5ml时可考虑拔管。

（2）双J管 因移植受者术后需应用大量皮质激素和自身的低蛋白血症的影响，通常伤口愈合能力差，为了预防尿瘘或梗阻一般均应放置双J管。术后2周至1个月内可在膀胱镜下拔除。

（3）导尿管 移植术中常规放置Foley导尿管，如无特殊情况，术后3天拔除，拔除的导尿管头部应常规做细菌培养。

知识点18：水、电解质平衡的维持 副高：了解 正高：熟悉

如果供肾质量好，移植肾血供恢复后数分钟后即有尿液溢出。由于患者术前有不同程度的水、钠潴留、血尿素增高引起渗透性利尿以及术中利尿药的使用，供肾低温保存对肾

小管重吸收作用的影响，术后患者常出现多尿，每小时尿量可大于1000ml，此期极易引起电解质紊乱，危及患者生命。在此期间一般原则：量出为入，密切监测，及时调整。经验方案：尿量<300ml/h，按出量的全量补液，糖、盐水比例1∶1；尿量300～600ml/h，按出量的95%补液，糖、盐水比例1.5∶16；尿量>600ml/h、按出量的90%补液，糖、盐水比例2∶1。术后总尿量超过3000ml后，应及时补钾，一般可按每500ml补液中加10%氯化钾5ml先行补充，并根据电解质检测结果及时调整。

六、肾移植术后排斥反应的诊断与处理

知识点19：超急性排斥反应 副高：了解 正高：熟悉

（1）原因 超急性排斥反应与输血反应类似，是由受者预存抗体介导的体液免疫反应，这些抗体攻击表达于供肾血管内皮细胞表面的HLA。受者只有通过既往输血、妊娠或移植致敏后，才能产生这些预存抗体。所有待移植受者在术前必须通过供者淋巴细胞和受者血清共同孵育，对这些抗体进行筛查。如果这项交叉配对试验阳性，则提示受者血清中有针对供者HLA的抗体，不能进行移植手术。

（2）临床表现 临床上，超急性排斥反应甚至在移植肾血流一建立即可发生。白色移植肾出现黑紫斑点，并应立即切除。

（3）预防 由于同前采用了灵敏的交叉配对检查，超急性排斥反应已很少见(1∶1000)。

知识点20：急性排斥反应 副高：了解 正高：熟悉

（1）原因 多发生于肾移植后第1周和其后数月。IL-2抑制药（环孢素和普乐可复）可造成移植肾中毒，在诊断急性排斥之前应予以排除。急性排斥时，T淋巴细胞是主要的参与细胞。在同种异体移植T淋巴细胞表面发现可被外来移植抗原（HLA）激活的受体。T细胞其他表面抗原有CD2、CD4、CD8和CD25受体。T细胞激活后，启动了排斥的级联反应。在这一级联反应的开始，由供体或受者的抗原递呈细胞产生IL-1，受者的$CD4^+$T辅助淋巴细胞产生IL-2。这时，MHC-Ⅱ型抗原激活的$CD4^+$细胞克隆扩增。受外源性MHC-Ⅰ型抗原的刺激，受者$CD8^+$细胞在IL-2存在情况下，对移植物进行破坏。

（2）临床表现 急性排斥患者可出现发热和移植肾压痛。这些症状常不明显，只因肾功能持续恶化即怀疑急性排斥的可能。虽然许多患者通过临床表现就可诊断为急性排斥，但诊断的金标准还是肾活检。在进一步激素治疗无效的急性排斥时，大部分患者需行肾活检。环孢素发现后，尸体供肾移植肾1年存活率达80%以上，活体亲属供肾移植达90%以上。

（3）治疗 对治疗无效的患者确诊后应尽早切除移植肾恢复透析治疗。

知识点 21：慢性排斥反应 副高：了解 正高：熟悉

慢性排斥指排除其他原因后，移植肾逐步进展性功能丧失的过程。影响慢性排斥发生的因素包括供肾来源、急性排斥发生的时间和次数、术后感染、缺血性肾损伤、免疫抑制不适当和不遵医嘱用药。目前对慢性排斥还没有有效的治疗方法，许多患者在后期仍不得不恢复透析治疗。

七、免疫抑制药的种类和应用

知识点 22：免疫抑制药的应用范围 副高：了解 正高：熟悉

免疫抑制主要针对预防和逆转急性排斥反应。虽然很大部分患者在免疫抑制状态下，仍将发生 1 次以上的急性排斥，但一般情况下，这些急性排斥可以得到逆转。免疫抑制药主要应用于以下三方面：①作为免疫抑制诱导剂，在移植后立即使用；②用以免疫抑制维持治疗，在血肌酐正常后开始使用；③治疗急性排斥。

知识点 23：环孢素 副高：了解 正高：熟悉

环孢素 A 大约在 1978 年进入临床应用。环孢素对实体器官移植领域具有革命性的影响，引入环孢素后，尸体供肾移植的 1 年肾存活率从 50%提高至将近 90%。

知识点 24：FK506 副高：了解 正高：熟悉

FK506（他克莫司，普乐可复）与环孢素的特性及作用机制类似，也能抑制 $CD4^{+}$T 细胞产生 IL-2。FK506 在肾移植的临床应用结果显示其与环孢素 A 的疗效相似。与环孢素一样，FK506 也用于免疫抑制维持治疗。作为环孢素的替代药物，FK506 可避免移植肾发生排斥。

知识点 25：霉酚酸酯（MMF） 副高：了解 正高：熟悉

霉酚酸酯在免疫抑制诱导和维持治疗中的疗效良好，使高达 50%的术后第 1 年急性排斥发生率得以降低。

知识点 26：硫唑嘌呤 副高：了解 正高：熟悉

硫唑嘌呤是一种嘌呤类似剂，近年来已逐步被霉酚酸酯取代。硫唑嘌呤及其代谢产物与 DNA 结合，抑制细胞有丝分裂和增殖。这种药物的主要不良反应是骨髓抑制，如白细胞减少。硫唑嘌呤可用于免疫抑制诱导和维持治疗，但对急性排斥无治疗作用。

知识点27：生物制剂 副高：了解 正高：熟悉

目前临床上常用的有ATG、ALG、OKT3及刚刚通过FDA认证的舒莱和塞尼哌。ATG、ALG均属多克隆抗体，而后三种则属于单克隆抗体，多抗制备过程是利用抗原免疫动物，然后收集血清或血浆中的抗体纯化的过程。生物制剂可用于肾移植术前诱导治疗和术后治疗各种排斥反应。

第四篇
输尿管疾病

第一章　输尿管解剖和生理

第一节　输尿管应用解剖

知识点1：输尿管的形态　　副高：熟练掌握　正高：熟练掌握

输尿管是一对扁而细长的肌性管道，左右各一。成人输尿管长25~30cm，两侧长度大致相等。其管径粗细不一，平均0.5~1cm。

知识点2：输尿管的结构　　副高：熟练掌握　正高：熟练掌握

输尿管可分为腹段、盆段和壁内段三部分。腹段与盆段以骨盆上口平面为界。临床上常将其分为三段，上段从肾盂至骶髂关节上缘，中段为骶髂关节上下缘间，下段为骶髂关节下缘至膀胱入口处。

知识点3：腹段输尿管解剖　　副高：熟练掌握　正高：熟练掌握

腹段输尿管位于腹膜后面，为腹膜外器官一自肾盂末端起始后其沿腰大肌前面斜向外下行走，周围有疏松结缔组织包绕，形成输尿管周围鞘。约在腰大肌中点的稍下方处，男性的输尿管经过睾丸动脉的后方，与之成锐角交叉，而女性的输尿管与卵巢血管交叉。左侧输尿管的上部位于十二指肠空肠曲的后面，左结肠血管由其前方跨过；在骨盆上口附近时，经过乙状结肠及其系膜的后方，于乙状结肠间隐窝的后壁内下降；进入骨盆腔后，经过左髂总血管（主要是髂总动脉）下端的前面。右输尿管上部在十二指肠降部的后面，沿下腔静脉右侧下降，右结肠和回肠的血管从其前方跨过；于骨盆上口附近，经过肠系膜根的下部和回肠末端的后方下降，入骨盆后经过髂外动脉的前方。

知识点 4：盆段输尿管解剖　　副高：熟练掌握　正高：熟练掌握

盆段输尿管长度较腹部稍短，在腹膜外结缔组织内、沿盆腔侧壁经过，首先向下后外方，经过髂内血管、腰骶干和骶髂关节的前方或前内侧，然后在脐动脉起始部、闭孔神经及闭孔血管等结构的内侧跨过，约至坐骨棘平面，转向前内方，经盆底上方的结缔组织到达膀胱底。在盆腔，男性输尿管接近膀胱时，有输精管跨过其前方，以后输尿管经精囊前方进入膀胱。女性输尿管在跨越髂血管时，行经卵巢悬韧带（内藏卵巢血管）的后内侧，输尿管进入盆腔后，行经卵巢的后方，在接近膀胱时，有子宫动脉经它的前上方与它交叉，在该处附近结扎子宫动脉时易伤及输尿管，是妇科手术时输尿管容易受损的部位。

知识点 5：膀胱壁内段解剖　　副高：熟练掌握　正高：熟练掌握

膀胱壁内段斜穿膀胱壁，长约 1.5cm。当膀胱充盈时，壁内段的管腔闭合，加之输尿管的蠕动，因此有阻止尿液从膀胱反流到输尿管的作用。如果壁内段过短，则可发生尿液反流。该段输尿管在儿童时期较短，因此也有尿液回流现象。

知识点 6：输尿管的位置　　副高：熟练掌握　正高：熟练掌握

输尿管位于腹膜后间隙。左右各一，起自肾盂末端（约平第 2 腰椎上缘水平），终于膀胱。输尿管全段直径粗细不一。狭窄部位可分上、中、下三处：上狭窄部，在肾盂与输尿管的移行处（约在第 1~2 腰椎之间）；中狭窄部在骨盆上口，输尿管跨过髂血管处；下狭窄部在输尿管进入膀胱处，是输尿管的最狭细之处。

知识点 7：输尿管的走行　　副高：熟练掌握　正高：熟练掌握

输尿管的走行并非垂直下降，全长有三个弯曲：①第一个弯曲在输尿管上端，为肾曲，位于肾盂与输尿管的移行处；②第二个弯曲在骨盆上口处，为界曲，呈 S 形，由向下的方向斜转向内，过骨盆上口后再转向下方；③第三个弯曲在骨盆内，输尿管壁内段与盆段的移行处，为骨盆曲，由斜向内下转向前下方，为凸向后下方的弯曲。

知识点 8：输尿管的血液供应　　副高：熟练掌握　正高：熟练掌握

输尿管的血运丰富。输尿管腹段血供主要由肾动脉供给，每侧有 3~9 条，右侧稍多于左侧。输尿管盆段的血供较腹段更多，除来自髂内动脉和膀胱下动脉外，在男性还来自精索动脉及睾丸动脉，在女性则来自卵巢动脉和子宫动脉的分支。膀胱下动脉分支还分布至输尿管壁内段和膀胱三角的大部分。输尿管动脉进入管壁后，外膜下相互吻合，并穿入肌层，在黏膜下形成血管网，然后集合成静脉离开输尿管。输尿管的静脉汇入上述动脉的同名静脉后，经髂总静脉或汇入腹主静脉回流。

知识点9：输尿管的淋巴引流　　副高：熟练掌握　正高：熟练掌握

输尿管的淋巴管起始于黏膜下、肌肉和外膜淋巴管丛，互有交通。输尿管上段淋巴液引流至肾蒂淋巴结或直接注入主动脉旁淋巴结；部分输尿管腹段及盆段淋巴液注入髂总、髂外或髂内淋巴结；壁间段淋巴液注入膀胱或腹下淋巴结。

第二节　输尿管生理学

知识点1：输尿管的管壁结构　　副高：熟练掌握　正高：熟练掌握

光镜下，输尿管管壁结构可分为四层。管壁收缩时黏膜有许多纵行皱襞，使管腔横断面呈星状。黏膜表面为移行上皮，约有4~5层细胞。基膜不明显。固有层由细密的结缔组织构成，内含胶原纤维和少量弹性纤维。上皮有时向固有层凹陷形成囊状结构，囊内充满胶样液。固有层内常见散在分布的淋巴细胞，偶有淋巴滤泡形成。输尿管肌层主要由内纵和外环两层平滑肌组成。在上2/3段输尿管只有内纵和外环两层，而输尿管下1/3段环层肌外面，还可见一纵行肌层，但三层界限并不清楚。肌层的收缩和松弛，可促使尿液送入膀胱。输尿管穿入膀胱时，环肌消失，纵肌继续穿过膀胱壁达膀胱黏膜。纵肌收缩协助管口开放。外膜为疏松结缔组织，营养血管由外膜进入输尿管。

知识点2：输尿管的生理功能　　副高：熟练掌握　正高：熟练掌握

输尿管的生理功能是传输尿液，在壁间段处与膀胱逼尿肌构成抗反流结构。输尿管的蠕动是平滑肌层电位变化引起肌肉收缩的结果。肾盂输尿管连接部是蠕动的起始点。当尿液从肾乳头汇集在肾盏内后，肾盏会出现有节律的收缩与舒张，将尿液挤入肾盂内。正常肾盂容量为5ml左右。随着尿液积聚，肾盂开始扩张，接着肾盂输尿管连接部及输尿管随之充盈，肾盂输尿管呈圆锥充盈。蠕动由上向下传递，尿液被排入膀胱。

知识点3：输尿管的蠕动频率　　副高：熟练掌握　正高：熟练掌握

输尿管的蠕动频率为每分钟2~10次，每次收缩时间为2~3秒，有时可达7秒，每次松弛时间为1~3秒，蠕动间隔时间为7~9秒，蠕动速度约每秒3cm。输尿管蠕动的频率和幅度与尿量有关。尿量多时，输尿管蠕动的频率和幅度也较大，反之则降低。肾造瘘及逆行输尿管插管时，由于尿液通过导管流出体外，肾盂及输尿管圆锥失去尿液充盈扩张的刺激，输尿管蠕动基本停止。

第二章 输尿管畸形

第一节 输尿管重复畸形

知识点1：输尿管重复畸形的概念 副高：熟练掌握 正高：熟练掌握

输尿管重复畸形是输尿管先天性畸形中最常见的一种。重复输尿管通常引流重复肾，偶尔引流自附加肾，故常将这种畸形称为重复肾输尿管畸形，分为完全性和非完全性两种。重复肾输尿管畸形可发生于一侧，也可双侧同时发生，左右侧无明显差异，女性多于男性。

知识点2：输尿管重复畸形的病因 副高：熟练掌握 正高：熟练掌握

重复肾输尿管畸形与胚胎发育过程有关。胚胎第4周时，输尿管芽迅速增长，近端形成输尿管，远端进入生肾组织，并且发育成肾盂、肾盏以及集合管等。如在输尿管与生肾组织汇合前过早发出分支，则形成不完全性重复肾输尿管畸形；如中肾管多发出一输尿管芽，与正常输尿管并列走行，进入生肾组织，则形成完全性重复肾输尿管畸形。

知识点3：输尿管重复畸形的临床表现 副高：熟练掌握 正高：熟练掌握

（1）尿路感染　最常见症状。表现为膀胱刺激征、腰痛、发热等，可能和重复输尿管本身及其重复肾特别是上位肾盂易发生淤积、梗阻或反流有关，也可能由膀胱输尿管反流或输尿管间反流所致。

（2）肾积水　重复输尿管远端梗阻可导致肾输尿管严重积水，在腹部可摸到囊性肿块，此时应与肾囊肿相鉴别。

（3）排尿困难　重复肾输尿管畸形常合并输尿管口膨出，当膨出的囊肿逐渐增大，阻塞尿道内口时可出现排尿困难。

（4）漏尿　重复肾输尿管畸形常合并输尿管开口异位，当异位输尿管开口于尿道括约肌以下尿路或膀胱外可出现漏尿，表现为患者除了正常分次排尿外，内裤常潮湿，漏尿呈点滴状。

（5）腹痛　巨大肾积水或合并结石、输尿管反流等时可出现腹痛。

知识点4：输尿管重复畸形的诊断 副高：熟练掌握 正高：熟练掌握

（1）B超　能够发现并发的肾积水、输尿管扩张及输尿管口膨出。

（2）排泄性尿路造影　是确诊的主要依据。IVP 可见上肾盂为小肾盂，肾盏数目少，类似发育不全，管型或杵状，肾积水时呈囊状扩张；下肾盂特点为肾盏数目减少，约为正常的 2/3，位置偏外下方，上肾盏短宽，指向外下侧，类似凋谢花朵，肾盂位置居全肾的外下方。

（3）磁共振泌尿系水成像（MRU）　与 IVP 相比，MRU 具有无创伤、无需造影剂等优点，但价格相对昂贵，多用于造影剂过敏或不能配合行逆行肾盂造影者。

（4）膀胱镜检查　如果发现膀胱内有两个以上输尿管开口，则可确诊为重复肾输尿管畸形。

知识点 5：输尿管重复畸形的治疗　　副高：熟练掌握　正高：熟练掌握

对体检或偶尔发现的重复肾输尿管畸形，如无尿路感染、梗阻或尿失禁等症状，以及无严重肾盂及输尿管积水、尿液反流等并发症者，一般不需治疗，可定期复查泌尿系 B 超以观察。若出现明显临床症状及肾盂输尿管严重积水、反复感染、尿液反流等，则应手术治疗。

根据肾脏功能及合并畸形情况，可采用开放或后腹腔镜下手术方式。

（1）输尿管膀胱吻合术　如上半肾功能良好，出现梗阻、反流及临床症状者，可行输尿管膀胱吻合术。

（2）输尿管肾盂吻合术　对于非完全性重复肾输尿管畸形者，如上半肾功能好，无膀胱输尿管反流并有症状时，可行输尿管肾盂吻合术。

（3）上半肾及上输尿管切除术　适用于上肾部功能丧失、上输尿管迂曲扩张、异位输尿管膨出引起尿路梗阻及感染等临床症状者。

第二节　输尿管开口异位

知识点 1：输尿管开口异位的概念　　副高：熟练掌握　正高：熟练掌握

输尿管开口异位是指输尿管开口不在膀胱三角区两侧角。女性输尿管可异位开口于尿道、子宫、子宫阔韧带、阴道壁、处女膜、外阴等处，男性可开口于后尿道、射精管、精囊等处。个别患者可开口于直肠。此症为小儿常见的泌尿系畸形，女性多见，且在女性中 80%。以上伴有重复肾输尿管畸形，而在男性则多为单一输尿管。

知识点 2：输尿管开口异位的病因　　副高：熟练掌握　正高：熟练掌握

异位输尿管口为先天性异常，在胚胎发育过程中，中肾管下段向膀胱延伸形成膀胱三角之左右底角。由于膀胱迅速发育，输尿管被牵引向上方，若输尿管没有随膀胱向上移动，则形成异位输尿管口。

知识点3：女性患者临床表现 副高：熟练掌握 正高：熟练掌握

女性输尿管异位开口多位于膀胱颈或尿道括约肌以下的阴道壁、尿道壁或前庭部，所以多数患者既有正常的分次排尿，也有持续性滴尿，内裤或尿垫常被尿液浸湿，外阴及大腿内侧潮红，甚至出现尿疹和溃烂。通常平卧时症状轻，白天直立位时滴尿更加明显。有的患者患侧肾功能很差，仅能分泌少量尿液，夜间睡眠时尿液存储于扩大的输尿管中，可暂时没有滴尿。有的患者因输尿管口梗阻而引起上尿路梗阻症状及尿路感染。

知识点4：男性患者临床表现 副高：熟练掌握 正高：熟练掌握

男性患者一般无尿失禁，多表现为梗阻和尿路感染症状。若输尿管异位开口于尿道，尿液进入后，尿道常有尿频、尿急等症状；异位开口于射精管时，患者多无临床症状，性生活时可出现症状。少数患者还可继发前列腺炎、精囊炎、附睾炎等。

知识点5：诊断标准 副高：熟练掌握 正高：熟练掌握

有正常分次排尿的女性患者出现持续滴尿，一般应考虑输尿管异位开口；男性患者输尿管异位开口常不易诊断，但出现梗阻或感染的临床症状后较易诊断。对于输尿管开口异位患者，重要的是明确异位开口的部位及是否合并其他畸形。

知识点6：体格检查 副高：熟练掌握 正高：熟练掌握

对外阴部进行仔细的检查，往往可以发现从尿道口、阴道口或前庭部尿道与阴道间的小孔间断流出尿液。可向膀胱内注入亚甲蓝，若尿道、阴道等处流出的尿液为无色，说明所流出的尿液不是来自膀胱，而另有异位开口。

知识点7：静脉尿路造影 副高：熟练掌握 正高：熟练掌握

静脉尿路造影是重要的诊断方法，既可以了解输尿管的走行、异位输尿管口的位置以及肾脏的功能，也有利于手术方法的选择。因重复肾发育不良、肾积水及功能受损等原因，一般采取大剂量延迟拍片。

知识点8：B超检查 副高：熟练掌握 正高：熟练掌握

B超可了解患侧肾脏的大小、位置和形态、肾皮质厚度及积水程度，特别是对于IVP不显影患者更有意义。

知识点9：输尿管开口异位的鉴别诊断 副高：熟练掌握 正高：熟练掌握

输尿管开口异位需与真性尿失禁相鉴别，后者常有神经系统病史或颅脑外伤史，无正常的分次排尿，尿路造影无肾、输尿管重复畸形，膀胱以外找不到异位的输尿管开口。难产及盆腔手术后输尿管损伤也可引起漏尿及尿失禁，根据病史及超声、IVP 等检查一般较易鉴别。

知识点 10：肾、输尿管切除术　　副高：熟练掌握　正高：熟练掌握

肾、输尿管切除术适用于单一输尿管开口异位并肾发育不良无功能或肾功能丧失者。对术前影像学未能定位的发育不良肾脏的切除手术，腹腔镜既能检查又能操作，极具优越性。

有时肾脏发育极差，甚至仅约花生米大小，术中在腹膜后脂肪内先找到输尿管，然后沿输尿管向上剥离找到肾脏。合并交叉异位肾或融合肾时，沿输尿管向上探寻所引流的肾脏更为安全，可有效避免损伤健侧肾脏。

知识点 11：上半肾及上输尿管切除术　　副高：熟练掌握　正高：熟练掌握

上半肾及上输尿管切除术适用于重复肾双输尿管、上输尿管口开口异位并上半肾发育不良无功能者。

知识点 12：输尿管膀胱吻合术　　副高：熟练掌握　正高：熟练掌握

输尿管膀胱吻合术适用于单一输尿管口异位、肾功能良好者。如果输尿管下段扩张严重，末端需做鼠尾样裁剪，便于形成黏膜下隧道，起抗反流作用。

输尿管膀胱吻合术后最常见并发症是梗阻和反流。梗阻常引起腰痛和反复感染，需做肾穿刺造瘘引流。3~6 个月后经造瘘管造影证实吻合口通畅，拔除造瘘管；梗阻仍存在时，则再次行输尿管膀胱吻合术。膀胱输尿管反流可引起反复泌尿系感染，需口服预防剂量抗生素，3~6 个月后复查排尿性膀胱造影，多数反流消失。如果感染难以控制，则保留膀胱造瘘管或导尿管，3~6 个月后复查。反流消失、感染控制方能拔出造瘘管，否则需再次输尿管膀胱吻合抗反流。

知识点 13：膀胱颈重建术　　副高：熟练掌握　正高：熟练掌握

膀胱颈重建术适用于双侧单一输尿管口异位、膀胱三角区及底盘未形成、膀胱颈肌肉未发育、膀胱颈宽大而无括约能力或膀胱容量小者。这类患者若行输尿管膀胱吻合术，术后易出现完全性尿失禁，应行膀胱颈重建术。有的患者需同时行肠管膀胱扩大术。如仍不能控制排尿，可考虑做以阑尾为输出道的可控性尿路改建术。

第三节 先天性肾盂输尿管连接部梗阻

知识点1：先天性肾盂输尿管连接部梗阻的发病情况

副高：熟练掌握 正高：熟练掌握

先天性肾盂输尿管连接部梗阻（PJO）是泌尿生殖系畸形中较常见的一种先天性疾病，发生率仅次于隐睾和尿道下裂。男性多于女性，左侧多于右侧，双侧者占10%左右，偶可见孤立肾积水。

一、病因

知识点2：肾盂输尿管连接处狭窄 副高：熟练掌握 正高：熟练掌握

肾盂输尿管连接处狭窄最常见的原因，约占85%以上。狭窄段长度多在0.5~2cm之间，少数病例可达3~4cm，个别病例出现多段狭窄。一般认为，狭窄是由于肾盂输尿管连接处或输尿管起始阶段肌层增厚或纤维组织增生，并无明显炎性变化；但有些标本则显示为肌肉发育不全，甚至缺如，而妨碍正常蠕动波的传递。

知识点3：高位输尿管 副高：熟练掌握 正高：熟练掌握

正常情况下输尿管起始于肾盂最低位，形成漏斗状，有利于尿液引流。若输尿管起始部位偏高造成折角或活瓣样作用，则尿液排流不畅，最终导致肾积水。

知识点4：迷走血管压迫 副高：熟练掌握 正高：熟练掌握

肾动脉过早发出供应肾下极的分支或来自腹主动脉的供应肾下极的副肾动脉横跨输尿管而造成梗阻。由于迷走血管的长期压迫，使该段输尿管壁的发育也有障碍，因而手术仍应切除肾盂输尿管连接部才能解除梗阻。

知识点5：肾盂输尿管连接处瓣膜 副高：熟练掌握 正高：熟练掌握

肾盂输尿管连接处形成一个内在性活瓣样结构引起尿液从肾内排出受阻，导致肾积水。临床较少见。

知识点6：输尿管起始部扭曲或粘连折叠 副高：熟练掌握 正高：熟练掌握

如在胚胎期有发育障碍成纤维有异常覆盖或粘连，使输尿管起始部折叠、扭曲致尿液引流不畅而造成肾积水。

知识点 7：其他原因　　副高：熟练掌握　正高：熟练掌握

肾盂本身缺乏张力或输尿管起始部缺陷而影响其蠕动也可造成肾积水。

二、临床表现

知识点 8：腹部包块　　副高：熟练掌握　正高：熟练掌握

腹部包块是多数病例中的早期表现，尤其是新生儿及婴幼儿，常因发现腹部包块就诊，有时仅表现为全腹部膨隆。包块多呈囊性感，表面光滑，无压痛。

知识点 9：腰腹部疼痛　　副高：熟练掌握　正高：熟练掌握

腰腹部疼痛多以钝痛为主。大量饮水后出现腹痛是本病的一大特点，是肾盂因利尿突然扩张所致。另外，还可因合并结石活动或血块堵塞而引起绞痛。

知识点 10：消化道症状　　副高：熟练掌握　正高：熟练掌握

由于肾盂、肾盏扩张所引起的反射作用或内脏神经受压所致，表现为胃肠道功能紊乱，如恶心、呕吐、厌食、体重不增、发育迟缓等。

知识点 11：尿路感染　　副高：熟练掌握　正高：熟练掌握

尿路感染多见于儿童，一旦出现，病情重且不易控制，常伴全身中毒症状，如高热、寒战和败血症。

知识点 12：血尿　　副高：熟练掌握　正高：熟练掌握

血尿的发生率为10%～30%。原因包括肾盂内压力增高、肾髓质血管断裂、感染或结石等。

知识点 13：高血压　　副高：熟练掌握　正高：熟练掌握

高血压可能是因为肾内血管受压，使肾素分泌增多所致。

知识点 14：尿毒症　　副高：熟练掌握　正高：熟练掌握

双肾积水或孤立肾积水，如未及时治疗，晚期可出现肾衰表现。

三、诊断

知识点15：超声检查 副高：熟练掌握 正高：熟练掌握

超声检查是肾积水诊断的首选检查方法。B超既可以判断包块的性质（囊性或实性），又可判断包块的位置和大小。B超能观察到肾盂、肾盏扩大的程度及肾实质的厚度，如肾盂扩大，而输尿管不扩张，可初步诊断为肾盂输尿管连接部梗阻性肾积水。

知识点16：静脉肾盂造影 副高：熟练掌握 正高：熟练掌握

静脉肾盂造影为主要的诊断方法，IVP检查不仅可以了解肾盂、肾盏扩张的程度，还可了解肾脏的功能及梗阻的部位。肾脏不显影可能是因肾实质长期受压功能严重受损或肾发育不良、孤立肾等，也可能是因肾脏积水较大，造影剂被稀释。

知识点17：排泄性尿路造影 副高：熟练掌握 正高：熟练掌握

排泄性尿路造影可判断肾积水是否因膀胱输尿管反流所致，及了解肾盂输尿管连接部梗阻是否合并膀胱输尿管反流。

知识点18：CT检查 副高：熟练掌握 正高：熟练掌握

CT可以确定包块的具体解剖位置、范围、形态大小及性质，还可了解肾实质的厚度初步判断肾功能，有较高的价值。

知识点19：MRI检查 副高：熟练掌握 正高：熟练掌握

MRI为诊断肾积水最新的无创检查方法之一，尤其适用于婴幼儿等不能配合造影、严重肾功能不全或造影剂过敏患者。

知识点20：放射性核素检查 副高：熟练掌握 正高：熟练掌握

放射性核素检查可显示肾脏形态，了解梗阻部位及肾脏功能代偿情况。

四、治疗

知识点21：治疗原则 副高：熟练掌握 正高：熟练掌握

对于肾盂输尿管连接部梗阻患者的治疗应解除梗阻并尽可能地保留肾脏，以最大限度的保护患者肾功能。

知识点22：手术时机的选择　　副高：熟练掌握　正高：熟练掌握

（1）对于没有症状的轻度肾积水可暂不行手术治疗，做严密观察、定期复诊。若肾积水加重或出现临床症状者应考虑积极手术。

（2）对于中度以上的肾积水或出现临床症状者应积极手术。

（3）大部分幼小婴儿轻、中度肾积水不需手术，在随访观察中可自行好转。重度肾积水患儿都需手术，在肾积水减轻程度，肾盂排空改善等方面明显优于保守观察病例。

知识点23：肾盂成形术　　副高：熟练掌握　正高：熟练掌握

（1）离断性肾盂成形术　因切除了肌细胞发育异常的部位，效果最好而被广泛采用。凡肾盂输尿管连接部狭窄，该部肌肉发育不良、肾盂扩张明显者均可采用此术式。

（2）Y-V成形术　适用于输尿管高位附着或肾盂输尿管连接部狭窄较短，肾盂扩大不明显，无需行肾盂部分切除者。

（3）异位血管致肾盂输尿管连接部梗阻矫治术　可切断输尿管上端，切除肾盂输尿管连接部及狭窄的上输尿管，移位至血管之前，再行吻合术；若异位血管有替代血供，也可将异位血管结扎，再行Y-V成形术。

（4）肾盂瓣肾盂成形术　适用于低位狭窄者。

（5）插管式输尿管切开术　适用于UPJ的长段瘢痕性狭窄者，因术后输尿管内支架管需要长时间放置，极少使用。

（6）肾盏输尿管吻合术　肾盂成形术失败后，肾脏周围有广泛粘连纤维化。将受压变薄的下极肾实质部分切除，下极肾盏与正常输尿管吻合。

（7）经皮肾盂内切开术　经皮肾盂内切开术只限于无异常血管压迫，输尿管狭窄段较短。通过经皮肾镜，用冷刀在肾盂输尿管连接部的后外侧切开至正常口径的输尿管，然后留置支架管。

（8）后腹腔镜下肾盂离断成形术　后腹腔镜肾盂成形术作为治疗UPJ梗阻的微创手术有其明显的优势。

知识点24：肾切除术　　副高：熟练掌握　正高：熟练掌握

小儿肾处于发育期，解除梗阻后恢复的潜力大，年龄越小，肾脏功能恢复能力越强，故对肾积水患儿原则上仅考虑保留肾手术。仅以下情况才考虑行肾切除术：①巨大单侧肾积水患肾功能基本丧失，肾实质极薄，色泽灰白、厚度小于2mm；②肾实质有多处溃疡或形成脓肾；③发育不良的肾盏合并肾积水；④对侧肾功能正常者。

知识点25：肾造瘘术　　副高：熟练掌握　正高：熟练掌握

当肾积水合并严重感染时，药物治疗不能控制，应先行肾造瘘，待感染控制后再行进一步手术。

知识点 26：双侧肾积水的处理 副高：熟练掌握 正高：熟练掌握

应分期行肾盂成形术，一般不做肾切除术，两次手术时间间隔一般不少于 1 周，最好不要超过 1 个月；若患儿情况及技术许可也可同时完成。

知识点 27：术后处理及随访 副高：熟练掌握 正高：熟练掌握

患者较多为婴幼儿，术后难以配合治疗，术后稳妥固定各种引流管极为重要，特别是肾造瘘管。肾造瘘管拔出指征为夹管后，多次连续夹管 12~24 小时，松夹后残余尿量很少且恒定，或者自肾造瘘管内注入亚甲蓝，观察尿颜色，有蓝色尿液排出证实通畅。成人术后 1 个月左右膀胱镜下取出输尿管内支架。

术后 3~6 个月做 IVP 了解肾盏恢复情况，并定期复查 B 超，了解患肾积水情况。

第三章 输尿管肿瘤

第一节 输尿管癌

知识点1：输尿管癌的临床表现 副高：熟练掌握 正高：熟练掌握

输尿管癌最常见的症状是肉眼或镜下血尿，占56%~98%。其次是腰部疼痛，占30%，典型为钝痛，如果有血凝块等造成急性梗阻，可出现绞痛。另有约15%没有症状，在体检时发现。晚期还会出现消瘦、骨痛和厌食等症状。

知识点2：输尿管癌的诊断与鉴别诊断 副高：熟练掌握 正高：熟练掌握

输尿管移行细胞癌静脉造影主要表现为充盈缺损和梗阻。这要与血凝块、结石、肠气、压迫，脱落的肾乳头鉴别。结石可以通过超声或CT鉴别。其他的充盈缺损需要进一步行逆行尿路造影或输尿管镜来鉴别。评估对侧肾功能是重要的，因为存在双侧受累的可能，而且可以判断对侧肾功能，以选择治疗方法。

CT和MRI可以帮助确定侵犯程度，是否存在淋巴结和远处转移，以判断临床分期。有研究显示，CT判断TNM分期的准确度是60%。

知识点3：输尿管镜检 副高：熟练掌握 正高：熟练掌握

通过静脉尿路造影或逆行尿路造影诊断的准确率是75%左右，联合输尿管镜检准确率能达到85%~90%。55%~75%的输尿管肿瘤与膀胱肿瘤是低级别和低分期，输尿管浸润性肿瘤较膀胱更常见。由于输尿管镜活检标本较小，所以在确定肿瘤的分期时，应该结合影像学确定肿瘤的形态和分级。

知识点4：输尿管镜治疗 副高：熟练掌握 正高：熟练掌握

输尿管下段肿瘤可以通过硬镜逆行治疗，而上段肿瘤可以选择逆行或顺行，软镜更适合逆行治疗。

知识点5：经皮肾镜治疗 副高：熟练掌握 正高：熟练掌握

（1）主要治疗输尿管上段肿瘤，可以切除较大的肿瘤，能够获得更多的标本以使分期更准确，经皮肾通道还可以用于辅助治疗。

（2）准确的穿刺是关键，穿刺中盏或上盏能顺利到达肿瘤位置。

（3）术后4~14天，再次通过造瘘口观察是否有残余肿瘤，如果有，则在基底部再次取材，并用激光烧灼。没有肿瘤，则拔除肾造瘘管。如果需要进一步的辅助治疗，则更换8F的造瘘管。

（4）经皮通道破坏了泌尿系的闭合性，有肿瘤种植的风险，并发症也比输尿管镜多，主要有出血、穿孔、继发性肾盂、输尿管交界处梗阻等。

知识点6：输尿管部分切除术　　副高：熟练掌握　正高：熟练掌握

适应证有：①输尿管中上段非浸润性1级/2级肿瘤；②通过内镜不能完全切除的肿瘤；③需要保留肾单位的3级肿瘤。

通过影像学和输尿管镜确定肿瘤的大体位置，距离肿瘤1~2cm切除病变输尿管，然后端端吻合。

知识点7：末端输尿管切除　　副高：熟练掌握　正高：熟练掌握

（1）适应证　不能通过内镜完全切除的输尿管下段肿瘤。

（2）方法　接近膀胱的下段和壁内段的输尿管可以通过膀胱外、膀胱内或内外联合的方式切除。整个下段切除，如果不能直接吻合膀胱，首先选择膀胱腰肌悬吊。如果缺损过长，可行膀胱翻瓣。

知识点8：开放式根治性肾输尿管切除术　　副高：熟练掌握　正高：熟练掌握

（1）适应证　体积大、级别高的浸润性输尿管上段肿瘤。多发、体积较大、快速复发中等级别，非浸润性输尿管上段肿瘤的肿瘤也可以行根治性全切。

（2）范围包括　肾脏，输尿管全长和输尿管口周围膀胱黏膜。

（3）肾脏、肾周脂肪和肾周筋膜完全切除　传统上还包括同侧的肾上腺。如果肾上腺在术前影像学和手术中观察是正常的，可以保留。

（4）输尿管下段切除　包括壁内段，输尿管口和周围的膀胱黏膜。

1）传统末端切除术：可以经膀胱、膀胱外或膀胱内外相结合，经膀胱对于完整的输尿管切除是最可靠的，包括输尿管口周围1cm的膀胱黏膜。

2）经尿道切除输尿管口：用于低级别的上段肿瘤中。患者取截石位，经尿道切除输尿管口和壁内段输尿管，直到膀胱外间隙，这样避免再做一个切口。如果是腹腔镜手术就不用这种方法，因为需要另作一切口取出标本。这种方法破坏了尿路的完整性，有局部复发的可能。

3）脱套法：术前输尿管插管，输尿管尽量向远侧游离后切断，远端输尿管与导管固定，患者改为截石位，输尿管被牵拉脱套到膀胱，然后切除，但输尿管有被拉断的可能。

4）淋巴结切除术：根治性肾输尿管切除术应该包括局部淋巴结切除。

知识点9：腹腔镜根治性肾输尿管切除术　　副高：掌握　正高：掌握

开放式根治性肾输尿管切除术是上尿路上皮癌的“金标准”，但现在腹腔镜根治术被认为更适合。指征与开放手术相同，可以经腹腔、经腹膜后或手助式。与开放手术相比，术后恢复快、疼痛轻、住院时间短并且美观。所有的腹腔镜手术包括肾切除和输尿管切除两部分。始终需要注意肿瘤种植的风险。切口的选择也很重要，不仅只是取出标本还要满足末端输尿管的切除。

第二节　输尿管其他肿瘤

知识点1：输尿管乳头状瘤　　副高：掌握　正高：掌握

输尿管乳头状瘤较少见，一般蒂窄，镜下观察，细长的绒毛状突起，表面被覆5~10层移行上皮，层次和细胞大小、形状与正常移行上皮无明显差别，核分裂少见。乳头中央为纤维血管轴心，乳头细长，一般无分支，乳头相互间无融合。开放或内镜手术治疗为主。

知识点2：输尿管息肉　　副高：掌握　正高：掌握

输尿管息肉是输尿管原发的良性病变，病因不清，可能与炎症、损伤、慢性刺激、激素失调、致癌物质等有关。肉眼呈灰白色，菊花瓣状，分支状如肉柱样悬垂在输尿管腔内，分支长短不一，最长者可达20cm。静脉肾盂造影通常表现为输尿管内境界清楚，边缘光滑的条状充盈缺损，呈“蚯蚓状”。病变之上可见肾积水征象。输尿管逆行插管造影可显示病变区充盈缺损。手术多采用保留肾脏的方法，根据息肉部位、大小及肾受累情况选择不同的术式。

知识点3：输尿管炎性假瘤　　副高：掌握　正高：掌握

炎性假瘤是组织炎性增生形成的境界清楚的肿瘤样团块，发病机制不明确，可能与细菌或病毒感染、创伤、炎症后修复以及变态反应物作用下间质细胞过度增生等有关。输尿管炎性假瘤少见，主要表现为梗阻。脱落细胞学检查有助于鉴别病变性质，确诊需要病理检查，其性质的明确对决定治疗方案有重要意义。术前难以明确肿物性质，同时发病隐匿，发现时肿物往往较大，以手术治疗为主。

知识点4：输尿管肾源性腺瘤　　副高：掌握　正高：掌握

输尿管肾源性腺瘤多为单灶，呈息肉样或乳头状，由黏膜固有层内类似肾小管的细长小管组成，成群分布，表面被覆单层立方或“钉头”样细胞。有的腺管扩张成小囊状。肾源性腺瘤可见于肾盂、输尿管、膀胱、尿道及憩室腔内等部位，可发生于任何年龄，男性多见，常无典型的临床症状，可有血尿、尿频或尿痛等。本病肉眼与癌难以区别，所以均应完整切除和定期随访。

知识点5：子宫内膜输尿管异位症　　副高：掌握　正高：掌握

子宫内膜异位症可累及输尿管，引起尿路梗阻，导致输尿管扩张及肾盂积水，严重者可致肾衰竭。子宫内膜输尿管异位症的症状主要有两类：盆腔子宫内膜异位症本身的症状及输尿管受累引起的尿路症状，包括与月经有关的症状、腰部疼痛、肉眼血尿及盆腔包块等。输尿管子宫内膜异位症合并肾盂积水的患者，建议首选手术治疗，解除输尿管梗阻，手术包括输尿管松解术、输尿管部分切除术或肾脏切除术。

第四章 输尿管损伤

第一节 病因及分类

知识点1：输尿管损伤的原因 副高：熟练掌握 正高：熟练掌握

输尿管因位于腹膜后间隙，且体积小，本身有一定的韧性，因此是泌尿生殖系统最不易受伤的器官，但随着腔内技术的广泛开展，医源性输尿管损伤有上升趋势。损伤原因有：①手术损伤，如子宫、直肠手术误伤输尿管。②腔内器械操作损伤，如输尿管镜、腔内弹道碎石损伤输尿管。③贯穿伤，锐器或子弹所致的损伤，常伴有血管和腹部脏器损伤。

输尿管损伤后可发生尿外渗、尿漏、感染、输尿管梗阻和肾功能损害。

知识点2：输尿管损伤的分类 副高：熟练掌握 正高：熟练掌握

输尿管损伤可分为：①部分或完全断裂；②部分或完全结扎；③部分或全部压碎；④广泛剥离钳夹致缺血坏死；⑤扭曲成角致部分或全部阻塞。

第二节 临床表现

根据损伤的性质、类型、术中发现与否等，输尿管损伤的临床表现复杂多样，有可能出现较晚，也有可能不典型或者被其他重要脏器损伤所掩盖，常见的临床表现有如下几种：

知识点1：血尿 副高：熟练掌握 正高：熟练掌握

外伤引起输尿管损伤90%出现血尿，而开放手术损伤引起者仅10%出现血尿，因此无血尿不能排除输尿管损伤。

知识点2：尿外渗和尿瘘 副高：熟练掌握 正高：熟练掌握

尿液进入腹腔引起腹膜炎，出现腹膜刺激症状。尿液渗出至伤口，可见伤口内引流量增加，且引流液内肌酐值高于血肌酐值。尿液进入腹膜后，形成腰部肿块。输尿管阴道瘘或输尿管皮肤瘘，多发生于损伤后10天左右。

知识点3：无尿 副高：熟练掌握 正高：熟练掌握

如果孤立肾或双侧输尿管完全断裂或被误扎，伤后或术后会导致无尿，但要与严重外伤后所致休克、急性肾衰竭引起的无尿相鉴别。

知识点4：疼痛、发热 副高：熟练掌握 正高：熟练掌握

患侧腰部或腹部疼痛，常有低热，合并感染时可有畏寒、高热。

知识点5：合并伤表现 副高：熟练掌握 正高：熟练掌握

表现为受损器官的相应症状，严重外伤者会有休克表现。

第三节 诊断与鉴别诊断

知识点1：输尿管损伤及时诊断 副高：熟练掌握 正高：熟练掌握

在处理外伤或手术中能及时发现输尿管损伤并及时处理，则效果较好，不会遗留后遗症。为及时发现或预防输尿管损伤，术中应注意以下几点。

（1）熟悉解剖 熟悉输尿管解剖位置，尤其是易发生损伤的输尿管盆腔段。术中避免过度牵拉、大块切除结扎，出血时切忌盲目钳夹或大块深部缝扎。

（2）注意上段输尿管情况 术中如发现上段输尿管突然充盈扩张，触之呈囊状饱满感，应考虑下段输尿管可能被钳夹或结扎。

（3）术中辨别 术中如果高度怀疑输尿管损伤时，可以通过注射亚甲蓝溶液来定位诊断。

（4）术前预防 复杂手术，为预防输尿管损伤，可于术前插入输尿管导管，以便术中能辨别，但这并不绝对可靠，不能作为常规应用。

知识点2：输尿管损伤询问病史 副高：熟练掌握 正高：熟练掌握

贯通性腹部损伤、腰椎横突骨折、严重加速或减速伤、躯体过度伸屈、腹盆腔手术及腔内泌尿外科器械操作后，如果出现伤口内流出尿液或一侧持续性腹痛、腹胀等症状时，均应警惕输尿管损伤的可能性。

知识点3：输尿管损伤影像学检查 副高：熟练掌握 正高：熟练掌握

（1）静脉尿路造影 输尿管误扎表现为该侧上尿路完全性梗阻，可见造影剂排泄受阻或肾盂输尿管积水、不显影。输尿管断裂、切开，可见造影剂外渗，晚期可见肾功能受损，肾盂输尿管扩张。

（2）膀胱镜检查及逆行肾盂造影 当静脉尿路造影不能明确诊断或为明确损伤部位和

范围可行逆行肾盂造影。在插管前应观察输尿管口形态及喷尿情况，插管有无受阻及距离输尿管口的长度。

（3）B超　可显示肾盂输尿管有无扩张，损伤部位周围尿外渗情况是术后早期排除输尿管损伤的最好方式。

（4）放射性核素扫描　有梗阻时，表现为梗阻以上肾盂输尿管内放射性浓集、排泄缓慢；当有尿外渗时，表现为尿外渗区域的放射性浓集；如肾功能受损严重，则表现为放射性稀疏。

（5）CT　平扫常不能显示输尿管损伤的确切位置，但对尿外渗观察极为准确。增强扫描，可见尿外渗区域造影剂积聚。对输尿管结扎者，可见肾盂输尿管扩张，肾功能受损。

（6）MRI　尿囊肿时表现为均匀的长T1、长T2信号。如合并出血，因出血量不同，囊液可表现不同的信号。MRI水成像表现为输尿管周围大片模糊的中高信号的渗液。输尿管结扎表现为梗阻的MRI征象。

知识点4：输尿管损伤的鉴别诊断　　副高：熟练掌握　正高：熟练掌握

（1）肾损伤　有外伤史，腰痛伴血尿，B超、CT或尿路造影可帮助鉴别。

（2）膀胱损伤　常有骨盆骨折，注水试验阳性，膀胱造影见造影剂外溢。

（3）膀胱阴道瘘　常无正常排尿，膀胱造影和膀胱镜检查可确诊。

第四节　治　　疗

知识点1：输尿管损伤的治疗原则　　副高：熟练掌握　正高：熟练掌握

（1）患者全身情况危急，休克、脱水、失血严重或合并有其他重要器官创伤时　首先抗休克，纠正全身情况及处理其他严重的合并伤，然后处理输尿管损伤。只要病情允许，输尿管损伤应尽早修复，以利尿液通畅，保护肾功能。

（2）及时诊断，及时处理　术中发现的新鲜无感染输尿管伤口，应一期修复。但要注意，如果输尿管损伤24小时以上，组织发生水肿或伤口有污染，一期修复困难时，可以先行肾造瘘术，引流外渗尿液，避免继发感染，待情况好转后再修复输尿管。

（3）彻底扩创　对输尿管的创伤段应彻底扩创，未完全断裂者也应完全切除受伤段，直至输尿管两端有明显渗血为止，以避免因局部组织缺血、失活而导致吻合口破裂。扩创时应注意不能过多破坏输尿管鞘膜及周围组织。

（4）修复及吻合术应在无张力情况下进行　如输尿管损伤段超过2cm以上，不可强行吻合。

（5）留置支架管　输尿管缺损超过1/3以上周径或完全离断吻合后，必须留置支架管，以保证输尿管修复部位有足够的内径和避免后期狭窄及引流尿液。

（6）术后留置引流管　无论何种修复吻合术，术后都难免有不同程度的尿外渗，故术后都应留置尿外渗区域的外引流管。

知识点2：输尿管支架置放术　　副高：熟练掌握　正高：熟练掌握

对于输尿管小穿孔、部分断裂、误扎后松解者或长轴方向输尿管壁缺损，但未影响到输尿管全周径者，可放置双J管或输尿管导管，保留2周以上，一般能自愈。

知识点3：经皮肾穿刺造瘘术　　副高：熟练掌握　正高：熟练掌握

对于输尿管损伤所致完全梗阻不能解除时，可以肾造瘘引流尿液，待情况好转后再修复输尿管，手术方法不复杂，尤其适用于危重患者。

知识点4：输尿管-肾盂吻合术　　副高：熟练掌握　正高：熟练掌握

上段近肾盂处输尿管或肾盂输尿管连接处撕脱断裂者可以行输尿管肾盂吻合术，但要保证无张力。若吻合处狭窄明显时，可以留置双J管作支架，2周后取出。近年来，腹腔镜下输尿管-肾盂吻合术取得的成功，将是一个新的治疗方式。

知识点5：输尿管-输尿管吻合术　　副高：熟练掌握　正高：熟练掌握

若输尿管损伤范围在2cm以内，则可以行输尿管端端吻合术。输尿管一定要游离充分，保证无张力的吻合。双J管留置2周。

知识点6：输尿管-膀胱吻合术　　副高：熟练掌握　正高：熟练掌握

输尿管下段的损伤，如果损伤长度在3cm之内，尽量选择输尿管-膀胱吻合术。该手术并发症少，但要保证无张力及抗反流。双J管留置时间依具体情况而定。

知识点7：交叉输尿管-输尿管端侧吻合术　　副高：熟练掌握　正高：熟练掌握

如果一侧输尿管中端或下端损伤超过1/2，端端吻合张力过大或长度不足时，可以将损伤侧输尿管游离，跨越脊柱后与对侧输尿管行端侧吻合术。尽管该手术成功率高，但也有学者认为不适合泌尿系肿瘤和结石的患者，以免累及对侧正常输尿管，提倡输尿管替代术或自体肾移植术。

知识点8：输尿管替代术　　副高：熟练掌握　正高：熟练掌握

如果输尿管损伤较长，一侧或双侧病变较重，无法或不适宜实施上述各种术式时，可以选择输尿管替代术。常见的替代物为回肠，也有报道应用阑尾替代输尿管取得手术成功者。近年来，组织工程学材料的不断研制与使用，极大地方便并降低了该手术的难度。

知识点9：尿流改道术　　副高：熟练掌握　正高：熟练掌握

对于放疗性输尿管损伤，由于长期放疗往往会使输尿管形成狭窄性瘢痕，输尿管周围也会纤维化或硬化，且范围较大，一般手术修补输尿管困难，且患者身体情况较差时，宜尽早行尿流改道术。

知识点10：自体肾移植术　　副高：熟练掌握　正高：熟练掌握

当输尿管广泛损伤，长度明显不足以完成以上手术时，可以将肾移植到髂窝中，以缩短距离。手术要将肾缝在腰肌上，注意保护输尿管营养血管及外膜。不过，需要注意的是有8%的自体移植肾者，术后出现移植肾无功能。

知识点11：肾切除术　　副高：熟练掌握　正高：熟练掌握

损伤侧输尿管所致肾严重积水或感染，肾功能严重受损或肾萎缩者，如对侧肾正常，则可施行肾切除术。另外，内脏严重损伤且累及肾无法修复者或长期输尿管瘘存在，无法重建者，也可以行肾切除术。

第五章 输尿管结石

第一节 临床表现

知识点1：输尿管结石的好发部位　　副高：熟练掌握　正高：熟练掌握

输尿管结石绝大多数来源于肾脏，多为单侧结石，5%左右为双侧结石。多发生于中年，男性较女性为高，男女比例约为4：1。结石成因及成分与肾结石相似。结石常见于以下部位：①输尿管肾盂连接部；②输尿管跨越髂血管部位；②女性输尿管经过子宫阔韧带的基底部，男性输精管跨越输尿管处；④输尿管膀胱壁段包括膀胱开口处。

知识点2：疼痛　　副高：熟练掌握　正高：熟练掌握

输尿管结石多表现为急性绞痛，少数出现钝性腰痛或腹痛。疼痛部位及放射范围根据结石梗阻部位而有所不同，上段输尿管梗阻时，疼痛位于腰部或上腹部，并沿输尿管行径放射至同侧睾丸或阴唇和大腿内侧。当输尿管中段梗阻时，和上段结石症状相似，但以下腹部疼痛较为明显。下段结石放射至膀胱、阴唇或阴囊。当结石位于输尿管膀胱壁段或输尿管开口处，常伴有膀胱刺激症状及尿道、阴茎头部放射痛。

知识点3：血尿　　副高：熟练掌握　正高：熟练掌握

输尿管结石急性绞痛发作时，可见肉眼血尿，尤其在绞痛伴有结石排出者不发生急性绞痛时，以镜下血尿多见。一般认为，首先出现输尿管绞痛而后出现血尿的患者应首先考虑输尿管结石；而先出现大量肉眼血尿，排出条索状或蚯蚓状血块，再表现为输尿管绞痛的患者则可能是由于梗阻上端来源的大量血液排入输尿管后来及时排出，凝固形成血块引起绞痛，因此，需要首先排除肾出血性疾病，例如肾盂恶性肿瘤或者肾小球肾炎等肾内科疾病。

知识点4：感染和发热　　副高：熟练掌握　正高：熟练掌握

输尿管结石可以合并有上尿路的急性或慢性感染，常有腰痛、发热、寒战和脓尿，尿常规检查尿中白细胞增多。输尿管结石引起梗阻导致继发感染引起发热，其热型以弛张热、间歇热或不规则发热为主。严重时还可引起中毒性休克症状，出现心动过速、低血压、意识障碍等症状。

知识点5：排石 副高：熟练掌握 正高：熟练掌握

结石患者可能有从尿中排出砂石的病史，特别是在疼痛和血尿发作时，排出结石时，患者有排出异物感或刺痛感。

知识点6：无尿 副高：熟练掌握 正高：熟练掌握

比较少见，一般发生于双侧输尿管结石或孤立肾的输尿管结石完全梗阻，也可见一侧输尿管结石阻塞，反射性对侧肾分泌功能减退。

知识点7：肾功能不全 副高：熟练掌握 正高：熟练掌握

长时间无尿患者或上尿路结石造成双侧肾功能损害，可能发展为尿毒症，出现肾功能不全的表现。合并感染对肾功能的损害更加严重。

第二节 诊断与鉴别诊断

知识点1：输尿管结石诊断内容 副高：熟练掌握 正高：熟练掌握

输尿管结石的诊断应该包括：①结石部位、体积、数目、形状和成分。②结石并发症的诊断包括感染、梗阻的程度、肾积水的程度和肾功能的损害。③结石病因的评价。通过病史、症状、体检、实验室检查和影像学检查，可以完成输尿管结石的诊断。

知识点2：病史诊断 副高：熟练掌握 正高：熟练掌握

肾绞痛合并血尿或与活动有关的血尿和腰痛，应该考虑为上尿路结石，病史中注意与结石有关的手术史、有无长期卧床病史、患者的职业、饮食习惯和有无大量应用某种药物的病史，有些结石有家族性或遗传性，因此，要了解家族中有无结石患者。

知识点3：体格检查 副高：熟练掌握 正高：熟练掌握

无肾绞痛发作时，局部常无特殊体征，部分患者可以有患侧脊肋角的叩击痛。肾绞痛发作时患侧有叩压痛，有肾积水时，肾区可以触及积水的肾脏，当合并感染时，压痛、叩击痛更明显。有肾功能不全的患者，常有贫血、水肿、血压增高及代谢性酸中毒的表现。

知识点4：尿常规检查 副高：熟练掌握 正高：熟练掌握

多数患者有镜下血尿，合并感染时，尿中白细胞增多。新鲜尿液尿沉渣检查有时可以发现草酸钙、磷酸钙、尿酸或胱氨酸结晶，尿 pH 值与结石的成分有关，远端肾小管酸中毒，尿 pH 通常>6.0。

知识点 5：24h 尿液检查　　副高：熟练掌握　正高：熟练掌握

测定尿钙、尿磷，尿酸，尿草酸、尿胱氨酸、尿镁和尿枸橼酸能够发现患者有无代谢异常。

知识点 6：腹部平片　　副高：熟练掌握　正高：熟练掌握

结石直径>3mm，95%的结石能够在平片中发现，能够了解结石的位置、大小、数目和可能的成分。结石直径<3mm，平片可能观察不到。平片上结石要与骨岛、腹腔淋巴结钙化、盆腔静脉石和髂血管钙化相鉴别，第 3 腰椎横突边缘骨密度比较高，容易误认为输尿管上段结石，需要注意鉴别。

知识点 7：静脉尿路造影　　副高：熟练掌握　正高：熟练掌握

结石上方的输尿管多扩张，也可出现不同程度的肾盂肾盏积水征象，对于判定肾功能及发现输尿管本身病变，均有重要意义。在急性肾绞痛发作期间，尽量避免该项检查，有可能由于患侧肾脏的血管痉挛导致显影不良。

知识点 8：逆行尿路造影　　副高：熟练掌握　正高：熟练掌握

能显示输尿管结石的部位、大小和梗阻程度，可了解结石以下输尿管有否梗阻病变，逆行充气造影，可显示阴性结石。此项检查由于要做膀胱镜，在操作过程中患者有一定的痛苦，同时要进行输尿管内插管，有逆行感染的危险，所以，不是常规检查，主要用于其他检查不能完全确定诊断，尤其是需要了解输尿管结石下方输尿管情况时，可以选择。

知识点 9：B 超检查　　副高：熟练掌握　正高：熟练掌握

B 超检查可以发现上段输尿管结石或末端输尿管结石，中下段输尿管由于肠管和其内容物的遮挡，需要有经验的医生和分辨率比较高的 B 超机。结石的超声图像为强回声伴声影，B 超能够发现 X 线不能显示的小结石和阴性结石，可以作为普查手段或用于不适宜作静脉尿路造影的患者，输尿管结石引起梗阻，B 超可以发现输尿管、肾盂和肾盏扩张积水，还可以了解肾皮质厚度。同时可以发现合并的肾输尿管其他疾病。

知识点 10：CT 检查　　副高：熟练掌握　正高：熟练掌握

CT 扫描不受结石成分，肾功能和呼吸运动的影响，螺旋 CT 还能够同时对所获取的图像进行二维及三维重建，获得矢状或冠状位成像，能够检出其他常规影像学检查中容易遗漏的微小结石。由于不需要肠道准备，同时分辨率高，对于 X 线不能显示的小结石和阴性结石都可以采用，尤其适用于急诊肾绞痛发作的患者。同时能够发现肾脏有无积水和实质的病变。增强 CT 还可以同时了解肾功能情况。

知识点 11：膀胱镜、输尿管镜检查　　副高：熟练掌握　正高：熟练掌握

输尿管下 1/3 段结石，尤其末端输尿管结石，膀胱镜常能见到输尿管开口处充血、水肿、隆起。输尿管膀胱开口部结石，可窥见结石露出。对于高度怀疑的输尿管结石，可用输尿管镜检查，以明确诊断，也可同时用于治疗。

知识点 12：其他检查　　副高：熟练掌握　正高：熟练掌握

（1）同位素肾图　主要了解患侧肾功能及上尿路梗阻情况，肾绞痛发作时有助于诊断。

（2）同位素肾动态扫描　可以准确测量分肾的肾小球滤过率。

（3）磁共振水成像　在不使用造影剂的情况下，可以显示肾集合系统的形态，对于不能使用造影剂的患者，可以应用，但是需要注意磁共振对于结石的诊断缺乏特征性。

（4）骨密度测定和骨平片　常用于甲状旁腺功能亢进患者。

知识点 13：输尿管结石的鉴别诊断　　副高：熟练掌握　正高：熟练掌握

（1）输尿管肿瘤　输尿管癌和息肉等良恶性肿瘤都可以引起血尿、绞痛、积水等类似症状。可借助 B 超、CT 和造影等检查加以鉴别。输尿管镜的临床应用，更有利于与输尿管结石鉴别。

（2）急性阑尾炎　表现为转移性右下腹痛，右下腹局限性压痛，一般无血尿，但如急性阑尾炎贴近输尿管，炎症累及输尿管，使之充血而出现镜下血尿，KUB 无结石阴影。

（3）卵巢囊肿扭转或破裂　多发生于育龄期，突发性下腹剧痛，多在月经前发病，短时间剧痛后持续性坠痛，伴有内出血，出现休克症状。下腹部有轻度触痛，重者有明显触痛且有反跳痛。腹穿抽出不凝血液，尿常规多正常，KUB 有助于鉴别诊断。

第三节　治　　疗

知识点 1：输尿管结石治疗方法　　副高：熟练掌握　正高：熟练掌握

目前治疗输尿管结石的方法有 ESWL，输尿管肾镜取石术、腹腔镜及开放手术、溶石治疗和药物治疗。绝大部分输尿管结石通过药物治疗、ESWL 和输尿管镜取石术治疗可取得满意的疗效。上述治疗失败的患者往往需要开放手术取石，腹腔镜手术是微创手术，可以作为开放手术的替代方法。腹腔镜手术和开放手术也可用于 ESWL 和输尿管镜治疗有禁忌

时，例如，结石位于狭窄段输尿管的近端。

一、肾绞痛的治疗

知识点2：输尿管结石肾绞痛治疗目的 副高：熟练掌握 正高：熟练掌握

输尿管结石肾绞痛发作时的治疗目的是解除患者痛苦，首先注射解痉镇痛药物，药物种类比较多。其次输液对缓解肾绞痛也有帮助，恶心、呕吐严重的患者可以适当补充液体和电解质，酸碱平衡失调可予以纠正。

知识点3：非甾体类镇痛抗炎药物 副高：熟练掌握 正高：熟练掌握

常用药物有双氯芬酸钠（扶他林）和吲哚美辛（消炎痛）等，能够抑制体内前列腺素的生物合成，降低痛觉神经末梢对致痛物质的敏感性，具有中等程度的镇痛作用。

知识点4：阿片类镇痛药 副高：熟练掌握 正高：熟练掌握

常用药物有氢吗啡酮、哌替啶、布桂嗪和曲马多等，能缓解疼痛感，具有较强的镇痛和镇静作用。在治疗肾绞痛时不应单独使用，一般需要配合阿托品、654-2等解痉类药物一起使用。

知识点5：解痉药 副高：熟练掌握 正高：熟练掌握

常用的解痉药有：①M型胆碱受体阻断药，常用药物有硫酸阿托品和山莨菪碱，可以松弛输尿管平滑肌，缓解痉挛。②黄体酮可以抑制平滑肌的收缩而缓解痉挛，对止痛和排石有一定的疗效。③钙离子阻滞药，硝苯地平对缓解肾绞痛有一定的作用。④α受体阻滞药，在缓解输尿管平滑肌痉挛，治疗肾绞痛中具有一定的效果。

二、排石治疗

知识点6：排石治疗的适应证 副高：熟练掌握 正高：熟练掌握

排石治疗的适应证：①结石直径<0.6cm；②结石表面光滑；③结石以下尿路无梗阻；④结石未引起尿路完全梗阻，停留于局部<2周；⑤特殊成分的结石，对尿酸结石和胱氨酸结石推荐采用排石疗法；⑥经皮肾镜、输尿管镜碎石及ESWL术后的辅助治疗。

知识点7：排石方法 副高：熟练掌握 正高：熟练掌握

排石方法有：①每日饮水2000~3000ml，昼夜均匀。②双氯芬酸钠栓剂肛塞。③口服α受体阻滞药或钙离子通道拮抗药。④中医中药治疗以清热利湿，通淋排石为主，佐以理气活血、软坚散结。⑤溶石疗法，推荐应用于尿酸结石和胱氨酸结石。⑥适度运动。

三、溶石治疗

知识点 8：感染性结石的溶石方法　　副高：熟练掌握　正高：熟练掌握

在有效的抗生素治疗的同时，溶石液从一根肾造瘘管流入，从另一根肾造瘘管流出。溶石时间的长短取决于结石的负荷，完全性鹿角形结石往往需要比较长的时间才能被溶解。

知识点 9：胱氨酸结石的溶石方法　　副高：熟练掌握　正高：熟练掌握

胱氨酸在碱性环境中可溶解，应多饮水、保持每日尿量在 3000ml 以上，特别注意保持夜间尿量要多。口服枸橼酸氢钾钠或碳酸氢钠片碱化尿液，维持尿液 pH 在 7.0 以上。

知识点 10：尿酸结石的溶石方法　　副高：熟练掌握　正高：熟练掌握

经皮化学溶石可使用 THAM 液。口服药物溶石要求大量摄入液体、口服别嘌醇及使用碱性药物以提高尿液的 pH 值。口服药物溶石：①大量饮水使 24 小时尿量至少达到 2000~2500ml；②口服别嘌醇，以减少尿液尿酸的排泄，24 小时尿酸排泄的总量应<4mmol；③使用枸橼酸氢钾钠或者枸橼酸钾或者枸橼酸钾钠，以碱化尿液，使尿液的 pH 达到 6.8~7.2。

四、体外冲击波碎石（ESWL）

知识点 11：ESWL 的相对禁忌证　　副高：掌握　正高：掌握

ESWL 的相对禁忌证有：

（1）患者患有急性炎症，尤其是泌尿系统炎症。

（2）育龄女性的中下段输尿管结石。

（3）结石以下尿路狭窄，不易排石，需要开放手术同时处理。

（4）出血性疾患活动期，妇女月经期。

（5）身体太高、太胖、太小或太瘦，有些机器无法聚焦定位或严重心律不齐，需要选择合适的碎石机进行治疗。

知识点 12：治疗后比较常见的合并症　　副高：掌握　正高：掌握

（1）血尿很常见，一般无需处理。

（2）碎石排出过程中，可能引起肾绞痛，对症处理即可。如果击碎的结石堆积在输尿管内，称石街，有时会继发感染，如果石街梗阻时间长或继发感染比较严重，需要做肾穿刺造瘘，引流尿液，缓解症状，保护肾功能，待结石排净再将造瘘管拔除。

（3）早期的碎石机损伤比较多，碎石后可以出现皮肤淤斑（皮肤损伤）、血尿（肾损伤)、便潜血（肠损伤)、咳血（肺损伤）等，严重者将肾脏击碎，危及生命，需予以注意。正确定位、低能量、低频率，限制冲击次数能够减少损伤。

五、输尿管镜取石或碎石术

知识点13：输尿管镜取石或碎石术的适应证　　副高：熟练掌握　正高：熟练掌握

输尿管镜取石或碎石术的适应证有：

（1）输尿管下段结石。

（2）输尿管中段结石。

（3）ESWL 失败后的输尿管上段结石。

（4）ESWL 后的“石街”。

（5）结石并发可疑的尿路上皮肿瘤。

（6）X 线阴性的输尿管结石。

（7）停留时间长的嵌顿性结石而 ESWL 困难。

知识点14：输尿管镜取石或碎石术的禁忌证　　副高：熟练掌握　正高：熟练掌握

输尿管镜取石或碎石术的禁忌证有：

（1）不能控制的全身出血性疾病。

（2）严重的心肺功能不全，无法耐受手术。

（3）未控制的泌尿系统感染。

（4）严重的尿道狭窄，腔内手术无法解决。

（5）严重髋关节畸形，截石位困难。

知识点15：输尿管中、上段结石取石要点　　副高：熟练掌握　正高：熟练掌握

对于输尿管中、上段结石或较大的结石碎片，为防止或减少结石滑落回肾盂，可采取以下方法：①应尽量减小灌洗液体的压力；②调整体位，如头高足低位；③减少碎石的能量和频率；④采用套石篮固定结石后，再行碎石；⑤碎石从结石一侧边缘开始，尽量将结石击碎成碎末，结石输尿管粘连的一面留至最后碎石；⑥使用阻石网篮、Stone cone 等阻石器械。经输尿管镜看到结石后，利用碎石设备将结石粉碎成 3mm 以下的碎片，而对于那些小结石以及直径≤5mm 的碎片也可用套石篮或取石钳取出。

知识点16：近期并发症及其处理　　副高：熟练掌握　正高：熟练掌握

①感染，应用敏感抗生素积极抗感染治疗；②黏膜下损伤，放置双 J 支架管，引流 1~2 周；③假道，放置双 J 支架管，引流 4~6 周；④穿孔为主要的急性并发症之一，小的穿孔可放置双 J 支架管，引流 2~4 周，如穿孔严重，应进行手术修补；⑤输尿管黏膜撕脱为

最严重的急性并发症之一，应积极手术重建（自体肾移植、输尿管膀胱吻合术或回肠代输尿管术等）。

知识点 17：远期并发症及其处理　　副高：熟练掌握　正高：熟练掌握

远期并发症及其处理要点有：①输尿管狭窄，输尿管狭窄内切开或狭窄段切除端端吻合术。②输尿管闭塞，狭窄段切除端端吻合术或输尿管膀胱再植术。③输尿管反流，轻度随访，重度行输尿管膀胱再植术。

六、经皮肾镜取石术（PNL）

知识点 18：PNL 禁忌证　　副高：掌握　正高：熟练掌握

（1）全身性出血性疾病未控制，重要脏器严重疾病不适合手术和传染性疾病活动期的患者。

（2）身体严重畸形，不能保持 PNL 体位。

（3）过度肥胖，皮肤到肾脏的距离超过穿刺扩张器的长度。

（4）肾内或肾周围急性感染未能有效控制或合并有肾结核。

（5）脾脏或肝脏过度肿大，结肠位于肾脏后外侧，穿刺建立通道过程中有可能引起损伤的患者。

（6）糖尿病或高血压未纠正。

（7）服用阿司匹林、华法林等抗凝药物者，需停药 2 周，复查凝血功能正常才可以进行手术。

知识点 19：PNL 手术要点　　副高：掌握　正高：熟练掌握

（1）选择腋后线到肩胛线之间肋缘下或 11 肋间隙为穿刺点。

（2）穿刺针进入肾集合系统内后，放入导丝最好能够插入输尿管腔内，至少插入肾盂或肾盏内 5~10cm。

（3）沿导丝用扩张器进行扩张，注意保持导丝拉直有一定的张力，不能随扩张器一起动，但是也一定要注意导丝不要脱出。

（4）术中一定要保持操作鞘出水通畅，有血块、脓苔、泥沙样结石等物时，容易影响出水速度，造成液体外渗，应该及时取出或吸出。

（5）观察到结石后，使用气压弹道碎石机、钬激光或超声碎石机进行碎石，将结石碎成小块随灌洗液冲出或用超声碎石直接吸出，稍大结石用取石钳取出。

七、输尿管结石开放手术和腹腔镜手术

知识点 20：适应证　　副高：熟练掌握　正高：熟练掌握

输尿管结石开放手术和腹腔镜手术的适应证有：

（1）ESWL 和输尿管取取石失败的输尿管结石。

（2）合并输尿管或邻近组织其他病变需要同时处理。

（3）直径>1.5cm，需行多次 ESWL 或输尿管镜治疗或输尿管扭曲估计 ESWL 或输尿管镜治疗比较困难。

知识点 21：禁忌证 副高：熟练掌握 正高：熟练掌握

输尿管结石开放手术和腹腔镜手术的禁忌证有：

（1）未纠正的全身出血性疾病。服用阿司匹林、华法林等抗凝药物者，需停药 2 周，复查凝血功能正常才可以进行手术。

（2）严重心脏疾病和肺功能不全，无法承受手术。

（3）未控制的糖尿病和高血压。

（4）合并感染和肾功能不全，需先行引流，待病情稳定后再行手术。

知识点 22：手术途径的选择 副高：熟练掌握 正高：熟练掌握

（1）腹腔镜手术　可以经腹腔也可以经腹膜后途径，经腹腔可以处理上、中、下各段输尿管结石，经腹膜后途径主要处理上段输尿管结石。

（2）开放手术　输尿管上段手术一般采用腰部斜切口，也可以选择经腰大肌直切口；输尿管中段病变一般采用腹部斜切口；下段一般采用下腹部斜切口、下腹部腹直肌旁切口或腹部正中切口。

八、石街的处理

知识点 23：石街的概念 副高：熟练掌握 正高：熟练掌握

石街是大量碎石在输尿管与男性尿道内堆积没有及时排出，堆积形成石街，阻碍尿液排出，以输尿管石街为多见。

知识点 24：输尿管石街形成的原因 副高：熟练掌握 正高：熟练掌握

输尿管石街形成的原因有：①一次粉碎结石过多；②结石未能粉碎为很小的碎片；④两次碎石间隔时间太短；④输尿管有炎症、息肉、狭窄和结石等梗阻；⑤碎石后患者过早大量活动；⑥ESWL 引起肾功能损害，排出碎石块的动力减弱；⑦ESWL 术后综合治疗关注不够。

知识点 25：输尿管石街的治疗　　副高：熟练掌握　正高：熟练掌握

在对较大的肾结石进行 ESWL 之前常规放置双 J 管，石街的发生率大为降低。对于有感染迹象的患者，给予抗生素治疗，并尽早予以充分引流。通过经皮肾穿刺造瘘术放置造瘘管通常能使结石碎片排出，对于输尿管远端的石街，可以用输尿管镜碎石以便将其最前端的结石击碎。URS 治疗为主，联合 ESWL、PNL 是治疗复杂性输尿管石街的好方法。

第六章 上尿路梗阻

第一节 输尿管梗阻

知识点1：输尿管梗阻的病因 副高：熟练掌握 正高：熟练掌握

（1）输尿管内病变最常见的为结石。

（2）输尿管壁病变 包括输尿管狭窄、输尿管囊肿、输尿管瓣膜、输尿管肿瘤、炎症、子宫内膜异位症。

（3）输尿管外压迫 包括腔静脉后输尿管、妊娠、主动脉瘤、盆腔脂肪增多症、腹膜后纤维化。

知识点2：输尿管梗阻的临床表现 副高：熟练掌握 正高：熟练掌握

主要是上尿路梗阻引起的症状，如腰腹部疼痛，多为不同程度的持续性钝痛，大量饮水后可使症状加重。同时，易合并尿路感染、结石和血尿，严重者可引起肾实质损害。继发感染时，可出现寒战、高热、腰痛、尿路刺激征等。此外，部分患者还伴有原发疾病的症状，如泌尿系结石引起的肾绞痛、血尿和膀胱刺激征等。少数患者可有肾性高血压、贫血等症状。在输尿管梗阻引起严重的肾积水时，可在患者腹部触及囊性肿块，为积水增大的肾。

知识点3：输尿管梗阻的实验室检查 副高：熟练掌握 正高：熟练掌握

（1）慢性感染或双侧输尿管梗阻导致肾积水晚期，出现尿毒症的患者可出现贫血。

（2）急性感染期白细胞升高。白细胞升高不明显通常提示慢性感染。

（3）镜下血尿提示可能为结石、肿瘤、炎症，尿液中可有细菌和脓细胞。

（4）严重的双侧肾积水时，尿液流经肾小管变缓，尿素被大量重吸收，但是肌酐没有被吸收。

（5）血生化检查提示尿素/肌酐比值大于正常。尿毒症期，血肌酐和尿素氮水平明显增高。

知识点4：B超检查 副高：熟练掌握 正高：熟练掌握

B超检查是输尿管梗阻患者治疗后随访的重要手段。输尿管梗阻的超声表现取决于梗阻的部位和程度。如果梗阻的部位在肾盂输尿管交界处，则主要表现为肾集合系统的扩张。如果梗阻发生在输尿管壁内段，肾的集合系统和输尿管全程明显扩张。输尿管扩张在B超上表现为输尿管的增宽，宽度多在1cm以上，重度积水可在2cm以上。

知识点5：排泄性尿路造影和逆行尿路造影　　副高：熟练掌握　正高：熟练掌握

X线尿路造影是临床诊断输尿管梗阻常用的检查方法。如果患者肾功能较好，排泄性尿路造影显影满意，不但可以明确显示梗阻的部位，而且可以直接显示梗阻的形态及患肾积水的程度，对输尿管梗阻的定位定性诊断符合率高。

对于肾功能差，排泄性尿路造影输尿管显影不满意或不宜作静脉肾造影的患者，建议行逆行尿路造影。逆行尿路造影对输尿管狭窄定位定性诊断符合率达94.4%。

知识点6：磁共振水成像　　副高：熟练掌握　正高：熟练掌握

如果患者梗阻严重，肾无法显影，输尿管梗阻导致逆行插管失败，可考虑磁共振水成像（MRU）以明确诊断。MRU可满意地显示输尿管全程和梗阻段的特征，狭窄段梗阻端一般呈光滑的锥形。MRU还可同时显示间隔的两段以上的输尿管梗阻。

知识点7：放射性核素　　副高：熟练掌握　正高：熟练掌握

输尿管梗阻治疗前利用肾图对分侧肾功能的评估是十分重要的。利尿肾图有助于鉴别机械性上尿路梗阻与单纯肾盂扩张。

知识点8：输尿管支架置入术　　副高：熟练掌握　正高：熟练掌握

置入输尿管支架能够迅速有效地治疗大多数的输尿管梗阻，尤其是输尿管内在病变引起的梗阻。一般情况下，内在病变引起的输尿管梗阻适于腔内治疗，而外部病变压迫输尿管造成的梗阻，可考虑经皮穿刺造瘘缓解肾积水或手术治疗。如果患者其他治疗方法都无效或本身疾病预后很差，例如，恶性肿瘤全身多处转移，可考虑置入输尿管支架，并定期更换输尿管支架，缓解由于梗阻引起的积水对肾功能的损害。

知识点9：球囊扩张术　　副高：熟练掌握　正高：熟练掌握

对于输尿管梗阻的患者，如果已引起明显的梗阻，都可接受逆行球囊扩张治疗。下列情况被视为禁忌，活动期感染、输尿管狭窄长度超过2cm。因为在上述情况下，单独应用球囊扩张治疗梗阻很少能取得成功。

知识点10：腔内输尿管切开术　　副高：熟练掌握　正高：熟练掌握

是球囊扩张术微创治疗输尿管梗阻的延伸，方法类似于球囊扩张术。在输尿管镜直视下或借助 X 线定位，应用逆行或顺行的方法通过输尿管梗阻段，施行梗阻段切开。因为创伤较小，一般建议应用逆行方式。患者在术后 3 年内应定期随访。

知识点 11：外科修复　　副高：熟练掌握　正高：熟练掌握

在施行任何类型的外科修复之前，必须仔细评估患者的肾功能，输尿管梗阻的部位、长度和程度。术前评估包括排泄性尿路造影（或顺行肾盂造影）、逆行尿路造影（必要时）、放射性核素、输尿管镜检查+活检等。完成上述术前评估后，才开始为患者制定相应的手术治疗方案，见表 4-2。

表 4-2　不同输尿管狭窄的长度选择的外科修复方式

狭窄长度（cm）	外科修复方式
2~3	输尿管-输尿管吻合术
4~5	输尿管-膀胱吻合术
6~8	肾移位术
6~10	膀胱腰肌悬吊术
12~15	膀胱瓣修复术

第二节　腹膜后纤维化

知识点 1：腹膜后纤维化的概念　　副高：熟练掌握　正高：熟练掌握

腹膜后纤维化是指由于不同病因引起的腹膜后的炎性反应与纤维化，可压迫腹膜后的脏器如输尿管、腔静脉等而引起相应症状。

知识点 2：腹膜后纤维化的发病情况　　副高：熟练掌握　正高：熟练掌握

腹膜后纤维化的确切发病率尚不明确，据估计每年的发病率在 1：200000~1：500000。该病好发于 40~60 岁之间的成年人，但老人和儿童也可患此病。其中，特发性腹膜后纤维化约占腹膜后纤维化总发病率的 70%。

知识点 3：腹膜后纤维化的病因　　副高：熟练掌握　正高：熟练掌握

腹膜后纤维化可分为原发性与继发性两种，大多数原因不明，可能的病因有：

（1）药物　本病与长期服用麦角衍生物如麦角酸二乙胺等有关，发生率约 1%。甲基多巴、安非他明等亦可引起。

（2）许多疾病可引起腹膜后炎性反应与纤维化，如多次腹部手术、伴有出血的过敏性紫癜，伴上行淋巴管炎的下肢炎性疾病、淋病、结核病等。

（3）其他　如放射治疗等。

知识点4：腹膜后纤维化的病理　　副高：熟练掌握　正高：熟练掌握

肉眼所见为扁平、坚实的灰白色纤维斑块与腹膜后致密粘连、腹主动脉下段、下腔静脉均被纤维组织包绕。镜下见其表现为一种亚急性、非特异性、具有不同程度的纤维、脂肪组织炎症反应，以纤维组织为主要成分，伴中性粒细胞、淋巴细胞、单核细胞浸润。某些部位纤维组织内有特别致密的胶原纤维束。

知识点5：腹膜后纤维化的临床表现　　副高：熟练掌握　正高：熟练掌握

（1）疼痛　约90%的患者早期有典型疼痛，表现为两侧下腹部钝痛，有时可放射至外阴部。

（2）梗阻症状　病变后期纤维细胞收缩，压迫腹膜后血管和其他器官，引起各种不同的梗阻症状，最常见的是输尿管梗阻症状。如果双侧输尿管同时受到压迫，引起完全性梗阻，临床上表现为无尿。长期的不完全性梗阻可引起肾功能严重受损，出现尿毒症症状。

（3）全身症状　患者可出现疲乏、体温升高、体重下降、食欲减退、恶心、呕吐等全身症状。

（4）大血管受累症状　纤维组织延伸到肾门，压迫肾静脉，可引起肾性高血压和肉眼血尿。如果病变累及下腔静脉及髂静脉，则发生单侧或双侧下肢水肿或下肢静脉曲张。病变累及腹主动脉及髂总动脉，可引起栓塞性脉管炎症状，如间歇性跛行、勃起功能障碍等。

知识点6：腹膜后纤维化实验室检查　　副高：熟练掌握　正高：熟练掌握

（1）血常规检查　白细胞数升高，其中嗜酸性粒细胞百分率增高。血红蛋白减低。红细胞沉降率加速。

（2）尿常规检查　一般无明显异常。如合并尿路感染，尿中白细胞升高，出现菌尿。部分患者出现血尿，尿中可见红细胞。

（3）肾功能检查　病变早期，肾功能通常无明显变化。病变晚期，长期的双侧肾积水严重破坏肾功能，出现血肌酐和尿素氮升高。

（4）血浆蛋白　清蛋白和球蛋白比例可倒置，球蛋白中α和γ球蛋白增高。

知识点7：静脉肾盂造影　　副高：熟练掌握　正高：熟练掌握

典型的静脉肾盂造影有三大征象：①不同程度的肾盂输尿管积水及输尿管扭曲，通常为双侧性；②外来性输尿管压迫征象，输尿管变细呈棱状，直至成僵直性狭窄，一般长3~6cm，位置在第3或4腰椎，狭窄段管壁仍光滑；③该段输尿管向正中移位。如为肿瘤压迫所致，输尿管一般向外或内侧移位。如静脉肾盂造影不能显影，应行逆行造影。

知识点8：CT检查 副高：熟练掌握 正高：熟练掌握

CT是目前确诊腹膜后纤维化的最重要方法，检出率可达88.9%。典型的CT表现为肾积水，同时合并明显的腹膜后软组织团块，包绕大血管和输尿管。但在疾病不同阶段，CT的表现可有所不同。在纤维化开始形成时，CT表现为腹膜后软组织密度影，密度均匀，也可不对称。前缘境界多较锐利，后缘边界不甚清楚。病变可局限或广泛，团块的大小不等，病变CT值与肌肉或实质性脏器密度相近似。

知识点9：MRI检查 副高：熟练掌握 正高：熟练掌握

对腹膜后纤维化的发现及确定作用也很明显。通过多平面图像能完整确定病变形态，通过流空效应可确定病变与血管结构的关系。T_1和T_2加权像，病变均表现为低到中等信号，增强后不均匀强化。如果T_2加权信号高于T_1加权信号，呈高或不均匀信号，常提示为恶性病变引起的腹膜后纤维化。而T_1和T_2加权像均为低信号，则提示纤维化斑块为成熟期。

知识点10：腹膜后纤维化紧急处理 副高：熟练掌握 正高：熟练掌握

对于腹膜后纤维化的患者，如果出现双侧输尿管完全梗阻，导致无尿、急性肾衰竭，应急诊行输尿管插管或经皮肾穿刺造瘘，解除梗阻。

知识点11：病因和药物治疗 副高：熟练掌握 正高：熟练掌握

（1）一般治疗　首先应脱离可能的诱发因素，如立即停用麦角衍生物等。

（2）药物治疗　可应用糖皮质激素，每日5~10mg，服药期间应密切随访观察病情变化。

知识点12：手术探查、输尿管松解 副高：熟练掌握 正高：熟练掌握

手术探查、输尿管松解是本病的主要治疗方法，手术的目的是解除梗阻，改善肾功能。由于本病多系双侧病变，故即使单侧肾功能损害很严重也不能贸然行肾切除。输尿管松解后为防止再压迫可采用以下两种方法：①转移到腹腔内，使输尿管腹膜化；②将输尿管向侧方移位，在输尿管与纤维组织之间填入腹膜后脂肪或用大网膜脂肪将其包裹。如输尿管本身亦狭窄，可考虑松解后切除狭窄段行吻合术，如狭窄段严重而广泛，可行回肠代输尿

管或自体肾移植术。手术可开放进行，也可在腹腔镜下进行。

第三节　输尿管肠吻合口狭窄

知识点1：输尿管肠吻合口狭窄的病因　　副高：熟练掌握　正高：熟练掌握

造成输尿管肠吻合口狭窄的因素有多种，包括输尿管解剖分离技术、应用于替代输尿管的肠管类型、吻合口的类型等。由于输尿管局部缺血是导致输尿管肠吻合口狭窄的主要原因，因此，手术中对输尿管的解剖、分离至关重要。

知识点2：输尿管肠吻合口狭窄的内镜治疗　　副高：熟练掌握　正高：熟练掌握

可弯曲的软性输尿管镜下应用钬激光切除输尿管肠吻合口狭窄是内镜治疗输尿管肠吻合口狭窄的先进技术。

内镜治疗输尿管肠吻合口狭窄应用顺行的方法。首先建立经皮通道，缓解梗阻引起的肾积水以及可能同时合并的感染。一旦患者病情稳定，积水得到明显缓解，感染得到控制，球囊借助内镜通过经皮通道到达吻合口狭窄处，进行狭窄部位的扩张，直至狭窄环消失。或同样的方法置入支架，扩张狭窄环。由于支架容易出现黏液堵塞，导致治疗失败，多个治疗中心为避免上述情况发生，支架的留置时间一般为4~8周。

知识点3：输尿管肠吻合口狭窄的开放手术　　副高：熟练掌握　正高：熟练掌握

在腔内治疗失败后，才考虑开放手术。开放手术治疗输尿管肠吻合口狭窄在技术上更具有挑战性，同时术后需要更长的时间恢复。但是开放手术的成功率较腔内手术高，尤其相对球囊扩张术。开放手术的远期成功率可达80%。但是，如果狭窄段的长度>1cm，术后复发率明显增加。左侧手术成功率要低于右侧。术后的并发症发生率为11%。

第五篇 膀胱疾病

第一章 膀胱解剖和生理

第一节 膀胱应用解剖

知识点1：膀胱的形态　　副高：熟练掌握　正高：熟练掌握

膀胱是一个储存尿液的囊性空腔脏器。成人膀胱呈四面锥形体，分为底、体、尖及颈四部和上面、两个下外侧面。①膀胱底为三角形，朝向后下方。女性膀胱底紧贴阴道前壁，男性膀胱底上部间隔着直肠膀胱凹陷，下部有精囊腺和射精管壶腹与直肠相邻；②膀胱尖朝向耻骨联合上部，由脐正中韧带与脐相连；③膀胱体上面呈三角形，前角为膀胱尖，后方二角为输尿管进入膀胱部，两侧边缘有脐外侧韧带；④位置最低的膀胱颈位于耻骨联合下部后方3~4cm处，也是最固定的部位，位于骨盆下口稍上方水平，其间有尿道内口穿过。

知识点2：膀胱的容量　　副高：熟练掌握　正高：熟练掌握

新生儿膀胱容量50ml左右，成人男性350~750ml，女性250~550ml。

知识点3：膀胱的位置　　副高：熟练掌握　正高：熟练掌握

膀胱的大部分位于腹膜外。膀胱前方为耻骨联合。膀胱空虚时，完全位于盆腔内，充盈则向前上部膨胀至腹腔。膀胱充盈时，膀胱尖即上升至耻骨联合以上，膀胱腹膜折线可上移，使膀胱的前下壁直接与腹前壁相贴。此时在耻骨联合上方进行膀胱穿刺或膀胱手术，可避免损伤腹膜和污染腹膜腔。新生儿膀胱的位置较成人高，大部分位于腹腔内。随着年龄的增长和骨盆的发育，膀胱的位置逐渐下降，约在青春期达成人位置。老年人因盆底肌肉松弛，膀胱位置更低。

膀胱前下壁与耻骨联合间的间隙为膀胱前隙，或称耻骨后隙，有结缔组织和静脉丛。膀胱底在男性与精索和输精管壶腹接触，后上部邻直肠，女性与阴道上段和子宫颈接触。膀胱颈在男性邻前列腺，在女性邻尿生殖膈。

知识点 4：膀胱的内面结构　副高：熟练掌握　正高：熟练掌握

膀胱由肌层、黏膜下组织和黏膜构成，外覆以薄层疏松结缔组织。肌层由三层平滑肌组成，外层及内层为纵行，中层主要为环行。整个膀胱的肌层称为膀胱逼尿肌，男性在尿道口的平滑肌增厚呈环形，称膀胱括约肌。当膀胱壁收缩时，黏膜聚集成皱襞称膀胱壁。而在膀胱底内面，有一个呈三角形的区域，位于左、右输尿管口和尿道内口之间，此处膀胱黏膜和肌层紧密连接，缺少黏膜下层组织，无论膀胱扩张或收缩，始终保持平滑，称膀胱三角。在男性尿道内口后方的膀胱三角处，受前列腺中叶推挤形成纵脊状隆起称膀胱垂。膀胱三角是肿瘤、结核和炎症的好发部位，膀胱镜检查时应特别注意。

知识点 5：膀胱的动脉　副高：熟练掌握　正高：熟练掌握

膀胱的血供主要来自由髂内动脉前干分出的膀胱上动脉和膀胱下动脉，闭孔动脉和臀下动脉也有小支动脉发出至膀胱，在女性有少许动脉来自子宫动脉和阴道动脉。

知识点 6：膀胱的静脉　副高：熟练掌握　正高：熟练掌握

膀胱静脉不与动脉伴行，其在膀胱下部形成网状结构的膀胱静脉丛。它向下与前列腺周围的前列腺静脉丛相连，形成膀胱前列腺静脉丛，引流输尿管旁外侧静脉丛、阴茎背深静脉及海绵体静脉。此丛向后在膀胱后韧带内形成 2~3 条膀胱静脉或再汇合成单干注入髂内静脉。

知识点 7：膀胱淋巴回流　副高：熟练掌握　正高：熟练掌握

膀胱壁的淋巴引流由黏膜丛、肌内丛（肌层）及肌外丛（膀胱周）组成，共同构成淋巴网络系统，并有 3 组输出管道：一位于膀胱三角区，穿出膀胱底后向上外行，止于髂内淋巴结；一组位于膀胱上面，汇集于后外侧角，然后向上外侧行，沿脐外侧韧带到髂外淋巴结，再到髂总淋巴结，其中个别的淋巴管也可先到髂内淋巴结或直接到髂总淋巴结；另一组位于膀胱的下外侧面，向上行与膀胱上面的淋巴管同行。上述三组淋巴管的走行中，有时可见到一些小的淋巴结，如前膀胱旁淋巴结和外侧膀胱旁淋巴结。

知识点 8：膀胱的神经支配　副高：熟练掌握　正高：熟练掌握

膀胱的神经支配包括交感神经、副交感神经及内脏感觉神经。

(1) 交感神经　交感神经由 $T_{12} \sim L_2$ 发出，为节前神经纤维，穿过交感神经干，经灰交通支进入腹腔神经节并行走到下腹下（盆）处，与 $S_{2\sim4}$ 发出的盆内脏神经（副交感神经）共同组成下腹下丛。下腹下丛再分出膀胱丛进入膀胱壁。膀胱丛发出抑制纤维支支配膀胱颈，通过前列腺丛支配前列腺前括约肌和前列腺，与副交感神经的突触交换产生调节作用。

(2) 副交感神经　副交感神经由 $S_{2\sim4}$ 发出，由节前纤维组成，进入膀胱神经丛。由膀胱神经内的盆神经节再发出节后神经纤维，其运动纤维支配逼尿肌，抑制纤维支配膀胱括约肌。

(3) 内脏感觉神经　膀胱有痛觉及本体感觉（即膨胀感觉）两种感觉神经纤维。痛觉纤维多行于副交感神经内，少部分行走于交感神经内，脊髓内的痛觉纤维经脊髓丘脑束上行。本体感觉纤维经盆腔内脏神经、脊髓后根，位于脊髓薄束后索内。

第二节　膀胱尿控生理

知识点1：排尿过程　副高：熟练掌握　正高：熟练掌握

排尿过程可分为储尿期、排尿期及中断排尿。当膀胱内尿液充盈到一定程度时，兴奋骶髓中枢及脊上脑干和大脑皮质排尿中枢，产生排尿欲。当环境允许排尿时，脊上排尿中枢下达排尿指令，指令冲动到达骶髓，通过盆神经丛副交感神经的传出神经兴奋，产生逼尿肌收缩。同时，下腹神经和阴部神经受到抑制，膀胱出口处括约肌和盆底肌松弛，在较低的排尿压下即可在意识控制下顺利排出尿液。

知识点2：尿控肌肉　副高：熟练掌握　正高：熟练掌握

参与正常尿控生理的肌肉有膀胱逼尿肌，由横纹肌组成的，位于尿生殖膈两层筋膜之间的尿道外括约肌及横膈、腹壁肌肉。盆底肌及肛提肌也有辅助尿控的作用。

知识点3：与尿控有关的神经　副高：熟练掌握　正高：熟练掌握

与尿控有关的神经有三组及相关的神经中枢。三组神经是指交感神经、副交感神经及体（躯干）神经，均有感觉支与运动支。副交感神经的运动支发自脊髓 $S_{2\sim4}$ 段灰质中外侧细胞柱内，经盆神经及其神经丛到达膀胱及后尿道。其感觉神经进入脊髓。

第二章 膀胱畸形

第一节 膀胱外翻

知识点1：膀胱外翻的概念　　副高：熟练掌握　正高：熟练掌握

膀胱外翻是以膀胱黏膜裸露为主要特征的综合畸形。包括腹壁、脐、耻骨及生殖器畸形，最常见的复合畸形为膀胱外翻-尿道上裂。膀胱外翻发生率为1/(3万~4万)，男性3~4倍于女性。

知识点2：膀胱外翻的发病机制　　副高：熟练掌握　正高：熟练掌握

正常胚胎发育第4周时，在外胚层与尿生殖窦之间，由于间充质细胞的迁入，形成了腹壁肌层、膀胱前壁肌层和浆膜层。如果因某种因素影响，出现间充质细胞移行障碍，在下腔壁皮肤与膀胱之间就仅有一层薄膜；或者骨盆发育异常，耻骨分离，耻骨间距增大，对膀胱及下腹壁产生了牵张作用，从而形成膀胱外翻。耻骨分离导致止于耻骨的腹直肌分离，阴茎海绵体分离，使阴茎短缩、背屈、尿道背侧裂开，出现尿道上裂。根据有无尿道上裂可分为完全性膀胱外翻与不完全性膀胱外翻。

知识点3：膀胱外翻的临床表现　　副高：熟练掌握　正高：熟练掌握

(1) 外翻膀胱黏膜鲜红，异常敏感，易出血，尿液不断从输尿管口外流，浸渍周围腹部和腿部的皮肤，臭味外扬。紧贴外翻膀胱黏膜的头侧为脐带附着处，以后不能形成肚脐。外翻黏膜长期暴露者可变厚、形成息肉及鳞状上皮化生，尤以膀胱顶部为甚，最终可使逼尿肌纤维化，导致膀胱变为僵硬的硬块。外翻膀胱的大小差异很大，小者直径仅有6~7cm，视耻骨联合分离大小而定。

(2) 膀胱外翻患儿上尿路一般正常，但也可合并马蹄肾等。随着年龄的增长，外露的膀胱纤维化可造成膀胱输尿管开口梗阻，发生肾、输尿管积水。即使手术闭合后也因输尿管位置过低，背侧缺乏肌肉支持，没有膀胱壁段输尿管作用而发生反流。

(3) 由于腹壁肌肉发育异常，患儿可合并腹股沟疝或股疝。因骨盆发育异常，耻骨联合分离、耻骨支外翻及髋外旋，患儿有摇摆步态。

(4) 男性典型的膀胱外翻常伴有尿道上裂，阴茎短小、背屈，阴茎头扁平、包皮堆于腹侧，可伴有隐睾。女性可见阴蒂分离、阴道口前移且可能狭窄及尿道背侧缺损等。

知识点4：膀胱外翻的诊断 副高：熟练掌握 正高：熟练掌握

根据典型的临床表现和体征可以明确诊断，但应注意是否合并其他畸形。B超检查有助于排除其他的合并畸形，骨盆X线片可观察耻骨间距离。静脉尿路造影可了解有无肾输尿管畸形和积水等上尿路情况。

知识点5：膀胱外翻的鉴别诊断 副高：熟练掌握 正高：熟练掌握

鉴别诊断主要为假性膀胱外翻，即有膀胱外翻时的骨、肌肉缺损，其脐孔位置低，腹直肌从脐上分裂，附着于分离的耻骨上，膀胱从分裂的腹直肌突出似股疝，但尿路是正常的。

知识点6：膀胱外翻的治疗 副高：熟练掌握 正高：熟练掌握

治疗的目的是保护肾功能，控制排尿，修复膀胱、腹壁及外生殖器，多主张分期完成。

（1）修复膀胱 膀胱内翻缝合术是保护膀胱功能的主要手段，应尽早完成，可在出生后72小时内进行。

（2）骨盆环修复术 关闭骨盆环或行髂、耻骨切开融合术，使骨盆恢复正常解剖状态，减低膀胱腹壁修复后的张力，为其提供良好的愈合条件。

（3）尿道生殖器修复术 膀胱颈重建术及尿道上裂成形术以恢复正常排尿。二期手术，于1.5~3岁施行。

（4）尿流改道手术 在功能性修复手术失败后常需要进行尿流改道手术。

知识点7：膀胱外翻术后随访及预后 副高：熟练掌握 正高：熟练掌握

（1）随访 术后需随诊上尿路情况，有无反流、梗阻及尿排空情况。术后4个月复查静脉尿路造影及排尿性膀胱造影，以检测有无上尿路扩张、反流以及有无残余感染。尿流率检查有助于诊断膀胱颈修复术后膀胱尿液排空有无梗阻。

（2）预后 如不治疗2/3病例于20岁前死于肾积水及尿路感染。术后短期并发症包括尿道瘘、尿道狭窄及皮肤裂开等。

第二节 脐尿管异常

一、脐尿管瘘

知识点1：脐尿管瘘的发病机制 副高：熟练掌握 正高：熟练掌握

连接脐部与膀胱顶部有一细管，即脐尿管。至胚胎晚期脐尿管全部闭锁，退化为脐正中韧带。若脐尿管完全不闭锁，脐部有通道与膀胱相通则形成脐尿管瘘。

知识点2：脐尿管瘘的发病情况　　副高：熟练掌握　正高：熟练掌握

脐尿管瘘临床上较少见，发生率约为1/30万，多见于男性，可合并下尿路梗阻，可发生脐尿管癌。

知识点3：脐尿管瘘的临床表现　　副高：熟练掌握　正高：熟练掌握

尿液间歇性自脐孔漏出，增加腹压时漏出增多，若合并下尿路梗阻则尿液漏出更多。合并感染时脐部出现红、肿、热、痛，流出黏稠的分泌物。

知识点4：脐尿管瘘的诊断　　副高：熟练掌握　正高：熟练掌握

（1）亚甲蓝试验　从导尿管向膀胱内注射亚甲蓝，可见蓝染尿液自脐孔漏出。

（2）渗液检查　脐部漏出液检测尿素氮和肌酐含量，可判断是否为尿液。

（3）X线检查　从脐部瘘口注入造影剂或行排泄性膀胱尿道造影，可显示瘘管；尿道膀胱造影可见造影剂从膀胱顶部自脐部漏出。

（4）膀胱镜检查　膀胱镜检查可发现膀胱顶部有一瘘孔。

知识点5：脐尿管瘘的鉴别诊断　　副高：熟练掌握　正高：熟练掌握

（1）卵黄管未闭　脐部也有液体流出，多为浑浊的渗液或肠内容物。渗液的尿素氮和肌酐检查可显示为渗出液而非尿液。膀胱内注入亚甲蓝，脐部无蓝色液体流出。脐部瘘口注入造影剂后X线检查显示造影剂通向肠腔。

（2）脐炎　脐部有红、肿、热、痛，有渗液，但膀胱内注入亚甲蓝后脐部无蓝色液体漏出。膀胱造影显示造影剂不通向脐尿管。

（3）脐窦　脐尿管靠近脐部一端未闭合，可出现脐部渗液，也可并发感染。膀胱内及脐部窦口注入造影剂后X线检查显示窦道与膀胱不通。

知识点6：脐尿管瘘的治疗　　副高：熟练掌握　正高：熟练掌握

主要治疗方法为手术切除脐尿管，缝合膀胱顶部瘘口。术后应留置导尿管或膀胱造瘘管。需要注意，部分患者可同时存在下尿路梗阻，应予以解除梗阻。

二、脐尿管囊肿

知识点7：脐尿管囊肿的发病情况　　副高：熟练掌握　正高：熟练掌握

脐尿管囊肿临床少见，多见于男性。囊肿位于脐下正中腹壁深处，介于腹横筋膜与腹膜之间。囊肿内液体为囊壁上皮的渗出物，多在儿童期发现。

知识点 8：脐尿管囊肿的临床表现　　副高：熟练掌握　正高：熟练掌握

脐下正中深部囊性肿块，大小不等，大者可触及，多无症状。继发感染时，出现局部炎症反应，脐部有脓性分泌物流出且可形成脐部窦道。偶见囊肿穿孔破入腹腔、膀胱，引起腹膜炎、尿路感染。

知识点 9：脐尿管囊肿的诊断　　副高：熟练掌握　正高：熟练掌握

B 超、CT 检查可提示下腹部、腹横筋膜与腹膜间有囊性肿块，与膀胱不相通；膀胱造影侧位片则显示肿块影位于腹膜外，胃肠造影显示为肠外肿块。

知识点 10：脐尿管囊肿的鉴别诊断　　副高：熟练掌握　正高：熟练掌握

（1）膀胱憩室　B 超显示囊肿排尿时增大，排尿后减小；排泄性膀胱尿道造影或膀胱造影斜位片可显示包块位于膀胱外，与膀胱相通；膀胱镜检查可找到憩室的开口。

（2）脐疝　一般为可复性包块，B 超、CT 检查包块内容物为肠管或组织（大网膜）而非液性包块。

知识点 11：脐尿管囊肿的治疗　　副高：熟练掌握　正高：熟练掌握

对未感染的囊肿应手术切除囊肿。如有感染则先切开引流，控制感染，待炎症消退后，再切除囊肿。对脐尿管恶变者将整个脐尿管包括肿瘤，部分腹膜，腹横筋膜及膀胱顶部切除，亦有主张作脐尿臂膀胱根治性切除术，以提高治愈率。

三、其他脐尿管畸形

知识点 12：脐尿管窦　　副高：熟练掌握　正高：熟练掌握

脐尿管窦为脐尿管顶部靠近脐的一段长期不能闭合，与外界相通，常有分泌物流出且易发生感染。脐尿管窦可发生于任何年龄，术前应做探针探查及窦道造影，与脐肠系膜残留导管不一样，脐尿管窦多位于脐下方。治疗方法以手术切除为主。

知识点 13：脐尿管憩室　　副高：熟练掌握　正高：熟练掌握

脐尿管憩室是脐尿管靠近膀胱的一端未闭合形成与膀胱相通的憩室。憩室与膀胱的开口大小不等。当开口较小时易在憩室肉形成结石，开口较宽敞的脐尿管憩室常见于典型的梨状腹综合征。对于已有结石形成的脐尿管憩室应做憩室切除术，对梨状腹综合征，若憩室是大量残余尿的来源也应做憩室切除。

第三节 重复膀胱

知识点1：重复膀胱的分类 副高：熟练掌握 正高：熟练掌握

重复膀胱分为完全性重复膀胱及不完全性重复膀胱。

（1）完全性重复膀胱 每一膀胱均有发育良好的肌层和黏膜，各有一侧输尿管和完全重复的尿道，经各自尿道排尿。

（2）不完全性重复膀胱 则仅有一个尿道共同排尿，其他还有膀胱内矢状位分隔或额状位分隔以及多房性分隔或葫芦状分隔。

知识点2：重复膀胱的发病情况 副高：熟练掌握 正高：熟练掌握

重复膀胱主要是由于胚胎发育期出现矢状位或额外的尿直肠隔将膀胱始基进一步分隔所致，常合并其他重复畸形，如重复结肠、重复阑尾、重复骶椎、重复肾、重复尿道等。此外，还可合并膀胱外翻、输尿管异位开口等。

知识点3：重复膀胱的临床表现 副高：熟练掌握 正高：熟练掌握

本症多因合并上尿路或其他器官畸形而致死产或生后不久死亡。临床上可表现为尿路刺激症状、尿失禁及其他畸形的相应症状。但也有重复膀胱长期无症状偶被发现或因并发尿路感染、结石经尿路造影而被诊断。

知识点4：重复膀胱的诊断 副高：熟练掌握 正高：熟练掌握

（1）实验室检查 合并感染时尿中可有脓细胞、红细胞。

（2）影像学检查 B超和CT检查可发现两个膀胱或膀胱内有纵隔，有时发现多房性膀胱或葫芦状膀胱，每个膀胱均有良好的肌层和黏膜。可合并其他脏器畸形。静脉尿路造影、排泄性膀胱尿道造影可明确诊断。

（3）尿道膀胱镜检查 完全性重复膀胱可发现双尿道、双膀胱，一次只能进入一个膀胱。不完全性重复膀胱可发现膀胱内矢状位或额状位分隔，甚至出现多房性膀胱。

知识点5：重复膀胱的鉴别诊断 副高：熟练掌握 正高：熟练掌握

重复膀胱要应与膀胱憩室相鉴别。膀胱憩室多存在下尿路梗阻，多不伴有其他畸形，斜位或侧位排泄性膀胱尿道造影可发现憩室位于膀胱轮廓外，排尿时憩室不缩小，反而扩大，B 超、CT 检查憩室壁较正常膀胱壁薄。

知识点 6：重复膀胱的治疗　　副高：熟练掌握　正高：熟练掌握

如无尿路梗阻和感染可不做任何处理。如存在梗阻或反复尿路感染可行手术治疗。

（1）切除膀胱中隔，解除梗阻，有异位输尿管口或狭窄者可行输尿管膀胱再植术，如一侧肾无功能，可行肾切除术。

（2）完全性重复膀胱可切除较小的膀胱，输尿管移植到较大的膀胱。

（3）同时注意治疗其他畸形。

第四节　膀胱憩室

知识点 1：膀胱憩室的概念　　副高：熟练掌握　正高：熟练掌握

膀胱憩室系由于先天性膀胱壁肌层局限性薄弱而膨出或继发于下尿路梗阻后膀胱壁自分离的逼尿肌之间突出而形成的。多见于男性，常为单发性。

知识点 2：膀胱憩室的病因　　副高：熟练掌握　正高：熟练掌握

膀胱憩室主要病因是下尿路梗阻，如后尿道瓣膜、膀胱颈挛缩和脐尿管末端未闭等，即便是先天性疾病，下尿路梗阻也是主要因素。儿童多为先天性，成人大多继发于梗阻。憩室多数位于膀胱底部（以输尿管口附近最多见）和两侧壁，发生于膀胱顶部的憩室，一般是脐尿管残留。憩室壁薄弱，为膀胱移行上皮及纤维组织。先天性憩室壁含有肌纤维，藉此可与后天性区别。

知识点 3：膀胱憩室的临床表现　　副高：熟练掌握　正高：熟练掌握

一般无特殊症状，如合并有梗阻、感染，可出现排尿困难、尿频、尿急、尿痛，部分出现血尿。巨大憩室可出现两段排尿症状，为本病的特征性表现。少数位于膀胱颈后方的巨大憩室可压迫膀胱出口导致尿潴留，压迫直肠壁引起便秘，压迫子宫而致难产。憩室较大时在下腹部可扪及包块，并发感染时有压痛。

知识点 4：膀胱憩室的诊断　　副高：熟练掌握　正高：熟练掌握

（1）实验室检查　并发感染、结合时，尿液中可有红细胞和脓细胞。

（2）B 超检查　B 超可直接发现憩室，膀胱充盈时和排尿后检查有助于诊断。

（3）X 线检查　静脉尿路造影可显示憩室或输尿管受压移位，斜位或侧位行排尿性膀胱尿道造影，并于膀胱排空后再次摄片可明确诊断。排尿时憩室不缩小，反而扩大。

（4）CT 检查　可清楚地显示憩室的大小、部位。

（5）膀胱镜检查　膀胱镜检查可看到憩室的开口及与输尿管开口的关系，可观察到憩室内有无结石和肿瘤。

知识点 5：膀胱憩室的鉴别诊断　　副高：熟练掌握　正高：熟练掌握

（1）输尿管憩室　并发感染时同样有尿频、尿急、尿痛等尿路刺激症状，憩室较大时也可扪及包块，但 B 超显示囊性包块在膀胱轮廓外。输尿管下端的憩室可借 B 超、CT、MRI 结合排泄性或逆行尿路造影，显示憩室的部位，且憩室以上可见输尿管扩张。

（2）尿道憩室　同样有两段排尿，但膀胱造影和排尿性膀胱尿道造影可显示膀胱内无憩室，尿道内有囊性肿块，尿道镜检查显示憩室开口在尿道而不是在膀胱。

（3）重复膀胱　B 超及 CT 检查显示膀胱有完整的肌层和黏膜，经尿道造影和膀胱镜检查膀胱内有分隔或者是两个完整的膀胱。

知识点 6：膀胱憩室的治疗　　副高：熟练掌握　正高：熟练掌握

（1）如憩室较小，仅解除梗阻，不必行憩室切除。

（2）憩室巨大，输尿管口邻近憩室或位于憩室内，有膀胱输尿管反流，则需做憩室切除、输尿管膀胱再植术。

（3）经常感染，并发结石、肿瘤的憩室，需行憩室切除术。

（4）先天性憩室较大，多位于膀胱基底部，常造成膀胱出口梗阻、膀胱输尿管反流和继发感染，需手术切除憩室。

第三章 膀 胱 癌

第一节 膀胱癌的病因病理

一、病因

知识点1：化学致癌物质 副高：熟练掌握 正高：熟练掌握

一些芳香胺类的化学物质，如4-氨基联苯、α-萘胺、β-萘胺和联苯胺，经皮肤、呼吸道或消化道吸收后，自尿液中排出其代谢产物如邻羟氧基酚等，后者可作用于尿路上皮并诱发肿瘤，因尿液在膀胱中停留时间最长，故膀胱肿瘤发病率最高。这些致癌物质多见于染料工业、皮革业、金属加工及有机化学等相关工作，致癌力强度按前述顺序递减，人接触该类物质后致发生癌的潜伏期为5~50年，多在20年左右。

知识点2：内源性色氨酸代谢异常 副高：熟练掌握 正高：熟练掌握

色氨酸正常的最终代谢产物为烟酸，当有代谢障碍时则出现中间代谢产物积聚，如3-羟犬尿氨酸原、3-羟邻氨基苯酸及3-羟-2-氨基-苯乙酮等，这些中间产物均属邻羟氨基酚类物质，已在动物实验中证实诱发小鼠膀胱肿瘤。

知识点3：吸烟 副高：熟练掌握 正高：熟练掌握

近年来发现吸烟与膀胱肿瘤有明显关系，男性吸烟者比不吸烟者的膀胱癌发病率高4倍。

知识点4：食品 副高：熟练掌握 正高：熟练掌握

人工甜味品如糖精等可能有致膀胱癌作用。

知识点5：药品 副高：熟练掌握 正高：熟练掌握

长期服用镇痛药非那西丁，或肾移植患者长期服用环孢素A等免疫抑制药能增加膀胱肿瘤发生危险。

知识点6：疾病诱因　　副高：熟练掌握　正高：熟练掌握

埃及血吸虫病患者，由于膀胱壁中血吸虫卵的刺激，可诱发膀胱肿瘤的发生。膀胱黏膜白斑病、结石、长期尿潴留、某些病毒感染以及药物环磷酰胺等也可能诱发膀胱肿瘤。

二、病理

知识点7：膀胱癌病理分型　　副高：熟练掌握　正高：熟练掌握

尿路被覆的上皮统称为尿路上皮。膀胱癌包括尿路上皮细胞癌、鳞状细胞癌和腺细胞癌，其次还有较少见的转移性癌、小细胞癌和癌肉瘤等。其中，膀胱尿路上皮癌最为常见，占膀胱癌的90%以上。膀胱鳞状细胞癌比较少见，占膀胱癌的3%～7%。膀胱腺癌更为少见，占膀胱癌的比例<2%。生长方式一种是向膀胱腔内生长成为乳头状瘤或乳头状癌；另一种在上皮内浸润性生长，形成原位癌、内翻性乳头状瘤和浸润性癌。

知识点8：膀胱癌病理分级　　副高：熟练掌握　正高：熟练掌握

膀胱肿瘤的恶性程度以分级（grade）表示，目前普遍采用WHO分级法（WHO 1973，WHO/ISUP 1998，WHO 2004）。我国《膀胱肿瘤诊疗指南2009年版》推荐使用WHO 2004分级法，以便采用统一的标准诊断膀胱肿瘤，更好地反映肿瘤的危险倾向。

（1）WHO 1973分级法　1973年WHO的膀胱癌组织学分级法是根据癌细胞的分化程度，将其分为高分化、中分化和低分化3级，分别用Ⅰ级、Ⅱ级、Ⅲ级表示（简称G_1、G_2、G_3）。

Ⅰ级肿瘤的分化好，移行上皮层多于7层，其结构及核的异形与正常稍有差异，偶见核分裂。

Ⅱ级除上皮增厚外，细胞极性消失中等度核异形性出现，核分裂常见。

Ⅲ级为不分化形，与正常上皮毫无相似之处，核分裂多见。

膀胱癌的分级与膀胱癌的复发、浸润性成正比，Ⅰ级、Ⅱ级、Ⅲ级膀胱癌发展为浸润癌的可能性为10%、50%、80%。

（2）WHO/ISUP分级法　1998年WHO和国际泌尿病理协会（ISUP）提出了非浸润性尿路上皮癌新分类法，2004年WHO正式公布了这一新的分级法。新分类法中肿瘤的分类主要基于光镜下的显微组织特征，此分级法将尿路上皮肿瘤分为低度恶性倾向尿路上皮乳头状肿瘤、低分级和高分级尿路上皮癌。

知识点9：膀胱癌的病理分期　　副高：熟练掌握　正高：熟练掌握

目前主要有两种分期方法，一种是美国的Jewett-Strong-Marshall分期法，另一种为国际抗癌联盟（UICC）的TNM分期法。目前普遍采用国际抗癌联盟的2002年第6版TNM分期法（表5-1、图5-1）。膀胱乳头状瘤限于其细胞和正常移行细胞无区别者，较少见，未列入临床和病理分期。

表 5-1 2001 年膀胱癌 TNM 分期

原发肿瘤（T）

T_x 原发肿瘤无法评估

T_0 无原发肿瘤证据

T_a 非浸润性乳头状癌

Tis 原位癌："平坦肿瘤"

T_1 肿瘤侵犯上皮下结缔组织

T_2 肿瘤侵犯肌层

pT_{2a} 肿瘤侵犯浅肌层（内 1/2）

pT_{2b} 肿瘤侵犯深肌层（外 1/2）

T_3 肿瘤侵犯膀胱周围组织

pT_{3a} 显微镜下

pT_{3b} 肉眼（膀胱外肿块）

T_4 肿瘤侵犯下列任何器官：前列腺、子宫、阴道、盆腔、腹壁

T_{4a} 肿瘤浸润前列腺、子宫、阴道

T_{4b} 肿瘤侵犯盆腔、腹壁

区域淋巴结（N）*

N_x 区域淋巴结无法评估

N_0 无区域淋巴结转移

N_1 单个淋巴结转移，最大直径≤2cm

N_2 单个淋巴结转移，最大直径>2cm，但≤5cm 或多个淋巴结转移，但无一最大直径>5cm 者

N_3 单个淋巴结转移，最大直径>5cm

远处转移（M）

M_x 远处转移无法评估

M_0 无远处转移

M_1 有远处转移

*：区域淋巴结为真性盆腔的淋巴结即髂总动脉分叉以下的盆腔淋巴结。其分期中区域淋巴结转移的意义在于淋巴结的数量和大小，而不在于是单侧还是双侧转移。包括髂内动脉淋巴结、髂外动脉淋巴结、闭孔淋巴结、膀胱周围淋巴结、骶骨淋巴结（侧方、骶岬）和骶前淋巴结等。

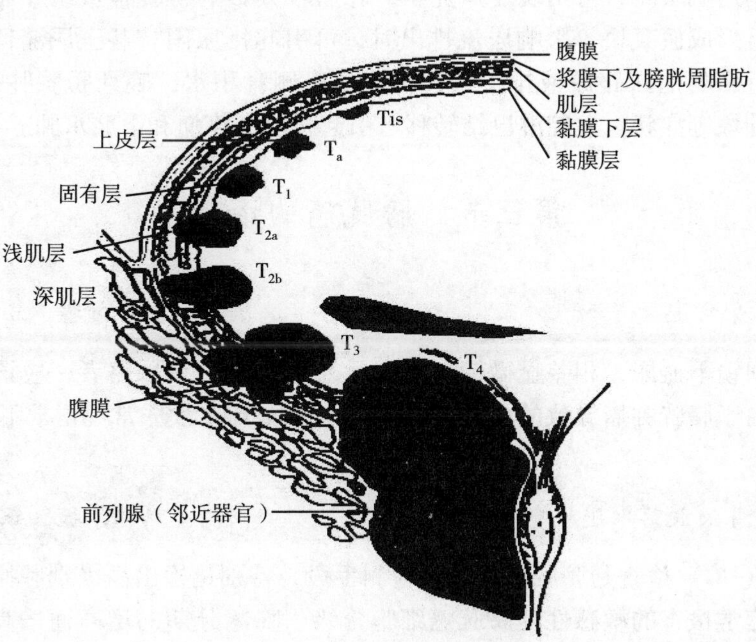

图 5-1 膀胱肿瘤 TNM 分期

第二节 膀胱癌的临床表现

知识点1：血尿 副高：熟练掌握 正高：熟练掌握

绝大多数膀胱肿瘤患者的首发症状是无痛性血尿，如肿瘤位于三角区或其附近，血尿常为终末出现。如肿瘤出血较多时，亦可出现全程血尿。血尿可间歇性出现，常能自行停止或减轻，容易造成“治愈”或“好转”的错觉。血尿严重者因血块阻塞尿道内口可引起尿潴留。血尿程度与肿瘤大小、数目、恶性程度可不完全一致，非上皮肿瘤血尿情况一般不很明显。

知识点2：膀胱刺激症状 副高：熟练掌握 正高：熟练掌握

肿瘤坏死、溃疡、合并炎症以及形成感染时，患者可出现尿频、尿急、尿痛等膀胱刺激症状。

知识点3：其他 副高：熟练掌握 正高：熟练掌握

当肿瘤浸润达肌层时，可出现疼痛症状，肿瘤较大影响膀胱容量或肿瘤发生在膀胱颈部，或出血严重形成血凝块等影响尿流排出时，可引起排尿困难甚至尿潴留。膀胱肿瘤位于输尿管口附近影响上尿路尿液排空时，可造成患侧肾积水，晚期膀胱肿瘤患者有贫血、水肿、下腹部肿块等症状，盆腔淋巴结转移可引起腰骶部疼痛和下肢水肿。

第三节 膀胱癌的诊断

知识点1：尿常规 副高：熟练掌握 正高：熟练掌握

有较长时间镜下血尿，相差显微镜分析提示血尿来源于下尿路者，应该警惕有无膀胱肿瘤的发生。由于膀胱肿瘤导致的血尿可为间歇性，故1~2次尿常规正常不能除外膀胱癌。

知识点2：尿液脱落细胞检查 副高：熟练掌握 正高：熟练掌握

尿细胞学（UC）检查是膀胱癌的重要检测手段，特别是检出高级别肿瘤（包括原位癌[Tis]）。尿细胞学检查的敏感性随膀胱癌细胞分级、临床分期的增高而增高。细胞体积增大、胞核-胞质比例增高、核多形性、核深染和不规则以及核仁突起等是高级别膀胱癌的特征性所见。为了防止肿瘤细胞的自溶漏诊及增加阳性率，一般连续检查3天的尿液，留取尿液标本后应及时送检。

知识点3：瘤标检测 副高：熟练掌握 正高：熟练掌握

（1）以尿液中物质为检测对象的肿瘤标志物

1）膀胱肿瘤抗原（BTA）：是膀胱肿瘤在生长过程中释放的蛋白水解酶降解基底膜的各种成分形成的胶原片段、糖蛋白和蛋白多糖等释放进入膀胱腔内形成的复合物。有两种检测BTA方法：BTA stat和BTA TRAK，前者为定性试验，后者为定量试验，均检测患者尿中补体因子H-相关蛋白。

2）核基质蛋白（NMP）：是核基质的主要组成部分，NMP22属于NMP的一种，又称有丝分裂器蛋白，在细胞死亡后被释放，以可溶性复合物或片段的形式存在于人尿液中。采用酶联免疫吸附试验（ELISA）测定其浓度。

3）存活素（SV）：又称尿液凋亡抑制蛋白，是一个具有潜在价值的肿瘤标志物。

（2）以尿脱落细胞为检测目标的肿瘤标志物

1）端粒酶：是真核细胞染色体末端的一段特殊的DNA结构，各级膀胱上皮细胞癌患者尿中均有端粒酶活性表现，故检测端粒酶的RNA水平有助于诊断膀胱癌，但端粒酶活性与肿瘤的分期分级无关。

2）流式细胞光度术（FCM）：是测量细胞DNA含量异常的检查膀胱肿瘤细胞学方法。

3）UroVysion试验：采用多色荧光原位杂交（FISH）探针，检测尿脱落细胞染色体异常，又称FISH试验。

知识点4：膀胱镜检查 副高：熟练掌握 正高：熟练掌握

膀胱镜检查对诊断具有决定性意义。膀胱镜检查应包括全程尿道和膀胱，检查膀胱时应边观察边慢慢充盈，对膀胱壁突起要区分真正病变还是黏膜皱褶。应避免过度充盈以免掩盖微小病变，如Cis。绝大多数病例可通过膀胱镜直接看到肿瘤生长的部位、大小、数目，以及与输尿管开口和尿道内口的关系，并可在肿瘤附近及远离之处取材，以了解有无上皮变异或原位癌，对决定治疗方案及预后很重要。取活检时须注意同时从肿瘤根部和顶部取材，分开送病检，因为顶部组织的恶性度一般比根部的高。若未见肿瘤，最后做膀胱反复冲洗，收集冲洗液连同检查前自解尿液送细胞学检查。

知识点5：超声检查 副高：熟练掌握 正高：熟练掌握

超声检查是目前诊断膀胱癌最为简便、经济、具较高检出率的一种诊断方法。能在膀胱适度充盈下清晰显示肿瘤的部位、数目、大小、形态及基底宽窄等情况，能分辨出0.5cm以上的膀胱肿瘤，同时还能检测上尿路是否有积水扩张。经腹超声检查是膀胱癌术前诊断和分期、术后复查的首选方法，经直肠和经尿道超声检查能更清晰显示膀胱癌部位及浸润程度，可对膀胱癌进行更为准确的分期。

知识点 6：X 线检查 副高：熟练掌握 正高：熟练掌握

尿路平片（KUB 平片）不能用于膀胱肿瘤的诊断，但可以了解有无伴发的泌尿系结石。静脉肾盂造影（IVU）可以了解有无上尿路同时发生的肿瘤，较大的膀胱肿瘤可见膀胱内的充盈缺损。

知识点 7：CT 检查 副高：熟练掌握 正高：熟练掌握

（1）CT 检查能清晰地显示 1cm 以上的膀胱肿瘤，CT 薄层扫描能增加肿瘤的检出率。

（2）CT 扫描可分辨出肌层、膀胱周围的浸润，用于膀胱癌的分期诊断。

（3）CT 可清晰显示肿大淋巴结，>1cm 者被视为转移可能，但肿大淋巴结不能区分是转移还是炎症，有时需结合临床分析。

（4）CT 对早期局限于膀胱壁内的<1cm 的肿块不易显示，易漏诊，需结合膀胱镜检查。

（5）CT 仿真膀胱镜可获取与膀胱镜相似的视觉信息，是膀胱镜较好的替代和补充方法。

知识点 8：MRI 检查 副高：熟练掌握 正高：熟练掌握

MRI 诊断原则与 CT 相同。凸入膀胱的肿块和膀胱壁的局限性增厚在 T_1WI 上呈等或略高信号，T_2WI 上呈低于尿液的略高信号，但小肿瘤有时被尿液高信号掩盖显示不满意。MRI 对肿瘤的分期略优于 CT，判断膀胱肌壁受侵程度较 CT 准确。应用造影剂行 MRI 检查进行检查，可更好区分非肌层浸润性肿瘤与肌层浸润性肿瘤以及浸润深度，也可发现正常大小淋巴结有无转移征象。

知识点 9：5-氨基乙酰丙酸荧光膀胱镜检查（PDD）

副高：熟练掌握 正高：熟练掌握

5-氨基乙酰丙酸（5-ALA）荧光膀胱镜检查是通过向膀胱内灌注 5-ALA 产生荧光物质特异性地积聚于肿瘤细胞中，在激光激发下产生强烈的红色荧光，与正常膀胱黏膜的蓝色荧光形成鲜明对比，能够发现普通膀胱镜难以发现的小肿瘤、不典型增生或原位癌，检出率可以增加 20%~25%。

知识点 10：诊断性经尿道电切术（TUR） 副高：熟练掌握 正高：熟练掌握

诊断性经尿道电切术作为诊断膀胱癌的首选方法，已逐渐被采纳。如果影像学检查发现膀胱内有肿瘤病变，并且没有明显的膀胱肌层浸润征象，可以酌情省略膀胱镜检查，在麻醉下直接行诊断性 TUR，既可以切除肿瘤，又能对肿瘤标本进行组织学检查以明确病理诊断、肿瘤分级和分期，为进一步治疗以及判断预后提供依据。

第四节 膀胱癌的治疗

一、非肌层浸润性膀胱癌的治疗

知识点1：非肌层浸润性膀胱癌的概念　　副高：熟练掌握　正高：熟练掌握

非肌层浸润性膀胱癌又称为表浅性膀胱癌，占全部膀胱肿瘤的75%~85%，其中T_a占70%、T_1占20%、Tis占10%。T_a和T_1虽然都属于非肌层浸润性膀胱癌，但两者的生物学特性有显著不同，由于固有层内血管和淋巴管丰富，因此T_1容易发生肿瘤扩散。

知识点2：经尿道膀胱肿瘤切除术　　副高：熟练掌握　正高：熟练掌握

经尿道膀胱肿瘤切除术（TURBT）既是非肌层浸润性膀胱癌的重要诊断方法，同时也是主要的治疗手段。既可以切除肉眼可见的全部肿瘤，又可以切除组织进行病理分级和分期。

（1）闭孔神经反射及处理　在切除膀胱侧壁肿瘤时，应警惕闭孔反射的发生，膀胱不要充盈过多，采用最小有效的切割电流进行切割。肿瘤较小时，改用电凝摧毁肿瘤。手术时电切环稍伸出电切镜鞘，进行短促电切，以便发生闭孔反射时及时回收电切环。必要时可行闭孔神经封闭，具体方法有：经闭孔法、耻骨上法（经腹壁法）、膀胱内直接注射法。

（2）膀胱肿瘤的再次电切　①时间：再次电切与首次电切的理想间隔时限尚未明确。大多数专家认为最好在首次电切后2~6周行再次电切，主要是经此间隔时间后，首次电切导致的炎症已消退。②部位：大家公认应在首次电切部位进行，而且切除标本中应包含膀胱肌层组织。

（3）膀胱肿瘤合并良性前列腺增生症的同期手术　①因此手术风险大，高压下施行TURP手术时间不宜过长；②切除膀胱肿瘤时谨慎操作，尽量避免膀胱穿孔，过早的膀胱穿孔会影响下一步的手术操作；③术中密切观察下腹部变化，及时放液，避免压力过高导致膀胱内电切创面穿孔；④中叶突入膀胱影响操作时，先切除部分中叶腺体，再切除肿瘤，这有利于膀胱肿瘤的彻底切除；⑤TURP结束后应常规再次检查膀胱肿瘤创面及膀胱颈部，警惕肿瘤被遗漏。施行TURBT时采用蒸馏水灌洗，肿瘤切除完成后反复冲洗，吸净组织块，尽可能减少肿瘤种植。

知识点3：经尿道激光手术　　副高：熟练掌握　正高：熟练掌握

激光手术术前需进行肿瘤活检以便进行病理诊断。激光手术对于肿瘤分期有困难，一般适合于乳头状低级别尿路上皮癌，以及病史为低级别、低分期的尿路上皮癌。目前临床上常用的激光有钬激光和绿激光等。

（1）钬激光　切割、气化肿瘤过程中无电流产生，释放热量少，其手术过程中可达到较精确解剖层次，其止血及电凝效果被认为优于电切切除肿瘤时，应先将肿瘤周围 1cm 范围黏膜及基底封闭，以减少术中肿瘤转移机会。

（2）绿激光　绿激光对组织的气化切割、切开、止血同时完成，可达到非常精确的解剖层次。因为绿激光光束是侧向发射的，只要旋转光纤就可以做到使激光从组织上扫过，因此剖面或周围无焦灼样外观，创面新鲜，无意外损伤。

知识点 4：光动力学治疗　　副高：熟练掌握　正高：熟练掌握

5-ALA 膀胱灌注的肿瘤光动力学治疗方法：将浓度为 3%的 5-ALA 溶液 50ml 经尿管注入膀胱，尽量保留较长时间（4 小时以上），经尿道置入球形激光散射装置，激光功率设置为 3.9W，以波长为 633nm 激光行膀胱内照射 20 分钟左右。照射时一般采取全膀胱照射，以达到根治效果，必要时需辅助以 B 超来定位。为防止照射不均匀，还可用导光介质来充盈膀胱以使膀胱各医获得较一致的光量达到更好的治疗效果，照射过程中须保持膀胱容量的恒定及避免膀胱出血，否则容量改变及血液吸收激光均对照射量产生影响。在照射时可用激光测量器测量光的强度，总光量应为直射光量的 5 倍。膀胱照射后通常留置 Foley 导尿管，使膀胱松弛，有膀胱痉挛者可使用解痉药物。患者术后不需避光。

知识点 5：术后膀胱灌注化疗　　副高：熟练掌握　正高：熟练掌握

（1）TURBT 术后即刻膀胱灌注化疗　即 TURBT 术后 24 小时内完成化疗药物膀胱腔内灌注。对于低危非肌层浸润性膀胱癌患者可以术后行即刻灌注表柔比星或丝裂霉素等化疗药物，肿瘤复发的概率很低，因此即刻灌注后可以不再继续进行膀胱灌注治疗。

（2）术后早期膀胱灌注化疗及维持膀胱灌注化疗　对于中危和高危的非肌层浸润性膀胱癌，术后 24 小时内即刻膀胱灌注治疗后，建议继续膀胱灌注化疗，每周 1 次，共 4~8 周，随后进行膀胱维持灌注化疗，每月 1 次，共 6~12 个月。

（3）膀胱灌注化疗的药物　膀胱灌注化疗常用药物包括阿霉素、表柔比星、丝裂霉素、吡柔比星、羟喜树碱等。尿液的 pH 值、化疗药的浓度与膀胱灌注化疗效果有关，并且药物浓度比药量更重要。化疗药物应通过导尿管灌入膀胱，膀胱内保留时间需依据药物说明书可选择 0.5~2 小时。灌注前不要大量饮水，避免尿液将药物稀释。表柔比星的常用剂量为 50~80mg，丝裂霉素为 20~60mg，吡柔比星为 30mg，羟喜树碱为 10~20mg。其他的化疗药物还包括吉西他滨等。膀胱灌注化疗的主要不良反应是化学性膀胱炎，程度与灌注剂量和频率相关，TURBT 术后即刻膀胱灌注更应注意药物的不良反应。多数不良反应在停止灌注后可以自行改善。

知识点 6：术后膀胱灌注免疫治疗　　副高：熟练掌握　正高：熟练掌握

（1）卡介苗（BCG）　BCG 膀胱灌注适合于高危非肌层浸润性膀胱癌的治疗，可以预防膀胱肿瘤的进展，但 BCG 不能改变低危非肌层浸润性膀胱癌的病程，而且由于 BCC 灌注的不良反应发生率较高，对于低危非肌层浸润膀胱尿路上皮癌不建议行 BCG 灌注治疗。BCG 治疗一般采用 6 周灌注诱导免疫应答，再加 3 周的灌注强化以维持良好的免疫反应。

（2）免疫调节剂　①IFN 是一种糖蛋白，为膀胱内灌注最常采用的生物制剂，能够上调宿主的免疫反应，具有抗病毒、抗增生及免疫调节等作用。②IL-2 是另一种常用的免疫调节剂。通常采用腔内灌注或肿瘤部位注射的方式亦取得了较好的疗效。

知识点 7：复发肿瘤的灌注治疗　　副高：熟练掌握　正高：熟练掌握

膀胱肿瘤复发后，一般建议再次 TURBT 治疗。依照 TURBT 术后分级及分期，重新进行膀胱灌注治疗，对频繁复发和多发者，建议行 BCG 灌注治疗。

知识点 8：T1G3 膀胱癌的治疗　　副高：熟练掌握　正高：熟练掌握

T1G3 膀胱癌通过 BCG 灌注治疗或膀胱灌注化疗，有 50% 可以保留膀胱。建议先行 TURBT 术，对术后病理诊断分级为 G3 而标本未见肌层组织的病例，建议 2~6 周后再次行 TURBT 术获取肌层组织标本。无肌层浸润者，术后行 BCG 灌注治疗或膀胱灌注化疗药物。对于 2 周期 BCG 灌注治疗或 6 个月膀胱灌注化疗无效或复发的病例，建议行膀胱根治性切除术。

二、肌层浸润性膀胱癌的治疗

知识点 9：根治性膀胱切除术　　副高：熟练掌握　正高：熟练掌握

根治性膀胱切除术同时行盆腔淋巴结清扫术，是肌层浸润性膀胱癌的标准治疗，可以提高浸润性膀胱癌患者生存率，避免局部复发和远处转移。该手术需要根据肿瘤的病理类型、分期、分级、肿瘤发生部位、有无累及邻近器官等情况，结合患者的全身状况进行选择。

知识点 10：保留膀胱的手术　　副高：熟练掌握　正高：熟练掌握

（1）适应证　身体条件不能耐受根治性膀胱切除术，或不愿接受根治性膀胱切除术的浸润性膀胱癌患者。

（2）手术方式　①经尿道膀胱肿瘤切除术（TURBT）：适用于多数保留膀胱的浸润性膀胱癌患者。②膀胱部分切除术：适用于肿瘤位于膀胱憩室内、输尿管开口周围或肿瘤位于经尿道手术操作盲区的患者，有严重尿道狭窄和无法承受截石位的患者。

知识点 11：尿流改道术　　副高：熟练掌握　正高：熟练掌握

浸润性膀胱肿瘤患者行膀胱全切术后常需行永久性尿流改道术，以保护肾功能、提高患者生活质量是治疗的最终目标。手术方法有：

（1）不可控尿流改道　即采取最直接的路径，将尿液引流至体外。常用的方法为回肠膀胱术，手术方式简单、安全、有效，主要缺点是需腹壁造口、终身佩戴集尿袋。

（2）可控尿流改道　①可控贮尿囊：在多种术式中值得推荐的是使用缩窄的末段回肠作输出道的回结肠贮尿囊，使用原位阑尾作输出道的回结肠贮尿囊以及去带盲升结肠贮尿囊。②利用肛门控制尿液术式：尿粪合流术，这种术式易出现逆行感染、高氯性酸中毒、肾功能受损和恶变等并发症，现已很少用；尿粪分流术，方法简单，能建立一个相对低压、可控的直肠储尿囊，现在仍为许多医院所采用。

（3）膀胱重建或原位新膀胱　原位新膀胱术由于患者术后生活质量高，近 10 年内已被很多的治疗中心作为尿流改道的首选术式。原位新膀胱主要包括回肠原位新膀胱术、回结肠原位新膀胱术、去带回盲升结肠原位新膀胱术。

知识点 12：膀胱癌化疗　　副高：熟悉　正高：熟悉

（1）对于可手术的 T_2~T_{4a}期患者，术前可行新辅助化疗。如动脉导管化疗，通过对双侧髂内动脉灌注化疗药物达到对局部肿瘤病灶的治疗作用，对局部肿瘤效果较全身化疗好。

（2）辅助化疗是在手术后选择性给予化疗的策略，包括较早期的膀胱切除术及后继的化疗。①对于临床 T_2 或 T_3 期患者，根治性膀胱切除术后病理若显示淋巴结阳性或为 pT_3，术前未行新辅助化疗者术后可采用辅助化疗。②膀胱部分切除患者术后病理若显示淋巴结阳性或切缘阳性或为 pT_3，术后亦可采用辅助化疗。

（3）对于临床 T_{4a}及 T_{4b}患者，若 CT 显示淋巴结阴性或发现不正常淋巴结经活检阴性，可行化疗或化疗+放疗，或手术+化疗（仅限于选择性 cT_{4a}患者）。CT 显示有肿大淋巴结经活检阳性的，则行化疗或化疗+放疗。

（4）转移性膀胱癌应常规行全身系统化疗，尤其是无法切除、弥漫性转移、可测量的转移病灶。身体状况不宜或不愿意接受根治性膀胱切除术者也可行全身系统化疗+放疗。

知识点 13：膀胱癌放疗　　副高：熟悉　正高：熟悉

（1）根治性放疗　膀胱外照射方法包括常规外照射、三维适形放疗及强调适形放疗。单纯放射治疗靶区剂最通常为 60~66Gy，每天剂量通常为 1.8~2Gy，整个疗程不超过 6~7 周。目前常用的放疗日程为：①50~55Gy，分 25~28 次完成（>4 周）；②64~66Gy，分 32~33 次完成（>6.5 周）。

（2）辅助性放疗　根治性膀胱切除术前放疗无明显优越性。膀胱全切或膀胱部分切除手术未切净的残存肿瘤或术后病理切缘阳性者，可行术后辅助放疗。

（3）姑息性放疗　通过短程放疗（7Gy×3 天；3~3.5Cy×10 天）可减轻因膀胱肿瘤巨大造成无法控制的症状，如血尿、尿急、疼痛等。但这种治疗可增加急性肠道并发症的危险，包括腹泻和腹部痉挛疼痛。

第四章 膀胱炎症

第一节 间质性膀胱炎

知识点1：间质性膀胱炎的概念 副高：掌握 正高：掌握

间质性膀胱炎（IC）又称Hunner溃疡，是一种慢性非细菌性膀胱炎症，常发生于中年妇女，其特点主要是膀胱壁的纤维化，并伴有膀胱容量的减少。表现为痛性膀胱疾病，症状多持续一年以上。病变累及膀胱全层，黏膜肿胀、充血并可发生裂隙或溃疡，溃疡常位于膀胱前壁和顶部。

知识点2：间质性膀胱炎的病因及发病机制 副高：掌握 正高：掌握

IC的病因及发病机制仍不清楚，根据目前的研究进展，大致有隐匿性感染、遗传因素、神经源性炎症反应、肥大细胞活化、自身免疫性疾病、膀胱黏膜屏障破坏、尿液毒性作用等假说。

知识点3：间质性膀胱炎的临床表现 副高：掌握 正高：掌握

主要表现为昼夜尿频、尿急、尿痛，排尿困难；耻骨上及尿道、会阴部、肛门周围和盆腔疼痛，性交及走路时加重；膀胱充盈时剧痛，排尿后疼痛减轻为其特征。

知识点4：间质性膀胱炎的诊断 副高：掌握 正高：掌握

（1）体格检查　膀胱区可触及饱满的膀胱，且有压痛。功能性膀胱容量缩小，一般为50~150ml。

（2）实验室检查　尿内可无异常发现，偶有少量血尿，脓细胞很少。尿培养无细菌生长。尿中嗜酸性阳离子蛋白浓度增加。

（3）膀胱镜检查　在充液时有疼痛，故需要在麻醉下进行检查，可见膀胱黏膜有小的表浅溃疡，尤其是前壁和顶部，或见到瘢痕、裂隙或渗血；膀胱扩张后更明显。活检可见黏膜及肌层中肥大细胞数目明显增多，为其特殊的病理表现。

知识点5：间质性膀胱炎的治疗原则 副高：掌握 正高：掌握

间质性膀胱炎的治愈非常困难，应向患者说明治疗的目的只是缓解症状，改善生活质量，很难达到完全缓解和根治。每一种治疗方法并非适用于所有的患者，几种方法联合应用可取得较好的效果。治疗间质性膀胱炎应该是越早越好。

知识点6：间质性膀胱炎患者饮食调节 副高：掌握 正高：掌握

饮食调节是最基本的治疗方法，IC 患者应以清淡饮食为主，避免刺激性食物和饮料，对食物过敏的患者尤为重要。但并非所有的患者都有食物过敏史，且过于严格的饮食控制可能导致营养不良。因此，饮食调节的治疗方案应该个体化。

知识点7：间质性膀胱炎的药物治疗 副高：掌握 正高：掌握

（1）免疫抑制剂　氢化可的松每日 100mg 或泼尼松每日 10~20mg；硫唑嘌呤 100mg/d。

（2）抗组胺药　曲吡那敏 50mg，每日 4 次。

（3）肝素　可中和嗜酸性阳离子蛋白，5000U/次皮下注射，每 8 小时一次，两天后改 12 小时一次，用药后 12 小时症状减轻。亦可用长效肝素钠 2 万 U 静脉滴注，藉以阻断组胺的作用。

（4）硫酸戊聚糖钠　150mg，每日两次，4~8 周一疗程，可补充膀胱黏膜缺失的氨基葡聚糖。

（5）其他　维生素 E 100mg 口服，每日 3 次，4 周为一疗程；抗结缔组织药，氯喹 250mg 口服，每日 3 次；雌激素、阿米替林、抗胆碱药、解痉镇痛药、钙通道阻滞剂等。

知识点8：膀胱扩张疗法 副高：掌握 正高：掌握

在硬膜外麻醉或全麻下先行膀胱镜检查，然后向膀胱内以 80~100cmH_2O 的压力注入盐水逐步扩张膀胱，持续 30 分钟。扩张之后，通常会有 2~3 天的强烈膀胱不舒服感觉，但之后反而会有一段时间膀胱疼痛较为消失，尿频、尿急的症状也有较为明显的改善。此种情形是由于膀胱用水扩张后对位于膀胱壁上之感觉神经末梢所造成的破坏。

知识点9：膀胱药物灌注 副高：掌握 正高：掌握

（1）硝酸银 30ml，浓度由 1∶5000 逐渐增至 1∶100，配合应用 0.5%~1%丁卡因。保留 4 分钟后放出，可取得较好效果。

（2）50%二甲基亚砜 50ml 注入膀胱，每周 2 次，每次保留 15 分钟，配合皮质激素效果更好。

（3）在麻醉状态下膀胱内灌入新配制的 0.4%氧氮苯磺酸钠，在 10cmH_2O（0.98kPa）压力下用 1000m1 溶液反复充分扩张膀胱，可获较好疗效、对有输尿管反流者忌用。

（4）BCG 对膀胱容量>80ml 者应用，可激活及调节膀胱的免疫反应。

（5）经膀胱镜将氢化可的松或肝素注射在溃疡周围，可扩大膀胱容量、缓解症状。

知识点 10：间质性膀胱炎外科手术治疗　　副高：掌握　正高：掌握

如果患者已经变成慢性间质性膀胱炎同时其膀胱容量已经缩小至 150ml 以下，患者的下尿路症状又因为膀胱挛缩而变得十分严重时，可以考虑行膀胱切除手术或肠道膀胱扩大整形术。

第二节　急性膀胱炎

知识点 1：急性膀胱炎的病因　　副高：熟练掌握　正高：熟练掌握

膀胱感染的途径以上行感染最常见。发病率女性高于男性。因女性尿道短，常被邻近阴道和肛门的内容物所污染，即粪便-会阴-尿路感染途径。

知识点 2：急性膀胱炎的病理　　副高：熟练掌握　正高：熟练掌握

在急性膀胱炎早期，膀胱黏膜充血水肿，有白细胞浸润，可有斑片状出血，以膀胱三角区和尿道内口处最明显。后期的膀胱黏膜脆性增加，易出血，表面呈颗粒状，局部有浅表溃疡，内含渗出物，但一般不累及肌层，经抗生素治疗后可不留痕迹。

知识点 3：急性膀胱炎的临床表现　　副高：熟练掌握　正高：熟练掌握

急性膀胱炎可突然发生或缓慢发生，排尿时尿道有烧灼样疼痛，尿频，往往伴尿急，严重对类似尿失禁。尿浑浊、尿液中有脓细胞，有时出现血尿，常在排尿终末时明显。耻骨上膀胱区有轻度压痛。单纯急性膀胱炎，无全身症状，无发热。

知识点 4：急性膀胱炎的诊断　　副高：熟练掌握　正高：熟练掌握

急性膀胱炎的诊断，除根据病史及体征外，需做中段尿液检查，尿液中常有大量脓细胞和红细胞。将尿液涂片行革兰染色检查，初步明确细菌的性质，同时行细菌培养、菌落计数和抗生素敏感试验，为以后治疗提供更准确的依据。急性膀胱炎的患者血液中白细胞可升高。急性膀胱炎时忌行膀胱镜检查。

知识点 5：急性膀胱炎的治疗　　副高：熟练掌握　正高：熟练掌握

急性膀胱炎，需卧床休息，多饮水，避免刺激性食物，热水坐浴可改善会阴部血液循环，减轻症状。用碳酸氢钠或枸橼酸钾等碱性药物，可降低尿液酸度，缓解膀胱痉挛。黄酮哌酯盐（泌尿灵），可解除痉挛，减轻排尿刺激症状。

根据致病菌属，选用合适的抗菌药物。喹诺酮类抗菌药为广谱抗菌药，对多种革兰阴性及阳性菌均有效，耐药菌株低，是目前治疗单纯性膀胱炎的首选药物。

第三节　慢性膀胱炎

知识点1：慢性膀胱炎的病因　　副高：熟练掌握　正高：熟练掌握

慢性膀胱炎常是上尿路慢性感染的继发改变，也可能是急性膀胱炎未彻底治愈而转为慢性或为某些下尿路病变的并发症，如良性前列腺增生、膀胱内剩余尿量增多、尿道狭窄等。在女性，处女膜伞、尿道口处女膜融合也是诱发本病的重要因素。

知识点2：慢性膀胱炎的病理　　副高：熟练掌握　正高：熟练掌握

慢性膀胱炎的病理变化与急性膀胱炎大致相似，但黏膜充血较轻，出血和渗出较少，化脓性病变较广泛，黏膜苍白变薄，有的呈颗粒状或束状，表面不平，有小结节和小梁形成。黏膜溃疡较浅，边缘不规则，基底呈肉芽肿状，可有假膜样渗出物覆盖，或有尿盐附着。少数病例因膀胱壁纤维化致膀胱容量缩小。

知识点3：慢性膀胱炎的临床表现　　副高：熟练掌握　正高：熟练掌握

慢性膀胱炎有轻度的膀胱刺激症状，且经常反复发作。通常无明显体征，或出现非特异性体征。

知识点4：慢性膀胱炎的诊断　　副高：熟练掌握　正高：熟练掌握

（1）尿常规多次检查见少量或中等量白细胞、红细胞，中段尿培养反复阳性。

（2）女性多见、常有泌尿系统其他病史，部分患者有急性膀胱炎病史。

（3）体检可有耻骨上区压痛，尤以膀胱充盈时明显。

（5）膀胱镜检查见膀胱黏膜轻度充血水肿，血管纹理不清，黏膜粗糙增厚，有时可见假膜样渗出物。

知识点5：慢性膀胱炎的鉴别诊断　　副高：熟练掌握　正高：熟练掌握

（1）结核性膀胱炎　常继发于肾结核，起病缓慢，有尿路刺激症状，血尿多为终末血尿，脓尿为米汤样混浊，尿沉渣可查到结核杆菌，普通尿培养阴性，静脉尿路造影显示肾盂肾盏有结核的破坏性改变。

（2）女性尿道综合征　有尿路刺激症状，无发热、腹痛，尿常规无异常，尿培养阴性。

知识点6：慢性膀胱炎的治疗 副高：熟练掌握 正高：熟练掌握

（1）全身支持疗法 注意休息，多饮水，并保证每天尿量>2000ml。加强营养，禁食刺激性食物。

（2）找出病原，去除病因，保持排尿通畅，控制原发感染灶。

（3）抗菌药物 一般口服药物10~14天，尿常规阴性后再予1/2量服用1~2周，再次培养阴性后停药。对于反复发作的中青年女患者，可于性交前后服用抗菌药物。

第四节 结核性膀胱炎

知识点1：结核性膀胱炎的概念 副高：掌握 正高：掌握

结核性膀胱炎是结核分枝杆菌所致的膀胱特异性炎症，多继发于肾结核，由肾内结核杆菌下行感染致病，少数病例可由前列腺结核蔓延所致。

知识点2：结核性膀胱炎的病理 副高：掌握 正高：掌握

膀胱结核病变初始表现为膀胱黏膜充血水肿，结核结节形成，以患侧输尿管周围最为明显。以后逐渐蔓延到三角区和对侧输尿管口附近，甚至累及整个膀胱。随着病变的逐渐发展，结核结节相互融合、干酪样化，并形成溃疡。溃疡表面可有坏死、出血，其边缘不规则成潜行性，与正常黏膜之间界限清楚。

知识点3：结核性膀胱炎的临床表现 副高：掌握 正高：掌握

（1）膀胱刺激症状 结核性膀胱炎的主要症状和早期症状，表现为尿频、尿急、尿痛。

（2）血尿 一般发生于尿频、尿急、尿痛之后，多为镜下血尿或隐约可见的肉眼血尿，严重肉眼血尿并混有大量血凝块者比较少见。终末血尿多见，有时亦可表现为全程血尿。

（3）脓尿 尿液镜检可见大量的脓细胞。严重者尿液中可混有干酪样物质，呈现米汤样浑浊。有时还可混有血丝或脓血尿。

（4）全身症状 当伴有全身性活动结核时，可出现结核中毒症状，如乏力、低热、盗汗和红细胞沉降率加快等。

知识点4：结核性膀胱炎实验室检查 副高：掌握 正高：掌握

持续脓尿，普通培养无细菌生长或涂片亚甲蓝染色未见细菌，应首先考虑结核病。应用抗酸染色对24小时尿沉渣进行检查，至少60%的病例可找到抗酸杆菌，但结果必须用阳性培养来加以确认。用晨尿进行结核菌培养，可以获得较高的阳性率。如果临床表现强烈提示结核病的存在，而培养结果为阴性，应重复进行尿液培养。血常规一般正常，重症患者可出现贫血。血沉常增快。

知识点5：结核性膀胱炎的X线检查 副高：掌握 正高：掌握

KUB可显示肾、输尿管、膀胱区的钙化灶，但需与泌尿系统结石相鉴别。IVU对诊断典型的肾结核以及了解双侧上尿路积水情况以及分侧肾功能有重要作用。膀胱造影可了解膀胱结核性挛缩的情况。

知识点6：结核性膀胱炎的CT检查 副高：掌握 正高：掌握

膀胱结核早期CT表现为病变位于肾结核同侧的输尿管口及其附近，多累及输尿管内口、输尿管间嵴和输尿管口皱襞，有时可见膀胱壁结节、膀胱壁局部僵硬和略增厚，膀胱体积多无变化。中晚期膀胱结核CT扫描见患侧膀胱壁较大范围增厚、僵硬、平直，膀胱挛缩甚至膀胱腔闭塞等。CT还可观察到膀胱周围的病变情况。

知识点7：结核性膀胱炎的磁共振成像（MRI） 副高：掌握 正高：掌握

临床上采用的磁共振尿路成像（MRU）仅能反映出尿路梗阻的部位，而不能反映两侧肾功能。晚期泌尿系统结核MRI表现为肾盏、肾盂变形，肾盏排列乱，肾实质内可有高信号脓腔，输尿管有扩张，膀胱腔缩小。

知识点8：结核性膀胱炎膀胱镜检查 副高：掌握 正高：掌握

膀胱镜是确诊结核性膀胱炎的重要方法。膀胱镜可以观察膀胱黏膜病变程度，测量膀胱容积，发现膀胱挛缩，还可获得清洁尿液标本以进行检查。

知识点9：结核性膀胱炎的治疗 副高：掌握 正高：掌握

（1）药物治疗　药物治疗适应证包括①临床检查提示为早期肾结核合并结核性膀胱炎者；②其他部位有活动性结核暂不宜手术者；③手术治疗前后的抗结核药物治疗。

（2）手术治疗　手术治疗包括结核肾的处理以及挛缩膀胱和对侧肾积水的处理。前者主要有病肾切除术、肾部分切除术和病灶清除术等。而后者主要有膀胱扩大术和输尿管膀胱再植术等。上述各种手术都必须等到抗结核药物治疗后确认膀胱结核痊愈时方可进行。

第五章 膀胱损伤

第一节 病 因

知识点1：膀胱损伤情况 副高：熟练掌握 正高：熟练掌握

膀胱为盆腔内器官，一般不易受到损伤。当膀胱充盈超过300ml，高出耻骨联合之上，若下腹受到打击，膀胱可能破裂。骨盆骨折时，并发膀胱破裂可能性为10%。儿童因膀胱位置高，故较易发生膀胱破裂。经过多次手术的膀胱以及病理性膀胱，受损机会大于正常膀胱。

知识点2：开放性损伤 副高：熟练掌握 正高：熟练掌握

（1）开放性损伤 较为少见。主要是由弹片、子弹或锐器贯通所致，常合并其他脏器损伤，如直肠、阴道损伤，形成腹壁尿瘘、膀胱直肠瘘或膀胱阴道瘘。

（2）闭合性损伤 最常见的原因为各种因素引起的骨盆骨折，如车祸、高处坠落等；其次为膀胱在充盈状态下突然遭到外来打击，如下腹部遭受撞击、摔倒等。

知识点3：医源性损伤 副高：熟练掌握 正高：熟练掌握

最常见于妇产科、下腹部手术以及某些泌尿外科手术，如输尿管镜、膀胱镜、腹腔镜检查或治疗等均可导致膀胱损伤。

知识点4：自发性破裂 副高：熟练掌握 正高：熟练掌握

病理性膀胱（如肿瘤、结核）在过度膨胀时（可由意识障碍引起，如醉酒或精神疾病），可发生破裂，称自发性破裂。较少见。

第二节 病 理

知识点1：膀胱损伤病理分类 副高：熟练掌握 正高：熟练掌握

膀胱损伤病理上大体分为挫伤及破裂两类，后者根据破裂口与腹膜的关系分为腹膜外型、腹膜内型及混合型膀胱破裂。

知识点 2：膀胱挫伤 副高：熟练掌握 正高：熟练掌握

仅伤及膀胱黏膜或肌层，膀胱壁未被穿破，局部出血或形成血肿，无尿液外渗，可发生血尿。

知识点 3：腹膜外型膀胱破裂伤 副高：熟练掌握 正高：熟练掌握

腹膜外型膀胱破裂比腹膜内型膀胱破裂更为常见。大多由膀胱前壁的损伤引起。多发生于骨盆骨折时，且常合并有后尿道损伤。膀胱壁破裂，但腹膜完整。尿液外渗到膀胱周围组织及耻骨后间隙，沿骨盆筋膜到盆底或沿输尿管周围疏松组织蔓延到肾区。

知识点 4：腹膜内型膀胱破裂伤 副高：熟练掌握 正高：熟练掌握

较少见，但后果较腹膜外型膀胱破裂严重得多。多见于膀胱后壁和顶部损伤。膀胱壁破裂伴腹膜破裂，与腹腔相通，尿液流入腹腔，引起化学性腹膜炎。

知识点 5：混合型膀胱破裂伤 副高：熟练掌握 正高：熟练掌握

约 10%的膀胱破裂患者同时发生腹膜外型和腹膜内型膀胱破裂。火器、利刃所致的穿通伤是其中一个主要原因。强大的外力作用可导致此类型的膀胱破裂发生，此类膀胱损伤往往合并多脏器损伤，死亡率高达 60%。

第三节 临床表现

知识点 1：疼痛 副高：熟练掌握 正高：熟练掌握

外伤后下腹剧烈疼痛，有时迅速波及全腹。压痛、反跳痛明显，可有移动性浊音。腹腔穿刺可抽出血性液体及尿液。

知识点 2：血尿 副高：熟练掌握 正高：熟练掌握

可表现为肉眼或镜下血尿，其中肉眼血尿最具有提示意义. 有时伴有血凝块，大量血尿者少见。

知识点 3：无尿或排尿困难 副高：熟练掌握 正高：熟练掌握

膀胱发生破裂，尿液外渗或有血块堵塞时，表现为无尿或尿量减少。部分患者表现为排尿困难，与疼痛、恐惧或卧床排尿不习惯等有关。

知识点4：休克 副高：熟练掌握 正高：熟练掌握

骨盆骨折所致剧痛、大出血，膀胱破裂引起尿液外渗及腹膜炎，伤势严重，常发生休克。

知识点5：尿瘘 副高：熟练掌握 正高：熟练掌握

放性损伤可有体表伤口漏尿，如与直肠、阴道相通，则经肛门、阴道漏尿。闭合性损伤在尿外渗感染后破溃，可形成尿瘘。

第四节 诊断与鉴别诊断

知识点1：病史和体检 副高：熟练掌握 正高：熟练掌握

患者下腹部或骨盆受外来暴力后，出现腹痛、血尿及排尿困难，体检发现耻骨上区压痛，直肠指检触及前壁有饱满感，提示腹膜外膀胱破裂。全腹剧痛，腹肌紧张，压痛及反跳痛，并有移动性浊音，提示腹膜内膀胱破裂。骨盆骨折引起膀胱及尿道损伤，则兼有后尿道损伤的症状和体征。

知识点2：导尿及注水实验 副高：熟练掌握 正高：熟练掌握

怀疑膀胱损伤时，应马上给予导尿，如尿液清亮，可初步排除膀胱损伤；膀胱损伤时，导尿管可顺利插入膀胱（尿道损伤常不易插入），仅流少量血尿或无尿流出，应行注水试验：经导尿管向膀胱内注入200~300ml生理盐水，稍待片刻后抽出，如出入量相差很大，提示膀胱破裂。该方法尽管简便，但准确性差，易受干扰。

知识点3：膀胱造影 副高：熟练掌握 正高：熟练掌握

置入导尿管后，注入造影剂250ml，行前后位摄片，如无造影剂外溢，再注入造影剂150ml，行前后位摄片，然后放出造影剂，再行前后位摄片。根据造影剂有无外溢来确切判断有无膀胱破裂、破裂的类型和程度。

知识点4：腹膜外型和腹膜内型膀胱破裂的鉴别诊断
副高：熟练掌握 正高：熟练掌握

腹膜外型和腹膜内型膀胱破裂的鉴别见表5-2：

表 5-2 腹膜外型和腹膜内型膀胱破裂的鉴别

	腹膜外型膀胱破裂	腹膜内型膀胱破裂
损伤部位	多见于膀胱前壁损伤	多见于膀胱后壁和顶部损伤
伴发损伤	多伴骨盆骨折	时有自发性膀胱破裂
腹膜损伤	膀胱壁破裂、腹膜完整	膀胱壁破裂、腹膜破裂与腹腔相通
尿液外渗部位	膀胱周围组织、耻骨后间隙	腹腔内
主要临床症状	下腹部、压痛、肌紧张，直肠指检可触及肿物、可有触痛	全腹压痛、反跳痛、肌紧张，移动性浊音

第五节 治　　疗

知识点1：全身治疗 副高：熟练掌握 正高：熟练掌握

膀胱破裂合并骨盆骨折或并发多器官损伤，应积极治疗休克。膀胱破裂不论伤势轻重，均应尽早预防感染。多器官损伤时，应多科协作，首先治疗危及生命的损伤。

知识点2：腹膜外膀胱破裂治疗 副高：熟练掌握 正高：熟练掌握

对严重的腹膜外膀胱破裂，应采用手术治疗加膀胱造瘘。轻微的膀胱破裂，外渗尿不多，可选择非手术治疗，保留导尿并积极控制感染。

知识点3：腹膜内膀胱破裂治疗 副高：熟练掌握 正高：熟练掌握

积极手术治疗。清除腹腔内尿液，探查腹内其他脏器情况，缝合腹膜并在膀胱外修补膀胱破口，行高位膀胱造瘘。充分引流膀胱周围外渗的尿液和血肿。

知识点4：膀胱穿通伤治疗 副高：熟练掌握 正高：熟练掌握

对于膀胱周围的血肿，应予以清除以防脓肿形成。置入一根耻骨上造瘘管，并从腹壁另外戳洞引出（勿从伤口引出）。术后应用抗生素。

知识点5：并发症治疗 副高：掌握 正高：掌握

膀胱损伤后遗留的膀胱阴道瘘、膀胱直肠瘘，应在全身情况改善、局部炎症控制后修补。

第六章 膀胱结石

第一节 病 因

知识点1：膀胱结石病因分类 副高：熟练掌握 正高：熟练掌握

膀胱结石分为原发性和继发性两种。原发性膀胱结石多与营养不良、低蛋白质饮食有关。继发性膀胱结石主要继发于下尿路梗阻、膀胱异物等，与泌尿系统梗阻和反复尿路感染有关。

知识点2：营养不良 副高：熟练掌握 正高：熟练掌握

婴幼儿原发性膀胱结石的主要原因是动物蛋白摄入不足。膀胱结石患儿的尿草酸、尿酸和尿盐排出增加，尿pH值和尿磷降低，容易形成尿酸铵和草酸钙结石。通过母乳或牛乳喂养，可以预防婴幼儿膀胱结石。

知识点3：下尿路梗阻 副高：熟练掌握 正高：熟练掌握

一般情况下，膀胱内的小结石以及在过饱和状态下形成的尿盐沉淀常可随尿流排出。但当有下尿路梗阻时，可使小结石和尿盐结晶沉积于膀胱而形成结石。造成尿流不畅的神经性膀胱功能障碍、长期卧床等，都可能诱发膀胱结石的出现，尿液潴留容易并发感染，以细菌团、炎症坏死组织及脓块为核心，可诱发晶体物质在其表面沉积而形成结石。

知识点4：膀胱异物 副高：熟练掌握 正高：熟练掌握

各种异物如塑料管、导线、草秆、缝针、发卡、蜡烛等，医用的导尿管、缝线、纱布等，滞留于尿路内部可产生结石，最常见的是膀胱内异物结石。异物引起结石的原因主要是由于尿路内异物的存在打破了尿液的平衡，同时异物表面电荷的不同及异物表面相对粗糙面，为结石形成盐的附着提供了条件。异物作为结石的核心，往往先被尿中的黏蛋白附着，然后结石盐逐渐沉积形成结石。异物还易继发感染而诱发结石。

知识点5：尿路感染 副高：熟练掌握 正高：熟练掌握

尿路不同部位的感染都可以形成特殊成分的结石，其成分主要是磷酸镁铵、碳酸磷灰石及尿酸铵，称为感染性结石。

知识点 6：代谢性疾病　　副高：熟练掌握　正高：熟练掌握

上尿路结石的形成可能存在一定的代谢因素，上尿路结石进入膀胱未能排出，也是膀胱结石形成的一个原因。

知识点 7：肠道膀胱扩大术　　副高：熟练掌握　正高：熟练掌握

术后膀胱结石的发生率高达36%~50%，主要原因是肠道分泌黏液所致。

知识点 8：膀胱外翻-尿道上裂　　副高：熟练掌握　正高：熟练掌握

患者存在解剖及功能方面的异常，在重建术后，手术引流管、尿路感染、尿液滞留等增加了结石形成的危险因素，易发生膀胱结石。

第二节　病　　理

知识点 1：膀胱结石的继发性病理改变　　副高：熟练掌握　正高：熟练掌握

膀胱结石的继发性病理改变主要表现为局部损害、梗阻和感染。由于结石的机械性刺激，膀胱黏膜往往呈慢性炎症改变。继发感染时，可出现滤泡样炎性病变、出血和溃疡，膀胱底部和结石表面均可见脓苔。偶可发生严重的膀胱溃疡，甚至穿破到阴道、直肠，形成尿瘘。晚期可发生膀胱周围炎，使膀胱和周围组织粘连，甚至发生穿孔。

知识点 2：膀胱结石的尿路梗阻表现　　副高：熟练掌握　正高：熟练掌握

膀胱结石易堵塞于膀胱出口、膀胱颈及后尿道，导致排尿困难。长期持续的下尿路梗阻可使膀胱逼尿肌出现代偿性肥厚，并逐渐形成小梁和假性憩室，使膀胱壁增厚和肌层纤维组织增生。长期下尿路梗阻还可损害膀胱输尿管的抗反流机制，导致双侧输尿管扩张和肾积水，使肾功能受损，甚至发展为尿毒症，肾盂输尿管扩张积水可继发感染而发生肾盂肾炎及输尿管炎。

知识点 3：膀胱黏膜病理表现　　副高：熟练掌握　正高：熟练掌握

当尿路移行上皮长期受到结石、炎症和尿源性致癌物质刺激时，局部上皮组织可发生增生性改变，甚至出现乳头样增生或者鳞状上皮化生，最后发展为鳞状上皮癌。

第三节 临床表现

知识点1：疼痛 副高：熟练掌握 正高：熟练掌握

排尿突然中断并感疼痛放射至阴茎头部、远端尿道、阴囊部或会阴部，有时还会放射至后背、臀部和膝部。变换体位后又可继续排尿，疼痛随之缓解。结石位于膀胱憩室内，常无上述症状。

知识点2：排尿困难和排尿中断 副高：熟练掌握 正高：熟练掌握

结石能在膀胱内活动时，排尿困难的症状时轻时重，有时排尿至中途结石堵塞尿道内口而突然排尿中断，必须改变体位，如卧位或蹲位后，才能继续排尿，多数患者还有原发病，如前列腺增生症、尿道狭窄引起的排尿不畅史。

知识点3：血尿及排尿刺激症状 副高：熟练掌握 正高：熟练掌握

可为肉眼血尿或镜下血尿。合并尿路感染常有尿频、尿急、尿痛症状。

知识点4：肾功能损害 副高：熟练掌握 正高：熟练掌握

极少数结石引起梗阻，造成肾积水和肾盂肾炎，以致肾功能逐渐减退。

知识点5：癌变 副高：熟练掌握 正高：熟练掌握

结石长期刺激膀胱黏膜，可以引起膀胱黏膜鳞状化生，严重者可引起膀胱上皮鳞状细胞癌。

第四节 诊断与鉴别诊断

知识点1：病史 副高：熟练掌握 正高：熟练掌握

排尿困难、排尿中断是膀胱结石的典型表现，可以伴有血尿和尿路刺激症状。既往可能有排尿困难的病史，小儿可能有营养不良、蛋白饮食摄入太少。

知识点2：双合诊检查 副高：熟练掌握 正高：熟练掌握

排空膀胱后，行直肠和耻骨上双合诊检查，可以扪及较大的膀胱结石。

知识点3：尿常规检查　　副高：熟练掌握　正高：熟练掌握

镜检尿中红细胞、白细胞明显增多。

知识点4：金属尿道探子检查　　副高：熟练掌握　正高：熟练掌握

探子触到膀胱结石时，可有碰撞声及触到结石的感觉。

知识点5：X线检查　　副高：熟练掌握　正高：熟练掌握

膀胱区平片能显示绝大多数结石，较大结石可在透视下见到。由于膀胱结石也可来自于肾和输尿管，因此X线检查时，应摄KUB平片包括肾、输尿管和膀胱，必要时应行IVU检查。

知识点6：B超检查　　副高：熟练掌握　正高：熟练掌握

是目前最常用的检查，已经基本取代了双合诊检查和尿道探子检查。能显示结石影，包括X线上不能显示的阴性结石，也可同时发现可能存在的病因，如前列腺增生、膀胱憩室等。

知识点7：膀胱镜检查　　副高：熟练掌握　正高：熟练掌握

是最可靠的诊断方法，同时可以观察其他病变，如前列腺增生症、膀胱颈纤维化、膀胱炎等，同时也是目前最常用的治疗手段。

知识点8：膀胱结石的鉴别诊断　　副高：熟练掌握　正高：熟练掌握

（1）膀胱异物　可引起排尿困难，有尿频、尿急、尿痛和血尿。有膀胱异物置入的病史。膀胱镜检查可以直接看到异物的性质、形状和大小，X线透视、膀胱区平片对不透光的异物有助鉴别。

（2）前列腺增生症　为老年男性常见病，有不同程度排尿困难史，不似膀胱结石那样排尿突然中断。直肠指诊可扪及增大的前列腺，中央沟消失。B超可清晰显示增大的前列腺体积，尤其凸入膀胱部分。但此病可合并膀胱结石。

第五节　治　　疗

知识点1：膀胱结石的治疗原则　　副高：熟练掌握　正高：熟练掌握

膀胱结石的治疗应遵循两个原则，一是取出结石，二是去除结石形成的病因。膀胱结石如果来源于下尿路梗阻或异物等病因时，在清除结石的同时必须去除这些病因；如果来源于肾、输尿管结石，则同时处理。有的病因则需另行处理或取石后继续处理，如感染、代谢紊乱和营养失调等。绝大多数的膀胱结石需要外科治疗，方法包括体外冲击波碎石术、内腔镜手术和开放性手术。

知识点2：体外冲击波碎石术 副高：熟练掌握 正高：熟练掌握

（1）小儿膀胱结石多为原发性结石，可首选体外冲击波碎石术；成人膀胱结石≤3cm者亦可以采用体外冲击波碎石术，由于成人膀胱结石多数存在诱因，ESWL后，碎石排出困难，因此，ESWL不是膀胱结石首选治疗。

（2）膀胱结石进行体外冲击波碎石时多采用俯卧位或蛙式坐位，对阴囊部位应做好防护措施。

（3）由于膀胱空间大，结石易移动，碎石时应注意定位。

（4）较大的结石碎石前膀胱需放置Foley尿管，如需作第2次碎石，2次治疗间断时间应>1周。

知识点3：腔内碎石相对禁忌证 副高：熟练掌握 正高：熟练掌握

内镜直视下经尿道碎石是目前治疗膀胱结石的主要方法，相对禁忌证有：①严重尿道狭窄经扩张仍不能置镜者；②合并膀胱挛缩者，容易造成膀胱损伤和破裂；③伴严重出血倾向者；④泌尿系急性感染期；⑤严重全身性感染；⑥全身情况差，不能耐受手术者；⑦膀胱结石合并多发性憩室应视为机械碎石的禁忌证。

知识点4：经尿道机械碎石治疗 副高：熟练掌握 正高：熟练掌握

经尿道机械碎石治疗是用器械经尿道用机械力将结石夹碎。常用器械有大力碎石钳及冲压式碎石钳，适用于2cm左右的膀胱结石，碎石钳张开后，能够含住结石。

（1）先插入带窥镜的碎石钳，充盈膀胱后，在镜下观察结石的情况并在直视下将碎石钳碎。

（2）术后如无出血，可以不留置导尿管。如伴有出血或同时做经尿道前列腺切除手术，则需留置导尿管引流，必要时冲洗膀胱。

知识点5：经尿道超声碎石治疗 副高：熟练掌握 正高：熟练掌握

超声碎石是利用超声转换器，将电能转变为声波，声波沿着金属探条传至碎石探头，碎石探头产生高频震动使与其接触的结石碎裂，超声碎石常用内含管腔的碎石探头，其末端接负压泵，能抽吸进入膀胱的灌注液，吸出碎石，使视野清晰并可使超声转换器降温，碎石、抽吸和冷却同时进行。

知识点6：经尿道气压弹道碎石术　　副高：熟练掌握　正高：熟练掌握

气压弹道碎石的原理是通过压缩的空气驱动金属碎石杆，以一定的频率不断撞击结石而使之破碎。气压弹道能有效击碎各种结石，整个过程小产生热能及有害波，是一种安全、高效的碎石方法。其缺点是碎石杆容易推动结石，比较坚硬的结石，碎石速度比较慢，结石碎片较大。碎石后需要用冲洗器冲洗或用取石钳将结石碎片取出膀胱。使用超声气压弹道碎石清石一体机可同时进行超声碎石和气压弹道碎石，大大加快碎石和清石的速度，有效缩短手术时间。

知识点7：经尿道激光碎石治疗　　副高：熟练掌握　正高：熟练掌握

激光碎石是目前治疗膀胱结石的首选方法，目前常用的激光有钕-钇铝石榴石(Nd：YAG)激光、Nd：YAG双频激光和钬-钇铝石榴石（Ho：YAG）激光，使用最多的是钬激光。

知识点8：耻骨上膀胱切开取石术　　副高：熟练掌握　正高：熟练掌握

耻骨上膀胱切开取石术不需特殊设备，简单易行，安全可靠，但随着腔内技术的发展，目前采用开放手术取石已逐渐减少，开放手术取石不应作为膀胱结石的常规治疗方法，仅适用于需要同时处理膀胱内其他病变时使用。

第七章 膀胱功能障碍

第一节 神经源性膀胱

知识点1：神经源性膀胱的概念 副高：熟练掌握 正高：熟练掌握

神经源性膀胱一类由神经性病变导致膀胱、尿道功能失常，由此而产生一系列下尿路症状及并发症的疾病的总称。

一、病因

知识点2：外周神经病变 副高：熟练掌握 正高：熟练掌握

（1）糖尿病 糖尿病神经源性膀胱（DNB）是糖尿病常见的慢性并发症之一，具体机制尚不清楚，一般认为DNB是糖尿病外周神经病变在膀胱的表现以及肌源性异常，即逼尿肌功能损害等因素所致。

（2）盆腔手术 多与盆丛神经纤维被切断、结扎以及瘢痕牵扯、粘连等有关，盆腔的放疗可能加重这种病变。

（3）感染性疾病 神经系统的感染性疾病，如带状疱疹、HIV感染等。①带状疱疹病毒可侵犯腰骶神经，除可造成相应神经支配部位皮肤簇集水疱外，还可导致盆丛及阴部神经受损，进而影响膀胱及尿道功能。②感染HIV的单核细胞可通过血脑屏障进入中枢神经系统，直接损害大脑、脊髓和周围神经，当神经病变累及支配膀胱尿道的中枢和（或）周围神经系统时，也会导致相应的排尿异常。

知识点3：神经脱髓鞘病变（多发性硬化） 副高：熟练掌握 正高：熟练掌握

多发性硬化症（MS）是自身免疫作用累及中枢神经系统的神经髓鞘，形成少突胶质细胞，导致受累的神经发生脱髓鞘变性。MS患者的排尿症状并非一成不变，常随累及神经部位的变化和病程的演变而发生相应的变化，而这种排尿障碍变化很少向改善方向发展。

知识点4：老年性痴呆 副高：熟练掌握 正高：熟练掌握

痴呆与尿失禁关系密切，两者常来源于同一基础疾病，且尿失禁又常继发于痴呆。尿失禁的病因常是多因素的，如认知障碍、步态紊乱以及膀胱过度活动等。

知识点5：基底节病变　　　　副高：熟练掌握　正高：熟练掌握

基底节是一组解剖结构关系紧密的皮质下核团的总称，具有广泛、复杂的功能，包括运动、认知以及情感等。帕金森病是最常见的基底节病变，帕金森病患者37%~71%有排尿异常表现。

知识点6：脑血管病变　　　　副高：熟练掌握　正高：熟练掌握

排尿功能障碍是脑血管意外常见的后遗症之一，且与病变的严重程度及恢复状况密切相关。最常见的排尿异常表现为尿失禁。

知识点7：额叶脑肿瘤　　　　副高：熟练掌握　正高：熟练掌握

24%的大脑上、中额叶脑肿瘤可能引起膀胱尿道功能障碍，可能与其占位效应有关。其症状与累及程度及范围有关，尿动力学多表现为逼尿肌过度活动，出现尿频、尿急、尿失禁等症状。

知识点8：脊髓损伤　　　　副高：熟练掌握　正高：熟练掌握

几乎所有脊髓损伤性病变都可以影响膀胱尿道功能。不同节段、不同程度的脊髓损伤会导致不同类型的膀胱尿道功能障碍，在损伤后的不同时间段临床表现也有所不同。

知识点9：椎间盘疾病　　　　副高：熟练掌握　正高：熟练掌握

腰椎间盘突出症多数为$L_4 \sim L_5$、$L_5 \sim S_1$水平的椎间盘向后外侧突出造成的，然而很多向后的中心型突出（马尾综合征）则会影响支配膀胱、会阴部和阴茎海绵体部的神经。

知识点10：医源性因素　　　　副高：熟练掌握　正高：熟练掌握

若手术操作损伤与膀胱尿道功能相关的神经，亦会产生相应的排尿异常。

二、临床表现

知识点11：神经源性膀胱的不同表现　　　　副高：熟练掌握　正高：熟练掌握

神经源性膀胱不是一种单一的疾病，不同类型、不同程度的神经病变，可以导致膀胱、尿道功能的不同改变，如膀胱壁的顺应性可以从高顺应性到低顺应性，膀胱逼尿肌收缩力的改变可以从无收缩力到反射亢进，膀胱逼尿肌和尿道内、外括约肌间的协调性也可从协调到不同程度的不协调。因此，神经源性膀胱的症状也没有特异性。

知识点 12：神经源性膀胱的症状分期 副高：熟练掌握 正高：熟练掌握

按照排尿周期的变化，可以将症状分为储尿期症状和排尿期症状。①储尿期主要表现为尿频、尿急、尿失禁，伴或不伴有膀胱感觉异常（感觉低下或感觉过敏）或膀胱疼痛；②排尿期的主要表现是排尿前等待、尿线细、排尿费力，间断性排尿、腹压排尿、终末尿滴沥等，伴或不伴有排尿感觉异常或排尿疼痛，可出现急、慢性尿潴留。

三、诊断

知识点 13：神经系统病史 副高：熟练掌握 正高：熟练掌握

在接诊神经源性膀胱患者时要详细了解患者的神经系统状况，如有无先天性疾病、外伤、帕金森病和脑血管意外等病史，并进行神经学的相关检查。此外还需了解患者有无与神经性疾病相关的性功能及排便功能异常，如阴茎勃起功能障碍、便秘等。

知识点 14：泌尿系专科检查 副高：熟练掌握 正高：熟练掌握

（1）检查腰背部皮肤有无色素沉着、毛细血管扩张、皮肤凹陷、局部多毛、皮赘和皮下囊性包块等现象，以间接了解有无先天性脊柱发育畸形的存在。

（2）女性患者进行双合诊检查，了解有无阴道壁萎缩或盆腔脏器脱垂的表现。

（3）直肠指诊除了解前列腺和直肠内情况外，还应仔细感触肛门括约肌的张力和肛周感觉。

知识点 15：精神状态检查 副高：熟练掌握 正高：熟练掌握

通过简单的检查可以大致了解患者的精神状态，还需进一步评估患者的感知能力、定位能力、记忆、语言表达和理解能力等。

知识点 16：运动功能检查 副高：熟练掌握 正高：熟练掌握

主要是评价相应部位肌力的大小，一般情况下，肌力减弱表示相应的支配外周神经损伤；而肌力亢进多见于对应脊髓节段以上部位的中枢神经系统损伤。

知识点 17：感觉功能检查 副高：熟练掌握 正高：熟练掌握

某个区域皮肤的感觉缺损可以定位于相应的一个或多个脊髓节段，往往能提示脊髓损伤的部位。几个比较重要的皮肤区域对应的脊髓节段为 T_{10}脐平面；L_3 前膝；$S_3 \sim S_5$ 会阴和肛周皮肤。比较特殊的是阴囊或阴唇前部的皮肤感觉神经纤维来源于胸腰部脊神经根，而后部及会阴部皮肤的感觉神经则来自于骶神经。

知识点 18：神经反射检查 副高：熟练掌握 正高：熟练掌握

神经反射可以客观地证实神经损伤的存在和定位，最常用的检查方法有：①球海绵体反射，为双侧性的、脊髓和躯体性的神经反射。②提睾反射是一个同侧的、表浅的躯体性反射。

知识点 19：实验室检查 副高：熟练掌握 正高：熟练掌握

尿常规检查了解有无泌尿系的感染及血尿、蛋白尿的存在；血清肌酐和尿素氮检查可以监测肾功能的状态。

知识点 20：上尿路功能检查 副高：熟练掌握 正高：熟练掌握

对存在上尿路功能损害风险的患者，如在储尿期和排尿期膀胱内压较高、逼尿肌-括约肌协同失调和输尿管反流的患者，可以通过 B 超、排泄性静脉尿路造影和肾图等手段评价肾输尿管的形态和功能。

知识点 21：下尿路检查 副高：熟练掌握 正高：熟练掌握

膀胱尿道造影可以了解膀胱解剖形态、有无膀胱-输尿管反流以及有无膀胱内结石、憩室和膀胱输出道梗阻等。在女性还可判断尿道的活动性及有无膀胱后壁及尿道膨出。尿道膀胱镜并非神经源性膀胱的必要检查手段，可用于怀疑有膀胱尿道内肿瘤或需了解有无膀胱、尿道解剖和结构异常的患者。

知识点 22：尿流率检查 副高：熟练掌握 正高：熟练掌握

最大尿流率最有临床价值，正常情况下男性≥15ml/min，女性≥25ml/min。该指标受膀胱内初始的尿量、逼尿肌收缩力和（或）尿道阻力的影响。完成尿流率检测后立即测量残余尿量，能更全面准确反映膀胱、尿道功能。

知识点 23：储尿期的膀胱尿道功能检查 副高：熟练掌握 正高：熟练掌握

（1）膀胱感觉异常 ①膀胱感觉过敏，常见于各种膀胱炎及特发性感觉过敏；②膀胱感觉减退或缺失，常见于骶髓损伤、糖尿病、盆腔手术后等因素造成的膀胱尿道功能障碍，也可见于出口灌注所致的慢性尿潴留等疾病。

（2）逼尿肌活动性 由于神经控制机制的异常所导致的逼尿肌过度活跃，称之为逼尿肌反射亢进（DHR）。

（3）膀胱顺应性（BC） 一些神经性病变可以影响 BC，如骶髓上神经损伤的神经源性膀胱，逼尿肌失去上中枢的抑制，因而导致膀胱壁张力增高，BC 下降；而盆腔手术后或糖尿病性神经源性膀胱，膀胱失去神经支配，因而 BC 增大。

（4）功能性膀胱容量（FCC） 即为膀胱充盈过程中所能达到的最大充盈液体量。一般正常男性的 FCC 为 300~750ml，正常女性 FCC 为 250~550ml。神经源性膀胱因病因的不同，FCC 也可有较大差异，并常伴有膀胱感觉的异常。

（5）漏尿点压 指尿液从尿道口流出时的膀胱压力。根据驱使尿液流出的膀胱压力产生机制的差异，将其分为两种，即膀胱漏尿点压力和腹压漏尿点压。

知识点 24：排尿期的膀胱尿道功能检查　　副高：熟练掌握　正高：熟练掌握

排尿期压力-流率测定是目前对于排尿功能进行定量分析的最好方法。相对神经源性膀胱而言，主要有两个方面的问题，即各种神经性疾病导致逼尿肌收缩力减弱或导致逼尿肌-内和（或）外括约肌协同失调造成的排尿阻力增加。

知识点 25：肌电图　　副高：熟练掌握　正高：熟练掌握

正常情况下，随着膀胱充盈肌电活动逐渐增强。排尿时，肌电活动消失且肌电活动变化稍早于逼尿肌收缩。排尿结束，肌电活动再次出现。若排尿时肌电活动不消失或消失不全，应考虑逼尿肌尿道外括约肌协调失调，如见于脊髓发育不良患者。

四、治疗

知识点 26：神经源性膀胱的治疗原则　　副高：熟练掌握　正高：熟练掌握

（1）在对神经源性膀胱处理过程中，治疗的重点是保护上尿路功能，治疗的最主要目标是建立及维持对上尿路无损害威胁的“平衡膀胱”。

（2）尿动力学检查结果作为选择治疗方案依据。

（3）积极治疗原发病，对每一个神经源性膀胱患者进行严格的追踪随访。

（4）保护逼尿肌功能，积极预防和治疗尿路感染、肾积水、膀胱输尿管反流和泌尿系结石等并发症。

知识点 27：行为疗法　　副高：熟练掌握　正高：熟练掌握

通过患者的主观意识活动或功能锻炼来改善膀胱的储尿和排尿功能，从而达到下尿路功能的部分恢复，以便减少下尿路功能障碍对机体功能的损害。行为疗法包括盆底锻炼、生物反馈和膀胱训练等。

知识点 28：手法辅助排尿　　副高：熟练掌握　正高：熟练掌握

最常用的手法是 Valsalva 法（腹部紧张）和 Crède 法（手法按压下腹部）。这两种方法通过腹部按压能促进膀胱排尿，但大部不能排空。

知识点 29：反射性触发排尿 副高：熟练掌握 正高：熟练掌握

膀胱反射触发包括患者和陪护人员用各种手法刺激外感受器诱发逼尿肌收缩。定期触发排空的目的是恢复对反射性膀胱的控制，即患者需要排尿时就能触发膀胱收缩。这种治疗方法多用于骶髓以上部位脊髓损伤患者，但临床效果并不十分理想。

知识点 30：辅助导尿器具治疗 副高：熟练掌握 正高：熟练掌握

（1）留置导尿及膀胱训练 ①保持尿管朝向正确的方向和夹放导尿管的时间；②膀胱储尿在 300~400ml 时有利于膀胱自主功能的恢复。因此，要记录水的出入量，以判断放尿的时机，留置导尿时每天进水量须达到 2500~3000ml；③定期冲洗膀胱；④每周更换导尿管。

（2）阴茎套集尿 男性患者把漏出的尿液收集到一个容器中，防止了尿液溢出，使小便管理更卫生，减少难闻的气味，改善了生活质量。

知识点 31：间歇性导尿术 副高：熟练掌握 正高：熟练掌握

间歇性导尿术（IC）是指定期经尿道或腹壁窦道插入导尿管以帮助不能自主排尿的患者排空膀胱或储尿囊的治疗方法，可分为：①无菌性间歇性导尿术（AIC），是在医院内由医务人员操作，多用于需要短期进行间歇性导尿以排空膀胱和（或）促进膀胱功能恢复的患者；②自我间歇性清洁导尿（CISC），多用于需要长期接受间歇性导尿的患者，在医生的指导下，患者在医院外自己操作或由家属辅助完成导尿。

知识点 32：药物治疗 副高：熟练掌握 正高：熟练掌握

因神经源性膀胱的发病机制及类型不同，药物的选择需要根据患者的具体尿动力学表现类型，①降低尿道内括约肌张力可选用 α 受体阻滞药盐酸坦索罗辛、特拉唑嗪、多沙唑嗪等；②减低膀胱逼尿肌兴奋性可选用 M 受体阻滞药奥昔布宁、托特罗定、曲司氯铵等；③对神经源性损伤和疾病所致的逼尿肌活动亢进患者，口服药物疗效不佳者，可采取膀胱内药物破坏去神经性治疗，主要方法有辣椒辣素或 RTX 膀胱内灌注、膀胱壁肉毒碱注射等。

知识点 33：电、磁刺激治疗 副高：熟练掌握 正高：熟练掌握

电刺激在治疗神经源性膀胱方面有一定的疗效。它主要是通过刺激盆腔组织器官或支

配它们的神经纤维和神经中枢，从而对效应器产生直接作用或对神经通路的活动产生影响，最终改变膀胱尿道的功能状态，改善储尿或排尿功能。方法有：①骶神经前根电刺激；②骶神经调节；③功能性磁刺激；④针灸治疗。

知识点34：扩大膀胱容量的术式　　副高：熟练掌握　正高：熟练掌握

针对神经源性膀胱患者施行该类术式的目的在于扩大膀胱容量、抑制逼尿肌过度活动、改善膀胱壁顺应性，为膀胱在生理安全的压力范围内储尿创造条件，从而降低上尿路损害的风险。具体有：

（1）A型肉毒毒素膀胱壁注射术　将200~300U的A型肉毒毒素溶于10~15ml注射用水中，在膀胱镜下通过特制的注射针分20~30个点，每点0.5ml将其均匀注射于膀胱顶部、体部、两侧壁的逼尿肌内，注射时避开膀胱三角区和输尿管口周围。

（2）自体膀胱扩大术（逼尿肌切除术）　通过剥除膀胱壁肥厚增生的逼尿肌组织，同时保留膀胱黏膜的完整性，形成一"人工憩室"，从而改善膀胱顺应性，降低储尿期膀胱内压力，达到保护上尿路的目的。

（3）肠道膀胱扩大术　通过截取一段肠管，所截取的肠管沿对系膜缘剖开按"去管化"原则（即Laplace定律）折叠缝合成"U""S"或"W"形的肠补片，将肠补片与剖开的膀胱吻合形成新的有足够容量的储尿囊，从而达到扩大膀胱容量、低压储尿、防止上尿路损害的目的。

知识点35：增加尿道控尿能力的术式　　副高：熟练掌握　正高：熟练掌握

这类术式对于神经源性膀胱的主要适应证为因尿道括约肌功能缺陷导致的尿失禁，各种原因导致的膀胱颈或尿道外括约肌去神经支配均可发生压力性尿失禁。具有术式有：

（1）填充剂注射术　通过在内镜直视下，将填充剂注射于后尿道黏膜下，使尿道腔变窄，延长，增加后尿道闭合能力。

（2）尿道吊带术　通过吊带自膀胱颈或中段尿道下方将膀胱颈或尿道向耻骨上方向悬吊，固定膀胱颈及中段尿道（在女性患者）或者压迫球部尿道（在男性患者），以提高控尿能力。

（3）目前国际上应用的为AMS800型人工尿道括约肌。

知识点36：增加膀胱收缩力的术式　　副高：熟练掌握　正高：熟练掌握

（1）骶神经前根刺激术　通过在骶神经前根（主要是S_3、S_4神经前根）置入Brindley刺激器，电极刺激骶神经前根诱发膀胱收缩，此术式在配合骶神经后根完全性切断术（SDAF）的条件下可选择性应用于骶髓以上完全性脊髓损伤患者；不推荐单独使用SARS。

（2）逼尿肌成形术　主要应用于逼尿肌无反射的神经源性膀胱患者，包括腹直肌转位膀胱重建术、背阔肌转位膀胱重建术等。

知识点 37：降低尿道阻力的术式 副高：熟练掌握 正高：熟练掌握

降低尿道阻力的术式通过阻断尿道外括约肌和（或）尿道周围横纹肌不自主性收缩，改善膀胱排空能力，纠正膀胱内病理性高压状态，从而达到保护上尿路的目的。主要包括①BTX-A 尿道外括约肌注射术；②尿道外括约肌切断术；③膀胱颈切开术；④尿道支架置入术。

知识点 38：同时治疗储尿和排尿功能障碍的术式 副高：熟练掌握 正高：熟练掌握

（1）骶神经后根切断+骶神经前根刺激术（SDAF+SARS） 适用于 DESD 合并反射性尿失禁、残余尿增多的骶髓以上完全性脊髓损伤患者。通过完全切断骶神经后根可以改善膀胱顺应性，抑制逼尿肌无抑制收缩。

（2）骶神经调节术（SNS） 适应证为急迫性尿失禁、严重的尿急尿频综合征和无膀胱出口梗阻的原发性尿潴留。SNS 其有双向调节作用，它可以恢复尿路控制系统内部兴奋与抑制之间的正常平衡关系。

知识点 39：尿流改道术 副高：熟练掌握 正高：熟练掌握

尿流改道在神经源性膀胱的手术治疗中具有严格的适应证，可选择性使用。尿流改道包括可控尿流改道和不可控尿流改道两类。

第二节 膀胱过度活动症

知识点 1：膀胱过度活动症的概念 副高：熟练掌握 正高：熟练掌握

膀胱过度活动症（OAB）是一种以尿急症状为特征的症候群，通常伴有尿频和夜尿症状，可以伴有或不伴有急迫性尿失禁。

知识点 2：膀胱过度活动症的病因 副高：熟练掌握 正高：熟练掌握

中国泌尿外科学会发布的指南认为，OAB 的病因主要可归纳为 4 种：①逼尿肌不稳定，由非神经源性因素所致的储尿期逼尿肌异常收缩引起的相应的临床症状；②膀胱感觉过敏，在较小的膀胱容量时即出现排尿欲；③尿道及盆底肌功能异常；④其他原因，如精神行为失常、激素代谢失调等。

知识点 3：膀胱过度活动症筛选性检查 副高：熟练掌握 正高：熟练掌握

（1）病史

①典型症状：尿频、尿急及急迫性尿失禁等。尽可能详细准确地询问每一种症状的状况。

②相关症状：排尿困难、尿失禁、性功能、排便情况等。

③排尿日记：记录每日摄入液体的种类、时间、数量，排尿次数及排尿量，漏尿量多少，是否有急迫的尿意，在什么情况下出现漏尿。

④尿垫试验：在给定的时间段内对漏尿进行的半客观的测量。

⑤相关病史：泌尿及男性生殖系统疾病及治疗史；月经、生育、妇科疾病及治疗史；神经系统疾病及治疗史。

（2）体格检查

①一般体格检查。

②特殊体格检查：泌尿及男性生殖系统、神经系统、女性生殖系统。

（3）实验室检查　尿常规、尿培养，血清 PSA（男性 40 岁以上）。

（4）泌尿外科特殊检查

①尿流率：尿流率低可能是膀胱出口梗阻或是逼尿肌收缩力减弱所致；当逼尿肌产生足够高的压力以致高过尿道所增加的压力时，尿流率可能保持不变。为区分这两种病因，要同时测定逼尿肌压力及尿流率。

②泌尿系统超声检查（包括残余尿测定）。

知识点 4：膀胱过度活动症选择性检查　　副高：熟练掌握　正高：熟练掌握

（1）病原学检查　疑有泌尿生殖系统炎症者，应进行尿液、前列腺液、尿道及阴道分泌物的病原学检查。

（2）细胞学检查　疑有尿路上皮肿瘤者应进行尿液细胞学检查。

（3）KUB、IVU，泌尿系内腔镜、CT 或 MRI 检查　怀疑泌尿系其他疾病者。

（4）侵入性尿动力学检查　可进一步证实 OAB 的存在，确定有无下尿路梗阻，评估逼尿肌功能。进行全套尿流动力学检查的指征包括：①尿流率减低或剩余尿增多；②首选治疗失败或出现尿潴留；③在任何侵袭性治疗前；④对筛选检查中发现的下尿路功能障碍需进一步评估。

知识点 5：膀胱训练治疗　　副高：熟练掌握　正高：熟练掌握

（1）白天多饮水，循序渐进地延长排尿间隔，逐渐使每次的排尿量>300ml；入夜后不再饮水，尤其勿饮刺激性、兴奋性饮料，可服用适量镇静安眠药物，能安静入睡。

（2）治疗期间应记录排尿日记，增强治愈信心。

（3）膀胱训练还包括生物反馈治疗、盆底肌训练及其他行为治疗，如催眠疗法等。通过膀胱训练，抑制膀胱收缩，增加膀胱容量，降低膀胱的敏感性。但对于低顺应性膀胱、储尿末期膀胱压>40cmH_2O、伴有严重尿频者此法禁用。

知识点6：膀胱过度活动症药物治疗　　副高：熟练掌握　正高：熟练掌握

（1）托特罗定　是非选择性M受体拮抗药，用于缓解膀胱过度活动所致的尿频、尿急和急迫性尿失禁症状的一线药物，也是目前对逼尿肌组织选择性作用最强的药物，不良反应较少且耐受性较好。

（2）其他M受体拮抗药　阿托品、奥昔布宁、溴丙胺太林等。

（3）镇静、抗焦虑药　丙米嗪、多塞平、地西泮等。

（4）前列腺素合成抑制药　吲哚美辛。

（5）钙通道阻滞药　维拉帕米、硝苯地平。

知识点7：膀胱过度活动症可选治疗方法　　副高：熟练掌握　正高：熟练掌握

主要适用于膀胱训练或药物治疗无效或有效但不能耐受者及禁忌者。

（1）膀胱灌注辣椒辣素、树胶脂毒素（RTX）、透明质酸酶　以上物质可参与膀胱感觉传入，灌注后降低膀胱感觉传入，对严重的膀胱感觉过敏者可试用。

（2）A型肉毒毒素膀胱逼尿肌多点注射　对严重的逼尿肌不稳定具有疗效。

（3）神经调节　骶神经电调节治疗，对部分顽固的尿频，尿急及急迫性尿失禁患者有效。

（4）针灸治疗　针刺足三里、三阴交、气海、关元穴有助于缓解症状。

（5）外科手术　①手术指征：应严格掌握，仅适应性膀胱，膀胱容量过小且危害上尿路功能，经其他治疗无效者。②手术方法：逼尿肌横断术、膀胱自体扩大术、肠道膀胱扩大术、尿流改道术。

第三节　压力性尿失禁

知识点1：压力性尿失禁的概念　　副高：熟练掌握　正高：熟练掌握

压力性尿失禁是指打喷嚏、咳嗽、大笑或提取重物等腹压增高时出现不自主的尿液自尿道外口渗漏。此病多发于女性，高发于经产妇及高龄女性，青少年少见。偶发尿失禁不应视为病态，只有频繁发作的尿失禁才是病理现象。

知识点2：压力性尿失禁的病因　　副高：熟练掌握　正高：熟练掌握

压力性尿失禁的原因很复杂，主要有年龄、婚育史及既往妇科手术史等因素。有些高危因素也可增加尿失禁发生的危险，如身体体质指数、家族史、吸烟史、便秘等因素。另外女性体内的雌激素水平不足也会增加尿失禁的发生，在补充雌激素后，尿失禁的症状有所改善。

知识点3：详细询问病史 副高：熟练掌握 正高：熟练掌握

（1）既往病史，婚育史，阴道手术、尿道手术及外伤史及有无诱发尿失禁的因素。

（2）全身状况 一般情况、智力、有无发热等。

（3）有无压力性尿失禁症状 大笑、喷嚏、咳嗽或行走等各种程度的腹压增加时不自主尿液溢出；停止加压动作时尿流随即终止。

（4）有无泌尿系其他症状 疼痛，血尿，排尿困难，尿路刺激症状，下腹或腰腹部不适等。

知识点4：体格检查 副高：熟练掌握 正高：熟练掌握

（1）一般状态及全身体检 神经系统检查应包括下肢肌力，会阴部感觉，肛门括约肌张力及病理征等；腹部检查要注意有无尿潴留体征。

（2）专科检查 ①有无盆腔脏器膨出及程度；②外阴部有无感染体征；③双合诊了解子宫情况及盆底肌收缩力等；④直肠指诊检查肛门括约肌肌力及有无直肠膨出。

知识点5：压力诱发试验 副高：熟练掌握 正高：熟练掌握

患者取截石位，观察尿道口，在其咳嗽或用力增加腹压时尿液溢出，而患者并无排尿感。停止加压后，尿流立即停止，则为阳性。

知识点6：压力性尿失禁其他检查 副高：熟练掌握 正高：熟练掌握

（1）一般实验室检查 如血、尿常规，尿培养及肝、肾功能等。

（2）最大功能性膀胱容量和残余尿测定均正常。

（3）X线检查 在斜位下行排尿性膀胱尿道造影。压力性尿失禁表现为尿道膀胱后角消失，膀胱颈下降，腹压增加时膀胱颈呈开放状态。

（4）超声检查 可以测定膀胱颈的位置和膨出情况。

（5）尿流动力学检查 膀胱压力测定可排除不稳定性膀胱和无张力性膀胱，且可以判断压力性尿失禁的程度。压力性尿失禁时逼尿肌反射正常，最大尿流率明显增加，而膀胱内压明显降低，轻度者膀胱内压力5.9～7.8kPa，中度者为2.5～5.9kPa，重度者低于1.96kPa。

（6）漏尿点压（LPP）测定 将测压管放入膀胱并充盈膀胱，记录发生尿漏对的膀胱内压力，此压力即为漏尿点压。一般轻度>11.8kPa，重度<5.88kPa。

（7）膀胱镜检查 怀疑膀胱内有肿瘤、憩室、膀胱阴道瘘等疾病时，需作此检查。

知识点7：压力性尿失禁的程度诊断　　副高：熟练掌握　正高：熟练掌握

根据临床症状可分为：①轻度：一般活动及夜间无尿失禁，腹压增加时偶发尿失禁，不需携带尿垫；②中度：腹压增加及起立活动时，有频繁的尿失禁，需要携带尿垫生活；③重度：起立活动或卧位体位变化时即有尿失禁，严重地影响患者的生活及社交活动。

知识点8：压力性尿失禁的分型诊断　　副高：熟练掌握　正高：熟练掌握

（1）影像尿动力学可将压力性尿失禁分为：解剖型和尿道固有括约肌缺陷型。

（2）腹压尿漏点压（ALPP）分型：①Ⅰ型压力性尿失禁：ALPP≥90cmH_2O；②Ⅱ型压力性尿失禁：ALPP 60~90cmH_2O；③Ⅲ型压力性尿失禁：ALPP≤60cmH_2O。

知识点9：压力性尿失禁的鉴别诊断　　副高：熟练掌握　正高：熟练掌握

（1）急迫性尿失禁　患者有尿频、尿急、尿痛，往往来不及到厕所即已有尿液流出，系由神经源性膀胱或膀胱内部病变使逼尿肌发生无抑制性收缩所致。

（2）充盈性尿失禁　膀胱过度充盈使尿液不断地由尿道口流出，而患者无排尿感觉。下腹膨隆，可扪及胀满的膀胱。

（3）真性尿失禁　膀胱空虚无排尿感，系由尿道括约肌松弛致使尿液不自觉由尿道口流出。

知识点10：压力性尿失禁的药物治疗　　副高：熟练掌握　正高：熟练掌握

主要针对于轻、中度女性压力性尿失禁患者，其治疗作用主要使增加尿道阻力及增加尿道黏膜表面张力，以达到增强控尿能力的目的。可选用的药物有：①α受体激动药，如麻黄碱25~50mg，3次/天。②β受体拮抗药，如硝苯地平10~20mg，3次/天。③度洛西丁，40mg，2次/天。④雌激素。⑤β受体激动药，如克罗特仑。

知识点11：压力性尿失禁的物理治疗和行为治疗　副高：熟练掌握　正高：熟练掌握

（1）阴道托　可抬起尿道中段，增加尿道阻力。适用于各种暂时不能接受其他治疗的患者，可暂时控制尿失禁症状。

（2）盆底肌训练　患者有意识地对以肛提肌为主的盆底肌肉进行自主性收缩以增加控尿能力。

（3）凯格尔运动　每日定时进行肛门及会阴部肌肉的舒缩运动，增加盆底肌肉和尿道肌肉的张力。

（4）生物反馈治疗　通过放置在阴道或尿道内的压力感受器，将患者盆底肌肉收缩产生的压力传给计算机控制系统，再通过模拟的图像、声、光等信号将信息反馈给患者，指导患者进行正确的凯格尔练习。

（5）电刺激治疗　通过放置在阴道和直肠内的电极，给予一定的电刺激，使盆底肌肉被动性收缩，达到锻炼盆底肌肉、增强其控尿能力的目的。可与生物反馈治疗同时配合进行。

（6）体外磁疗　利用外部磁场进行刺激。

知识点12：中段尿道吊带手术　　副高：熟练掌握　正高：熟练掌握

通过采用各种材料悬吊尿道中段，以固定尿道和增加尿道闭合压，从而达到治疗各种尿失禁的目的。常用的悬吊方法有经阴道无张力尿道中段悬吊术、经阴道尿道-耻骨悬吊术、经耻骨上尿道-耻骨悬吊术、膀胱颈射频悬吊术等。

知识点13：骶耻骨韧带尿道膀胱悬吊术（Burch手术）和内腔镜下膀胱颈悬吊术（Stamey手术）　　副高：熟练掌握　正高：熟练掌握

通过提高膀胱颈和后尿道至正常解剖水平，而达到治疗目的。

知识点14：膀胱颈填充物注射治疗　　副高：熟练掌握　正高：熟练掌握

将填充剂如自体脂肪、胶原牛蛋白、肌源性干细胞、硅油等注射于尿道内口黏膜下，使尿道腔变窄、拉长以提高尿道阻力延长功能性尿道长度，增加尿道内口的闭合，达到治疗目的。主要适用于膀胱内括约肌缺陷的压力性尿失禁。

知识点15：人工尿道括约肌植入手术　　副高：熟练掌握　正高：熟练掌握

将人工尿道括约肌置入近端尿道周围，从而产生对尿道的环行压迫，达到治疗目的，但对于盆腔纤维化明显，如多次手术、尿外渗、盆腔放疗的患者不易使用。

第四节　膀胱出口梗阻

知识点1：膀胱出口梗阻的概念　　副高：熟练掌握　正高：熟练掌握

膀胱出口梗阻（BOO）是发生于膀胱颈部及其周围的任何病变导致膀胱尿液排出障碍的一种病理状态的统称。

一、女性膀胱颈部梗阻

知识点2：女性膀胱颈部梗阻的病因及发病机制　　副高：熟练掌握　正高：熟练掌握

女性膀胱颈部梗阻可发生于任何年龄，以老年者居多，年龄越大发病率越高。病因、发病机制复杂，可能为膀胱颈纤维组织增生、膀胱颈部肌肉肥厚、慢性炎症所致的硬化以及老年女性激素平衡失调导致的尿道周围腺体增生等。

知识点3：女性膀胱颈部梗阻的临床表现　　副高：熟练掌握　正高：熟练掌握

由于女性尿道比较短直的解剖特点，并非所有的膀胱颈部梗阻患者均表现出典型的排尿困难，而表现为排尿迟缓和尿流缓慢者不在少数。随着病情进展患者尿流变细，逐渐发展为排尿费力，呈滴沥状；后期出现残余尿增多、慢性尿潴留、充盈性尿失禁。合并尿路感染的病例会出现膀胱刺激症状，梗阻严重者可有双肾输尿管积水及慢性肾衰竭。

知识点4：膀胱颈部触诊　　副高：熟练掌握　正高：熟练掌握

部分成年妇女经阴道触摸膀胱颈部，可感到有不同程度的增厚，特别是尿道内置有导尿管时，膀胱颈部增厚更为明显。

知识点5：残余尿量测定　　副高：熟练掌握　正高：熟练掌握

导尿法测定残余尿量最为准确，排尿后即刻在无菌条件下导尿，放出的全部尿液即为残余尿。正常人，残余尿在10ml以下。残余尿量与梗阻程度成正比。

知识点6：X线检查　　副高：熟练掌握　正高：熟练掌握

排尿期膀胱尿道透视和摄片可了解排尿时膀胱颈部的活动情况，并可了解膀胱输尿管反流及程度。

知识点7：膀胱镜检查　　副高：熟练掌握　正高：熟练掌握

膀胱镜检查典型的表现有：①膀胱的增生肥厚性病变（如小梁、憩室等）。②膀胱颈部黏膜僵硬水肿，可见滤泡性增生。③颈口后唇突起，形成一堤坝样改变；有时可见膀胱颈呈环形狭窄，膀胱内口呈领圈样突起，④膀胱镜检查时，嘱患者作排尿动作，正常时膀胱后唇退出视野之外，而颈部梗阻者则失去此能力，其收缩运动减弱或消失，并可排除膀胱结石、肿瘤等原因引起的排尿梗阻。

知识点8：尿流动力学检查　　副高：熟练掌握　正高：熟练掌握

最大尿流率检查被认为是一种最好的筛选方法，虽然尿流率低不能区别是膀胱颈梗阻引起或是逼尿肌无力引起，但如果同时做逼尿压力及尿流率，便可准确地确定有无膀胱颈梗阻。排尿时，如平均最大逼尿肌压（P_{det}）高而最大尿流率（Q_{max}）低，则提示存在梗阻；如 P_{det} 与 Q_{max} 均低，则表明逼尿肌收缩无力。

知识点 9：肾功能及血液生化检查 副高：熟练掌握 正高：熟练掌握

双肾功能明显受损者，方出现氮质血症，故此检查不能早期揭示肾功能损害情况。酚红（PSP）排泄实验能较早地提示肾盂积水及肾功能状况。对肾已有损害的患者，还应测钾、钠、氯及二氧化碳结合力等，以判断有无电解质平衡失调，有无酸中毒。

知识点 10：非手术治疗 副高：熟练掌握 正高：熟练掌握

非手术治疗女性膀胱颈部梗阻适用于症状较轻，排尿困难不明显者或无剩余尿者或无膀胱输尿管反流及肾功能损害者。治疗方法包括选择性 α 受体阻滞药，尿道扩张术等。合并尿路感染者，应在充分引流尿液的同时，选用有效的抗生素控制感染。

知识点 11：经尿道膀胱颈电切术 副高：熟练掌握 正高：熟练掌握

（1）适用于有明显膀胱颈梗阻及非手术治疗无效者。

（2）手术要点包括切除部位从截石位 6 点开始，先用勾形电刀切至膀胱肌层，切开狭窄的纤维环，再以此为中心半月形电切 5~7 点的组织。

（3）手术过程中切除范围不要过大、过深，以长度 1~2cm 宽度 0.5~1.0cm 为宜，使后尿道与膀胱三角区在电切后接近同一平面。

（4）手术时仅可切除膀胱颈部的环形狭窄组织，而不可切除和损坏尿道括约肌环，否则可发生尿失禁或膀胱阴道瘘等并发症。

知识点 12：膀胱颈楔形切除成形术 副高：熟练掌握 正高：熟练掌握

打开膀胱后，在膀胱颈远侧约 1cm 处的尿道前壁缝一标志，在标志近侧至膀胱前壁做倒 Y 形切口，各壁长 2~3cm，交角恰位于膀胱颈上方，将 V 形膀胱瓣与切口远端创缘缝合，再依次将膀胱颈做 V 形缝合。

二、男性膀胱颈部梗阻

知识点 13：男性膀胱颈部梗阻的概念 副高：熟练掌握 正高：熟练掌握

男性膀胱颈部梗阻是一种常见病及多发病，分为功能性膀胱颈梗阻和膀胱颈挛缩。根据国际尿控协会的规定：排尿时有逼尿肌收缩，但膀胱颈开放不全或完全不能开放；内镜检查及尿道探子检查无器质性膀胱下尿路梗阻证据，且无明确神经病变者称为功能性膀胱颈梗阻。

知识点 14：男性膀胱颈部梗阻的病因 副高：熟练掌握 正高：熟练掌握

男性膀胱颈部梗阻的病因可能与交感神经、膀胱颈部 α、β 受体兴奋性改变有关。膀胱颈挛缩多认为是由于膀胱颈部及其周围脏器的慢性炎症导致膀胱颈部纤维化而致；也可由各种前列腺手术时的损伤所致。

知识点 15：男性膀胱颈部梗阻的临床表现 副高：熟练掌握 正高：熟练掌握

男性膀胱颈部梗阻主要症状为下尿路梗阻症状：排尿困难、排尿迟缓、尿流变细、尿频和夜尿增多及排尿不尽感、急或慢性尿潴留、尿失禁甚至血尿等。

知识点 16：膀胱镜检查 副高：熟练掌握 正高：熟练掌握

可以直接观察梗阻部位并对梗阻的原因进行诊断，膀胱镜检查时可见内括约肌晕环状狭窄，把尿道和膀胱明显分开；膀胱颈抬高，膀胱颈呈苍白色或有玫瑰色，其表面通常光滑，缺少血管分布。

知识点 17：尿流动力学检查 副高：熟练掌握 正高：熟练掌握

简单的自由尿流率测定可提供初步判断，最大尿流率<15ml/s，提示存在下尿路梗阻的可能。

在普通尿流动力学检查中，压力流率测定是公认的诊断手段，判断指标有 A-G 图和 LinPURR 图等方法。与 A-G 图相对应的是 A-G 数的应用，A-G 数=最大尿流率时的膀胱逼尿肌压力-2 倍的最大尿流率。A-G 数>40，表示有膀胱出口梗阻存在，数值越大表示梗阻越严重；AG 数在 15~40 之间表示有梗阻可疑；A-G 数<15 表示无梗阻存在。

知识点 18：男性膀胱颈部梗阻非手术治疗 副高：熟练掌握 正高：熟练掌握

适用于：①没有残余尿或残余尿少（10~20ml）；②无慢性肾功能不全；③无反复的尿路感染；④输尿管反流不明显。治疗方法主要有 α 受体阻滞药、糖皮质激素、抗生素等的应用。抗生素的应用，对合并有感染和施用尿道扩张器者，均应使用抗生素治疗。

知识点 19：男性膀胱颈部梗阻手术治疗 副高：熟练掌握 正高：熟练掌握

（1）膀胱颈部扩张术　对前列腺增生切除术及经尿道前列腺电切术后的膀胱颈部梗阻，可应用尿道扩张治疗。

（2）膀胱颈切开术　楔形切开膀胱颈肌层，破坏其狭窄环。

（3）膀胱颈切除术　适用于各种原因引起的膀胱颈部挛缩和小儿膀胱颈梗阻，方法是在膀胱颈后唇将黏膜弧形切开，于黏膜下潜行分离，显露膀胱颈肌层，将膀胱肌层作楔形切除。

（4）膀胱颈 Y-V 成形术　经耻骨后途径显露膀胱颈部及膀胱前壁，于膀胱前壁作 Y 形切口，将 V 形膀胱瓣与切口远端创缘缝合，以扩大膀胱颈部管腔。

（5）经尿道膀胱颈部电切术　切断环形缩窄环，使梗阻得以解除。

第五节　膀胱阴道瘘

知识点 1：膀胱阴道瘘的概念　　副高：熟练掌握　正高：熟练掌握

膀胱阴道瘘是指膀胱与阴道间有瘘道相通，为最常见的女性泌尿生殖瘘。

知识点 2：膀胱阴道瘘的病因　　副高：熟练掌握　正高：熟练掌握

膀胱阴道瘘的主要原因为分娩损伤、手术损伤和疾病因素等。盆腔手术引起膀胱阴道瘘者高达 85%，而分娩损伤仅 5%。

知识点 3：膀胱阴道瘘的临床表现　　副高：熟练掌握　正高：熟练掌握

（1）漏尿　尿液不时地自阴道流出，无法控制，为膀胱阴道瘘的主要症状。

（2）局部感染　外阴部皮肤长期受尿液的浸泡，外阴、臀部及大腿内侧的皮肤发生皮炎、皮疹、湿疹，引起局部瘙痒刺痛，甚至发生皮肤继发感染和溃疡。尿瘘患者也易发生泌尿道感染。

（3）继发月经改变和不孕　许多尿瘘患者可出现月经稀少或闭经。可伴有性欲减退、性交困难。继发性不孕者较多。

（4）精神抑郁或心理异常　由于漏尿或伴有阴道瘢痕狭窄甚至闭锁，给患者生活和社会活动带来很大影响，可导致患者心理障碍、抑郁，甚至精神失常。

知识点 4：膀胱阴道瘘检查　　副高：熟练掌握　正高：熟练掌握

检查时患者常采用膀胱截石位和跪俯卧位。

（1）视诊　插入窥阴器，仔细在阴道前壁区域寻找暴露瘘孔。在巨大瘘孔或膀胱外翻时，须注意输尿管膀胱开口处情况。

（2）检查尿道长度　用探针或金属导尿管探查尿道外口与瘘孔的距离，有无闭锁，并将探针送入膀胱内探查有无结石。

（3）膀胱内注液检查　当瘘孔位置不清楚或瘘孔很小或可疑膀胱阴道瘘时，则以稀释的亚甲蓝液 200~300ml 注入膀胱，以视其漏液部位。

（4）双合诊或三合诊　注意阴道瘢痕程度和范围，瘘孔大小、位置及与耻骨的关系，查清子宫颈和子宫体的活动情况，了解盆腔有无包块、直肠有无损伤以及压痛。

知识点5：膀胱阴道瘘B超检查 副高：熟练掌握 正高：熟练掌握

（1）腹部B超 可以了解膀胱充盈度，子宫形态大小，并可了解阴道前壁和膀胱后壁间有无回声通道，若有明显通道，加压扫查，可以看见液体自膀胱经通道向阴道内流动。

（2）经直肠腔内B超 可以更直观地观察膀胱基底、膀胱颈、尿道、阴道、尿道阴道间以及直肠等结构，在声像图上能发现膀胱后壁和阴道前壁中段、下尿路和阴道之间存在瘘道、阴道腔不同程度积液等特异性声像图表现，同时可以清晰显示瘘口的位置，因而诊断较明确。

知识点6：尿道膀胱镜检查 副高：熟练掌握 正高：熟练掌握

应作为膀胱阴道瘘常规检查手段。分别采用30°和70°膀胱镜检查，重点检查膀胱后壁、三角区、尿道后壁等区域，了解瘘孔部位、大小、数目、与输尿管开口关系，以及瘘孔周围膀胱黏膜情况。

知识点7：CT检查 副高：熟练掌握 正高：熟练掌握

具有直观和敏感性高等特点，在造影剂存在下，可以清楚显示瘘孔部位，大小及走向。

知识点8：磁共振（MRI） 副高：熟练掌握 正高：熟练掌握

平扫时轴面、冠状面成像可了解膀胱充盈情况，矢状面T_1WI发现膀胱后方呈小类圆形低信号影的膀胱阴道、膀胱子宫瘘瘘管；静脉注入钆喷替酸葡甲胺（Gd-DTPA）后行脂肪抑制成像，可提高诊断的准确性。磁共振水成像（MRU）可以显示积水的输尿管、膀胱及阴道及其毗邻关系、瘘孔部位和形态。

知识点9：膀胱阴道瘘非手术治疗 副高：熟练掌握 正高：熟练掌握

膀胱阴道瘘非手术治疗适用于以下情况：①刚出现不久（1周内）的膀胱阴道瘘或输尿管阴道瘘，若瘘孔较小，可持续插入导尿管或输尿管导管，并给予抗生素治疗，瘘孔有自然愈合的可能。②结核性膀胱阴道瘘，抗结核治疗半年至1年后仍未痊愈者，方可考虑手术治疗。

知识点10：膀胱阴道瘘手术时机选择 副高：熟练掌握 正高：熟练掌握

（1）新鲜、清洁的瘘孔应立即修补。

（2）感染、坏死性尿瘘或第 1 次修补术已失败者，应在 3~6 个月后再次手术。

（3）放射性损伤所致的尿瘘至少应在 1 年后检查未见肿瘤复发再手术。

（4）膀胱结核所致的尿瘘，其手术应在抗结核治疗 1 年后，局部无活动性结核病灶时手术。

（5）尿瘘合并妊娠，应待产后月经复潮后行修补术。

（6）若膀胱阴道瘘合并有膀胱结石，结石大且嵌入膀胱黏膜内者，则先取结石，3 周后再修补瘘孔；结石小未嵌入膀胱黏膜者，则取结石和修补瘘孔可同时进行。

（7）对于尚未绝经患者的择期手术，应选择月经干净 1 周施行手术。

（8）有慢性咳嗽者，应于治疗好转后手术。

知识点 11：膀胱阴道瘘手术途径选择　　副高：熟练掌握　正高：熟练掌握

（1）经阴道途径　适合于中、低位膀胱阴道瘘患者。产伤所致的尿瘘，多以经阴道途径修补为宜。

（2）经腹途径　适合于瘘孔较大、部位较高的瘘；经阴道反复修复失败者；阴道瘢痕严重，阴道扩张不良。

（3）经腹经阴道联合途径　适合于阴道扩张不良，瘘孔部位高，单纯经阴道路径显露不佳的膀胱阴道瘘患者。

知识点 12：膀胱阴道瘘手术要点　　副高：熟练掌握　正高：熟练掌握

（1）充分游离瘘孔周围组织　是修补手术成功与否的关键。经阴道修补手术分离瘘孔的方法有离心分离法和向心分离法。

（2）阴道瘢痕切除　对阴道瘢痕严重，应予以切除，瘘孔边缘不必修剪；对瘢痕较小，可不切除瘢痕，但瘘孔边缘可以修剪。

（3）组织缝合　各层组织分层无张力缝合，一般为 3 层缝合，即膀胱黏膜、膀胱外面筋膜及阴道黏膜，各层尽可能在互相垂直的方向缝合，避免缝合线重叠。缝合阴道黏膜、膀胱黏膜时创缘对齐，避免内翻。缝合材料宜采用刺激少及易吸收者，最好用人工合成可吸收的无损伤缝线。缝针的间距不能太稀也不能太密，针间不要穿通黏膜，避免膀胱壁与阴道黏膜之间留有无效腔。第 1 层修补后需用亚甲蓝作漏水试验，证实不漏后方可缝合第 2 层。

（4）辅助手术的选用　①扩大手术视野、便于暴露瘘孔的手术，如会阴侧斜切开术、耻骨联合切除术或耻骨支开窗术等；②自体组织替代、填充、加固缺损的手术。

第六篇 阴茎疾病

第一章 阴茎解剖和生理

第一节 阴茎应用解剖

知识点1：阴茎的形态　　副高：熟练掌握　正高：熟练掌握

阴茎分根、体、头三部分。阴茎根部，藏于阴囊及会阴部皮肤的深处，附着于耻骨下支和坐骨支。阴茎体部呈圆柱形，悬垂于耻骨联合的前下部，为可动部。阴茎头为阴茎前端膨大部，头的尖端有呈矢状位的尿道外口，阴茎头底的游离缘凸隆处，称为阴茎头冠，冠的下缘为阴茎颈（冠状沟）。

知识点2：阴茎的结构　　副高：熟练掌握　正高：熟练掌握

阴茎主要由三个柱状海绵体构成，即左右各一的阴茎海绵体和其下方的尿道海绵体，阴茎部尿道穿行于尿道海绵体中间。两个阴茎海绵体表面由白膜包裹，白膜中间形成中隔，阴茎海绵体在阴茎根部通过中隔间隙相通。白膜之外由阴茎筋膜（Buck 筋膜）将三个海绵体包绕在一起：阴茎筋膜之外为阴茎浅筋膜。阴茎头腹侧正中有一小的皮肤皱襞，与包皮相连，称为包皮系带。阴茎皮肤薄而柔软，缺乏皮下脂肪，伸展性和活动度大，向前包绕阴茎头，称为包皮，包皮分为内、外板，内板似黏膜，无角化层而富有皮脂腺。

知识点3：阴茎的位置　　副高：熟练掌握　正高：熟练掌握

阴茎系韧带和阴茎悬韧带将阴茎根部固定在耻骨联合前方。阴茎系韧带位置较浅，自腹白线下端，向下分为两束，经阴茎根部两侧附着于阴茎筋膜上。阴茎悬韧带位于阴茎系韧带深面，呈三角形，自耻骨联台前的下部，向下附着于阴茎筋膜。

知识点4：阴茎的动脉 副高：熟练掌握 正高：熟练掌握

阴茎动脉包括阴茎背动脉和阴茎深动脉，均来自阴部内动脉，有多个交通支相互吻合。阴茎背动脉走行于阴茎海绵体背侧沟内，发出分支供应阴茎头和包皮。阴茎深动脉从阴茎脚穿行于海绵体内，到达阴茎海绵体顶端，其中有一些小动脉直接或成螺旋状开口于海绵体腔。

知识点5：阴茎的静脉 副高：熟练掌握 正高：熟练掌握

阴茎静脉包括阴茎背浅静脉及阴茎背深静脉。阴茎背浅静脉位于阴茎浅筋膜和深筋膜之间层面，收集阴茎皮肤和包皮的血液，再回流于阴茎外静脉里。阴茎背深静脉位于阴茎深筋膜和白膜之间，只有一条收集阴茎头、阴茎海绵体和尿道球海绵体静脉血液，经耻骨联合下面，耻骨弓韧带之间的下面入骨盆，回流于阴部内静脉丛里。

知识点6：阴茎的淋巴 副高：熟练掌握 正高：熟练掌握

阴茎淋巴管分2组，来自阴茎皮肤的则回流到腹股沟表浅淋巴结，来自龟头和各海绵体的则回流到腹股沟和髂外深淋巴结。

知识点7：阴茎的神经 副高：熟练掌握 正高：熟练掌握

阴茎的神经主要来自2~4骶神经，经阴部神经和盆腔神经丛至阴茎。交感神经和副交感神经，在骨盆腔形成盆丛。其分支沿血管壁分布于阴茎海绵体。交感神经包括阴茎海绵体大、小神经，形成阴茎海绵体丛，是调节阴茎勃起的神经。副交感神经是阴茎勃起的主要神经，又称勃起神经。感觉神经主要是阴茎背神经，位于阴茎背动脉的两侧。

知识点8：阴茎海绵体的内部结构 副高：熟练掌握 正高：熟练掌握

阴茎海绵体由许多片状、柱状小梁和小梁间的腔隙组成。小梁由交织成网的结缔组织、弹力纤维和平滑肌构成，螺旋动脉穿行其间。螺旋动脉管壁有内含平滑肌的隆起。小梁间腔隙称为海绵窦，彼此相通。海绵体周围的小梁有丰富的静脉丛。螺旋动脉和小梁平滑肌平时处于收缩状态，允许少量血流进入阴茎海绵体。

第二节 阴茎生理

知识点1：阴茎勃起的生理过程 副高：熟练掌握 正高：熟练掌握

在感官或性幻想的刺激下，中枢神经系统发出性冲动信号，传递到勃起神经末梢，释放乙酰胆碱。乙酰胆碱作用于血管内皮细胞内皮源性一氧化氮合酶或非肾上腺非胆碱能神经元的神经源性一氧化氮合酶，使之分解 L-精氨酸而产生一氧化氮（NO）。NO 进入海绵体平滑肌细胞内后，激活可溶性鸟苷环化酶，后者再催化三磷酸鸟苷为环磷酸鸟苷（cGMP）。cGMP 作为细胞内第二信使，激活蛋白激酶 G，使 K^+ 通道开放，Ca^{2+} 通道关闭，并促进钙离子向内质网内流，导致平滑肌细胞胞质内钙离子浓度下降，抑制钙介导的肌球蛋白磷酸化，从而导致平滑肌舒张，动脉血流量加大，阴茎勃起。

当阴茎勃起时，平滑肌松弛，螺旋动脉舒张充血，大量血流进入海绵窦，阴茎海绵体膨胀，压迫周围静脉丛和白膜，导致静脉关闭，涌入的血液不能流出海绵体，海绵体内压明显升高，达到坚硬勃起。

第二章 阴茎畸形

第一节 包茎和包皮过长

知识点 1：包茎和包皮过长的概念 副高：熟练掌握 正高：熟练掌握

包皮覆盖于全都阴茎头与尿道外口，如果包皮外口狭小，不能翻转露出全部阴茎称为包茎。包茎可分为先天性（生理性）和后天性（病理性）两种。

如果包皮能向上翻转而露出阴茎头则称为包皮过长。

知识点 2：包茎和包皮过长的病因 副高：熟练掌握 正高：熟练掌握

小儿的包皮过长是正常的，3 岁左右由于阴茎生长及勃起，包皮内板与阴茎头表面轻度的上皮粘连被吸收，包皮退缩，阴茎头外露。若粘连未被吸收，则形成包皮过长或先天性包茎，后天性包茎多继发于阴茎头包皮炎症，使包皮口形成瘢痕性挛缩。

知识点 3：包茎和包皮过长的病理 副高：熟练掌握 正高：熟练掌握

若包茎严重，可引起排尿困难，甚至尿潴留。包皮垢积累时可有阴茎头刺痒感，长期慢性刺激可诱发感染、癌变、白斑病及结石等。

知识点 4：包茎和包皮过长的诊断 副高：熟练掌握 正高：熟练掌握

包皮过长者，阴茎在疲软状态下，阴茎头被包皮完全包裹，勃起时仍不能露出阴茎头，但能手法翻开包皮，露出阴茎头；若包皮口狭窄，无法手法翻开包皮显露阴茎头者，可诊断为包茎。包皮过长需要与隐匿性阴茎相鉴别。

知识点 5：包茎和包皮过长的治疗 副高：熟练掌握 正高：熟练掌握

包皮过长能上翻者可经常清洗包皮，保持包皮腔内卫生清洁，预防感染。对小儿的包茎可扩大包皮口，将包皮反复上翻并复位，以利阴茎头外露。对成人的包茎则需行包皮环切术。对包皮嵌顿须紧急施行手法复位，必要时做包皮背侧切开。

第二节　隐匿性阴茎

知识点1：隐匿性阴茎的概念　　副高：熟练掌握　正高：熟练掌握

隐匿性阴茎是指原来正常的阴茎被埋藏于皮下。阴茎外观短小，包皮似一鸟嘴包住阴茎，是阴茎内膜发育异常所致的先天性畸形。多合并包茎且多见于肥胖小儿，不少被误诊为包茎行包皮环切术。

知识点2：隐匿性阴茎的病因　　副高：熟练掌握　正高：熟练掌握

阴茎肉膜层由腹壁浅筋膜浅层和深层在会阴部融合形成，是一层富有弹性的结构，能使阴茎皮肤自由滑动。阴茎肉膜层发育不良，弹性变差，将阴茎束缚在耻骨联合下方；肉膜层中有纤维束带直接附着于阴茎体部和颈部；腹壁脂肪层下移、肉膜层下脂肪异常堆积等多个因素共同导致了隐匿性阴茎。

知识点3：隐匿性阴茎的诊断　　副高：熟练掌握　正高：熟练掌握

（1）阴茎短小，包皮呈鸟嘴状。

（2）阴茎包皮囊空虚，阴茎皮肤不附着于阴茎体。

（3）诱发勃起时大多无阴茎皮肤缺乏。

（4）少数在阴茎背侧可触及纤维索带。

（5）阴茎挤压试验阳性。用手握住阴茎，同时将阴茎周围皮肤向后推，能显示正常包皮的阴茎。

知识点4：隐匿性阴茎的鉴别诊断　　副高：熟练掌握　正高：熟练掌握

主要需与小阴茎、阴茎发育不良、包茎相鉴别。前两者系因内分泌缺陷或染色体异常导致，临床可见阴茎体细小，勃起较少且勃起无力。后者由包皮口狭小致阴茎头不能外露。

知识点5：隐匿性阴茎的治疗　　副高：熟练掌握　正高：熟练掌握

（1）非手术治疗　凡包皮能上翻显露阴茎头者可不必手术，因部分患者可随年龄增大而好转，尤其在减肥后更明显。

（2）手术治疗　目前应用较多的是 Shirakt 法、Devine 法、Johnaston 法及 Maizels 法，无论采用哪一种术式均应做到显露阴茎头，切除肉膜层纤维索带，阴茎根部皮肤必须与阴茎白膜或耻骨骨膜固定。避免损伤海绵体、阴茎神经及血管，切忌做简单的包皮环切术。手术时机以学龄前或更大者为宜。

第三节 阴茎短小

知识点1：阴茎长度测量 副高：掌握 正高：掌握

阴茎长度测量是指牵张长度，即用手提阴茎头尽量拉直，使其长度相当于阴茎充分勃起的长度，用测量尺测量从耻骨联合前到阴茎头顶端的距离。对于隐匿性阴茎，应向阴茎根部推挤开脂肪进行测量。

知识点2：正常阴茎大小 副高：掌握 正高：掌握

阴茎大小用阴茎疲软时和勃起时的长度及周径表示。足月新生儿正常阴茎牵张长度为（3.5±0.7）cm，直径（1.1±0.2）cm。国外成年男性平均牵张长度为（13.3±1.6）cm。国内成年男性阴茎疲软时平均长度为（7.1±1.5）cm，勃起时增加到（13.0±1.3）cm，周径从（7.8±0.7）cm增加到（12.2±1.2）cm。

知识点3：小阴茎的概念 副高：掌握 正高：掌握

外观正常、阴茎长度/直径比正常的阴茎，阴茎长度小于正常阴茎体长度平均值2.5个标准差以上的称为小阴茎。

知识点4：小阴茎的病因 副高：掌握 正高：掌握

（1）下丘脑功能低下，称为低促性腺激素性性功能减退症。

（2）原发性睾丸功能低下，称为高促性腺激素性性功能减退症。

（3）性染色体异常——Klinefelter综合征（47，XXY）、多X综合征（48，XXXY、49，XXXXY）、多染色体畸形（69，XXY）。

（4）后天发育迟缓如肥胖儿童血睾酮偏低。

（5）包茎或包皮过长伴反复感染时阻碍阴茎正常发育。

（6）少数原因不清的原发性阴茎短小症。

知识点5：小阴茎的诊断 副高：掌握 正高：掌握

（1）收集家族遗传史、母亲孕育史等相关资料。

（2）检查外生殖器，测量阴茎长度和周径，睾丸位置、大小及质地。

（3）影像学检查主要检查有无下丘脑和垂体畸形。

（4）实验室检查主要检查染色体核型和性腺激素（FSH、LH、T）。

如果FSH、LH高，而T低，则应加做hCG刺激试验除外原发性睾丸功能低下；如果

FSH、LH、T 均降低，则先做 hCG 刺激试验测定睾丸功能，再做促性腺激素释放激素刺激，试验鉴定脑垂体前叶功能。如果以上实验均正常，则考虑阴茎短小病因定位在下丘脑。如果 FSH，LH、T 均正常，则应考虑是否为阴茎受体对雄激素不敏感。

知识点 6：小阴茎的治疗　　副高：掌握　正高：掌握

小阴茎的治疗方法有：①对促性腺激素分泌不足者常用与 LH、FSH 有类似功能的 HCG 治疗，500U 肌内注射每 5 天一次，3 个月为一疗程。对下丘脑功能异常患儿，可予 LHRH 类似物治疗，效果良好。②对性腺功能异常者，可用睾酮替代治疗。③内分泌治疗无效，可能为雄激素受体异常，坚持做男性者可行阴茎再造术、假体植入术，但多数还是做变性手术。

第三章 阴茎炎症

第一节 包皮龟头炎

知识点1：包皮龟头炎的概念 副高：熟练掌握 正高：熟练掌握

包皮龟头炎是龟头与包皮间的弥漫性炎症，常常由未行包皮环切术的包皮下的酵母菌或细菌引起。包皮龟头炎分为包皮炎和龟头炎，由于常常同时出现故称为包皮龟头炎。

知识点2：包皮龟头炎的病因 副高：熟练掌握 正高：熟练掌握

感染性包皮龟头炎常由于白色念珠菌、滴虫、衣原体、支原体、淋病双球菌或其他细菌所感染引起；非感染性的包皮龟头炎是由于包皮过长，清洁不够，包皮和龟头之间的不洁物即包皮垢刺激引起，多见于个人卫生观念差者或青少年。

知识点3：包皮龟头炎的临床表现 副高：熟练掌握 正高：熟练掌握

包皮龟头炎表现为包皮红肿、灼痛、排尿时加重，可有脓性分泌物自包皮口流出。如将包皮翻转，可见包皮内板和阴茎头充血、肿胀，重者可有浅小溃疡或糜烂，表面有脓液。

知识点4：急性浅表性包皮龟头炎的诊断 副高：熟练掌握 正高：熟练掌握

初起时局部潮红，阴茎的皮肤发红、肿胀，自觉龟头有灼热和瘙痒的感觉。翻开包皮，可见包皮内面及龟头充血糜烂，有渗液，甚至出血。继发感染后可见小溃疡，有恶臭的乳白色脓性分泌物。如与内裤摩擦即感疼痛。患者常常活动不便。可伴有腹股沟淋巴结肿大和压痛。

病灶细菌培养可见急性浅表性包皮龟头炎的细菌感染率为82%。多为暂住菌，与性伴侣细菌性阴道炎感染菌株一致，其中革兰阳性菌生长者占82%，主要为金黄色葡萄球菌，少数为表皮葡萄球菌、腐生葡萄球菌、类白喉杆菌、肠球菌等。革兰阴性菌生长者占17.9%，主要为聚团肠杆菌、大肠埃希菌，个别为枸橼酸杆菌、腐败假单胞菌、嗜麦芽假单胞菌、克雷伯杆菌、变形杆菌、阴沟肠杆菌、产酸克雷伯杆菌、加德纳菌等。

知识点5：环状糜烂性包皮龟头炎的诊断 副高：熟练掌握 正高：熟练掌握

龟头及包皮炎性损害呈环状或有乳酪状包皮垢，日久易破溃成浅溃疡，若失去环状特征则不易与浅表性龟头炎区别。本病可单独存在，也可作为 Reiter 综合征的黏膜症状。龟头和包皮上见红斑，逐渐扩大呈环状，可形成浅表性溃疡面。

知识点6：白色念珠菌性包皮龟头炎　副高：熟练掌握　正高：熟练掌握

龟头包皮处散在丘疹及冠状沟处有白色奶酪样斑片。实验室检查有大量假菌丝或大量芽生孢子。通过对该病病原菌的调查发现，白色念珠菌感染所占的比例为 58.6%，非白色念珠菌感染所占的比例为 41.4%。

知识点7：滴虫性包皮龟头炎　副高：熟练掌握　正高：熟练掌握

龟头部可见丘疹和红斑，逐渐扩大，边缘清楚，红斑上可见针头大小的小水疱，最后形成糜烂面。

知识点8：包皮龟头炎的治疗　副高：熟练掌握　正高：熟练掌握

治疗基本原则是消炎杀菌，内外兼治。

（1）抗生素治疗　①急性浅表性包皮龟头炎和环状糜烂性包皮龟头炎的治疗应首选针对革兰阳性球菌的抗生素，如庆大霉素、卡那霉素等相对敏感的药物。②滴虫性包皮龟头炎的治疗首选甲硝唑。③对于白色念珠菌引起的包皮龟头炎的治疗常用曲古霉素或伊曲康唑。

（2）外部治疗　①细菌感染引起的包皮龟头炎可用硼酸水或依沙吖啶溶液清洗患部。②念珠菌性包皮龟头炎可用碳酸氢钠溶液清洗患部或用咪唑类软膏如咪康唑软膏、克霉唑软膏等。③滴虫性龟头炎可用乳酸溶液、乙酸溶液或高锰酸钾溶液，冲洗龟头和包皮内侧，并敷以消炎软膏。

第二节　阴茎海绵体硬结症

知识点1：阴茎海绵体硬结症的概念　副高：掌握　正高：掌握

阴茎海绵体硬结症（PD），又称阴茎硬结症或 Peyronie 病，是一种以阴茎白膜形成纤维样、非顺应性硬结为特征的男科常见疾病。多见于中老年人。

知识点2：阴茎海绵体硬结症的病因　副高：掌握　正高：掌握

阴茎海绵体硬结症的病因可能与阴茎白膜解剖特点、阴茎多次轻度外伤、尿道内器械操作、感染、免疫、动脉硬化、遗传及维生素 E 缺乏等因素有关。

知识点3：阴茎海绵体硬结症的病理　　副高：掌握　正高：掌握

硬结呈结节状、条索状或斑块状，质硬，结节大小可由数毫米至数厘米不等，单发或多发。硬结切面呈灰白色。硬结多位于阴茎背侧白膜下。阴茎硬结症早期在白膜与海绵体之间的血管周围有炎性浸润，包括T淋巴细胞、巨噬细胞及其他浆细胞等，最终启动细胞因子系统，导致纤维化发生并形成硬结。

知识点4：阴茎海绵体硬结症的诊断　　副高：掌握　正高：掌握

（1）阴茎局部发现硬结，阴茎松弛时可无不适。勃起时可有疼痛及弯曲并影响性交。严重时可并发勃起功能障碍、排尿困难或排尿疼痛。

（2）触诊硬结质如软骨，急性期有触痛。

（3）阴茎局部拍片偶见钙化。阴茎海绵体造影可显示病变范围。

知识点5：阴茎海绵体硬结症的保守治疗　　副高：掌握　正高：掌握

（1）口服药物疗法　口服维生素E 6~9个月。对氨基苯甲酸钾9~12g/d，分次日服9个月。急性期可选用秋水仙碱，常规剂量为0.6mg，每日3次，每日总量不宜超过2.4mg。

（2）局部注射疗法　醋酸可的松25mg加普鲁卡因1ml/2d，15~20次为一疗程；透明质酸酶50~100U/d肌内注射；或维拉帕米、干扰素等。纯化梭状芽胞杆菌胶原蛋白酶对轻、中度PD有一定疗效，但目前仍处在临床研究阶段。

（3）物理治疗　包括离子导入、体外冲击波、超声波、真空助勃装置及音频理疗等。

（4）局部放疗　每次剂量38.7mCi（150R），每周2次，2周为一疗程。可能增加致纤维化细胞因子表达，且有组织潜在恶变的危险，也可能增加老年患者ED风险，世界卫生组织认为应避免使用。

（5）联合治疗　联合应用以上治疗方法。

知识点6：阴茎海绵体硬结症的手术治疗　　副高：掌握　正高：掌握

对于长期保守治疗无效或阴茎弯曲明显、硬结钙化者可采用手术治疗。目前阴茎弯曲的手术治疗主要包括分为3种：白膜缩短术、白膜延长术和假体植入术。

（1）白膜缩短术　手术部位位于阴茎斑块对侧部位的阴茎凸面。这种手术易操作，对熟练程度的要求最低，适用于有勃起功能、阴茎长度足够、没有沙漏样畸形的患者。

（2）白膜延长术　手术部位位于阴茎患侧，需要切除、切开斑块及移植。通过移植来延长白膜。适用于严重弯曲导致阴茎缩短、阴茎狭窄、沙漏样畸形和其他手术后弯曲复发的患者。但是由于勃起功能障碍发生率高、移植物挛缩、后期的复发及长期的效果不好，现在已很少做斑块切除与移植。

（3）假体植入术　对于有严重勃起功能障碍和对药物治疗无效的阴茎海绵体硬结症患

者，常用阴茎假体植入术，切除、切开斑块可做可不做。

第三节　阴茎结核

知识点1：阴茎结核的发病情况　　副高：熟练掌握　正高：熟练掌握

阴茎结核是很罕见的疾病，该病是在机体抵抗力减弱的状态下，结核杆菌通过局部直接感染或全身血行感染阴茎的一种慢性疾病。在泌尿生殖系结核中，阴茎结核的发病率尚不足1%。

知识点2：阴茎结核的病因　　副高：熟练掌握　正高：熟练掌握

阴茎结核主要通过阴茎与结核杆菌直接接触发生感染。传染途径有：性交；手术器械消毒不严；血行感染；严重的尿道结核发展成尿道周围炎，最后侵及阴茎海绵体及阴茎头。

知识点3：阴茎结核的病理分型　　副高：熟练掌握　正高：熟练掌握

阴茎结核病理分型有：①溃疡型，又分为丘疹溃疡型和结节溃疡型。前者先出现丘疹，随之出现疱疹，溃破成为溃疡，蔓延融合；后者是大而深的干酪样结节向表皮溃破所致。②结节型，表现为阴茎部位或浅或深的结节，发展缓慢，以干酪为主，软化倾向少。③混合型，肿块和溃疡并存，可先后或同时发生。④硬变型，见于严重的混合型后期，阴茎全部或部分增硬、变形。

知识点4：阴茎结核的诊断　　副高：熟练掌握　正高：熟练掌握

（1）阴茎头上硬结，暗红色、较硬、不痛，破溃后形成慢性溃疡，其底部有干酪样坏死组织及肉芽组织，溃疡长期不愈。

（2）取溃疡分泌物直接涂片或结核菌培养可找到结核杆菌。

（3）局部活检，病理检查可确诊。

（4）注意泌尿男性生殖系统其他部位结核的诊断。

知识点5：阴茎结核的治疗　　副高：熟练掌握　正高：熟练掌握

（1）寻找体内其他结核灶，首先处理肾结核、前列腺结核、附睾结核。

（2）抗结核药物治疗。目前应用链霉素、异烟肼、对氨水杨酸的综合治疗，若治疗效果不佳，可采用新三联利福平、乙胺丁醇、异烟肼等治疗。

（3）阴茎结核抗结核药物治疗无效时，可行病变局部切除术。

第四节 尖锐湿疣

知识点1：尖锐湿疣的概念 副高：掌握 正高：掌握

尖锐湿疣（CA）又称生殖器疣、性病疣，是由人乳状瘤病毒（HPV）感染而引起的外生殖器皮肤黏膜乳头状瘤样良性增生物。好发于外生殖器及肛门。

知识点2：尖锐湿疣的病因及发病机制 副高：掌握 正高：掌握

尖锐湿疣的病原体为人类乳头状癌病毒（HPV），是一种DNA病毒，主要是其中的Ⅰ、Ⅱ和Ⅵ型致病。该病毒适宜于人体温度及潮湿部位和容易擦伤的皮肤黏膜细胞内（如阴道、包皮内、肛周分泌物）生长繁殖，因此该病好发于外生殖器及肛门附近。本病主要通过性接触传染。

知识点3：尖锐湿疣的临床表现 副高：掌握 正高：掌握

（1）病史 有不洁性生活史，或有与尖锐湿疣患者接触史，潜伏期1~8个月，平均为3个月。

（2）皮损表现 生殖器部位或肛门部位出现单个或多个丘疹状、乳头状、菜花状或鸡冠状湿润肉质赘生物。表面粗糙不平，有恶臭，触之易出血。

知识点4：尖锐湿疣的诊断 副高：掌握 正高：掌握

（1）醋酸白试验 用3%~5%醋酸滴于皮损表面，3分钟后皮损部位发白的为尖锐湿度。甲苯胺蓝试验：用1%甲苯胺蓝涂于病损处，干燥后再用1%醋酸洗擦，若不能擦去而留有蓝色者为阳性。

（2）细胞学检查 用生殖器部位湿疣组织涂片，巴氏染色，可见空泡化细胞和角化不良细胞。

（3）病理检查 其特点为乳头瘤样增生，棘细胞层增厚，皮突增粗延长。突出表现是颗粒层和棘细胞层出现胞核浓缩的大型空泡细胞。

（4）免疫组织化学检查 用过氧化物酶-抗过氧化物酶方法（PAP法），可见尖锐湿疣的浅表上皮细胞内出现淡红色。此法简单、迅速、有效，特异性很强。用湿疣组织涂片，经特异性抗HPV抗体染色，病损组织中如有病毒抗原，则抗原抗体结合后染成红色。

知识点5：尖锐湿疣的治疗 副高：掌握 正高：掌握

（1）药物治疗 较小的损害，外用25%足叶草脂酊、2.5%~5%氟尿嘧啶霜、0.1%酞丁胺霜、苯酚等治疗，但必须注意保护疣周围健康皮肤，外用药量不要过大。

（2）物理疗法　①激光：采用 CO_2 激光，根据皮损大小选择适当功率，一次治愈率达95%以上，但仍有复发可能。②电灼：用高频电刀及电针，对疣体进行烧灼或对大疣体进行切割。③冷冻：采用液态氮或二氧化碳干冰，根据疣体大小，选用棉签棒蘸取液态氮按压疣体数秒，1~7次为一疗程，有一定复发率。④手术治疗：适用于单发巨大疣体或发生在包皮上、多发且疣体小、位于环切术需切除的一段包皮上。

（3）免疫疗法　①干扰素：一般在局部治疗基础上，选用α-干扰素300万U肌内注射，一日1次5~10次为1疗程。②转移因子：每次2ml或1~2U，皮下注射，每周2次，一疗程6次。③左旋咪唑：50mg，每日3次，连服3天，停药11天为一疗程。

第四章　阴茎肿瘤

第一节　阴　茎　癌

知识点1：阴茎癌的病因　　副高：熟练掌握　正高：熟练掌握

阴茎癌发生与包茎或包皮过长有关，与长期包皮垢积聚在包皮内刺激有关。发病率因民族、宗教、卫生习惯等而不同。主要是鳞癌，基底细胞癌和腺癌罕见。人乳头状病毒（HPV）是阴茎癌的一个重要致病因素，又对阴茎癌的发展起促进作用。

知识点2：阴茎癌的病理分类　　副高：熟练掌握　正高：熟练掌握

根据肿瘤形态阴茎癌可分为三种：①原位癌：好发于阴茎头和冠状沟，有红色斑块和糜烂，基底膜完整；②乳头状癌：好发于包皮内板、冠状沟和阴茎头，呈乳头状或菜花样突起，伴有脓性分泌物和恶臭；③浸润癌：好发于冠状沟，湿疹样，基底有硬块，中央有溃疡。

知识点3：阴茎癌Jackson分期　　副高：熟练掌握　正高：熟练掌握

阴茎癌Jackson分期见表6-1：

表6-1　阴茎癌Jackson分期

Ⅰ期（A）	肿瘤局限于阴茎头、包皮或两者
Ⅱ期（B）	浸润到阴茎体，无淋巴结或远处转移
Ⅲ期（C）	肿瘤局限在阴茎，有腹股沟淋巴结转移但可以切除
Ⅳ期（D）	肿瘤浸润到邻近组织、淋巴结，不能切除和（或）远处转移

知识点4：　　副高：熟练掌握　正高：熟练掌握

阴茎癌TNM分期见表6-2：

表 6-2 阴茎癌 TNM 分期

原发肿瘤（T）
Tx 原发肿瘤不能评估
T_0 未发现原发肿瘤
Tis 原位癌
T_a 非浸润疣状癌
T_1 肿瘤直径≤2cm，肿瘤侵犯皮下结缔组织
T_2 肿瘤直径>2cm，但<5cm，侵犯海绵体
T_3 肿瘤最大直径≥5cm 或侵犯尿道或前列腺
T_4 肿瘤侵犯邻近组织
局部淋巴结（N）
Nx 局部淋巴结不能评估
N_0 未发现局部淋巴结转移
N_1 单个表浅腹股沟淋巴结转移
N_2 多个或双侧表浅腹股沟淋巴结转移
N_3 单侧或双侧深腹股沟或髂淋巴结转移
远处转移（M）
Mx 远处转移不能评估
M_0 无远处转移
M_1 有远处转移

知识点 5：阴茎癌的临床表现　　副高：熟练掌握　正高：熟练掌握

（1）好发人群　多见于 40~60 岁，有包茎或包皮过长及长期反复感染史。

（2）阴茎头或包皮局部表现　开始表现为硬块或红斑，突起小肿物或经久不愈的溃疡，经 10~14 天抗生素治疗无效。继之肿块增大，表面可呈菜花样，甚至波及整个阴茎头、包皮或呈多发病灶。

（3）合并感染　有脓性分泌物自包皮口流出，肿物可突出包皮口或穿破包皮呈菜花样，表面坏死，渗出物恶臭，肿瘤可侵及全部阴茎和尿道海绵体。

（4）腹股沟淋巴结肿大　可能为肿瘤转移或合并感染，转移音质地较硬，感染性有触痛，抗炎治疗可缩小。

知识点 6：阴茎癌的诊断　　副高：熟练掌握　正高：熟练掌握

阴茎癌诊断主要依靠病史。检查时应注意肿瘤的大小、部位和浸润深度，阴茎体部和根部有无浸润，阴囊是否正常，并行直肠指诊，判断盆腔内有无肿瘤发现。双侧腹股沟淋巴结检查十分重要，对于肿大的淋巴结必须鉴别是炎性还是转移性。

典型的阴茎癌患者临床诊断不困难。有包茎或包皮不能上翻时，可隔着包皮仔细触摸，可扪及包皮下肿块或结节感，伴有局部压痛。对于阴茎头、包皮内板可疑肿块或溃疡，无法明确诊断时，应行局部较深组织的活检。超声、CT 和 MRI 的应用有助于确定肿瘤浸润深度和范围、有无淋巴结转移。

知识点7：阴茎癌的手术治疗　　副高：熟练掌握　正高：熟练掌握

阴茎癌的治疗主要是外科手术切除原发肿瘤和腹股沟淋巴结，并配合放疗、化疗等综合治疗。外科手术前，应先明确肿瘤浸润范围和淋巴结转移情况，获得准确的肿瘤分期分级，然后再选择合适的手术方式。肿瘤小、局限在包皮者可仅行包皮环切术。原位癌可用激光治疗。阴茎癌无淋巴结转移者一般行阴茎部分切除术，至少在癌以上 2cm 切断，如残留阴茎不能站立排尿和性交时，应行阴茎全切除术，尿道移植至会阴部。有淋巴结转移者应在原发灶切除术后 2~6 周控制感染后，行两侧腹股沟淋巴结清除术或髂腹股沟淋巴结清扫术。

知识点8：阴茎癌放射治疗　　副高：掌握　正高：掌握

可选用外照射或近距离放射治疗，不推荐为阴茎癌首选治疗方法。用于局部切除的术前术后辅助治疗，也可用于晚期肿瘤姑息性治疗。放疗急性并发症包括皮肤黏膜水肿、湿性脱皮、排尿困难，晚期并发症包括阴茎坏死、尿道狭窄、纤维质炎等。

知识点9：阴茎癌化学治疗　　副高：掌握　正高：掌握

阴茎癌对化疗不太敏感，多用于辅助治疗和联合治疗。常用的化疗药物有平阳霉素（PYM）、环磷酰胺（CTX）、阿霉素（ADM）、甲氨蝶呤（MTX）、长春新碱（VCR）、氟尿嘧啶（5-FU）等。

第二节　其他阴茎肿瘤

一、阴茎恶性肿瘤

知识点1：阴茎恶性黑色素瘤　　副高：掌握　正高：掌握

阴茎恶性黑色素瘤临床罕见，在原发性阴茎恶性肿瘤中不到 1%。多发生于中老年人。病因不明，少数可由黑痣恶变而来。最常见于阴茎头部（82%），其次为包皮，偶见于阴茎体部。本病恶性程度高，病情进展迅速，预后很差。临床特点为无痛性点片状皮肤黑色皮损，迅速增大，浸润性生长。病程进展很快，早期血行转移，多在数月至 3 年内死亡。治疗以阴茎全切除加髂腹股沟淋巴结清扫术为主，辅以综合治疗。

知识点 2：阴茎肉瘤　　副高：掌握　正高：掌握

根据组织来源，阴茎肉瘤可分为血管肉瘤、纤维肉瘤、横纹肌肉瘤、平滑肌肉瘤和卡波西肉瘤等。病变好发于阴茎体部，主要表现为阴茎体部肿块，晚期可出现排尿困难、血尿、阴茎异常勃起等，早期可出现血行转移，故治疗为早期行阴茎部分或全切除术，不行髂腹股沟淋巴结清扫术。

知识点 3：阴茎转移癌　　副高：掌握　正高：掌握

原发肿瘤病灶常见于膀胱癌、前列腺癌等泌尿生殖系统，临床上见阴茎局部孤立散在硬结，位于海绵体和阴茎头，可出现疼痛、癌肿溃烂以及排尿困难等症状。治疗原发肿瘤同时可考虑行阴茎部分或全切除术。

二、阴茎良性肿瘤

知识点 4：阴茎乳头状瘤　　副高：掌握　正高：掌握

阴茎乳状瘤多见于青年和中年人，由 HPV 感染引起，也可能与包皮垢刺激有关。本病由癌前病变。诊断须靠病理确诊。治疗以激光、电切和包皮环切为主。

知识点 5：阴茎血管瘤　　副高：掌握　正高：掌握

阴茎血管瘤是一种由皮肤毛细血管增生、扩张而形成的良性肿瘤。属先天性发育异常，极少见。可分为鲜红斑痣、毛细血管瘤、海绵状血管瘤和混合型血管瘤四型。根据肿瘤的类别、部位、大小可选用手术切除、激光治疗、液氮冷冻治疗局部硬化剂注射治疗、^{90}锶敷贴、^{32}磷敷贴和放射治疗。

第五章 阴茎损伤

第一节 阴茎损伤的病因及分类

知识点1：阴茎损伤概述 副高：掌握 正高：掌握

由于阴茎位置隐蔽且具有较大活动性有关，单纯的阴茎损伤较少见。阴茎损伤可以分为闭合性损伤和开放性损伤两大类。前者包括：阴茎挫伤、阴茎折断、阴茎绞窄伤、阴茎脱位伤；后者包括阴茎离断伤、阴茎皮肤损伤。

知识点2：阴茎挫伤 副高：掌握 正高：掌握

坠落时，阴茎被挤压于外界物体与耻骨弓之间或阴茎勃起时受外力打击、挤压，引起皮下组织或海绵体损伤，皮下组织淤血、皮肤水肿，严重时出现纺锤形血肿等。

知识点3：阴茎折断 副高：掌握 正高：掌握

又称阴茎海绵体破裂，是严重的阴茎闭合性损伤。阴茎勃起时，受到直接外力作用，造成阴茎海绵体周围白膜甚至阴茎海绵体破裂，最常见的损伤部位是阴茎远端1/3，10%~20%的患者可同时伴发尿道损伤。多见于20~40岁的青壮年，在手淫、粗暴性交（以女性上位性交时多见）等情况易发生。

知识点4：阴茎绞窄伤 副高：掌握 正高：掌握

常因精神失常、性欲异常或恶作剧等，将金属环、大号螺丝帽等环状物套扎在阴茎上没有及时取下或阴茎包皮上翻后没有及时复位，引起阴茎缩窄部末梢血液循环障碍，致组织水肿、缺血，甚至坏死。

知识点5：阴茎脱位伤 副高：掌握 正高：掌握

较大暴力作用于阴茎根部，造成阴茎、尿道海绵体在冠状沟外与包皮发生环形撕裂，阴茎离开原来位置，移至腹股沟、下腹壁、大腿根部、阴囊和会阴等处，多伴有尿道损伤。

知识点6：阴茎离断伤 副高：掌握 正高：掌握

临床少见，较常见的原因是受到性伴侣的报复或牲畜咬伤，致使阴茎远端缺损，可分成阴茎部分离断伤和阴茎完全离断伤。

知识点7：阴茎皮肤损伤 副高：掌握 正高：掌握

阴茎皮肤被暴力拉扯时，从Buck筋膜外分离撕裂甚至撕脱，常发生于阴茎根部，止于冠状沟，又称之筒状撕脱伤。

第二节 阴茎损伤的临床表现

知识点1：阴茎挫伤 副高：掌握 正高：掌握

患者感觉阴茎明显触痛，能自行排尿。轻者皮下组织淤血形成青紫色瘀斑、阴茎肿胀，重者海绵体白膜破裂，形成皮下、海绵体或龟头肿胀，皮下出血及大小不等的血肿，使阴茎肿大呈纺锤形，疼痛难忍。若合并尿道损伤，则可见尿道流血或排尿障碍。

知识点2：阴茎折断 副高：掌握 正高：掌握

多发生于阴茎根部，可为一侧或双侧阴茎海绵体破裂。阴茎折断时有特殊响声，剧痛，随即阴茎变软，继而阴茎因出血而迅速肿胀，皮肤成青紫色，若为一侧海绵体破裂，阴茎弯曲变形偏向健侧。出血一般限于阴茎部，若有Buck筋膜破裂，出血沿阴囊和会阴延伸，伴有尿道损伤者，可有尿道滴血，甚至排尿困难。

知识点3：阴茎绞窄伤 副高：掌握 正高：掌握

轻症者仅出现套扎物远端阴茎水肿、胀痛；如不解除病因，远端阴茎肿胀加重，继而发生缺血、坏死改变，表现为远端阴茎皮肤色泽变化，冰冷、疼痛加剧、感觉迟钝；当感觉神经坏死后，痛觉减弱；嵌顿处皮肤糜烂，同时伴有排尿障碍。

知识点4：阴茎脱位伤 副高：掌握 正高：掌握

一般表现为阴茎疼痛，周围软组织肿胀。局部特异体征有阴茎、尿道海绵体在冠状沟外与包皮发生环形撕裂，阴茎脱离其皮肤，于腹股沟、下腹壁、大腿根部、阴囊和会阴等处的皮下可发现或触及脱位的阴茎，存留原位的包皮空虚无物，伤后可出现尿失禁。阴茎脱位伤多伴有尿道外伤及尿外渗。

知识点5：阴茎离断伤 副高：掌握 正高：掌握

阴茎离断后，因失血较多，患者面色苍白、四肢冰凉、血压下降，出现休克现象。离断阴茎残端出血明显，且不易止血。离断远端如为刀剪切割伤，则创面整齐，切割伤患者皮肤及皮下组织受伤不会出现大出血，仅局限血肿；如为外伤或动物咬伤则创面不整齐，挫伤明显；若深达海绵体组织可导致严重出血甚至休克。

知识点6：阴茎皮肤损伤 副高：掌握 正高：掌握

阴茎皮肤撕裂伤可见撕裂的皮肤或撕脱后皮肤缺损区。阴茎皮肤切割伤患者表现为局部皮肤、皮下组织或海绵体裂开或断裂，切口呈多种形态。

第三节 阴茎损伤的诊断

知识点1：病史 副高：掌握 正高：掌握

（1）有损伤史，阴茎局部疼痛、出血、肿胀畸形、缺损，严重者可出现休克。

（2）阴茎折断者多在勃起状态及外界暴力作用下发生，折断时可闻及明显响声，随后阴茎立即疲软。

（3）常合并排尿困难，尿道海绵体损伤时可于排尿时发现尿道瘘。

知识点2：B超检查 副高：掌握 正高：掌握

可确定阴茎白膜缺损处及阴茎折断者的破裂位置。B超检查还可显示白膜破裂的位置和大小及血肿范围，而且可以反复追踪血肿的动态变化，为临床治疗方案的确定提供客观的指标。

知识点3：阴茎海绵体造影 副高：掌握 正高：掌握

阴茎海绵体造影是一种有创性检查，由于存在造影剂外渗，可引起严重的阴茎纤维化，影响以后阴茎外观和性功能，并有造成患者过敏、感染的危险及一定假阴性率和假阳性率，目前已较少应用。

第四节 阴茎损伤的治疗

知识点1：阴茎挫伤 副高：掌握 正高：掌握

（1）轻度阴茎挫伤仅需适当休息、止痛、阴茎局部抬高，如用丁字带兜起阴囊和阴茎、预防感染、辅以理疗。

（2）急性期仍有渗血时，可冷敷，出血停止后，用热敷。

（3）较严重的挫伤，如皮下继续出血，血肿增大，应穿刺或切开引流，必要时结扎出血点，并轻轻挤压阴茎海绵体，以防止血肿机化。

（4）如就诊较晚，血肿液化或合并感染形成脓肿或气肿时，可切开引流或穿刺放脓。

知识点2：阴茎折断　　副高：掌握　正高：掌握

治疗原则是恢复阴茎海绵体的连续性、彻底清创、控制出血、防止海绵体内小梁间血栓形成。治疗方法包括手术和非手术治疗，目前多主张早期手术，以免血肿扩大，继发感染，形成纤维瘢痕，导致疼痛和阴茎成角畸形而影响性生活。

知识点3：阴茎绞窄伤　　副高：掌握　正高：掌握

治疗原则是尽快去除绞窄物而不附加损伤，改善局部循环。如多点穿刺挤压消除水肿后脱套式取下金属环，不能取下者用钢锯或磨具切断金属环后取下。局部可注射透明质酸酶、肝素等，以防血栓形成。

知识点4：阴茎脱位伤　　副高：掌握　正高：掌握

（1）应及早清创，止血，去除血肿，将阴茎复位，并固定于正常位置。

（2）有尿道损伤者按尿道损伤处理。

（3）如阴茎复位困难或支持组织撕裂严重时，可进行手术复位，缝合支持韧带。

知识点5：阴茎离断伤　　副高：掌握　正高：掌握

阴茎离断伤的治疗包括阴茎的修复、恢复排尿功能及性功能等。其治疗效果因受伤部位、程度、缺血时间和治疗方法而异，但均强调吻合血管的再植术。

知识点6：阴茎皮肤损伤　　副高：掌握　正高：掌握

原则上伤后应立即修补。处理前需仔细检查损伤范围、深度，阴茎海绵体、尿道海绵体是否完整，阴囊及阴囊内容物是否受累等。首先应彻底清创，剪除无活力的组织。对阴茎皮肤缺损近侧有活力的组织要尽量保留，但远侧皮肤及包皮则须切除，即使有活力也要剪除至距阴茎头2~3cm处。若皮肤缺损较多，可采用其他部位皮肤植皮，最好选用下腹部皮瓣。

第六章 男性性功能障碍

第一节 阴茎勃起功能障碍

知识点1：阴茎勃起功能障碍的概念 副高：掌握 正高：掌握

阴茎勃起功能障碍（ED）是指阴茎持续（至少6个月）不能达到和维持足够的勃起硬度以进行满意性生活，是最常见的男性性功能障碍。中年以上男性发病率为24.9%~59.5%。

知识点2：引起勃起功能障碍的危险因素 副高：掌握 正高：掌握

引起ED的危险因素有：年龄，躯体疾病如心血管疾病、糖尿病、泌尿男性生殖系统疾病、肾功能不全、高血脂、肥胖等，精神心理因素，药物影响，不良生活方式，外伤、手术或其他医源性因素等。ED本身不影响人的生命，但会降低患者的生活质量，对家庭幸福和社会稳定也有一定不良影响。

知识点3：勃起功能障碍的分类 副高：掌握 正高：掌握

根据ED病理生理机制可分为六大类：

（1）心理性勃起功能障碍　约占ED患者50%，主要原因有焦虑、抑郁、紧张、夫妻感情不和或配偶缺乏性吸引力、童年不良癖好等。

（2）内分泌性勃起功能障碍　如低促性腺激素性性功能减退症、高促性腺激素性性功能减退症、高泌乳素血症、Klinefelter综合征、睾丸外伤、甲状腺功能异常等。

（3）神经性勃起功能障碍　骶髓发出的副交感神经或躯体神经的损伤可引起部分或完全性勃起功能障碍。此外，某些疾病导致的神经性疾病亦可引发勃起功能障碍，如糖尿病、慢性酒精中毒。

（4）动脉性勃起功能障碍　如阴茎海绵体动脉的粥样硬化可使管腔狭窄，前列腺癌根治、骨盆骨折等致阴茎动脉损伤，导致血液灌注压力的降低和血流量的减少。另外吸烟、高血压、糖尿病可引起动脉性病变。

（5）静脉性勃起功能障碍　有时尽管阴茎动脉灌注充足，但过度的静脉泄漏也可引起勃起障碍，如白膜缺损、海绵体平滑肌功能异常等。

（6）其他　药物性，通常干扰阴茎勃起中枢神经-内分泌功能或影响局部神经血管调控的药物易诱发勃起功能障碍，如抗高血压药、抗抑郁药、抗胆碱药、雌激素等。

通常将（2）~（5）称为器质性勃起功能障碍。

知识点4：勃起功能分度　　副高：掌握　正高：掌握

国际勃起功能评分表（IIEF-5）能够对患者的勃起功能进行初步评估，见表6-3。

表6-3　IIEF-5评分表

	0分	1分	2分	3分	4分	5分
1. 对获得和维持勃起有多少信心？	无	很低	低	中等	高	很高
2. 受到性刺激后，有多少次阴茎能够坚挺插入阴道？	没有尝试性交	几乎没有或完全没有	很少、几次	有时	大多数时候	几乎总是或总是
3. 性交后，有多少次能在进入阴道后保持阴茎勃起？	没有尝试性交	几乎没有	很少、几次	有时	大多数时候	几乎总是或总是
4. 保持勃起至性交完毕有多大困难？	没有尝试性交	非常困难	很困难	困难	有点困难	没有困难
5. 当您尝试性交时，有多少次感到满足？	没有尝试性交	几乎没有或完全没有	只有几次	有时	大多数时候	几乎总是或总是

根据IIEF-5评分结果可将ED分为轻度（IIEF-5评分12~21分）、中度（IIEF-5评分8~11分）、重度（IIEF-5评分5~7分）。

知识点5：勃起功能障碍临床表现　　副高：掌握　正高：掌握

（1）不能勃起、勃起不坚或不能维持勃起以完成性生活。

（2）常合并其他性功能障碍如早泄、性欲减退、射精异常、无性高潮。

（3）阴茎短小、畸形，隐睾、无睾、小睾丸，睾丸鞘膜积液，精索静脉曲张，巨大鞘膜积液斜疝等。

（4）甲减、甲亢等内分泌异常表现或乳房发育。

（5）有服药史、外伤史及手术史。

知识点6：实验室检查　　副高：掌握　正高：掌握

（1）常规检查　血生化检查可以及时发现糖尿病、血脂代谢异常和慢性肝炎等疾病。

（2）激素水平测定　是否作为常规检查尚有争议。睾酮、泌乳素、甲状腺素、儿茶酚胺及其代谢产物测定等。ED患者无需常规做激素过筛测定，只有当患者有明确性欲减退和有关体征时，才做相应激素测定。

知识点7：特殊检查　　副高：掌握　正高：掌握

（1）夜间阴茎胀大试验（NPT）　常用方法有纸带试验、硬度测试仪、UISER 勃起功能障碍分析、NEVA 测定。正常夜间勃起参数：每晚勃起频率 3～6 次，每次勃起时间持续 10～15 分钟，膨胀周径大于 2～3cm，体积大于 200%。

（2）阴茎肱动脉血压指数（PBI）　PBI＝阴茎背动脉收缩压/肱动脉收缩压。若 PBI>0.75，表明阴茎动脉血流正常，若 PBI<0.6，提示阴茎动脉供血不足。

（3）阴茎海绵体注射血管活性药物试验（ICI）　单剂罂粟碱 10～30mg、前列腺素 E_1 5～40μg；两联混合制剂罂粟碱 10～20mg+酚妥拉明 0.5～1mg 或酚妥拉明 0.5～1mg+前列腺素 E_1 10μg。注射药物后 3～5 分钟，勃起角度>90°为正常，60°以下为血管性 ED，60°～90°为可疑血管病变。

（4）彩色双功能超声检查（CDU）　正常阴茎动脉收缩期最大血流率（PSV）>28cm/s。<25cm/s 为海绵体动脉异常。舒张末期血流率（EDV）应<5cm/s，如>5cm/s，提示阴茎背静脉阻断功能不全。阻力指数（RI）>0.99，明显降低时应考虑静脉瘘存在。

（5）阴茎海绵体测压（CM）　如诱导勃起灌注流率>120ml/min、维持勃起灌注流率>50ml/min 可诊断为静脉瘘。

（6）阴茎海绵体造影　可发现静脉瘘。

（7）选择性阴茎动脉造影　可作阴茎血供异常的定位和定性诊断。

（8）海绵体活检　如发现海绵体平滑肌密度降低可诊断 ED。

知识点8：勃起功能障碍的治疗原则　　副高：掌握　正高：掌握

以性知识教育、口服药物、真空负压缩窄装置（VCD）为一线治疗，尿道药物治疗及阴茎海绵内药物注射（ICI）为二线治疗，阴茎假体植入则为二线治疗。治疗应强调个体化原则，并且对因治疗，按一、二、三线治疗顺序选用多能取得最终良好的疗效。

知识点9：性心理治疗　　副高：掌握　正高：掌握

性感集中训练是目前治疗心理性 ED 最重要的治疗方法，适用于几乎所有性功能障碍的治疗。其目的在于解除焦虑，增进夫妻双方的沟通和交流，通过从语言到非语言交流的技巧，逐步改善夫妻双方的关系和性功能。性感集中训练包括非生殖器官性感集中训练、生殖器官性感集中训练和阴茎插入训练三个阶段，通过拥抱、抚摸等触觉刺激的手段，来体验和享受性的快感，克服对性行为的恐惧心理，建立和恢复性的自然反应。

知识点10：勃起功能障碍药物治疗　　副高：掌握　正高：掌握

（1）口服药物治疗是当前首选的治疗方法。

1）育亨宾：是双向 α_2-肾上腺素受体阻滞剂，扩张阴茎动脉，并可刺激中枢交感神经增加性欲。15~30mg/d，分三次服用，持续 4~8 周，可用于性欲低下，对心理性 ED 有效率达 46%。

2）酚妥拉明：是肾上腺素受体阻滞剂，可致动脉和平滑肌扩张，并阻断静脉回流使阴茎勃起。每次 40mg，性生活前 30~60 分钟口服。

3）阿扑吗啡：是 D_2 受体兴奋剂，中枢及外周多巴胺激动剂，常用于高泌乳素血症性 ED，每次 2~6mg，舌下含化。对各型 ED 有效率达 60%。

4）溴隐亭：也是多巴胺能活性药物，用来治疗高泌乳素血症性 ED，2. 5~7. 5mg/d。

5）万艾可（西地那非）：每次 50~100mg、性交前 30~60 分钟口服，禁忌与含硝酸酯类药物合用。对各型 ED 平均有效率约为 80%。

6）艾力达（伐地那非）：每次 10~20mg，性交前 25~60 分钟口服，禁忌与含硝酸酯类药物合用。

（2）内分泌治疗：雄激素对性腺功能低下的 ED 替代治疗有效。可应用庚酸睾酮针剂、片剂或贴剂，十一酸睾酮（安特尔）。

（3）局部外用

1）硝酸甘油贴片或乳剂：有氨茶碱、二硝酸异山梨醇混合乳剂，米诺地尔或 PGE1 乳膏（比法尔）。

2）经尿道药物治疗：前列地尔（Muse，前列腺素 E）125~250μg 尿道内给药。

（4）海绵体内注射血管活性药物（ICI）　单次用量，罂粟碱：神经性 ED 起始量 7. 5mg、心理性 ED 15mg、血管性 ED 30mg，最大量不超过 100mg；PGE_1：神经性 FD 起始量为 2. 5μg、心理性 ED 5μg、血管性 ED 10μg；酚妥拉明 0. 5~1mg。

知识点 11：阴茎假体植入　　副高：掌握　正高：掌握

主要指征是器质性 ED 并对其他治疗无效的患者。有半硬性和可充胀性假体两大类，后者又分为：单件式、双件式和三件套 3 种。三件套假体应用越来越多，贮水囊安置于耻骨后间隙、泵埋于阴囊、两根圆柱体分别置于阴茎海绵体内。

知识点 12：血管手术治疗　　副高：掌握　正高：掌握

（1）动脉重建手术　目的是将阴茎动脉血供异常造成的流入血流减少提高到较高水平，保证阴茎勃起的需要。手术方法包括：①腹壁下动脉与阴茎海绵体吻合术（Michal Ⅰ法）；②腹壁下动脉与阴茎背动脉吻合术（Michal Ⅱ法）；③腹壁下动脉与阴茎背动、静脉吻合术（Hauri 法）；④阴茎背深静脉化（Virag 法）；⑤腹壁下动脉与阴茎动脉吻合术（Konnak&Ohi 法）。

（2）阴茎静脉手术　常见的手术方法包括：①阴茎背深静脉结扎术；②阴茎海绵体脚

静脉结扎术；③阴茎海绵体静脉结扎术；④尿道海绵体剥脱术；⑤双髂内静脉结扎术。

知识点13：勃起功能障碍治疗后随访和疗效评估　　副高：掌握　正高：掌握

接受勃起功能障碍治疗的患者应定期随访。在随访过程中，医师应该全面调查患者用剂量及相应的治疗方法。随访可以以问卷的形式开展，如IIEF-5评分表，这样就可以用一种简单的方式获得患者接受治疗后最直接、最主观的治疗效果的反馈信息。

第二节　射精功能障碍

知识点1：射精功能障碍的分类　　副高：掌握　正高：掌握

射精障碍包括早泄、延迟射精、不射精、逆行射精，其中早泄是临床较为常见的射精功能障碍疾病。

一、早泄

知识点2：早泄的概念　　副高：掌握　正高：掌握

早泄是临床上最常见的男性性功能障碍。占成年男性的35%~50%，是一种比较明确，不容易受到误解的性功能障碍，但完整确切地定义早泄很困难。早泄的实质是指射精发生在男性的愿望之前，对射精缺乏合理的随意控制。严重的早泄是容易诊断的，是指男性在阴茎勃起之后尚未插入阴道之前、正当插入或刚刚插入尚未抽动时便发生射精。需注意，性交时射精的快慢无一定标准，个体差别大，即使同一个体在不同时期、不同状况下，射精的快慢也可有很大变化。因此，有正常性功能的男性在性交时偶尔出现射精过早，不应视为病态，只有经常射精过早以致不能完成性交全过程时，才视为早泄。

知识点3：早泄的病因　　副高：掌握　正高：掌握

早泄的病因主要包括：①精神心理因素，如抑郁、不安、精神症、身体化和敌对心等；②阴茎感觉过于敏感或阴茎感觉神经兴奋性增高。研究表明早泄患者阴茎头部感觉诱发潜伏期比正常人明显缩短；③外生殖器及前列腺疾病，如包皮炎、龟头炎、前列腺炎等器质性病变。

知识点4：早泄的诊断　　副高：掌握　正高：掌握

（1）精神心理学个体分析法　简易精神心理分析法包括身体化、强迫、敌对、抑郁、不安、恐惧、疑虑、偏激、精神症9个精神心理方面的症候群。每个症候群列出一些询问项目，被检查者根据自己过去1周内的性生活情况填写询问表。最后通过统计综合分析被检查者的精神心理情况。

（2）阴茎生物感觉阈值测定　可评价阴茎背神经向心性传导功能和脑神经中枢的兴奋性。为一非侵袭性检查，方法简单，使用方便，价格低廉。

（3）阴茎背神经体性感觉诱发电位测定　是用电刺激阴茎背神经末梢，并在头皮记录脑电波变化，以评价阴茎背神经向心性传导功能和脑神经中枢的兴奋性，为一较客观的检查方法。

知识点5：早泄的治疗　　副高：掌握　正高：掌握

早泄的治疗从根本上讲就是提高射精刺激的阈值，增强男性对性刺激的耐受性。具体治疗、训练方法有：

（1）改良的“停-动-停”训练技术及性感集中训练。

（2）挤捏疗法　用以提高阴茎的感觉阈值，以提高阴茎对刺激的耐受能力和延续并控制射精的能力。

（3）外源性降低敏感性　如使用避孕套、龟头表面使用表面麻醉药等。

（4）药物治疗　使用削弱射精反射的自主神经系统功能的药物治疗早泄，如抗抑郁药和吩噻嗪类药物、镇静药和单胺氧化酶抑制剂等均有效。

（5）阴茎海绵体药物注射　可用罂粟碱、酚妥拉明、前列腺素E等，尤其适用于合并ED者，可明显提高患者配偶性生活满意度。

二、延迟射精和不射精

知识点6：延迟射精和不射精的概念　　副高：掌握　正高：掌握

延迟射精指患者保持正常的性欲和勃起功能，但是由于射精困难而造成性交时间过度延长，以致难以达到性高潮，甚至无法达到性高潮。

不射精是指患者保持正常的性欲和勃起功能，但由于不能射精而造成性交时间延长，以致难以达到性高潮，甚至没有性高潮。不射精会导致男性不育。

知识点7：延迟射精和不射精的病因　　副高：掌握　正高：掌握

（1）先天性因素　如先天性的输精管缺损、输精管闭锁、尿道下裂、膀胱外翻等。

（2）后天性因素　如脊髓损伤、外科手术致下腹腔神经损伤、糖尿病神经病变、服用影响交感神经的药物等。

（3）心理性因素　由于各种精神心理因素导致对性生活缺乏自信、对性生活产生恐惧等。

（4）特发性因素　原因不明的延迟射精和不射精比较罕见，且常规治疗效果不佳。

知识点8：延迟射精和不射精的诊断 副高：掌握 正高：掌握

（1）病史询问 仔细了解患者的既往病史，了解患者的服药情况。

（2）体格检查 系统的体格检查，重点检查患者的泌尿系统和神经系统。

（3）实验室检查 血、尿常规及血糖分析，有利于发现延迟射精和不射精的原因。

（4）精神心理分析 排除精神心理因素造成的延迟射精和不射精。

知识点9：延迟射精和不射精的治疗 副高：掌握 正高：掌握

（1）心理性患者可通过精神心理疏导获得较满意的治疗效果。

（2）对于输精管缺损、输精管闭锁、尿道下裂、膀胱外翻等先天性因素导致的不射精可通过外科手术矫形、修补等手段进行治疗。

（3）对于后天性因素如脊髓损伤、交感神经损伤、糖尿病神经病变、服用药物导致的延迟射精可针对原发病因进行治疗，还可以通过性感集中训练法或阴茎震动器震动刺激诱导射精来进行辅助治疗。

（4）对于延迟射精和不射精导致的不育患者，可通过电刺激诱导射精取得精液，进行人工授精。

三、逆行射精

知识点10：逆行射精的概念 副高：掌握 正高：掌握

逆行射精指患者在性生活时随着性高潮而射精，但精液未射出尿道口外，而是逆行射入膀胱。

知识点11：逆行射精的分型 副高：掌握 正高：掌握

逆行射精可分为两型：

（1）麻痹无力型 因膀胱颈麻痹无力造成膀胱颈括约肌收缩功能失调，精液向上排入膀胱。

（2）梗阻型 又可分为两类：①机械性梗阻，主要由于尿道狭窄、后尿道瓣膜病等机械因素造成；②动力性梗阻，伴有外括约肌痉挛的中枢神经系统损伤或外周神经病变均可引起逆行射精。

知识点12：逆行射精的病因 副高：掌握 正高：掌握

逆行射精的病因有：糖尿病、膀胱尿道炎症、膀胱颈肌肉功能异常、局部神经支配失调、膀胱及前列腺手术神经损伤均可造成逆行射精。逆行射精可造成男性不育。

知识点13：逆行射精的诊断 副高：掌握 正高：掌握

（1）阴茎套试验 性交后观察阴茎套内无精液，但患者有排精的感觉。

（2）性交后尿液检查 最好与阴茎套试验同时进行，即性交后见阴茎套内无精液，立即排尿检查见有精子，果糖定性试验阳性即可诊断。

知识点14：逆行射精的治疗 副高：掌握 正高：掌握

口服交感神经兴奋药物治疗，如伪麻黄碱60mg，每日4次，共服2周，有效率为40%。严重者需行手术治疗。

第三节 阴茎异常勃起

知识点1：阴茎异常勃起的概念 副高：掌握 正高：掌握

正常成年男性在性生活或持续性刺激下，阴茎勃起维持数分钟甚至1小时以上。若在非上述状态下，阴茎持续勃起超过4小时，称为阴茎异常勃起。阴茎异常勃起临床上较为少见。

知识点2：阴茎异常勃起的病因 副高：掌握 正高：掌握

该病60%原因不明，40%可能与下述疾病有关：阴茎或会阴部损伤、盆腔肿瘤或感染、白血病、镰状细胞病、脊髓损伤、阴茎背静脉栓塞；应用大麻、可卡因、酒精、甲喹酮、罂粟碱者也可引起本病。自广泛应用海绵体内注射作为ED诊断与治疗以来医源性阴茎异常勃起发生率增高、约半数以上患者可出现ED。

知识点3：阴茎异常勃起的诊断 副高：掌握 正高：掌握

（1）病史 在无性刺激情况下突然发病，经常夜间发作，勃起持续几小时或数日，伴有阴茎、腰及骨盆部疼痛。

（2）体检 阴茎海绵体坚硬、充血、压痛，而阴茎头和尿道海绵体柔软，排尿正常，有时伴排尿及排便困难。

（3）血常规 白血病、镰状细胞贫血者有明显的外周血象变化。

（4）海绵窦局部血气分析 有两种表现：一种为局部血液pH值偏酸，氧分压明显降低，二氧化碳分压明显增加；另一种为局部血液pH值偏碱，氧分压改变不明显，二氧化碳分压不高。

（5）多普勒超声检查 测定阴茎动脉直径和血流量：动脉频谱正常、静脉频谱减弱或消失；也可能动脉频谱减弱或消失伴有静脉频谱基本正常。

知识点4：阴茎异常勃起的治疗 副高：掌握 正高：掌握

（1）保守治疗 ①阴茎海绵体内抽血、灌洗。②阴茎海绵体内应用α肾上腺素类药物。

（2）介入治疗 疑为损伤性动脉出血引起的动脉性阴茎勃起异常，可在阴部内动脉造影的同时行出血动脉栓塞治疗。

（3）手术治疗 若保守治疗无效超过36~48小时，应行手术治疗。通过外科手术将海绵窦内的积血引流出来，提高海绵体动脉-海绵窦间的压力梯度，恢复正常的海绵体动脉血供。常用的外科术式有：①阴茎海绵体阴茎头分流术；②阴茎海绵体尿道海绵体分流术；③大隐静脉分流术。

第七篇 阴囊内容物及输精管疾病

第一章 阴囊内容物及输精管解剖与生理

第一节 睾丸解剖与生理

知识点1：睾丸的发育　　副高：熟练掌握　正高：熟练掌握

睾丸起源于腹后壁内的中胚层生殖嵴，与中肾管分化而成的附睾管和输精管相连。随着胚胎的发育，睾丸逐渐下降，在胚胎第3个月，睾丸到达髂窝，胚胎第7个月通过腹股沟管，第8个月到达腹股沟管外环，第9个月则降入阴囊。出生后，若睾丸尚未降入阴囊，称为隐睾。

知识点2：睾丸的形态　　副高：熟练掌握　正高：熟练掌握

睾丸是两个微扁的椭圆体，分别悬垂于阴囊内的两侧，通常右侧略高于左侧。睾丸分为内、外两侧面，前、后两缘，上、下两端。睾丸后缘与附睾相连。睾丸内侧面较平坦，贴附于阴囊隔，外侧面较凸，邻阴囊外侧壁；前缘朝向前下外方游离，后缘朝向后上内方，附有睾丸系膜，又名系膜缘，睾丸的血管、神经和淋巴管由此出入，并与附睾和输精管下段相接触。

知识点3：睾丸的发育标准　　副高：熟练掌握　正高：熟练掌握

青春期前睾丸发育缓慢，至青春期则随性成熟迅速生长，老年期睾丸则萎缩。成年人睾丸平均长4~5cm，宽2.5cm，前后径3cm，重10.5~14g，临床上常以睾丸容积测量器作为衡量男子生殖功能的一项参考指标，国内成年男子睾丸容积15~25ml，若小于12ml，则提示发育不良。

知识点4：睾丸的结构 副高：熟练掌握 正高：熟练掌握

睾丸表面有一层坚韧而厚的纤维膜包裹，称为白膜。白膜内侧为疏松的结缔组织，内有丰富的血管，称血管膜。沿睾丸后缘，白膜增厚，突向睾丸内形成睾丸纵隔，从纵隔发出许多呈放射状的结缔组织小隔，将睾丸实质分成许多睾丸小叶。正常男子有200~300个小叶，里面充满了曲细精管，是产生精子的地方。

位于曲细精管之间的组织呈疏松状，称为间质，里面有丰富的血管、淋巴管。间质里还有一种具有分泌雄性激素功能的细胞，称间质细胞（Leydig细胞）。此类细胞分泌雄激素，维持男性性征和性功能，同时具有促使生精细胞发育成精子和机体的合成代谢。

第二节 附睾解剖与生理

知识点1：附睾的形态 副高：熟练掌握 正高：熟练掌握

附睾紧附于睾丸的后上外方，外形呈长而粗细不等的圆柱体，长4~6cm，直径约0.5cm。

知识点2：附睾的结构 副高：熟练掌握 正高：熟练掌握

附睾可分为三部分：上端膨大而钝圆的部分为附睾头，由睾丸输出小管盘曲而成，中间扁圆的大部分为附睾体，下端细圆的部分为附睾尾。附睾尾向上弯续于输精管。附睾除后缘外均被睾丸固有鞘膜所覆盖。

知识点3：附睾的生理功能 副高：熟练掌握 正高：熟练掌握

附睾具有以下主要生理功能：

（1）吸收功能 99%的睾网液被附睾上皮重新吸收回体内。

（2）分泌营养物质，促使精子成熟 附睾分泌甘油磷酸胆碱、肉毒碱、糖蛋白及多种酶，参与精子的代谢、成熟和正常生理功能。附睾管分泌的甘油磷酸胆碱与维持附睾尾部的高渗微环境有关，同时也可作为精子在女性生殖道内活动的能源。

（3）贮存精子 精子进入附睾后，一般要逗留19~25天，精子到达附睾尾，如未能及时排出，则先贮存于尾部。

（4）分泌功能 附睾上皮也能分泌少量雄激素。

（5）免疫屏障作用 附睾本身可以防止精子进入附睾上皮内，以免发生自身免疫反应。

（6）收缩功能 睾丸输出小管和附睾管的自发性有节律的收缩，可把精子运向输精管。

（7）降解和吸收未射出的精子 附睾中的吞噬细胞可以使未射出的精子逐步解体和吸收。

第三节 输精管道的解剖与生理

知识点1：输精管的形态 副高：熟练掌握 正高：熟练掌握

输精管左右各一条，长约40cm，直径约2.5mm。它起始于附睾尾部，经附睾内侧沿睾丸后缘上行，穿过腹股沟外环，在腹股沟管内走行，通过腹股沟内环后沿小骨盆外侧壁向后下方前进，再转向内，跨越输尿管末端上方，经膀胱与直肠之间至膀胱底，在精囊上端沿精囊内侧向下内方，呈梭形膨大，形成输精管壶腹，于前列腺底后上方与精囊排泄管汇合而成射精管，终止于射精管。输精管分为附睾段、阴囊段、腹股沟段、腹膜后段、壶腹段。

知识点2：输精管的结构 副高：熟练掌握 正高：熟练掌握

输精管是管壁厚、管腔窄的肌性管道。管壁由黏膜、肌层及外膜3层组成。黏膜上皮为假复层柱状上皮，上皮表面有纤毛。肌层较厚（1.0~1.5mm），由内纵、中环和外纵3层平滑肌组成，其中环肌层最厚。外膜为一层富含血管和神经的疏松结缔组织。

知识点3：输精管的功能 副高：熟练掌握 正高：熟练掌握

输精管的主要功能是把精子从附睾输送到尿道。输精管能进行自主节律性收缩，其收缩频率自近端（附睾端）至远端逐渐加强，认为是由去甲肾上腺素所调控。射精时节律性强收缩是交感神经同步大量释放去甲肾上腺素而引起的。在射精时，大量精液通过输精管排入前列腺尿道，输精管的扩展和腔径改变极为重要。

知识点4：输精管的血供 副高：熟练掌握 正高：熟练掌握

输精管盆段的动脉有直接来自髂内动脉的输精管动脉以及膀胱上动脉、膀胱下动脉、直肠上、下动脉及精索内动脉来的输精管支；静脉汇入膀胱静脉丛，再由膀胱静脉注入髂内静脉。

知识点5：精囊的形态 副高：熟练掌握 正高：熟练掌握

精囊为一对长椭圆形的囊状器官，是附属性腺，长4~5cm，宽1.5~2.4cm，位于膀胱与直肠之间。其排泄管与输精管末端汇合成射精管。

知识点6：精囊的功能 副高：熟练掌握 正高：熟练掌握

精囊分泌液约占每次射精量的50%~80%，是一种含有蛋白质的碱性胶状液，不仅能稀释精液，且对阴道和子宫处的酸性物质起中和作用，精囊的另一功能是精液射入阴道后，促使精液暂时凝结，以免很快流出体外。

知识点7：前列腺的位置 副高：熟练掌握 正高：熟练掌握

前列腺是一个不成对的实质性器官，位于膀胱颈部下方，包绕尿道前列腺部。

知识点8：前列腺的形态 副高：熟练掌握 正高：熟练掌握

前列腺呈前后稍扁的栗子形，上端宽大称前列腺底，下端尖细称前列腺尖，尖与底之间的部分称为前列腺体。前列腺是30~50管泡状腺的集合体，埋藏在肌肉组织内，有15~20条排泄管，开口在尿道前列腺部、精阜的两侧。

知识点9：前列腺的功能 副高：熟练掌握 正高：熟练掌握

前列腺的分泌物是精液的主要成分含前列腺素，其排泄管开口于尿道的前列腺部。

知识点10：射精管 副高：熟练掌握 正高：熟练掌握

射精管长2cm，左右各一，起自输精管末端与精囊出口合并处，下行后射精管在尿道脊的精阜处开口于尿道内。平时空虚，当有性生活时，来自睾丸、附睾、输精管的精子和来自精囊、前列腺的精浆，全部集中到射精管里。通过射精管壁肌肉的有力收缩，将精液射向尿道。

第二章　睾丸、附睾及输精管先天性畸形

第一节　睾丸先天性畸形

知识点1：睾丸先天畸形的概念　　副高：掌握　正高：掌握

睾丸先天性畸形是胎儿出生时即已存在的发育异常，可表现为睾丸的数目，位置、大小等方面的异常，其中以隐睾最常见。

一、隐睾症

知识点2：隐睾症的概念　　副高：熟练掌握　正高：熟练掌握

隐睾是指一侧或双侧睾丸停止于下降途中，而未进入同侧阴囊内。

知识点3：隐睾的复查诊断　　副高：熟练掌握　正高：熟练掌握

隐睾在不同生长发育时期，其发病率逐渐下降，表明患儿在出生后睾丸仍可继续下降。患儿出生后隐睾自行下降时间主要在生后3~6个月内，6个月后隐睾继续下降的机会明显减少。因此，新生儿出生后立即检查，如阴囊内摸不到睾丸，并不能诊断为隐睾，必须在新生儿6个月后进行复查。

知识点4：隐睾的发病情况　　副高：熟练掌握　正高：熟练掌握

新生儿隐睾的发病率约为4%，早产儿为30%，体重不足1800g的早产儿高达60%~70%，青春期隐睾发病率为1%，成年人为0.3%。隐睾中约2/3为单侧，1/3为双侧；右侧隐睾占70%，左侧占30%。

知识点5：隐睾的病因　　副高：熟练掌握　正高：熟练掌握

胚胎早期睾丸位于膈下平面的腹膜后间隙，随胚胎的发育而逐渐下降，此下降过程受垂体作用和睾丸引带牵引而完成。若垂体功能不足、下降过程中有解剖异常或睾丸引带终止位置不正常者，均可产生隐睾。

知识点6：隐睾的病理　　副高：熟练掌握　正高：熟练掌握

睾丸不在正常位置，在3岁左右将停止发育，曲精细管的细胞停留于单层细胞，无造

精功能。至青春发育期，睾丸虽不发育，但间质细胞仍继续发育，所以其第二性征是完善的。隐睾患者常发生睾丸萎缩、恶性变，易受外伤及引起睾丸扭转和并发腹股沟疝。

知识点7：隐睾的诊断　　副高：熟练掌握　正高：熟练掌握

（1）阴囊一侧或双侧较小，触诊阴囊内无睾丸。体检常可在腹股沟区触及隐睾。隐睾常合并腹股沟斜疝。少数位于腹膜后则完全不可触及。

（2）B超检查　有助于腹股沟管内睾丸的定位，但难以辨别腹腔内睾丸。

（3）CT检查　有助于腹股沟管和腹腔内睾丸的定位。

（4）选择性精索内静脉或动脉造影　可用于临床难以触及的隐睾定位。

（5）放射性核素检查　以 ^{131}I 标记的 HCG（^{131}I-HCG）与睾丸 LH/HCG 受体结合后 γ 照相扫描显示隐睾，是一种最新的隐睾定位方法。

（6）腹腔镜检查　对于腹腔内睾丸、睾丸缺如或睾丸萎缩，B超和CT仍不能确切定位者，腹腔镜检查可达到88%~100%的诊断率，可确定有无睾丸及睾丸的位置，以明确进一步的治疗方案。

知识点8：隐睾的鉴别诊断　　副高：熟练掌握　正高：熟练掌握

隐睾需要与回缩睾丸相鉴别。回缩性睾丸多发生于5~6岁的患儿，由于小儿提睾肌反射敏感，受到某些刺激如寒冷、惊吓后，提睾肌收缩，可将睾丸上提至皮下环甚至腹股沟管内，易误诊为隐睾。检查时应安抚患儿情绪，注意保温，取髋外展屈腿卧位或坐位检查，避免外界因素诱发提睾肌收缩造成误诊。

知识点9：隐睾的内分泌治疗　　副高：熟练掌握　正高：熟练掌握

无论单侧或双侧隐睾都应早期治疗。

（1）绒毛膜促性腺激素（HCG）疗法 HCG 1000U，肌内注射，每周2~3次，总用药量1万~1.5万U为一疗程。

（2）黄体生成素释放激素（LHRH）400μg 喷鼻，每日3次，4周为一疗程。

（3）LHRH+HCG 疗法　先用 LHRH 400μg 喷鼻，每日3次，共4周；继用 HCG 1500U，每周1次，共3次。

（4）Buserelin（LHRH 类似物）疗法　小剂量 Buserelin 10μg，隔日1次，治疗5~6个月，可增加生殖细胞及 Leydig 细胞数或促进生育，尤其在7岁以前使用效果更好。

总体上讲，激素治疗的效果与隐睾所处的位置密切相关，位置越低、疗效越好，双侧隐睾下降率高于单侧。内分泌治疗亦可作为术前治疗和术后用药，促进隐睾发育。

知识点10：隐睾的手术治疗　　副高：熟练掌握　正高：熟练掌握

内分泌治疗后睾丸未下降者，应于2周岁以前手术。常用手术方式包括：

（1）标准睾丸固定术　适用于所有能触及的睾丸下降不全及异位睾丸。

（2）分期睾丸固定术　适用于腹内睾丸及高位睾丸下降不全，精索松解后睾丸仍不能牵至阴囊内者。

（3）睾丸自体移植术　适用于高位隐睾不适宜或不能行松解固定术者。

（4）睾丸切除术　适用于高位隐睾已萎缩者及成人隐睾。

二、无睾症

知识点11：无睾症的概念　　副高：掌握　正高：掌握

无睾症又称睾丸缺如，是指患者内外生殖器表型均为男性，无性染色体异常（46，XY）。

知识点12：无睾症的发病情况　　副高：掌握　正高：掌握

无睾症发病率为隐睾的1%~4%。男子先天性双侧睾丸缺如发病率为1/20000，而单侧的发病率是双侧的4倍。

知识点13：无睾症的病因　　副高：掌握　正高：掌握

无睾症分为3类：①单侧睾丸、附睾、输精管及肾、输尿管全部缺如，病因是由于胚胎发育的第4周未形成生肾索。②单侧睾丸缺如、附睾、泌尿系正常。病因是胚胎发育的第6周，卵黄囊应迁移到左右生殖嵴的原始生殖细胞全部迁移至一侧，而使另一侧缺如。③双侧无睾丸，但泌尿系正常。病因可能是胚胎性分化时期有睾丸形成，并且有雄激素分泌及苗勒管抑制物（MIS）的形成，只是睾丸下降过程中由于血液供应障碍或其他原因造成睾丸变性、退化、萎缩或吸收所致。

知识点14：无睾症的临床表现　　副高：掌握　正高：掌握

单侧无睾症若无其他畸形并发，一般不影响男子性特征，而且无明显的临床表现。单侧睾丸缺如时，对侧睾丸发生隐睾的概率较高。双侧睾丸缺如时势必导致男子不育症。绝大多数患者因青春期延迟而就诊。

知识点15：无睾症的诊断与鉴别诊断　　副高：掌握　正高：掌握

无睾症诊断一般较困难，必须与隐睾和异位睾丸相鉴别。

（1）超声检查对无睾症的诊断有重要价值。

（2）如超声检查术发现睾丸，可作血清LH、FSH和睾酮水平测量，然后在hCG刺激后重复测定血清睾酮水平。若促性腺激素水平高，在 hCG 刺激后，血清睾酮水平不升高，则倾向于双侧睾丸缺如的诊断；如血清睾酮水平升高，则为隐睾或异位睾丸。

（3）CT 和 MRI 检查也是诊断无睾症的重要影像学检查方法，敏感性和特异性都高于 B 超。

（4）腹腔镜是目前诊断腹腔内无睾症的金标准，同时进行治疗。

知识点 16：无睾症的治疗 副高：掌握 正高：掌握

（1）单侧无睾一般无需治疗。

（2）双侧睾丸缺如无法恢复生育能力，但为保持男子性征，可在青春期进行雄激素替代治疗。可采用口服雄激素制剂安雄（十一酸睾酮），也可采用雄激素皮肤贴剂或肌内注射制剂治疗。皮肤贴剂可模拟睾酮分泌昼夜节律释放的特点，供给更符合生理剂量的睾酮。

（3）睾丸移植也是治疗双侧睾丸缺如的方法之一。从心理治疗出发，为满足外形和感觉的需要，可将人造睾丸假体植入阴囊内。

三、多睾症

知识点 17：多睾症的概念 副高：掌握 正高：掌握

多睾症是指有两个正常睾丸外，还存在一个或一个以上额外睾丸，又称额外睾丸，临床十分罕见。

知识点 18：多睾症的病因 副高：掌握 正高：掌握

多睾症的发生可能是胚胎的生殖嵴在衍化成睾丸的过程中，因某种因素由胚胎早期生殖嵴上皮细胞群分裂所致。多睾症的额外睾丸可具有正常的附睾和输精管，并有生成精子的能力，或与正常睾丸共同拥有一个附睾和输精管。多睾常发生于左侧。

知识点 19：多睾症的临床表现 副高：掌握 正高：掌握

多睾症常无症状，多为阴囊内、腹股沟处发现包块，或额外睾丸扭转就诊。可合并有腹股沟斜疝。体检可发现阴囊内除有两个正常的睾丸外，还可在阴囊内或腹股沟处触及额外的睾丸。

知识点 20：多睾症的诊断 副高：掌握 正高：掌握

（1）B 超 可检查多睾的位置，但通常阳性率较低。

（2）手术探查 可发现阴囊或腹股沟包块是否为睾丸，或拟诊为双侧隐睾行探查时在腹腔内找到 3 个或 3 个以上睾丸。

（3）组织学检查　包块需组织学确诊。

知识点21：多睾症的治疗　　副高：掌握　正高：掌握

（1）如果额外睾丸正常，无需切除额外睾丸。

（2）如果额外睾丸发育不良，出现扭转或恶变倾向时，切除病变的睾丸，不要损伤同侧正常睾丸和输精管。

（3）如果额外睾丸是隐睾，手术时发现额外睾丸发育良好，可将睾丸牵至阴囊，反之切除额外睾丸。

四、睾丸融合

知识点22：睾丸融合的概念　　副高：掌握　正高：掌握

睾丸融合又称并睾或融睾症，是指两侧睾丸在阴囊或腹腔里互相融合长成一块。临床上非常罕见，大多数睾丸融合多伴有严重的泌尿生殖道畸形或其他身体部位的畸形，如融合肾、骨盆旋转、脑积水、脊膜膨出或肋骨融合等。

知识点23：睾丸融合的病因　　副高：掌握　正高：掌握

融合睾丸的发生原因不清楚，可能由于胚胎发育过程中受某种因素的干扰，致使原始性腺块的分裂停顿或发育异常，形成融合睾丸。

知识点24：睾丸融合的病理　　副高：掌握　正高：掌握

融合睾丸大多数位于腹腔内，少数位于阴囊内。其所属的附睾和输精管各自分开，融合睾丸血液供应来源于各自的精索血管。融合睾丸发育较差，其曲细精管数目减少，生殖细胞减少。

知识点25：睾丸融合的治疗　　副高：掌握　正高：掌握

（1）融合睾丸位于阴囊内，功能良好，无其他畸形或并发症时可不必治疗，密切随诊观察。

（2）融合睾丸位于腹腔内，若其功能良好或有部分功能，无其他并发症，可游离精索后将其固定于阴囊内，术后需定期复查；若其功能不良或无功能，为防止恶变需手术切除，术后采用激素替代治疗。

五、异位睾丸

知识点26：异位睾丸的概念　　副高：掌握　正高：掌握

异位睾丸是指睾丸在下降过程中，受某种因素的干扰，偏离正常途径未进入阴囊，而异位于耻骨部、会阴部等。

知识点27：异位睾丸的临床分型 副高：掌握 正高：掌握

临床上将异位睾丸分为腹内型和腹外型：①腹内型，睾丸未进入腹股沟管内，而是由腹膜后反折到腹膜前或异位到对侧。如异位到对侧，即形成睾丸横过异位。②腹外型，睾丸及精索均已穿过内环而出腹股沟管，由于不同的引带附着点，使其异位于腹股沟管周边旁路。大多数异位睾丸属于此型。

知识点28：异位睾丸的诊断与治疗 副高：掌握 正高：掌握

异位睾丸的诊断方法与隐睾基本相同。异位睾丸的治疗与隐睾相同，睾丸固定术式是治疗异位睾丸的有效方法。其预后比隐睾要好得多。

第二节 附睾先天性畸形

知识点1：附睾急性的概念 副高：掌握 正高：掌握

附睾畸形主要为附睾发育障碍和与睾丸附着异常，是男性不育和睾丸扭转的主要原因。先天性附睾畸形有以下几种类型：附睾缺如；附睾头与睾丸不连接；附睾与睾丸分离；附睾中部发育不全；附睾中部闭锁，附睾尾后未发育或闭锁；附睾伸长；附睾头部囊肿等。

一、附睾与睾丸分离

知识点2：附睾与睾丸分离的概念 副高：掌握 正高：掌握

附睾与睾丸分离可分为完全分离和部分分离，后者又可分为头、体部分离；体部分离；体、尾部分离。隐睾患者中32%合并附睾与睾丸连接异常。附睾头、体部与睾丸分离在腹腔型隐睾中多见，体、尾部与睾丸分离在腹股沟管隐睾中多见。

知识点3：附睾与睾丸分离的诊断 副高：掌握 正高：掌握

（1）病史 大多有隐睾、腹股沟疝和鞘膜积液史。

（2）当发生鞘膜内睾丸扭转时疼痛剧烈，向腹股沟部放射，急诊手术可明确诊断。

（3）不育 双侧附睾与睾丸完全分离或附睾头与睾丸分离时，可引起不育。

（4）B超检查 可探及睾丸与附睾连接异常情况。

（5）手术中发现 在行隐睾手术、腹股沟疝修补术或鞘膜切除术时，可发现附睾与睾丸的连接异常。

知识点4：附睾与睾丸分离的治疗　　副高：掌握　正高：掌握

附睾体、尾部与睾丸分离或单侧附睾头部与睾丸分离者可不需治疗。双侧完全分离或附睾头部分离者，若有生育要求，可行附睾、睾丸显微吻合术，亦可直接在睾丸获取精子行卵泡浆内单精子注射（ICSI）治疗。

二、附睾囊肿

知识点5：附睾囊肿的发病情况　　副高：掌握　正高：掌握

附睾囊肿临床并不少见，本病可能与遗传因素有关。VHL病患者中，附睾囊肿的发病率较高，可同时发生肾、肝、胰囊肿。研究发现，应用雌二醇的妊娠期女性，其男性子代中附睾囊肿的发病率可达13%~20%，附睾囊肿多位于附睾头部，罕有破溃、出血、引起急性阴囊病变者。据报道正常男性中，有5%的人伴有附睾囊肿。

知识点6：附睾囊肿的分类　　副高：掌握　正高：掌握

附睾囊肿主要有苗勒管残余囊肿和精液囊肿两种。前者为胚胎时期副中肾管（苗勒管）退化过程中的残余组织并发囊肿；而后者内含精子，多数学者认为是输送精子的管道发生部分梗阻、输出小管扩大而成。

知识点7：附睾囊肿的诊断　　副高：掌握　正高：掌握

（1）阴囊内肿块　偶有隐痛等不适感。

（2）体检　多位于附睾头部，较大的囊肿触诊光滑，透光试验阳性，有囊性感，包裹致密者有坚硬感。

（3）阴囊B超　可发现附睾部位液性暗区，单发者少见，常为多发性。并可分辨囊肿与周围组织的关系。

知识点8：附睾囊肿的治疗　　副高：掌握　正高：掌握

手术切除囊肿。双侧附睾囊肿引起不育者，或术后仍不能生育者，可进行辅助生殖治疗。

三、附睾缺如

知识点9：附睾缺如的类型　　副高：掌握　正高：掌握

附睾缺如包括：①中肾管衍化组织完全不发育；②无附睾，睾丸输出小管与输精管直接相连；③无附睾，睾丸与输精管分离，睾丸纵隔多形成精子囊肿，输精管近端闭锁呈盲端。

知识点 10：附睾缺如的诊断　副高：掌握　正高：掌握

附睾缺如多见于先天性输精管缺如患者中，且多为附睾体、尾部缺如，附睾完全缺如的病例极少见。附睾缺如可合并肾发育异常，多为一侧肾缺如或发育不全，因此，对附睾缺如患者应进行腹部 B 超、CT 或 IVU 检查，以了解肾发育情况。

知识点 11：附睾缺如的治疗　副高：掌握　正高：掌握

单侧附睾缺如多不影响生育，亦无临床症状，可不必治疗。双侧附睾缺如者均表现为不育，精液检查显示无精子症。体检于睾丸旁不能触及附睾，B 超检查可明确附睾缺如。附睾缺如本身无法治疗，主要是解决生育问题。若患者睾丸生精功能正常，可行辅助生殖治疗。

第三节　输精管先天性畸形

知识点 1：输精管先天畸形的类型　副高：掌握　正高：掌握

输精管先天畸形十分罕见，主要有输精管异位、输精管缺如、输精管发育不全及重复输精管等，其中输精管缺如发生率较高。

一、先天性输精管缺如

知识点 2：先天性输精管缺如的类型　副高：掌握　正高：掌握

先天性输精管缺如（CAVD）是梗阻性无精子症及男性不育的一个重要原因。临床上多见先天性双侧性输精管缺如（CBAVD）和先天性单侧性输精管缺如（CUAVD），部分缺如少见。后者又可分为外缺如（阴囊段）、内缺如（腹股沟段缺如和盆腔段缺如）和节段性缺如。

知识点 3：先天性输精管缺如的发病情况　副高：掌握　正高：掌握

先天性输精管缺如相对于其他类型的输精管先天畸形来讲，发生率最高，是梗阻性无精子症及男性不育症的一个重要病因。男性不育症患者中 1%～2% 有先天性双侧输精管缺如，CAVD 占梗阻性无精子症的 18%～50%。

知识点 4：先天性输精管缺如的病因　副高：掌握　正高：掌握

胚胎发育过程中，中肾管发育停止、闭锁或变性，导致输精管缺如。最新研究发现，输精管缺如与囊性纤维化病（CF）关系密切。

知识点5：先天性输精管缺如的诊断 副高：掌握 正高：掌握

（1）病史　不育。

（2）体检　双侧或单侧阴囊内触不到输精管，附睾头部增大，体尾部缺如。

（3）精液检查　CBVAD者精液量少，pH值低，无精子，精浆果糖缺乏或含量低（<0.87g/L或<13μmol/一次射精）。

（4）影像学检查　B超、CT、MRI等可见部分病例有精囊缺如或发育不良、一侧肾缺如等。

（5）部分缺如有时在手术中偶然发现。

知识点6：先天性输精管缺如的治疗 副高：掌握 正高：掌握

（1）单侧输精管缺如不影响正常生育，无需治疗。

（2）双侧输精管缺如可行睾丸或附睾头穿刺取出精子，行单精子卵母细胞注射（ICSI）治疗男性不育。使用ICSI技术生下的后代，有可能患先天性双侧输精管不发育或为囊性纤维化突变基因携带者。在做ICSI前，夫妇双方应做突变基因筛选检查，并把此种可能性充分告知患者。

二、输精管其他先天性畸形

知识点7：输精管异位 副高：掌握 正高：掌握

输精管异位表现有输精管位置偏离精索或开口异常。此症常伴有其他泌尿生殖器官畸形。

知识点8：重复输精管 副高：掌握 正高：掌握

重复输精管可发生于单侧或双侧，是由于胚胎早期患侧中肾管重复造成，大多数重复输精管侧有2个睾丸，有各自的输精管。

知识点9：输精管发育不全 副高：掌握 正高：掌握

输精管发育不全是指输精管全部或部分发育不良，呈纤细状或其内腔闭锁不通。病理检查时不存在炎症、肿瘤等病变，仅表现为输精管的严重纤维化及组织结构的发育不良。

第三章 睾丸、附睾、输精管炎症

第一节 睾 丸 炎

一、急性化脓性睾丸炎

知识点1：急性化脓性睾丸炎的病因 副高：掌握 正高：掌握

主要继发于体内化脓性细菌性败血症。致病菌多为金黄色葡萄球菌、链球菌、大肠埃希菌和铜绿假单胞菌。感染途径包括血行感染、淋巴感染和直接感染。近年来，由淋球菌通过直接感染导致的急性淋菌性睾丸附睾炎明显增加。

知识点2：急性化脓性睾丸炎的诊断 副高：掌握 正高：掌握

（1）病史 有败血症、附睾炎病史或应用尿道器械检查史及外伤史。

（2）症状 阴囊内疼痛，并向腹股沟放射，伴恶心、呕吐、发热、寒战。

（3）体检 阴囊皮肤红肿，压痛明显，睾丸、附睾增大有压痛，腹股沟淋巴结肿大常伴有睾丸鞘膜积液。

（4）血常规检查 中性粒细胞增多、血培养可能有细菌生长。

（5）B超检查 睾丸肿大，内部回声呈中等细小密集的点状回声，分布均匀。

知识点3：急性化脓性睾丸炎的鉴别诊断 副高：掌握 正高：掌握

（1）急性附睾炎 附睾比睾丸肿大、压痛明显，可与急性化脓性睾丸炎相鉴别。

（2）睾丸扭转 有剧烈运动或阴囊外伤史，疼痛剧烈，无发热，普雷恩征阳性，睾丸上移精索扭曲，睾丸核素扫描示放射性冷区。

（3）腮腺炎性睾丸炎 有腮腺炎病史，症状轻。

知识点4：急性化脓性睾丸炎的治疗 副高：掌握 正高：掌握

（1）保守治疗 根据病原菌检测的结果，选择相应的敏感抗生素，在早期急性睾丸炎治疗中，辅以局部理疗的二氧化碳激光照射可取得一定的效果。

（2）手术治疗 早期切开减压治疗，对症状的缓解和睾丸萎缩发生率的减少有一定效果。采用局部灌洗的方法治疗化脓性及局部脓肿形成的急性睾丸炎，亦取得较好疗效；对反复使用抗生素治疗效果差，局部肿胀明显，并有脓肿形成的也可施行病变睾丸切除术。

二、病毒性睾丸炎

知识点5：病毒性睾丸炎的病因　　副高：掌握　正高：掌握

病毒性睾丸炎多由腮腺炎病毒引起，主要由血行传播，多见于青春后期的男性，是流行性腮腺炎的常见并发症，能引起睾丸的软化和萎缩，如累及双侧可致男性不育。在炎症过程中附睾可同时受累。

知识点6：病毒性睾丸炎的诊断　　副高：掌握　正高：掌握

（1）有腮腺炎病史，腮腺肿胀，腮腺口红肿，按压有分泌物出现。

（2）睾丸疼痛，可伴发热、寒战、恶心、呕吐等全身症状，常在腮腺炎发生后3~4天出现症状。

（3）阴囊红肿，睾丸肿大，触痛明显。

（4）血液检查可见淋巴细胞增多。

知识点7：病毒性睾丸炎的鉴别诊断　　副高：掌握　正高：掌握

（1）睾丸扭转　发病急骤，症状剧烈，无腮腺炎病史，有剧烈运动或阴囊外伤史，普雷恩征阳性，睾丸上移，精索扭曲，睾丸核素扫描呈放射性冷区。

（2）急性化脓性睾丸炎　无腮腺炎病史，有细菌性败血症、附睾炎病史或应用尿道器械检查史及外伤史，中性粒细胞增多。

知识点8：病毒性睾丸炎的治疗　　副高：掌握　正高：掌握

（1）肾上腺皮质激素的使用，注射恢复期患者的血清有明确疗效。

（2）1%利多卡因20ml低位精索封闭，改善睾丸血流，保护生精功能。

（3）α-2b干扰素除对急性腮腺炎、病毒性睾丸炎有较好疗效外，还对防止睾丸萎缩有明显效果。

第二节　附　睾　炎

一、急性附睾炎

知识点1：急性附睾炎的概念　　副高：熟练掌握　正高：熟练掌握

急性附睾炎是致病菌侵入附睾所致的急性炎症。

知识点2：急性附睾炎的病因 副高：熟练掌握 正高：熟练掌握

急性附睾炎的致病菌以大肠杆菌和葡萄球菌为多见，常见于中青年，多由于后尿道炎、前列腺炎、精索炎沿输精管逆行感染。尿道狭窄、尿道内器械使用不当、膀胱及前列腺术后留置导管等，常会引起附睾炎的发生。其次为淋巴途径，血行感染最为少见。

知识点3：急性附睾炎的病理 副高：熟练掌握 正高：熟练掌握

感染由尾部向头部扩散，附睾肿胀、变硬，附睾切面可见细小脓肿形成。睾丸鞘膜有恶臭的分泌物，并可化脓。组织学表现为一种蜂窝织炎。

知识点4：急性附睾炎的诊断 副高：熟练掌握 正高：熟练掌握

（1）患侧附睾局限性疼痛，可向腹股沟及腰部放射，伴全身不适、寒战、发热。

（2）阴囊增大，皮肤红肿，早期可触及明显肿大的附睾，触痛明显，可与睾丸分开，数小时后附睾与睾丸融合为一个肿块。精索增厚，腹股沟及下腹部压痛。

（3）实验室检查　血白细胞增多，核左移，尿培养可有致病菌生长。

（4）B型超声检查　可见附睾弥漫均匀性增大，也可局限性增大，其内部回声不均匀，光点增粗，可将附睾与睾丸肿胀及炎症范围显示出来。

知识点5：急性附睾炎的鉴别诊断 副高：熟练掌握 正高：熟练掌握

结核性附睾炎一般很少有疼痛及发热，触诊附睾与睾丸界限清，肿块质硬，病灶常与阴囊壁粘连或有脓肿、窦道形成，输精管可有串珠样改变，前列腺及精囊亦有结核病灶。

知识点6：急性附睾炎的治疗 副高：熟练掌握 正高：熟练掌握

（1）抗菌药物治疗　根据细菌培养及药敏试验选择药物。

（2）支持疗法　卧床休息，托高阴囊可减轻疼痛，早期冰袋冷敷可防止肿胀，晚期热敷可加速炎症吸收。

（3）外科治疗　极少数形成脓肿或炎症不能控制，可行附睾切除。

二、慢性附睾炎

知识点7：慢性附睾炎的概念 副高：熟练掌握 正高：熟练掌握

慢性附睾炎是指急性附睾炎在急性期后经常反复轻度发作，是急性附睾炎不可逆的终末阶段。

知识点8：慢性附睾炎的病因　　副高：熟练掌握　正高：熟练掌握

慢性附睾炎可由急性附睾炎未彻底治愈而迁延，也可以无急性期，系长期轻度感染所致。部分病例继发于慢性细菌性前列腺炎，致病菌和感染途径与急性附睾炎相似。本病中青年多见，病程较长，较难治愈。

知识点9：慢性附睾炎的病理　　副高：熟练掌握　正高：熟练掌握

纤维组织增生使附睾局部或整体变硬，组织学见瘢痕组织，输精管狭窄阻塞。组织中有淋巴细胞和浆细胞浸润。

知识点10：慢性附睾炎的诊断　　副高：熟练掌握　正高：熟练掌握

（1）病史　有慢性前列腺炎、精囊炎或急性附睾炎病史。

（2）症状　阴囊疼痛不适，坠胀感，可放射至下腹及大腿内侧。

（3）体检　附睾增大、变硬，有结节，与睾丸境界清楚，与皮肤不粘连，患侧输精管增粗。

（4）B超检查　见增大的附睾，内部回声不均。

知识点11：慢性附睾炎的治疗　　副高：熟练掌握　正高：熟练掌握

（1）消除诱因　治疗慢性的列腺炎、精囊炎。

（2）抗菌药物治疗　根据细菌培养及药敏试验选择药物。

（3）局部热敷或理疗　以促进炎症消退。

（4）外科治疗　对于反复发作的慢性附睾炎，可考虑附睾切除或输精管结扎。

第三节　输精管炎

知识点1：输精管炎的病因　　副高：掌握　正高：掌握

输精管炎是阴囊内炎症中少见的疾病，常与附睾炎同时存在。施行输精管结扎时，因阴囊皮肤消毒不严或手术诱发输精管内存在的细菌生长，易引发输精管炎。

知识点2：输精管炎的病理　　副高：掌握　正高：掌握

输精管炎的病理变化为水肿、充血、黏膜和肌肉层有白细胞浸润。晚期瘢痕组织形成可使输精管管腔闭塞，故双侧输精管炎常造成不育。

知识点3：输精管炎的诊断 副高：掌握 正高：掌握

（1）患者既往多有泌尿生殖系统炎症史或输精管结扎史。

（2）发病后患侧阴囊坠痛，可放射至下腹部及同侧大腿根部，以致行动不便。

（3）阴囊检查可触及阴囊段输精管增粗、变硬，触痛明显，严重者与周围粘连，提睾肌紧张，阴囊及睾丸上提。如伴有附睾炎时可有附睾增大，触痛明显等症状。

（4）施行输精管结扎术后发生的输精管炎，多有痛性结节存在，输精管增粗、变硬或有粘连，痛性结节及输精管均有触痛。

知识点4：输精管炎的鉴别诊断 副高：掌握 正高：掌握

本病诊断不难，但应与输精管结核相鉴别。后者的病理改变为干酪样变及瘢痕形成，输精管增厚、变硬，有多处硬结节排列呈串珠样，附睾及前列腺常同时存在结核病变。

知识点5：输精管炎的治疗 副高：掌握 正高：掌握

急性输精管炎患者应卧床休息，抬高阴囊。依据致病菌属，使用广谱抗生素。坠痛严重者除口服镇痛药外或做精索封闭。慢性输精管炎可辅以理疗。

第四节 睾丸结核

知识点1：睾丸结核的病因 副高：熟练掌握 正高：熟练掌握

睾丸结核常由附睾结核直接蔓延或经淋巴途径感染而来，罕见于血行感染。睾丸结核多为附睾结核晚期并发病。

知识点2：睾丸结核的病理 副高：熟练掌握 正高：熟练掌握

睾丸结核主要病理改变是干酪样变、空洞形成和纤维化。睾丸结核主要由附睾结核直接蔓延而来，因此，睾丸病变多在靠近附睾处。

知识点3：睾丸结核的临床表现 副高：熟练掌握 正高：熟练掌握

睾丸结核早期均无明显症状，待病灶发展为肿块时才发现，常因睾丸增大或出现结节伴轻微不适而就诊，无盗汗等全身症状，易被误诊为睾丸肿瘤，行睾丸穿刺活检能确诊。阴囊部不适或坠痛，偶有血精、精液减少，阴囊部肿胀，严重者破溃流脓。

知识点4：睾丸结核的诊断 副高：熟练掌握 正高：熟练掌握

（1）病史　有泌尿系结核或身体其他部位结核的病史。

（2）体检　阴囊肿胀，附睾和睾丸境界不清，硬结常与阴囊粘连，形成窦道。

（3）实验室检查　①分泌物涂片染色、结核杆菌培养或动物接种可以发现结核杆菌。②PCR 技术检测结核杆菌 DNA 的敏感性为 80%~95%，特异性为 85%~98%。③CT 扫描睾丸时可见密度不均，部分境界不清，增强后出现不均等强化或不强化改变，但当睾丸因纤维化或钙化致睾丸缩小时则可有助于睾丸结核与肿瘤的鉴别诊断。

知识点 5：睾丸结核的治疗　　副高：熟练掌握　正高：熟练掌握

（1）药物治疗　为防止结核复发，即使手术治疗，术后也应继续抗结核治疗，以短疗程强化或三、四联药物联合治疗为主。

（2）手术治疗　睾丸应尽量保留，如睾丸已受累，尽可能切除病变部分。若病变累及大部分睾丸已无保留价值，可将睾丸全部切除。

第五节　附睾结核

知识点 1：附睾结核的发病情况　　副高：熟练掌握　正高：熟练掌握

附睾结核在男性生殖系统结核中居第 3 位，排在前列腺结核和精囊结核之后，多见于 20~40 岁的青壮年，早期 70%为单侧附睾病变，病程 1 年以上者 70%为双侧病变，可继发不育。

知识点 2：附睾结核的病因　　副高：熟练掌握　正高：熟练掌握

附睾结核是由结核杆菌侵入附睾而产生，是全身结核的一部分。

知识点 3：附睾结核的病理　　副高：熟练掌握　正高：熟练掌握

附睾结核病理改变为结核肉芽肿、干酪样变，空洞形成和纤维化。附睾病变常从尾部开始，再向体、头部扩展。病变可蔓延至附睾外与阴囊粘连，破溃形成窦道，并可蔓延至睾丸。

知识点 4：附睾结核的临床表现　　副高：熟练掌握　正高：熟练掌握

附睾结核主要表现为附睾肿大形成坚硬的肿块，多数不痛或仅有轻微隐痛，常在无意中发现，少数病例急性发病，附睾肿痛明显。附睾结核多数从尾部开始肿大形成坚硬的肿块，逐渐蔓延至整个附睾，甚至睾丸。附睾结核压痛常不明显，病变发展时，附睾肿块可与阴囊粘连，并干酪化形成寒性脓肿。脓肿破溃后成窦道，经久不愈。输精管往往增粗、变硬、呈串珠状。双侧附睾结核常导致不育。

知识点5：附睾结核的诊断 副高：熟练掌握 正高：熟练掌握

（1）多次24小时尿液沉淀涂片可查到抗酸杆菌，结核菌培养阳性。PCR检测结核杆菌的敏感性高，特异性好。

（2）血常规检查见白细胞总数正常，淋巴细胞比值增高，血沉加快。结核菌素试验阳性。精液检查可见精液量减少，精子计数减少，精子活动力降低。

（3）B超 超声图像表现为附睾增大，附睾部位见弱增强或低回声结节，边缘不规则，内部回声不均。当附睾结节内见散在小钙化灶，伴声影时，声像图有一定的特征性。

知识点6：附睾结核的鉴别诊断 副高：熟练掌握 正高：熟练掌握

附睾结核与慢性非特异性附睾炎的鉴别要点在于：慢性非特异性附睾炎疼痛较明显，附睾肿块较附睾结核小，硬度也不如附睾结核，很少形成局限性硬结；病灶内多无钙化点及声影回声，抗生素治疗有效。

知识点7：单纯附睾结核与泌尿系结核并发附睾结核的区别 副高：熟练掌握 正高：熟练掌握

单纯附睾结核与泌尿系结核并发附睾结核区别在于：①前者附睾结核多由血行播散所致，结节多位于头部，而后者多位于尾部。②前者结核多属早期，无尿路刺激症状，除尿结核杆菌PCR检查阳性外，无异常发现；后者为晚期，尿路刺激症状明显，行静脉肾盂造影及CT检查多能确诊。

知识点8：附睾结核的治疗 副高：熟练掌握 正高：熟练掌握

（1）非手术治疗 附睾结核肿块<0.5cm者，伴前列腺、精囊结核可以用抗结核药物治疗。

（2）手术治疗 病变范围较大的附睾结核或有窦道形成，须行附睾切除术，同时用抗结核药物治疗。靠近附睾的睾丸被侵犯时，可将附睾和部分睾丸切除，并应尽量多保留睾丸组织。

第六节 输精管结核

知识点1：输精管结核的病因 副高：熟练掌握 正高：熟练掌握

输精管结核是是由前列腺、精囊结核直接蔓延而致，并继而蔓延到附睾或睾丸。所以，输精管结核常与前列腺、精囊、附睾、睾丸结核同时存在。

知识点2：输精管结核的病理　　副高：熟练掌握　正高：熟练掌握

输精管结核主要病理改变为结核肉芽肿、干酪样变，空洞形成和纤维化，输精管变粗、变硬，成串珠状。

知识点3：输精管结核的临床表现　　副高：熟练掌握　正高：熟练掌握

输精管结核起病缓慢，输精管精索部位肿胀疼痛或疼痛不甚而有阴囊的坠胀不适感、射精疼痛或见血精，日久可见精索与阴囊皮肤粘连，疼痛逐渐加重，皮肤紫暗，渐至形成寒性脓肿，脓肿破溃后流出清稀脓液或形成窦道，时发时止，迁延不愈。可伴有尿急、尿频、尿痛、血尿等症状，并有低热、盗汗、消瘦、面色潮红等结核病表现。

知识点4：输精管结核的诊断　　副高：熟练掌握　正高：熟练掌握

（1）体格检查　主要表现为输精管内硬性肿块，表面小光滑，输精管变粗、变硬成串珠状，可有或无压痛。

（2）实验室检查　同睾丸、附睾结核。

（3）造影检查　必要的情况下可实施输精管、精囊造影检查，可见输精管狭窄、梗阻、轮廓不规则等情况。

知识点5：输精管结核的治疗　　副高：熟练掌握　正高：熟练掌握

同睾丸、附睾结核的治疗。

第四章 睾丸、附睾肿瘤

第一节 睾丸肿瘤

知识点1：睾丸肿瘤的分类 副高：熟练掌握 正高：熟练掌握

睾丸肿瘤可分为原发性肿瘤和继发性肿瘤。在原发性肿瘤中95%为生殖细胞肿瘤（精原细胞瘤或非精原细胞瘤），其余为非生殖细胞肿瘤（睾丸间质细胞、支持细胞、性腺胚胎细胞瘤等），原发性睾丸肿瘤占绝大多数。

一、睾丸生殖细胞瘤

知识点2：睾丸生殖细胞瘤的发病情况 副高：熟练掌握 正高：熟练掌握

睾丸生殖细胞瘤为常见的发生在睾丸的恶性肿瘤。左、右均可发生或同时发生，20~39岁为发病年龄高峰。占睾丸肿瘤的95%。

知识点3：睾丸生殖细胞瘤的病因 副高：熟练掌握 正高：熟练掌握

睾丸生殖细胞瘤的病因尚不清楚，可能与睾丸外伤、内分泌障碍、遗传、睾丸下降不全（隐睾）、局部温度升高等因素有关。包括精原细胞瘤、胚胎癌、畸胎瘤、绒毛膜上皮癌。

知识点4：睾丸生殖细胞瘤的病理 副高：熟练掌握 正高：熟练掌握

（1）精原细胞瘤　病理切片中肿瘤细胞一致，为大圆形或多角形，胞膜清楚，胞质透明，核大、球形，居中，胞质浓染，瘤细胞排列成巢状分散排列。

（2）胚胎癌　镜下组织结构复杂多变，完全不分化细胞呈片状排列，细胞质色淡，呈颗粒状；染色质较淡，核圆形或卵圆形，核分裂象明显。

（3）畸胎瘤　根据分化程度可分为三型。

①成熟型：镜下可见到正常形态的细胞、组织和器官，可含有软骨、胰腺、肝、肠、骨骼、平滑肌、横纹肌、神经及各种结缔组织。

②未成熟型：瘤细胞核大、染色深、分裂活跃，形态明显异形。

③恶性型：除含有分化良好及分化不良组织外，还有胚胎癌样组织或灶性恶性上皮组织及间叶组织。

（4）绒毛膜上皮癌　镜下见全体滋养细胞，大而形态不规则。

知识点5：睾丸生殖细胞瘤的临床表现　副高：熟练掌握　正高：熟练掌握

询问病史时应对存在睾丸肿瘤发病因素者高度注意。睾丸生殖细胞肿瘤发病的危险因素包括：隐睾、曾经患过睾丸肿瘤、有家族史、真两性畸形、男性不育、外伤或感染造成睾丸萎缩、母亲妊娠期曾用外源性雌激素。有睾丸沉重感及（或）出现急性睾丸炎、附睾炎的症状，部分患者可有内分泌失调症状，如男性乳房增大。体检注意阴囊内或腹股沟部有肿块，且一侧睾丸缺如，有无锁骨上淋巴结肿大，下肢有无一侧或两侧水肿（髂静脉、腔静脉受压或栓塞所致），若有水肿，则体检时应小心，以防止栓子脱落引起栓塞。

知识点6：睾丸生殖细胞瘤的实验室检查　副高：熟练掌握　正高：熟练掌握

肿瘤标志物有：

（1）亚单位绒毛膜促性腺激素（β-HCC）　非精原细胞瘤15%增高，绒毛膜上皮癌100%增高，胚胎癌73%增高。

（2）血清甲胎蛋白（AFP）　卵黄囊肿瘤和胚胎瘤AFP增高者占70%~90%，绒毛膜上皮癌和精原细胞瘤AFP正常。

（3）乳酸脱氢酶（LDH）　特异性较低，可作为临床分期参考及晚期精原细胞瘤的监视。

（4）胎盘碱性磷酸酶（PALP）　95%精原细胞瘤PALP增高。

知识点7：睾丸生殖细胞瘤的特殊检查　副高：掌握　正高：掌握

（1）B超检查　正确率可达97%，可直接而准确地测定睾丸的大小、形态及有无转移。

（2）放射学检查　①胸部X线检查排除肺、纵隔转移。②IVU除外泌尿系及肾脏功能情况。③CT及MRI检查腹膜后、盆腔及其他器官有无转移。④PET检查。

知识点8：睾丸生殖细胞瘤的鉴别诊断　副高：熟练掌握　正高：熟练掌握

（1）附睾结核　有结核病史，肿块偏小，主要侵犯附睾尾部，常有输精管串珠状结节。

（2）鞘膜积液或精液囊肿　透光试验及B超可以鉴别。

（3）睾丸炎或附睾炎　发病急，多伴有发热及明显压痛，抗炎后可缓解。

知识点9：睾丸生殖细胞瘤的治疗　副高：熟练掌握　正高：熟练掌握

根据睾丸肿瘤的临床分期及组织类型而制订治疗方案。

（1）手术　首先应经腹股沟途径行根治性睾丸切除，根据病理检查以及影像学资料，决定是否施行腹膜后淋巴结清扫。腹膜后淋巴清扫的适应证为：①Ⅰ期非精原细胞瘤。②Ⅱ期A、B非精原细胞瘤。③ⅡC、Ⅲ期精原细胞瘤或非精原细胞瘤，先行化疗，待肿块缩小再行手术。④N_1、N_2未分化精原细胞瘤。

（2）化疗　采用顺铂、长春新碱、博来霉素及依托泊苷（VP-16），常联合用药。

（3）放疗　精原细胞瘤对放疗高度敏感，剂量为3~4周内照射25~30Gy。非精原细胞瘤对放射线不敏感，疗效差。

知识点10：睾丸生殖细胞瘤的随访　　副高：熟练掌握　正高：熟练掌握

睾丸生殖细胞瘤的随访时间和方法见表7-1。

表7-1　睾丸生殖细胞瘤患者随诊时间和方法

检查项目	检查期限（月）		
	1~2年	3~5年	6~10年
全身检查	3	6	12
实验室检查（ALP、LDH、肝功能、肾功能、AFP、β-HCG）	3	6	12
胸片	3	6	12
B超	3	6	12
CT	6	12	12
骨放射性核素扫描	6	2	12

二、睾丸非生殖细胞肿瘤

知识点11：间质细胞瘤　　副高：掌握　正高：掌握

（1）概念　睾丸间质细胞瘤又称Leydig细胞瘤，是睾丸性索/性间质肿瘤的一种单一组织类型的肿瘤，是由正常发育和演化的成分睾丸间质细胞构成的。

（2）发病情况　本病少见，80%发生在25~30岁的成人，占睾丸肿瘤的1%~3%，占间质肿瘤的14%。

（3）临床表现　本病常表现为阴囊内无痛性肿块，体积较大，时有坠胀和疼痛。

（4）诊断　发生于儿童者，常引起第二性征发育；在成人则有乳腺发育、性欲下降、阳痿等。睾丸超声常表现为界限清楚的局灶性实性低回声，也有为高回声病例。

（5）治疗　大部分睾丸间质细胞瘤为良性，治疗主要采用根治性睾丸切除。恶性睾丸间质细胞瘤对放疗、化疗均不敏感，需行腹膜后淋巴结清扫。

知识点12：支持细胞瘤　　副高：掌握　正高：掌握

（1）概念　睾丸支持细胞瘤又称男性母细胞瘤，为由性索基质起源向男性分化的肿瘤。

（2）发病情况　发病率较低，约占睾丸肿瘤的1%，可以发生于任何年龄，多见于中年人。但恶性程度不高，临床预后较好。

（3）临床表现　临床表现随就诊时间而异，主要临床表现为睾丸肿块，圆形或卵圆形，生长缓慢，质地韧，部分伴有疼痛不适感，肿块生长缓慢，多单发。也可出现内分泌变化，如男性乳房增大，皮肤色素沉着等，青春期前患者偶有性早熟，雄激素、雌激素、促性腺激素升高，但也可正常。

（4）病理分期　目前睾丸支持细胞瘤分为3期，Ⅰ期病变局限在睾丸；Ⅱ期有腹膜后淋巴结转移；Ⅲ期有膈以上转移。

（5）诊断　超声检查可见睾丸支持细胞瘤在睾丸内出现实性肿块，边界清，多为中低回声内有增强回声，可检出比较丰富的血流信号。临床表现及辅助检查常缺乏特异性，容易误诊，主要依靠病理检查确诊。

（6）治疗　治疗以手术为主，单侧睾丸病变常规进行根治性睾丸切除术。双侧睾丸病变无生育要求者应行双侧根治性睾丸切除术，术后予以雄激素替代治疗。有生育要求者可暂缓行双侧根治性睾丸切除术，或行双侧部分睾丸切除术，仅切除病变组织，但需密切观察保留组织，术后定期随访。

知识点13：睾丸性腺细胞瘤　　副高：掌握　正高：掌握

（1）概念　又称性腺发育不全性肿瘤、混合型生殖细胞瘤或性腺胚细胞瘤，与性腺发育不全有关。

（2）发病情况　临床较为罕见，在睾丸肿瘤中仅占0.5%，可发生于任何年龄，但30岁以下者较为常见。

（3）病理　肿瘤常呈圆形，表面光滑，稍有分叶，质软或者坚硬不等，常出现钙化区，表示病灶有退行性改变，切面呈灰白色或黄色，但变化甚大，随肿瘤组织成分变化而改变。

（4）临床表现　临床表现常出现性腺发育不全改变，外生殖器及性腺有畸形；生殖细胞常有恶变；女性患者常有停经、下腹部肿块，男性患者常伴有隐睾及尿道下裂畸形。

（5）治疗　在治疗上首先应进行根治性睾丸切除。

第二节　附睾肿瘤

一、附睾良性肿瘤

知识点1：附睾间皮瘤　　副高：掌握　正高：掌握

附睾间皮瘤又称腺样肿瘤，来源于附睾鞘膜的间皮组织。亦有认为来自午非管、苗勒管等。本病以青壮年多见。附睾尾部发病率是头部的3~4倍。

（1）临床表现　附睾无痛性肿物，生长缓慢，圆形或卵圆形，直径在 1.5~3.0cm，表面光滑，边界清楚，与睾丸界限明显，部分呈囊性感，可伴睾丸鞘膜积液。

（2）病理　确诊主要依据病理检查。肿瘤无包膜，肿瘤细胞呈圆形或立方形的实性细胞索排列，胞质呈嗜酸性，常有空泡。

（3）治疗　以手术切除为主。一般可在局麻或腰麻下行附睾切除术，未婚或未育青年可考虑单纯肿瘤切除术。预后良好，一般无复发。

知识点 2：附睾平滑肌瘤　　副高：掌握　正高：掌握

附睾平滑肌瘤好发于壮年，多单侧发病，附睾尾部多见。多认为由于午非管的迷走（错位）而发生。

（1）临床表现　瘤体呈圆形，表面光滑，与周围组织无粘连，质硬有弹性，生长缓慢。患者常合并睾丸鞘膜积液。

（2）病理　确诊主要依靠病理学检查。肿瘤有包膜，常与睾丸粘连，肿瘤组织中平滑肌纤维排列方向不规则，纤维束间可见玻璃样结缔组织。

（3）治疗　手术切除是唯一有效的治疗方法。一般做附睾切除即可，预后良好。若边界不清楚，术中可行快速组织学检查，根据病变性质确定切除范围。

知识点 3：附睾浆液性囊腺瘤　　副高：掌握　正高：掌握

本病源于附睾上皮，临床上较少见，以青年人为主。一般认为来源于苗勒管残留组织，青春期残留细胞在内分泌激素作用下由静止变为活跃，逐渐生长为肿瘤。

（1）临床表现　附睾处囊性偏硬肿物，有阴囊下坠及局部隐痛，肿块边缘光滑，生长缓慢，与睾丸及皮肤无粘连。

（2）病理　确诊需病理检查。肿瘤呈壁薄单房囊性肿块，囊肿上皮为立方或柱状上皮，常伴有纤毛，细胞核稍大，染色深。

（3）治疗　手术切除，切除标本做病理检查。对交界性浆液性囊腺瘤或为恶性囊腺瘤者，一经确诊必须行根治性附睾、睾丸切除术，术后辅以放疗及化疗。

二、附睾恶性肿瘤

知识点 4：附睾癌　　副高：掌握　正高：掌握

附睾癌临床较少见，发病年龄为 50~60 岁。起源于附睾固有组织，病理类型包括腺癌和未分化癌两种。

（1）诊断　①病变主要发生于附睾头部。癌肿生长迅速，就诊时多已累及整个附睾，质坚硬，有轻度触痛。②附睾与睾丸界限不清，精索增粗明显，肿物与阴囊皮肤可发生粘连，但一般不侵犯睾丸组织。③确诊依赖病理检查。

（2）治疗　①首选手术治疗，术中做冰冻切片确诊后做根治性睾丸切除术。②腺癌以淋巴转移为主，故应作腹膜后淋巴结清扫术。术后辅以化疗，可提高生存率。③因附睾未分化癌对放疗较敏感，可在根治性睾丸切除后加放疗。

知识点 5：附睾平滑肌肉瘤 副高：掌握 正高：掌握

附睾平滑肌肉瘤病理类型分为未分化及分化良好两种。

（1）诊断 ①症状，主要表现为单侧附睾肿物伴疼痛，阴囊坠胀感。②体检，可见患侧阴囊增大，肿物质硬，表面高低不平，轻度触痛，精索增粗，有时可有少量鞘膜积液。诊断上应注意与附睾炎性包块、附睾囊肿、附睾附件扭转、附睾结核加以鉴别。③B 超检查，有一定诊断价值。可见为实质性肿块，回声不均匀。④病理检查，是确诊依据。

（2）治疗 ①本病一经诊断即应行根治性睾丸、附睾切除术，在内环平面处切断精索。②肿瘤主要经血行播散至肺、肝、骨等处，有学者推荐早期对腹膜后主动脉区域进行放疗，并辅以化疗。对是否行腹膜后淋巴结清扫术意见不一。5 年生存率约为 40%。

知识点 6：附睾横纹肌肉瘤 副高：掌握 正高：掌握

附睾横纹肌肉瘤多见于儿童和青少年。起源于未分化间质，有黏液瘤样组织、纤维组织及横纹肌组织。多为胚胎性，极少数为多形性。恶性程度极高，有早期扩散倾向，尸检 20%~30%有肺和肝播散。

（1）诊断 ①单侧阴囊进行性增大，并有坠胀感，检查见睾丸旁肿块、质硬、表面有结节，与睾丸界限清楚，不与阴囊壁粘连。②如睾丸鞘膜腔有积液时则肿物质地较软，有囊性感，透光试验阳性。③B 超可见附睾肿块，呈不均质回声。④病理检查可确诊。

（2）治疗 ①对可疑病例应经腹股沟切口，高位阻断精索血运，切除肿物做冰冻切片，如为恶性即应行根治性睾丸切除+腹膜后淋巴清扫术。②术后放疗、化疗。化疗以 VAC 方案（长春新碱、放线菌素 D、环磷酰胺）为佳。

第五章 睾丸、附睾、输精管损伤

第一节 睾丸损伤

知识点1：睾丸损伤的病因 副高：掌握 正高：掌握

出于阴囊组织松弛，睾丸有光滑的白膜保护且位于鞘膜腔内，活动度大，故一般不易受到损伤。睾丸损伤多发生于青少年，常见的原因为直接暴力，往往伴有精索、阴囊损伤。睾丸损伤分为开放性损伤、闭合性损伤和医源性损伤三类。

知识点2：睾丸损伤的临床表现及诊断 副高：掌握 正高：掌握

（1）睾丸挫伤 伤后睾丸疼痛剧烈，向大腿内侧及下腹部放射。体检见阴囊肿大，睾丸光滑、肿大、触痛明显。B超示睾丸白膜完整，睾丸内回声尚均匀。

（2）睾丸破裂 阴囊伤处疼痛剧烈，甚至休克，常伴恶心、呕吐。体检可见阴囊肿大，皮肤有淤斑，睾丸界限不清，触痛明显。B超检查示白膜不完整，睾丸内回声不均匀。CT平扫及增强扫描可明确破裂部位及裂口大小。

（3）睾丸脱位 由于暴力挤压使睾丸移出阴囊外，多见睾丸位于腹股沟管、会阴及大腿内侧皮下。体检时阴囊空虚，而在腹股沟管或会阴处扪及球形肿物。B超可帮助明确此肿块为睾丸。应与隐睾鉴别，后者有明确隐睾病史。

（4）睾丸开放损伤 多见于刀刺及战伤。检查可见阴囊有伤口、出血、血肿及睾丸白膜破裂、睾丸组织外露或缺损，如有阴囊壁缺损，可见睾丸完全外露。

（5）睾丸扭转 睾丸疼痛剧烈，并向腹股沟、下腹部放射，常伴恶心、呕吐。体检可见精索短缩上移，托起阴囊后疼痛不减轻，反而加重。阴囊皮肤发红、水肿。彩超提示患侧睾丸血流频谱明显减弱或消失。

知识点3：睾丸损伤的治疗 副高：掌握 正高：掌握

（1）睾丸挫伤 卧床休息，抬高阴囊，早期行冷敷并止血、抗炎治疗。72小时后可行热敷。对睾丸肿胀、疼痛难忍者，可切开减压，但应警惕精曲小管疝的发生。

（2）睾丸破裂 无论是开放性还是闭合性睾丸破裂，均应及早手术，彻底清创止血，剪除坏死组织，最大限度保留存活睾丸组织，缝合白膜裂口，充分引流。若睾丸广泛破裂或已丧失血运，则应行睾丸切除术。

（3）睾丸脱位 早期肿胀不明显时，可试行手法复位；如不成功，应及早手术复位。

术中应注意血运情况及有无损伤。对术中诊断睾丸破裂者，应止血、修补，并行睾丸复位固定。

（4）睾丸扭转 一经诊断应及早手术探查，将睾丸复位后热敷，如无血运障碍，则将睾丸固定。如睾丸已坏死，则应行睾丸切除术。

第二节 附睾及输精管损伤

知识点1：附睾及输精管损伤的病因 副高：掌握 正高：掌握

附睾损伤常合并睾丸损伤，而输精管活动度大，极少发生闭合性损伤，临床上常见为医源性输精管损伤，医源性输精管损伤主要是外科手术引起的输精管意外损伤，最常见的是腹股沟手术，如疝气修补术、隐睾固定术、精索静脉高位结扎术等引起。此外，输尿管下端切开取石、阑尾切除、肾移植、睾丸鞘膜积液手术、精液囊肿摘除也可引起这种损伤。外科手术引起的医源性输精管损伤包括横行切断、部分切除、缝扎、钳压、手术引起的血液循环障碍，不论哪种损伤都会引起输精管梗阻、不全梗阻或生精障碍，同时损伤双侧输精管者，会引起不育。

知识点2：附睾及输精管损伤的诊断 副高：掌握 正高：掌握

（1）病史 单纯附睾损伤临床少见，主要见于合并睾丸损伤者，所以，睾丸损伤患者应注意检查附睾的情况。

（2）体格检查 对输精管损伤体格检查时发现，伤侧睾丸正常，附睾增大，肥厚，近睾丸端输精管增粗，部分患者可在外环附近触及输精管残端或结节。

（3）经皮输精管造影 可清楚地显示造影剂中断，远端输精管不显影。但造影剂为高渗性并有可能漏出对输精管产生一定的损害，影响输精管再通，不应作为常规检查。

（4）彩色超声检查 超声检查无创、经济、安全，无输精管造影的并发症，为输精管损伤检查的重要辅助检查方法；超声显示伤侧附睾增大，近端输精管增粗，管腔充盈，睾丸输出小管扩张，提示为精道梗阻声像。

知识点3：附睾及输精管损伤的治疗 副高：掌握 正高：掌握

医源性输精管损伤的治疗主要是输精管再通手术。若输精管丢失段不长，可将睾丸上提精索缩短行同侧输精管—输精管吻合或输精管—附睾管吻合。

第六章 阴囊疾病

第一节 阴囊鳞状细胞癌

知识点1：阴囊鳞状细胞癌的病因 副高：了解 正高：了解

阴囊鳞状细胞癌，又称阴囊癌。病因不明，多有煤烟、沥青、酚油等物质长期接触史，因此与职业因素有关。多见于50~70岁，多经淋巴途径转移。

知识点2：阴囊鳞状细胞癌的病理变化 副高：了解 正高：了解

病理上，阴囊鳞形细胞癌与身体其他部位的鳞形细胞癌相同。镜下可见增生的上皮突破基膜向深层浸润，形成不规则条索形癌巢，分化好的癌巢中有相当于基底层的细胞排列在癌巢的外层，其内为相当于棘细胞层的细胞，细胞间可见细胞间桥，癌巢中央可出现角珠或癌珠。

知识点3：阴囊鳞状细胞癌的病理分期 副高：了解 正高：了解

Ray将阴囊癌分为4期：A_1期，病变局限在阴囊；A_2期，病变累及邻近组织、器官（睾丸、精索，阴茎），但无转移；B期，出现可切除的腹股沟或髂腹股沟淋巴结转移；C期，髂腹股沟转移淋巴结已无法切除；D期，有超出髂腹股沟的远处转移。

知识点4：阴囊鳞状细胞癌的临床表现 副高：了解 正高：了解

病变通常位于阴囊前外侧面。阴囊皮肤出现无痛性疣状或丘疹状隆起，质地较硬。突出于阴囊表面，中央可凹陷形成溃疡伴出血、坏死及脓性分泌物。50%病例伴腹股沟淋巴结肿大。

知识点5：阴囊鳞状细胞癌的诊断与鉴别诊断 副高：了解 正高：了解

阴囊鳞状细胞癌的表现典型，诊断不难，需与阴囊良性病变（湿疹、痣、皮脂腺囊肿）及恶性病变［基底细胞癌、阴囊（佩吉特（Paget）病］鉴别。局部组织活检能明确诊断。应常规摄胸片和静脉尿路造影，必要时行淋巴造影或CT检查了解淋巴结转移情况，对腹股沟淋巴结肿大者，应行组织活检，以指导疾病分期和治疗方案。

知识点6：阴囊鳞状细胞癌的治疗　　副高：了解　正高：了解

（1）手术切除　原发病灶切除范围应包括肿瘤边缘2~3cm的正常阴囊皮肤，一般可保留阴囊内容物。腹股沟淋巴结有转移，可在原发肿瘤切除后2~6周行淋巴结清除术。

（2）放射治疗及化疗　效果不满意，可在手术治疗后作为辅助治疗。

第二节　阴囊炎性癌

知识点1：阴囊炎性癌的概念　　副高：了解　正高：了解

阴囊炎性癌又称阴囊佩吉特（Paget）病，或阴囊皮肤湿疹样癌，发病率较低，是乳房外佩吉特病的表现形式之一。

知识点2：阴囊炎性癌的病因　　副高：了解　正高：了解

发病机制还不十分清楚，目前主要有以下三种学说：①根据Paget病多发于汗腺区域及Paget细胞和汗腺细胞在组织和超微结构方面的类似性，据此推断本病为汗腺腺癌表皮内转移。⑨由表皮细胞直接恶变而来，是一种特殊类型的表皮原位癌，进而侵犯下方的汗腺及邻近器官。②由一种尚不清楚的癌基因突变引起，其产生多中心的上皮组织致癌效应，作用于表皮可致Paget病，作用于其他上皮产生汗腺癌或内脏器官肿瘤。因部分患者可伴有其他组织或器官的腺癌，目前大多倾向于第三种学说。

知识点3：阴囊炎性癌的病理　　副高：了解　正高：了解

阴囊炎性癌的病理特点是增生的表皮内有Paget细胞，呈条索状、巢状或岛屿状弥漫分布。在表皮的基底层或棘层下部找到Paget细胞，该细胞圆而大，胞质丰富、淡染，胞核大而圆或不整，染色淡，可见丝状分裂。细胞可单个散在，增多时可聚集成巢状，无细胞间桥，真皮内可见到明显的炎性细胞浸润。

知识点4：阴囊炎性癌的临床表现　　副高：了解　正高：了解

阴囊Paget病多见于老年患者，病程较长，进展缓慢，有经历几年或十几年者。

（1）局部皮肤瘙痒、糜烂、渗液、结痂，脱痂后仍有糜烂渗液，皮损范围逐渐扩大。

（2）皮肤病变均表现为红斑样皮损，微隆于正常皮肤，边界清楚，但不规则如地图状。病灶表面粗糙，可见结痂、糜烂或渗液，少数见丘疹、色素沉着。病变的周边与正常皮肤有分界。

（3）腹股沟淋巴结肿大，多为炎症性，必要时活检以排除肿瘤转移。

知识点5：阴囊炎性癌的诊断 副高：了解 正高：了解

根据阴囊皮肤局限性红斑状皮损伴表面渗出、脱屑、结痂及病损经久不愈的特征，临床诊断并不难。本病极易误诊为阴囊慢性湿疹，对于反复发作的阴囊湿疹且经久不愈者，应早做组织活检，病理结果可确诊本病。

知识点6：阴囊炎性癌的鉴别诊断 副高：了解 正高：了解

（1）鲍恩病　又称原位鳞癌，病理特征有高度不典型鳞状细胞和有丝分裂，表皮明显增厚，无 Paget 细胞。

（2）无黑色素颗粒的恶性黑色素瘤　可根据好发于中年人，病灶范围较小（<2. 5cm），转移较快以及病理上无腺样结构，印戒细胞和黏多糖阳性可作出诊断。

知识点7：阴囊炎性癌的治疗 副高：了解 正高：了解

（1）活检证实为 Paget 病，则应及早手术治疗。目前治疗以阴囊局部扩大切除术为首选，切除病变之阴囊皮肤全层，切缘宜距病灶 2cm 以上。手术时可有皮肤缺损，一般经皮肤松解均能缝合，不能缝合的病例，应行皮瓣转移或游离植皮术。如睾丸鞘膜受侵犯，则应同时切除睾丸。如腹股沟淋巴结阳性则需行包括睾丸、精索、腹股沟淋巴结及髂腹股沟淋巴结在内的根治性切除。

（2）对有禁忌证或无法手术者可放疗，放射以 X 线或 β 射线为宜，剂量>270Gy。

（3）局部化疗药物涂布通常用 1%5-Fu 软膏，可使皮损面积缩小，改善瘙痒症状。亦可外照射辅以 5-FU 软膏，有一定疗效。

第三节　阴囊良性肿瘤

一、阴囊皮脂腺囊肿

知识点1：阴囊皮质腺囊肿的概念 副高：了解 正高：了解

阴囊皮脂腺囊肿又称脂瘤或粉瘤，是皮脂腺排泄受阻而形成的潴留性囊肿。

知识点2：阴囊皮质腺囊肿的临床表现 副高：了解 正高：了解

皮脂腺囊肿通常呈圆形或椭圆形，位于皮肤或皮下组织，多为单个，略硬或稍有弹性，可推动，多如豌豆或蚕豆大小，呈淡白色或略带黄色。顶端有时可见皮脂腺口，用力挤压时可挤出黄色或白色分泌物。若合并感染，局部可发红、疼痛，并有化脓及破溃。

知识点3：阴囊皮质腺囊肿的诊断与鉴别诊断 副高：了解 正高：了解

一般可根据临床表现确诊，必要时可作组织病理检查。主要通过组织病理学检查与脂肪瘤、纤维瘤等鉴别。

知识点4：阴囊皮质腺囊肿的治疗 副高：了解 正高：了解

单个、较小的阴囊皮脂腺囊肿无需治疗。有感染者可局部和全身应用抗生素。较大的囊肿应行手术切除。如继发感染形成脓肿，需切开引流，待感染控制后再切除囊肿。切除时囊壁须全部摘除，否则会引起复发。

二、阴囊纤维瘤

知识点5：阴囊纤维瘤的概念 副高：了解 正高：了解

阴囊纤维瘤是由成纤维细胞和胶原组成的一种良性肿瘤，临床上较少见。

知识点6：阴囊纤维瘤的临床表现 副高：了解 正高：了解

阴囊内生长缓慢的肿块，小而坚硬，无不适。个别巨大者可达拳头大小，此时坠痛不适，影响排尿。

知识点7：阴囊纤维瘤的诊断 副高：了解 正高：了解

病理检查示肿块由成纤维细胞组成，细胞之间有胶原组织，无有丝分裂象。本病极少数发生肉瘤样恶变，恶变时生成快，表面发生溃疡或裂隙，应立即切除，做活组织检查，以资鉴别。

知识点8：阴囊纤维瘤的治疗 副高：了解 正高：了解

阴囊纤维瘤一经诊断应早期手术切除，局部切除即可治愈。术中应将与肿瘤关系密切的周围组织做适当切除。

三、阴囊脂肪瘤

知识点9：阴囊脂肪瘤的概念 副高：了解 正高：了解

阴囊脂肪瘤是由阴囊部成熟脂肪细胞构成的良性肿瘤，多发病于40~50岁。

知识点10：阴囊脂肪瘤的临床表现 副高：了解 正高：了解

位于阴囊皮下，缓慢生长的质软肿物，有阴囊坠胀感。阴囊内可触及分叶状、质地软的肿块，与周围组织界限清楚。

知识点11：阴囊脂肪瘤的诊断 副高：了解 正高：了解

病理检查肿瘤由成熟脂肪组织构成，小叶大小不规则，并有不均匀的结缔组织间隔存在。

知识点12：阴囊脂肪瘤的治疗 副高：了解 正高：了解

瘤体较小时，可不作特殊处理，如瘤体较大，症状明显或影响行走、性生活时，可行手术切除。

四、阴囊血管瘤

知识点13：阴囊血管瘤的临床表现 副高：了解 正高：了解

为胚胎发育异常而形成的一种血管先天性畸形。病变在皮内，不在皮下。阴囊可扪及青色的较小柔软肿物，色泽由鲜红至暗紫色不等，压之可褪色。常有明显症状。若有血栓形成或继发感染，可出现局部疼痛。

知识点14：阴囊血管瘤的诊断 副高：了解 正高：了解

病理学检查示肿瘤由群集的薄壁微血管组成，管壁内衬单层成熟的内皮细胞，管外有薄层网状纤维，管腔内含血液。

知识点15：阴囊血管瘤的治疗 副高：了解 正高：了解

阴囊血管瘤的治疗应根据肿痛自发性退化和扩张发展的倾向来决定。5岁前可先观察，不必急于处理，有些肿瘤会自行退化。对未自行退化之血管瘤，瘤体较小者，可手术切除。另外可用硬化剂治疗，如用5%鱼肝油酸钠，每次0.3~3ml，每周1~2次进行注射，也有较好效果。

五、阴囊表皮囊肿

知识点16：阴囊表皮囊肿的临床表现 副高：了解 正高：了解

本病常无明显症状，阴囊检查时，可触及阴囊皮肤上一个或多个坚硬的皮内结节，0.5~5cm不等，呈圆形黄色隆起，表面无小孔，可推动，无明显触痛，亦不破溃。

知识点 17：阴囊表皮囊肿的诊断　　副高：了解　正高：了解

发生于阴囊皮肤上的囊性结节应疑及本病，可通过组织病理确诊。应与皮脂腺囊肿鉴别，皮脂腺囊肿一般可发现皮脂腺小孔，挤压时有皮脂溢出。

知识点 18：阴囊表皮囊肿的治疗　　副高：了解　正高：了解

一般采取随访观察，必要时可行手术切除。

六、阴囊淋巴管瘤

知识点 19：阴囊淋巴管瘤的临床表现　　副高：了解　正高：了解

阴囊可扪及柔软且有韧性的团块，有时呈条索状。阴囊皮肤水肿、硬化，常致溃烂且有淋巴液渗出。临床症状不太明显。

知识点 20：阴囊淋巴管瘤的诊断　　副高：了解　正高：了解

本病诊断主要依靠临床体检，并通过组织病理确诊。淋巴瘤与阴囊海绵状血管瘤很难区别，手术时可见皮下有结缔组织及管状的索条。

知识点 21：阴囊淋巴管瘤的治疗　　副高：了解　正高：了解

瘤体小，没有症状者可不必治疗。如症状明显或瘤体较大者，则以手术切除。手术应尽量切干净，否则会复发。放射治疗也有较好的效果。

第七章 阴囊内容物疾病

第一节 精索静脉曲张

知识点1：精索静脉曲张的概念 副高：熟练掌握 正高：熟练掌握

精索静脉曲张是指精索内静脉回流受阻或瓣膜功能障碍，导致血液反流，使阴囊内的精索蔓状静脉丛发生扩张、迂曲。

知识点2：精索静脉曲张的发病情况 副高：熟练掌握 正高：熟练掌握

精索静脉曲张是男性常见病，在普通男性中发病率约为20%，在不育男性中约为40%。大多数见于20~30岁的青壮年。10岁以下儿童较少见，10岁以上随着年龄增长发病率逐渐增高。左侧多见，但双侧者达40%，单纯右侧极少见。

知识点3：精索静脉曲张的病因 副高：熟练掌握 正高：熟练掌握

（1）原发性精索静脉曲张　因精索静脉的瓣膜缺如或不健全、行径长、周围支持的组织较薄弱、结肠压迫、右髂总动脉压迫左髂总静脉等原因发生曲张。左侧精索静脉呈直角回流入左肾静脉，血流阻力大，因此左侧精索静脉曲张较为多见。

（2）继发性精索静脉曲张　因肾肿瘤时肾静脉及下腔静脉内癌栓形成，或肾积水、腹膜后肿瘤及异位血管压迫等，阻碍精索静脉回流而引起的精索静脉曲张。

知识点4：精索静脉曲张的病理 副高：熟练掌握 正高：熟练掌握

精索静脉曲张时睾丸可发生病理改变。曲细精管生精上皮萎缩，精母细胞及精细胞排列紊乱，进行性减少，甚至精原细胞丧失。曲细精管管壁玻璃样变。精子数目减少，畸形精子增加。

知识点5：精索静脉曲张的诊断 副高：熟练掌握 正高：熟练掌握

（1）站立时阴囊有沉重及坠胀感，可向下腹部、腹股沟或腰部放射，行走劳累后加重，平卧后减轻。有时有神经衰弱症状。

（2）站立检查阴囊增大，睾丸下垂，见到或触及蚯蚓状曲张静脉团。平卧后缩小或消失。但继发性精索静脉曲张曲张静脉团并不缩小。

（3）多普勒超声、红外线或接触性阴囊测温、实时B超检查、放射性核素阴囊血池扫描及精索内静脉造影等有助于诊断。

知识点6：精索静脉曲张的程度分级　　副高：熟练掌握　正高：熟练掌握

根据体检及精索内静脉造影结果，临床上将精索静脉曲张程度分为3级。

（1）Ⅰ级（轻度）　触诊不明显，患者屏气增加腹压（Valsava试验）时方可摸到曲张静脉，精索内静脉造影时造影剂在精索内静脉内逆流长达5cm。

（2）Ⅱ级（中度）　外观正常，但触诊即可摸到曲张静脉，精索内静脉造影时造影剂在精索内静脉内逆流至第4~5腰椎水平。

（3）Ⅲ级（重度）　曲张静脉如蚯蚓团，触诊及视诊时均极明显，精索内静脉造影时造影剂在精索内静脉内逆流至阴囊内。

知识点7：精索静脉曲张的非手术治疗　　副高：熟练掌握　正高：熟练掌握

无症状或症状较轻的精索静脉曲张可试行非手术治疗，包括阴囊托带、局部冷敷、避免性生活过度等，以降低睾丸温度，减少盆腔及会阴部充血。

知识点8：精索静脉曲张的手术治疗　　副高：熟练掌握　正高：熟练掌握

症状严重或经非手术治疗症状不缓解者应行手术治疗，曲张明显者或合并不育者，亦应行手术治疗。宜尽早在青少年期就行手术治疗。儿童期Ⅲ度精索静脉曲张主张手术治疗，以免影响生育功能。

精索内静脉高位结扎术应用较多，于内环上方或内环处结扎精索静脉，也可用显微镜于外环下结扎或采用腹腔镜手术。

第二节　睾丸、精索鞘膜积液

知识点1：鞘膜积液的概念　　副高：熟练掌握　正高：熟练掌握

鞘膜积液系指鞘膜囊内液体超过正常量而形成囊肿者。分先天性因素和后天性因素两种。

知识点2：鞘膜积液的病因　　副高：熟练掌握　正高：熟练掌握

（1）先天性因素　睾丸下降过程中，由于精索鞘状突部分未闭合和（或）睾丸鞘膜囊内液体量异常增多。

（2）后天性因素　鞘状突闭合正常，但由于睾丸附睾感染、肿瘤、丝虫病或外伤引起鞘膜内液体增多与积聚所致。多见于成人。

知识点3：鞘膜积液的病理　副高：熟练掌握　正高：熟练掌握

先天性鞘膜积液其囊壁光滑、柔软，积液清亮或黄色。急性炎症所继发的鞘膜积液其鞘膜明显增厚，与邻近组织粘连，积液为炎性渗出液。如有肿瘤及感染存在，可为血性积液，此时液体混浊，呈棕色或为脓液。如因血丝虫感染，则积液为乳白色。液体量为数毫升至数百毫升不等。

知识点4：鞘膜积液的分类　副高：熟练掌握　正高：熟练掌握

根据鞘膜积液所在的部位以及鞘状突是否闭锁，将鞘膜积液分为以下类型。

（1）睾丸鞘膜积液　最常见，鞘状突闭合正常。睾丸鞘膜腔内有较多浆液集聚，呈梨形或卵圆形，睾丸位于积液中央，不易被触及。

（2）精索鞘膜积液　精索段的鞘状突未闭合而形成的囊性积液，肿块位于睾丸以上至腹股沟部，呈卵圆形或梭形、多囊时可呈哑铃形，随着精索移动。

（3）睾丸、精索鞘膜积液　鞘状突仅在内环处闭合，精索段未闭合且与睾丸鞘膜腔相通。

（4）交通性鞘膜积液　鞘状突未完全闭合，腹腔体液随体位流动。站立时，通过未闭的鞘状突进入鞘膜囊，平卧后可逐渐消失。

（5）婴儿型鞘膜积液　少部分新生儿出生时鞘膜积液，近腹腔段很细或已闭，精索段和睾丸段相通，呈一体性梨形鞘膜积液，多数随鞘状突的逐渐闭合而消退。

知识点5：鞘膜积液的诊断　副高：熟练掌握　正高：熟练掌握

（1）阴囊内发现逐渐增大的肿块，伴有下坠感，较大时可影响行走。如为先天性交通性鞘膜积液，则平卧时肿块可消失。

（2）体检时阴囊肿块呈球形或梨形增大，触之光滑，有波动感，透光试验阳性。但如鞘膜增厚或积液混浊则不透光。精索鞘膜积液时常于阴囊上方或腹股沟管外环处，呈长、卵圆形，牵拉睾丸或精索时肿块随之下移。先天性交通性鞘膜积液于平卧时按压肿块，可逐渐缩小或完全消失，但站立后又出现。

（3）B超检查可见鞘膜内有液性暗区。

（4）诊断性穿刺可抽出透明浅黄色液体。如因血丝虫感染引起的鞘膜积液，为乳糜状，有时可找到微丝蚴。如因外伤或感染所致，液体为血性或脓性。

知识点6：鞘膜积液的鉴别诊断　副高：熟练掌握　正高：熟练掌握

（1）腹股沟疝　为可复性包块。睾丸肿瘤为实质性包块，质硬而沉重，肿块表面可不规则，肿块呈持续性增大。

（2）精液囊肿　位于睾丸上方，附睾头部，多呈圆形，体积不大，穿刺可见乳白色液体，内含精子。

（3）睾丸鞘膜积血　有局部外伤或穿刺史，可有压痛。

知识点7：鞘膜积液的非手术治疗　副高：熟练掌握　正高：熟练掌握

急性炎症引起的反应性积液，外伤性积液可以自行消退者。急性期需卧床休息，使用阴囊托带抬高阴囊，如胀痛剧烈可穿刺抽液减压，解除疼痛，并便于摸清阴囊内容情况，以确定诊断。因全身疾病引起的积液，当全身疾病痊愈后，积液可逐渐被吸收。

穿刺抽液用于婴幼儿积液较明显，张力大不能自行吸收者，可以减少鞘膜囊内积液量，防止张力过大影响睾丸的发育。

知识点8：鞘膜积液的手术治疗　副高：熟练掌握　正高：熟练掌握

（1）鞘膜开窗术　鞘膜不做过多的游离，切除鞘膜前壁的大部，手术简单、创伤小。

（2）鞘膜翻转术　对较大的积液切除大部分壁层鞘膜，将其边缘翻转缝合。

（3）鞘膜切除术　切除几乎全部鞘膜，手术复发机会少。鞘膜创缘必须充分缝扎止血以免形成血肿。

（4）鞘膜折叠术（Lord 手术）　适用鞘膜比较薄者，将鞘膜打开后折叠缝合到睾丸、附睾的周围。

（5）交通性鞘膜积液需要做鞘状突高位切断及结扎手术，同时行鞘膜翻转术或鞘膜切除术。

（6）精索鞘膜积液可做鞘状突高位切断及结扎术，鞘膜开窗或切除创缘宜敞开固定于两旁组织上，避免复发。

（7）作疝修补或其他阴囊手术的患者，应考虑同时行鞘膜手术。防止术后继发积液。疝修补手术时疝囊下端最好敞开，同定于两旁组织上，切不可封闭，可避免术后继发鞘膜积液。

（8）小儿的鞘膜积液多因鞘状突未闭引起，手术行鞘状突高位切断及结扎术。囊肿内积液可穿刺排出或打开放液，亦可不做处理。不必行鞘膜翻转或鞘膜切除术。

第八篇 前列腺疾病

第一章 前列腺解剖和生理

第一节 前列腺应用解剖

知识点1：前列腺的形态　　副高：熟练掌握　正高：熟练掌握

前列腺是外形似倒锥体形的实质性器官，正常大小为左右径（宽）约3.5cm，上下径（长）和前后径（高）约2.5cm，内有尿道穿行。

知识点2：前列腺的毗邻　　副高：熟练掌握　正高：熟练掌握

前列腺上端宽大，称前列腺底，向上邻接膀胱颈，并与精囊腺及输精管壶腹相接，向下逐渐变窄形成下端的前列腺尖部，其下方与尿生殖膈上筋膜相接，并与尿道相移行。尖部与底部之间为前列腺体部。射精管从前列腺底部后方邻近膀胱处穿入后斜行开口于精阜中央的前列腺两侧。

知识点3：前列腺的结构　　副高：熟练掌握　正高：熟练掌握

前列腺的表面包绕由疏松结缔组织和平滑肌构成的被膜，称为固有囊，在前列腺固有囊的外面还包着盆内筋膜脏层，称前列腺囊或通常所指的前列腺包膜。前列腺囊和固有囊之间有丰富的前列腺静脉丛。肛提肌的前部肌束由耻骨向后附于前列腺囊的两侧，称前列腺提肌。它与耻骨前列腺韧带、直肠膀胱筋膜、尿生殖膈上筋膜等对前列腺起着重要的固定作用。

知识点4：前列腺的血供　　副高：熟练掌握　正高：熟练掌握

（1）前列腺的动脉供应主要来自膀胱下动脉，形成前列腺两大血管组，即前列腺尿道组和前列腺包膜组。

①尿道组血管：于膀胱前列腺结合部后外侧（常在5点和7点位置）进入前列腺，主要供应膀胱颈和前列腺的尿道周围腺体。

②包膜组血管：于盆侧筋膜内沿盆壁下行，经过前列腺的后侧壁并发出分支至前列腺的腹侧和背侧，主要供应前列腺的外周部分。前列腺包膜组血管被神经网广泛包裹，称为神经血管束，可作为识别由盆腔神经丛发出的至阴茎海绵体分支的标志。

（2）前列腺静脉汇入前列腺静脉丛，与盆腔内其他静脉有广泛的交通。

知识点5：前列腺的淋巴回流　　副高：熟练掌握　正高：熟练掌握

前列腺淋巴管起自前列腺实质和囊内的毛细淋巴管网，相互吻合成淋巴管丛，主要注入髂内淋巴结，有时也汇入髂外淋巴结、骶岬淋巴结或骶淋巴结。位于闭孔神经周围有一淋巴链，即所谓的闭孔神经淋巴结，一般认为此组淋巴结为前列腺癌淋巴转移的第一站。

知识点6：前列腺的神经支配　　副高：熟练掌握　正高：熟练掌握

前列腺神经支配前列腺的神经主要来自经前列腺神经丛的自主神经即副交感神经（胆碱能）和交感神经（去甲肾上腺素能），及盆腔神经丛。

第二节　前列腺的组织学及生理

一、前列腺组织学

知识点1：前列腺的组成　　副高：熟练掌握　正高：熟练掌握

前列腺由腺体和肌纤维组成。腺体组织占70%，由高柱状上皮组成；肌纤维组织占30%。腺体成分主要位于前列腺的后方外侧，而其前方主要为纤维肌肉组织。

知识点2：前列腺的分叶　　副高：熟练掌握　正高：熟练掌握

根据前列腺的组织胚胎期来源，将前列腺分为五叶，即前叶、后叶、中叶和两侧叶。

知识点3：前列腺的分带　　副高：熟练掌握　正高：熟练掌握

1968年McNeal根据各带在前列腺分布的部位不同，将其分为纤维肌肉基质带、外周带、中央带和移行带。①前列腺纤维肌肉基质带：为前列腺最大的组成部分，主要位于前列腺的腹侧，约占前列腺的三分之一。②外周带：占前列腺腺体成分的70%，来源于内胚层。③中央带：该带占前列腺的25%。此带类似楔形并包绕射精管。④移行带：来源于中胚层，仅占前列腺的5%~10%。⑤前列腺尿道周围区：占整个前列腺的1%，含有精细的导管，它们来自近端尿道，被包埋在尿道周围的纵行平滑肌内。

二、前列腺的肌肉系统

知识点4：前列腺前括约肌　　副高：熟练掌握　正高：熟练掌握

膀胱三角区深部的平滑肌向下延伸深至前列腺实质形成一肌性袖套包绕前列腺尿道上部分，称之为前列腺前括约肌（内括约肌），它参与射精和排尿功能。

知识点5：射精功能　　副高：熟练掌握　正高：熟练掌握

精液的射出是通过环绕在腺泡周围的平滑肌、包绕在前列腺腺管的平滑肌以及包绕于整个腺体外的连续性平滑肌包膜的收缩实现的。

知识点6：括约肌作用　　副高：熟练掌握　正高：熟练掌握

膀胱颈部的环行平滑肌为前列腺部的括约肌，具有控制排尿和射精的双重功能，但主要是在射精时关闭膀胱颈。

三、前列腺的腺体

知识点7：前列腺上皮组织　　副高：熟练掌握　正高：熟练掌握

除近尿道的大导管外，前列腺的导管及腺泡内主要由分泌性上皮细胞覆盖，它们具有活跃的分泌功能，能分泌丰富的物质。在上皮细胞之间，有一小群散在分布的自分泌-旁分泌细胞，是神经内分泌细胞。这些细胞大多含有5-羟色胺颗粒及神经元特异烯醇酶，部分细胞还含有各种肽类激素，如生长激素释放抑制因子、甲状腺刺激激素和降钙素等。

知识点8：前列腺的间质　　副高：熟练掌握　正高：熟练掌握

前列腺的间质主要由基质组织及间质细胞组成。间质细胞主要有平滑肌细胞、成纤维细胞、毛细血管和淋巴管内皮细胞及神经内分泌细胞。

第二章 前列腺癌

第一节 前列腺癌的病因

知识点1：年龄因素 副高：熟练掌握 正高：熟练掌握

前列腺癌（PCa）流行病学研究表明，年龄是最明显的危险因子，随着年龄增长，PCa发病率也明显升高。大于65岁人群的发病率呈持续升高趋势。

知识点2：遗传因素 副高：熟练掌握 正高：熟练掌握

遗传也是PCa重要危险因子，如果一个直系亲属（兄弟或父亲）患PCa，其本人患PCa的危险性会增加1倍；两个或两个以上直系亲属患PCa，相对危险性增至5~11倍；有PCa家族史的人比无家族史的患病年龄要提早6~7年。

知识点3：饮食和环境因素 副高：熟练掌握 正高：熟练掌握

饮食和环境因素在PCa发生中也起重要作用。重要的危险因素包括高动物脂肪饮食，红色肉类的消耗量、肥胖、吸烟量、白酒饮用量和低植物摄入量等。大豆及豆制品、绿茶、番茄、红葡萄酒等有可能降低PCa发病率。PCa与机体内维生素E、维生素D、胡萝卜素、硒等水平低下关系密切，而与总蛋白质、糖类、镁、锌、铁、铜等无相关性。这些危险因素并不能确定为存在因果关系的病因。不过，重视这些危险因素，在降低PCa的发生率上有一定的效果。

知识点4：性活动因素 副高：熟练掌握 正高：熟练掌握

首次遗精年龄越小，危险性越大；有手淫习惯者危险性较高；再婚者危险性最高；性传播疾病，尤其是淋病，可增加前列腺癌的危险性2~3倍；性行为活跃者，体内有较高的睾酮水平，或许促进了PCa的发展；输精管结扎术与PCa之间的关系仍有争议。

知识点5：职业因素 副高：熟练掌握 正高：熟练掌握

从事镉职业的工人等，患PCa的机会大。

第二节 前列腺癌的发病机制

知识点1：前列腺癌的遗传易感性 副高：熟练掌握 正高：熟练掌握

前列腺癌的遗传性可能由某个常染色体显性遗传的等位基因来控制，如CYP基因。目前有两个比较认可的前列腺癌易患基因：①位于17p12上的HPC2/ELAC2基因，是金属依赖性的水解酶，参与DNA链内交联的修复和mRNA的编辑，其多态性或许增加了患前列腺癌的风险。②位于8p22上的巨噬细胞杀伤受体-1基因（MSRI），在遗传性前列腺癌患者中经常会发生缺失，而且参与前列腺癌变。

知识点2：染色体变异 副高：熟练掌握 正高：熟练掌握

前列腺癌基因变异有两大特点：一是抑癌基因某些片段的缺失多于扩增如染色体区域6q、8p、10q、13q、16q和18q；二是染色体的缺损多见于前列腺癌形成的早期阶段，而其扩增更多见于激素难治性前列腺癌中，如染色体区域7p/q、8q和Xq以扩增更多见，说明癌基因的激活参与前列腺癌晚期的间变。前列腺癌最常见的染色体缺损区域是8p和13q。

知识点3：前列腺癌的相关基因 副高：熟练掌握 正高：熟练掌握

目前研究较多的前列腺癌相关基因改变包括：NKX3.1丢失，CSTP1扩增，AR和维生素D受体（VDR）基因多态性等。不过，只有AR基因明确参与前列腺癌的形成和进展。

知识点4：前列腺癌细胞生物学行为 副高：熟练掌握 正高：熟练掌握

前列腺癌细胞的生物学行为（包括黏附、转移、浸润、间变等）不仅取决于遗传基因，还依赖于由细胞因子和不同细胞组成的微环境。前列腺细胞内信号传导决定了细胞增殖、分化和凋亡基因的表达水平等。信号传导通路异常将促进前列腺癌细胞的恶性变。

知识点5：雄激素非依赖性前列腺癌的形成 副高：熟练掌握 正高：熟练掌握

目前认为，激素非依赖性前列腺癌的出现是因为组织中激素敏感的癌细胞组织被大量不依靠雄激素生长的前列腺肿瘤干细胞和（或）神经内分泌细胞所取代。

第三节 前列腺癌的病理和分期

一、癌前病变

知识点1：前列腺上皮内瘤 副高：熟练掌握 正高：熟练掌握

前列腺上皮内瘤（PIN）又称为导管内异型增生或大腺泡异型增生，病理学特点为前列腺导管、小管、腺泡的上皮细胞异常增生。PIN 分为两级：低分级（LPIN）和高分级（HPIN）。HPIN 是癌前病变，而 LPIN 与癌无明显关系，一般无需做出病理诊断。因此，临床上通常将 HPIN 直接称为 PIN。

知识点 2：非典型腺瘤样增生　　副高：熟练掌握　正高：熟练掌握

非典型腺瘤样增生（AAH）是一类伴有新腺体形成的良性前列腺上皮增生性病变，又称为不典型小腺泡增生或腺病。AHH 的病理学诊断标准为一群密集的小腺泡，衬以单层分泌上皮，无核异型又无核仁的细胞呈小腺体样增生。

二、前列腺癌的类型

知识点 3：潜伏癌　　副高：熟练掌握　正高：熟练掌握

是指患者生前没有前列腺疾病的临床表现，尸检时才发现有前列腺原发腺癌。潜伏癌可起源于前列腺任何部位，但以中心区和外周带多见，一般分化良好。

知识点 4：偶发癌　　副高：熟练掌握　正高：熟练掌握

患者以良性前列腺疾病手术而发现前列腺癌。组织学特征为分化较好的腺癌，以管状腺癌和筛网状腺癌为主，少数为低分化腺癌。

知识点 5：隐匿癌　　副高：熟练掌握　正高：熟练掌握

患者无前列腺癌症状，但已经出现淋巴结转移或病理性骨折，经病理证实为前列腺癌，然后在前列腺穿刺活检中进一步被证实。这类患者血清 PSA 和前列腺酸性磷酸酶（PAP）水平往往升高显著。

知识点 6：临床癌　　副高：熟练掌握　正高：熟练掌握

有前列腺癌症状，直肠指诊可触及前列腺结节。多数患者直肠超声检查提示前列腺结节外形不规整，内部回声不均匀。血清 PSA 不同程度升高，经前列腺穿刺活检确诊。

三、前列腺癌的病理学检查

知识点 7：腺体结构改变　　副高：熟练掌握　正高：熟练掌握

腺泡双层结构消失，只见一层分泌型肿瘤性上皮细胞；腺腔内乳头或锯齿状结构消失，代之为排列紧密的小腺泡，有的腺泡周围间质很少，呈“背靠背”；腺泡共壁或筛状，分化低时可呈实性巢状、梁状、条索状结构；基底细胞层缺如，消失范围一般认为必须多于3个连续腺泡，因正常前列腺中少数腺泡也可以没有基底细胞，因而基底细胞的存在与否是鉴别癌与其他良性病变的重要特征之一。

知识点8：细胞间变　　副高：熟练掌握　正高：熟练掌握

核增大，染色质靠边、凝集，核膜清晰；核仁明显增大，尤其是出现直径大于1.2μm的核仁，或出现2~3个偏位的大核仁，则更有诊断价值。

知识点9：浸润　　副高：熟练掌握　正高：熟练掌握

腺泡旁有单个或成簇细胞向腺泡外伸出，并脱离腺泡散落在间质中，前列腺周围组织的浸润表现为神经组织和纤维脂肪组织中出现肿瘤性腺泡或细胞团，提示为晚期癌，可作为一个重要的预后指标。

四、前列腺癌的分级

知识点10：前列腺癌分级方法　　副高：熟练掌握　正高：熟练掌握

前列腺癌的病理分级目前较常用的方法有Broders分级、Anderson分级、Mostnfi分级、Cleason分级等。WHO建议使用Mostofi分级，因为该方法较为简单；而临床上更多使用Gleason分级，在判断患者预后及疗效上更准确。

知识点11：Mostofi分级　　副高：熟练掌握　正高：熟练掌握

Mostofi分级是从核的异型性和腺体的分化程度两方面对肿瘤的恶性程度作出判断。

（1）核的异型性　是指核的大小、形状、染色质分布和核仁的变化而言，分轻度（核分级Ⅰ级）、中度（核分级Ⅱ级）、重度（核分级Ⅲ级）。

（2）腺体的分化程度分四级　①高分化是指肿瘤由单纯的小腺体或单纯的大腺体组成；②中分化指由复杂的腺体、融合的腺体或筛状腺体组成的肿瘤；③低分化是指肿瘤主要为散在的或成片的细胞构成，有很少的腺体形成；④未分化指肿瘤主要由柱状或条索状或实性成片的细胞组成。

知识点12：Gleason分级　　副高：熟练掌握　正高：熟练掌握

Gleason分级是根据腺体分化的程度以及肿瘤在间质中的生长方式作为分级的标准，以此来评价肿瘤的恶性程度。因其重复性强，形态操作简单，不费时，目前在国内外被广泛应用于临床。具体见表8-1。

表 8-1 前列腺癌 Gleason 分级标准

级别	肿瘤边界	腺体结构	腺体排列	浸润
1 级	清	单个、分散、圆形或卵圆形、规则	密、背靠背	少见
2 级	欠清	同上但稍不规则	分散	可见
3 级	不清	形状大小不，含筛状或乳头状改变	更分散，成团块边缘整齐	明显
4 级	重度不清	小且融合，排列成条索状	融合成不规则团块	极明显
5 级	重度不清或团块	少有腺体形成，有小细胞或印戒细胞，包括粉刺癌	排列成实性片状或团块状，中心坏死	极明显

五、前列腺癌的分期

知识点 13：Whitmore-Jewett 分期　　副高：熟练掌握　正高：熟练掌握

1956 年 Whitmore 首先提出前列腺癌分期，1975 年 Jewett 对之进行修改，见表 8-2。

表 8-2 Whitmore-Jewett 分期标准

分期	判断标准	分期	判断标准
A	临床未发现，病理检查发现有癌细胞	C	肿瘤侵袭前列腺包膜以外组织，但无转移
A_1	灶性癌，累及范围≤3%，分化好	C_1	癌组织穿透前列腺包膜
A_2	较大或弥散癌，累及范围>3%，分化较差	C_2	癌组织侵犯膀胱或精囊
B	临床指征阳性，肿瘤仅限于前列腺内	D	转移性病变
B_1	局限性结节≤2cm，限于一个叶内	D_1	癌组织转移限于盆腔淋巴结
B_2	癌结节>2cm，超过一个叶	D_2	骨、远处淋巴结或器官，或软组织转移

知识点 14：TNM 分期　　副高：熟练掌握　正高：熟练掌握

1975 年 TNM 系统开始应用；1997 年美国癌症联合会（AJCC）和国际抗癌协会（UICC）对分期做了新的规定，见表 8-3。

表 8-3 TNM 与 Whitmore-Jewett 分期方法和病理分期

TNM 分期	标准	Whitmore-Jewett 分期	TNM 分期	标准	Whitmore-Jewett 分期
T	指原发肿瘤的有无		T_{4a}	侵犯其中之一：膀胱颈、外括约肌、直肠	C_2
Tx	原发肿瘤不能评估		T_{4b}	肿瘤侵犯肛提肌和（或）固定盆壁	C_2

续 表

TNM 分期	标准	Whitmore-Jewett 分期	TNM 分期	标准	Whitmore-Jewett 分期
T_0	没有原发肿瘤的证据		N	指有无淋巴结转移	
T_1	临床检查没发现肿瘤而病理检查有癌		Nx	局部淋巴结不能评估	
T_{1a}	组织学检查偶然发现肿瘤占≤5%	A_1	N_0	无局部淋巴结转移	
T_{1b}	组织学检查偶然发现肿瘤占>5%	A_2	N_1	单个淋巴结转移，最大径≤2cm	D_1
T_{1c}	血清 PSA 升高，针刺活检发现癌	B	N_2	单个淋巴结转移，最大径 2~5cm；或有多发淋巴结转移，最大径<5cm	D_1
T_2	肿瘤局限在前列腺内		N_3	单个淋巴结转移，最大直径>5cm	D_1
T_{2a}	肿瘤侵犯前列腺的一叶的1/2或更少	B_1	M	指有无远处转移	
T_{2b}	肿瘤侵犯前列腺一叶的 1/2 以上，但小于两叶		Mx	不能评价是否有远处转移	
T_{2c}	肿瘤侵犯前列腺的两叶	B_2	M_0	无远处转移	
T_3	肿瘤穿透前列腺包膜		M_1	远处转移	D_2
T_{3a}	一侧包膜外扩展	C_1	M_{1a}	远处转移但无区域淋巴结转移	D_2
T_{3b}	两侧包膜外扩展	C_1	M_{1b}	骨转移	D_2
T_{3c}	肿瘤侵及精囊	C_2	M_{1c}	其他部位转移	D_2
T_4	肿瘤侵犯精囊以外的邻近组织并与之固定	C_2			

知识点 15：TNM 分期与病理分级结合的组群分期

副高：熟练掌握　正高：熟练掌握

TNM 分期与病理分级结合的组群分期，见表 8-4。

表 8-4　TNM 分期与病理分级结合的组群分期

Ⅰ期	T_{1a}	N_0	M_0	G_1（Gleason 评分 2~4）
Ⅱ期	T_{1a}	N_0	M_0	$G_{2\sim4}$（Gleason 评分>4）
	T_{1b}	N_0	M_0	$G_{1\sim4}$（Gleason 评分 2~10）

续 表

	T_{1c}	N_0	M_0	$G_{1\sim4}$（Gleason 评分 2~10）
	T_2	N_0	M_0	$G_{1\sim4}$（Gleason 评分 2~10）
Ⅲ期	T_3	N_0	M_0	$G_{1\sim4}$（Gleason 评分 2~10）
Ⅳ期	T_4	N_0	M_0	$G_{1\sim4}$（Gleason 评分 2~10）
	$Tx_{,0\sim4}$	N_1	M_0	$G_{1\sim4}$（Gleason 评分 2~10）
	$Tx_{,0\sim4}$	$N_{x,0,1}$	M_1	$G_{1\sim4}$（Gleason 评分 2~10）

六、前列腺癌危险因素分析

知识点 16：前列腺癌危险因素分析　　副高：熟练掌握　正高：熟练掌握

根据血清 PSA、Gleason 评分和临床分期将前列腺癌分为低、中、高危三类，以便指导治疗和判断预后，详见表 8-5。

表 8-5　前列腺癌低、中、高危评价标准

	低危	中危	高危
PSA（ng/ml）	<10	10~20	>20
Leason 评分	≤6	7	≥8
临床分期	$\leq T_{2a}$	T_{2b}	$\geq T_{2c}$

第四节　前列腺癌的临床表现

知识点 1：前列腺癌临床表现特点　　副高：熟练掌握　正高：熟练掌握

早期前列腺癌（PCa）的临床症状多呈隐匿性，一部分患者甚至是在接受前列腺电切术或开放手术中才被发现。许多患者是在体检时经直肠指检发现前列腺硬结或质地硬，或常规行血清 PSA 检查时发现异常升高而进一步就诊的。PCa 的临床表现和良性前列腺增生症类似，以排尿障碍为主；晚期则以局部浸润或远处转移症状为主。

知识点 2：排尿功能障碍症状　　副高：熟练掌握　正高：熟练掌握

PCa 患者的排尿功能障碍一般呈渐进性或短时期内迅速加重，表现为尿频、排尿费力、尿线变细、排尿不尽感、夜尿增多、排尿困难、充溢性尿失禁，甚至反复尿潴留。

知识点3：骨骼转移症状　　副高：熟练掌握　正高：熟练掌握

常见转移部位依次是脊椎的胸、腰部、肋骨、骨盆，股骨、胸骨和颅骨转移比较少见，表现为持续的、剧烈的腰、背、髋部疼痛及坐骨神经痛，疼痛严重程度可影响预后。

知识点4：淋巴结转移症状　　副高：熟练掌握　正高：熟练掌握

常无明显症状。髂窝淋巴结肿大压迫髂静脉导致下肢水肿和阴囊水肿，腹主动脉旁淋巴结肿大可压迫输尿管或局部病变浸润输尿管开口，而引起单侧或双侧肾积水，继发少尿、腰痛、尿毒症等。

知识点5：内脏转移症状　　副高：熟练掌握　正高：熟练掌握

肝转移表现为肝脏大、黄疸、肝功能异常；胃肠道转移表现恶心、呕吐、出血、上腹痛等。

知识点6：远处实质器官转移症状　　副高：熟练掌握　正高：熟练掌握

肺转移表现为咳嗽、咯血、呼吸困难、胸痛、胸腔积液；肾上腺转移表现为肾上腺功能不全、乏力；睾丸转移表现为睾丸、精索结节样病变。

知识点7：神经症状　　副高：熟练掌握　正高：熟练掌握

表现为疼痛、知觉异常、括约肌功能失常、四肢疲软无力等。颅脑转移多数无明显症状，可引起头痛、嗜睡、复视、吞咽困难等。垂体转移可致失明。

知识点8：内分泌症状　　副高：熟练掌握　正高：熟练掌握

PCa 可出现库欣综合征和抗利尿激素分泌异常，表现为疲乏、低钠血症、低渗透压、高钙血症或低钙血症。

知识点9：恶病质 PCa　　副高：熟练掌握　正高：熟练掌握

晚期会出现全身情况恶度消瘦、DIC、严重贫血等表现。

第五节 前列腺癌的诊断

知识点1：直肠指检 副高：熟练掌握 正高：熟练掌握

细致的直肠指检（DRE）有助于前列腺癌的诊断和分期。典型的前列腺癌直肠指检征象是前列腺坚硬如石头、边界不清、不规则结节、无压痛、活动度差，但是差异大，浸润范围广、高度恶性的癌灶可能相当软。前列腺结节还必须与前列腺结石、肉芽肿性前列腺炎、结核性前列腺炎等良性病变相鉴别。

知识点2：PSA检查 副高：熟练掌握 正高：熟练掌握

血清PSA是目前诊断前列腺癌、评估各种治疗效果和预测预后的一个重要且可靠的肿瘤标志物。健康男性血清PSA值一般为0~4ng/ml，主要以cPSA形式存在。就同一正常个体而言，血清PSA水平是相当稳定的，年变化率在0.5ng/ml以下。

知识点3：经直肠超声检查 副高：熟练掌握 正高：熟练掌握

超声检查是前列腺癌影像学检查的首选方法一前列腺超声检查有经腹、经直肠、经尿道三种途径，其中以直肠超声检查最常用。经直肠超声检查（TRUS）可以清晰显示前列腺内结构、移行区和血流变化，精确测量前列腺和前列腺内肿块体积。前列腺癌好发于外周带，解剖位置上在直肠前侧，非常适合TRUS。

知识点4：经直肠前列腺穿刺活检 副高：熟练掌握 正高：熟练掌握

现在基本不采用经直肠前列腺随意穿刺活检，而是在TRUS引导下，不仅对明确或可疑病灶进行穿刺，还对前列腺进行分区，以便系统地穿刺。

知识点5：CT检查 副高：熟练掌握 正高：熟练掌握

常规CT平扫时，不能分辨出前列腺的周边带、中央带及移行带，而且前列腺癌低密度癌灶与正常腺体相似；强化CT扫描时，可发现前列腺密度正常或小片状低密度灶或前列腺外形局限性轻度隆起，但总的来说，CT对局限性前列腺癌的诊断率相当低。CT预测前列腺包膜外侵犯的敏感性为2.5%~75%，特异性为60%~92%；判断精囊浸润的敏感性为5.8%~33%，特异性为60%~90%。

知识点6：MRI检查 副高：熟练掌握 正高：熟练掌握

MRI 具有较好的组织分辨率和三维成像特点。前列腺外周带 T_2 加权像中高信号区内出现低信号征象时，前列腺肿瘤的可能性大，准确性达 80%。起源于中央区及移行区 BPH 的 MRI 信号与前列腺癌相似，而且外周区 T_2 加权出现低信号也不是前列腺癌所特有的，所以 MRI 不能诊断发现前列腺癌，尤其是前列腺内微小肿瘤，不过，MRI 可以区别局限性与侵犯性前列腺癌。预测前列腺癌侵犯包膜或包膜外浸润的准确率达 70%~90%。

知识点 7：放射性核素骨扫描　　副高：熟练掌握　正高：熟练掌握

放射性核素骨扫描是一种无创伤性检查，可以发现前列腺癌患者的骨转移癌灶。常规 X 线片难以发现骨实质微小改变，而全身骨扫描一般能比 X 线片提前 3~6 个月甚至更长时间发现前列腺癌骨转移灶。不过，现在不推荐早期或常规对前列腺癌患者进行骨扫描，因为 PSA≤20ng/ml 时骨转移阳性率仅为 1%。

知识点 8：放射免疫显像　　副高：熟练掌握　正高：熟练掌握

放射免疫显像是以抗肿瘤抗体为载体，以放射性核素为“弹头”，对肿瘤原发病灶和（或）转移病灶进行显像的技术。目前经美国 FDA 批准上市检测前列腺癌的是 ^{111}In-Capromab pendetide，又称 Prostacint，为抗前列腺特异性膜抗原（PSMA）的鼠源性 IgC 抗体，对于检查前列腺癌盆腔淋巴转移情况有很好的显像效果，敏感性、特异性、阳性预测值和阴性预测值分别为 67%、80%、75% 和 73%。虽然放射免疫显像在前列腺癌诊断上取得一定成果，但不推荐用于低风险和中风险的前列腺癌患者，可以用于晚期前列腺癌患者。

第六节　局限性前列腺癌的治疗

知识点 1：局限性前列腺癌的概念　　副高：熟练掌握　正高：熟练掌握

局限性前列腺癌是指肿瘤局限于前列腺内，无周围浸润和淋巴结、远处脏器转移。局限性前列腺癌是能够治愈的恶性肿瘤。

一、观察等待治疗

知识点 2：观察等待治疗的概念　　副高：熟练掌握　正高：熟练掌握

观察等待治疗是指主动监测前列腺癌的进程，在出现病变进展或临床症状明显时给予其他治疗。对于低危前列腺癌（PSA 4~10ng/ml，Gleason 评分≤6，临床分期≤T_{2a}）和预期寿命短的患者可以接受观察等待治疗。

知识点 3：观察等待治疗患者要求　　副高：熟练掌握　正高：熟练掌握

对于观察等待治疗的患者必须密切随访，每 3 个月复诊，检查 PSA、DRE，必要时缩短复诊间隔时间和进行影像学检查。对于 DRE、PSA 检查和影像学检查进展的患者可考虑转为其他治疗。

二、根治性前列腺切除术

知识点 4：根治性前列腺切除术主要术式　　副高：熟练掌握　正高：熟练掌握

根治性前列腺切除术（RP）是治疗局限性前列腺癌最有效的方法，目前主要术式有经会阴，经耻骨后及腹腔镜前列腺根治性切除术（LRP），以及机器人辅助腹腔镜前列腺根治性切除术（RALRP）。

知识点 5：根治性前列腺切除术的切除范围　　副高：熟练掌握　正高：熟练掌握

根治性前列腺切除术的切除范围包括完整的前列腺、双侧精囊、双侧输精管壶腹段和膀胱颈部。盆腔淋巴结清扫术范围：彻底切除髂动脉和髂静脉前面、后面及其之间的纤维脂肪组织，下至腹股沟管，后至闭孔神经后方；并可经同一入路完成盆腔淋巴结清扫，达到根治目的。

知识点 6：根治性前列腺切除术手术时机的选择
副高：熟练掌握　正高：熟练掌握

手术时机上，一旦确诊为低危前列腺癌并且具备手术条件者应择期接受根治术。经直肠穿刺活检者应等待 6~8 周，经尿道前列腺切除术者应等待 12 周再行手术，可以降低手术难度并减少并发症。

知识点 7：根治性前列腺切除术的适应证　　副高：熟练掌握　正高：熟练掌握

（1）临床分期　适用于临床分期 $T_1 \sim T_{2c}$ 的局限性前列腺癌患者。对于 T_3 期前列腺癌尚有争议，有主张给予新辅助治疗后行根治术，可降低切缘阳性率。

（2）预期寿命　预期寿命≥10 年者可选择根治术。

（3）健康状况　身体状况良好，没有严重心肺疾病的患者可选择根治术。

（4）PSA 或 Gleason 评分　低、中危患者。

知识点 8：根治性前列腺切除术的禁忌证　　副高：熟练掌握　正高：熟练掌握

（1）患者有显著增加手术危险性的疾病，如严重的心血管疾病、肺功能不良等。

（2）患有严重出血倾向或血液凝固性疾病。

（3）已有淋巴结转移（术前通过影像学或淋巴活检诊断）或骨转移。

（4）预期寿命不足 10 年。

三、开放性根治性前列腺切除术

知识点 9：耻骨后根治性前列腺切除术　　副高：熟练掌握　正高：熟练掌握

（1）优点　①术野暴露充分，操作过程易掌握，可完整、彻底切除肿瘤；②同时进行盆腔内淋巴结清扫术及临床分期；③可在直视下分离并保留血管神经束和尿道括约肌；直肠损伤机会较少。

（2）缺点　手术创伤大，前列腺尖部切缘阳性率高于经会阴术式。

知识点 10：经会阴根治性前列腺切除术　　副高：熟练掌握　正高：熟练掌握

（1）优点　①操作时间短，术中出血少，利于术后康复；②可以在直视下进行膀胱颈重建及膀胱尿道吻合术，故术后吻合口狭窄、尿失禁发生率低。

（2）缺点　①直肠损伤机会大；②精囊切除困难；③不能清扫盆腔淋巴结并进行准确临床分期；④术后勃起功能障碍发生率。

四、腹腔镜根治性前列腺切除术

知识点 11：腹腔镜根治性前列腺切除术优点　　副高：熟练掌握　正高：熟练掌握

由于腹腔镜根治性前列腺切除术（LRP）创伤小，疗效与开放根治术近似，LRP 已成为国内外许多大医院或中心治疗前列腺癌的首选术式。LRP 术有经腹和腹膜外两条途径。与经腹腔途径比较，腹膜外途径平均手术时间短、术后恢复正常饮食时间短，总的治疗效果和术后并发症发生率二者无明显差异。

知识点 12：手术体位　　副高：熟练掌握　正高：熟练掌握

根据手术入路采用不同的体位：经腹腔途径采用 Tendelenburg 体位；经腹膜外途径则采用平卧位。患者身体牢固固定于术台，双腿尽量分开以便术中助手触及会阴和直肠。采用 5 个 Trocar 于下腹部呈扇形排列：脐下 10mm，左右腹直肌旁 5cm 和 10cm，左右髂前上棘与腹直肌旁 Trocar 连线的中点 5cm 和 5cm。

知识点 13：前列腺后都的游离　　副高：熟练掌握　正高：熟练掌握

手术从切开直肠膀胱最下面的腹膜反折开始，找到输精管及精囊并贴精囊表面充分游离。保证精囊游离充分将对后面的手术步骤有益。当游离精囊侧面时，尽量不使用电凝以避免对邻近的 NVB 造成热损伤，可采使用 Hemolock 处理精囊侧血管蒂。提起双侧精囊和输精管，横行切开狄氏筋膜，沿狄氏筋膜与直肠间的平面分离，分离至直肠尿道肌。

知识点14：控制出血　　副高：熟练掌握　正高：熟练掌握

①分离精囊时留心其外侧蒂，其中有精囊动脉，可用钛夹或超声刀直接处理；②前列腺尖部阴茎背深血管束需小心分离，最好先缝扎之，然后切断耻骨前列腺韧带；③分离前列腺侧壁和切断膀胱颈时，用双极电凝处理盆壁出血和前列腺动脉出血。

知识点15：尿道膀胱吻合　　副高：熟练掌握　正高：熟练掌握

为了方便操作，分离精囊时使用0°镜，在耻骨后间隙操作时使用30°镜。对膀胱尿道吻合可以用连续缝合，但是间断缝合可能更方便。可以使用120°拉钩显露前列腺尖，使用自动缝合技术替代订合器处理背静脉丛，用5mm钛夹替代双极电凝处理神经血管束，完全离断尿道前先缝合尿道6点钟处，对T_{1c}和T_{2a}患者的肿瘤保留膀胱颈及间断缝合替代连续缝合膀胱尿道等。

五、机器人腹腔镜根治性前列腺切除术

知识点16：机器人腹腔镜根治性前列腺切除术的发展
副高：熟悉掌握　正高：熟悉掌握

机器人前列腺根治术是近年来前列腺癌外科治疗的最新进展，2000年首先在法国进入临床应用。目前已获得美国FDA许可上市的机器人手术系统主要有美国直觉外科手术公司的达芬奇手术系统和计算机动作公司的宙斯机器人手术系统。由于daVinci系统能进行三维立体显像，及手术钳有活动关节等优点，在前列腺癌根治术中应用较广泛。国内于2005年年底开展了首例保留性神经的机器人腹腔镜前列腺癌根治术。

知识点17：手术机器人的优缺点　　副高：熟悉掌握　正高：熟悉掌握

手术机器人的最大优点是机器人手臂不会颤动，所有时刻都保持稳定，故手术解剖更加精确，能够长时间进行复杂、高精度的手术。这对于前列腺根治术来说相当重要，因为在保护神经血管束和前列腺尖部处理时，就需要既能精确切除肿瘤，减少切缘阳性率，又能更好保护性功能和尿控；与开放手术相比，创伤更小，更美观，而且术后恢复快。机器人手术系统运用小器械，从而增加了活动范围。

机器人手术系统还有一个最大的优点是能够进行教学，即使不熟悉腹腔镜技术的临床医师，经过机器人系统的辅导和实践操作，能很快独立完成腹腔镜手术。

机器人手术系统的不足之处主要有缺乏触觉反馈和最佳配套手术器械，技术故障，治疗和维护费用昂贵。

四、根治性放射治疗

知识点18：前列腺癌外放射治疗　　副高：掌握　正高：掌握

外放射治疗（EBRT）对于局限性、分化好的前列腺癌（$T_{1\sim2}N_0M_0$）效果理想，局部控制率和10年无病存活率与前列腺癌根治术相似；对于进展性或晚期前列腺癌患者，效果较差，必须联合内分泌治疗；对转移性前列腺癌可行姑息性放疗，以减轻症状，改善生活质量。

知识点19：照射方式　　副高：掌握　正高：掌握

临床上常用的治疗方法为分割照射，即把一定总量的放射线分割成若干部分，在一定的总时间内完成。分割照射方式有以下4类：①常规分割治疗；②分段治疗；③超分割治疗；④加速放疗。其中最常用的是常规分割治疗。

知识点20：常规外照射放疗　　副高：掌握　正高：掌握

传统的外放射治疗采用旋转照射和四野盒式照射。常规照射野为6cm×6cm或8cm×8cm，只适用于局限性前列腺癌。

知识点21：三维适形放疗　　副高：掌握　正高：掌握

前列腺癌三维适形放疗（3DCRT）是在非共面上设计5个以上的照射野，通常采用盆腔连续CT扫描决定临床放射野。计划靶区应从肿瘤边缘外放0.7cm，但比常规放疗的照射野减少0.5~0.8cm。

知识点22：超分割适形放疗　　副高：掌握　正高：掌握

超分割适形放疗可以明显提高照射剂量，可达87.4Gy，且不增加慢性毒性反应，疗效满意。

知识点23：调强适形放疗　　副高：掌握　正高：掌握

调强适形放疗（IMRT）是放疗高剂量分布在三维立体方向与肿瘤靶区形状完全一致的全新放疗技术。

知识点24：质子适形放疗　　副高：掌握　正高：掌握

局限性前列腺癌接受质子放疗的有效率为66.7%，PSA下降明显，平均随访11.9个月未发现生化复发患者。

知识点25：快中子治疗　　副高：掌握　正高：掌握

前列腺癌生长较缓慢，肿瘤细胞周期较长，对常规光子射线敏感性较差，快中子属于高 LET 射线，对前列腺癌有较高生物效应，特别是局部进展期及高危病例（PSA 值≥13ng/ml，3~4 级）。

知识点 26：前列腺癌近距离治疗 副高：掌握 正高：掌握

近距离治疗包括腔内照射、组织间照射等，是将放射源密封后直接放入被治疗的组织内或人体天然腔内进行照射。前列腺癌近距离治疗包括短暂插植治疗和永久粒子种植治疗，国内多开展永久性粒子植入治疗。

知识点 27：前列腺癌近距离治疗的适应证 副高：掌握 正高：掌握

（1）单纯近距离治疗的适应证 ①临床分期<T_2a，M_0N_0；②Gleason 评分<7 分；③血 PSA<10ng/ml；④前列腺体积<60ml。

（2）近距离治疗+外照射的适应证 ①临床分期为 T_{2b}、T_{2c}；②Gleason 评分为 8~10 分：③血 PSA>20ng/ml；④周围神经受侵；⑤多点活检病理结果为阳性；⑥双侧活检病理结果为阳性；⑦MRI 检查明确有前列腺包膜外侵犯；⑧前列腺基底部肿瘤。只需符合以上任一条件就应联合应用。

知识点 28：前列腺癌近距离治疗的禁忌证 副高：掌握 正高：掌握

（1）绝对禁忌证 ①预计生存期少于 5 年；②TURP 后缺损较大或预后不佳；③一般情况差；④有远处转移。

（2）相对禁忌证 ①腺体大于 60ml；②既往有 TURP 史；③中叶突出；④严重糖尿病；⑤多次盆腔放射治疗及手术史；⑥美国泌尿外科学会（AUA）评分较高者。

知识点 29：常用的放射性核素 副高：掌握 正高：掌握

近距离放射治疗常用的放射性核素有碘（^{125}I）、钯（^{103}Pd）、铱（^{192}Ir）和金（^{198}Au）等。^{125}I 和 ^{103}Pd 常用于永久性近距离放疗，而 ^{198}Au 和 ^{192}Ir 因为放射强度较大而常用于暂时性近距离放疗。^{125}I 在组织中为低剂量率 7cGy/h，对于快速循环、自身增殖周期短的肿瘤，比外照射差，因此不适合于 B_2、C 期或低分化的前列腺癌。

知识点 30：前列腺癌近距离治疗的技术和标准 副高：掌握 正高：掌握

永久性粒子植入有两种最基本的方法：一种是西雅图技术，也是目前常用的方法。另一种是实时技术，即所有计划放射量计算工作在植入现场立刻完成。

五、新辅助激素治疗

知识点31：新辅助激素治疗的适用范围 副高：熟练掌握 正高：熟练掌握

新辅助激素治疗（NHT）不能消退已有的淋巴结转移灶和精囊的浸润。因此，该治疗方法最适合于T_2期前列腺癌患者，其次才是T_3期。

知识点32：新辅助激素治疗的治疗方法 副高：熟练掌握 正高：熟练掌握

治疗方法采用促黄体生成素释放激素类似物（LHRHa）和抗雄激素的MAB方法，也可单用LHRHa、抗雄激素药物或雌二醇氮芥，但MAB方法疗效更为可靠。采用新辅助治疗时，既要考虑到因治疗推迟手术时间的风险，同时又要考虑达到最佳疗效的治疗时间。目前新辅助治疗疗程推荐为3~9个月，一般为6个月。

六、前列腺癌的辅助内分泌治疗

知识点33：前列腺癌的辅助内分泌治疗的适应证 副高：熟练掌握 正高：熟练掌握

前列腺癌的辅助内分泌治疗适应证：①根治术后病理切缘阳性；②术后病理淋巴结阳性（pN^+）；③术后病理证实为T_3期（pT_3）或≤T_2期，但伴高危因素；④局限前列腺癌伴高危因素，根治性放疗后；⑤局部晚期前列腺癌放疗后。

知识点34：前列腺癌的辅助内分泌治疗的治疗方式 副高：熟练掌握 正高：熟练掌握

前列腺癌的辅助内分泌治疗：①最大限度雄激素全阻断（MAB）。②药物去势。③抗雄激素药物，包括甾体类和非甾体类。④手术去势。

知识点35：前列腺癌的辅助内分泌治疗的治疗时机选择 副高：熟练掌握 正高：熟练掌握

目前认为，术后有辅助治疗指征的患者应早期接受治疗。

第七节 晚期前列腺癌的治疗

一、内分泌治疗

知识点1：内分泌治疗的意义 副高：熟练掌握 正高：熟练掌握

内分泌治疗已成为前列腺癌辅助治疗的首选，尤其是进展性、转移性前列腺癌。治疗的目的是减轻症状，延缓肿瘤进展，属于姑息性治疗。前列腺癌内分泌疗法可以通过以下途径发挥疗效：①去除雄激素的来源；②抑制垂体释放黄体生成激素；③抑制类固醇合成；④在靶组织内抑制雄激素作用等，从而阻止前列腺癌细胞的恶性生长。

知识点2：内分泌治疗方法　　副高：熟练掌握　正高：熟练掌握

前列腺癌是进展相对缓慢的恶性肿瘤，因此不主张长期应用内分泌治疗，现在普遍接受间断、联合和逐渐增量的治疗方案。临床一线内分泌治疗方法主要有去势（药物或手术）和氟他胺；二线药物主要有雌激素和孕酮、康士德、酮康唑、糖皮质激素和5α还原酶抑制剂等。

知识点3：手术去势　　副高：熟练掌握　正高：熟练掌握

手术去势可使睾酮迅速且持续下降至极低水平，仅有肾上腺分泌的少量睾酮。手术去势常与其他治疗联合应用。手术上有两种方法，一是直接切除双侧睾丸；另一种是包膜下睾丸切除术，即在睾丸白膜内刮除所有组织，能够完全去除睾丸来源的雄激素，而且无需安装睾丸假体。

知识点4：药物去势　　副高：熟练掌握　正高：熟练掌握

一般LHRHa使用3~4周后可使体内雄激素达到手术去势后的水平，因此称为“药物去势”。LHRHa还可以直接降低睾丸对促性腺激素的敏感性。临床常用LHRHa药物有抑那通、诺雷德和布舍瑞林。

二、冷冻治疗

知识点5：冷冻治疗的概念　　副高：熟练掌握　正高：熟练掌握

前列腺癌的冷冻治疗（CSAP）是使用低温进行消融治疗的一种微创技术。最新一代前列腺癌冷冻治疗方法是细胞靶向冷冻术，即氩氦刀。

知识点6：冷冻治疗的适应证　　副高：熟练掌握　正高：熟练掌握

前列腺癌冷冻治疗的适应证：①局限性前列腺癌，不适合进行外科手术或预期寿命<10年的低危患者。②已发生转移的前列腺癌的姑息性局部治疗，以及前列腺癌根治性放疗或手术后的挽救性治疗。

知识点7：冷冻治疗的设备及方法　　副高：熟练掌握　正高：熟练掌握

冷冻治疗常用设备包括双平面的TRUS、冷冻系统、冷冻探针和尿道加温设备。前列腺癌冷冻术分为经尿道冷冻术、内镜直视下冷冻术和经会阴冷冻术3类，其中后两类较适合于前列腺癌治疗。

三、其他疗法

知识点8：经尿道前列腺电切术 副高：熟练掌握 正高：熟练掌握

晚期前列腺癌最常见的临床表现是下尿路梗阻症状。姑息性TURP能明显改善前列腺症状评分（IPSS）及尿流率，而且可以反复使用。经尿道前列腺电切术（TURP）适用于年龄超过70岁且预计存活期小于10年、且不适合根治术的前列腺癌晚期患者，同时伴有明显下尿路梗阻症状、反复尿路感染、顽固性严重血尿或尿潴留等。

知识点9：高能聚焦超声 副高：熟练掌握 正高：熟练掌握

高能聚焦超声（HIFL）是利用压电晶体或声透等超声发生器，体外发射高能超声波，并在体内将超声波能量聚焦在选定的脏器组织区域内。近期文献报道HIFL对局限前列腺癌有较好的控制率，多利用年龄较大、预期寿命小于10年的局限性前列腺癌。并发症包括尿潴留、尿失禁、勃起功能障碍等。

知识点10：组织内肿瘤射频消融 副高：熟练掌握 正高：熟练掌握

组织内肿瘤射频消融（RITA）是将针状电极直接刺入肿瘤部位，通过射频消融仪控制单元和计算机控制，将大功率射频能量通过消融电极传送到肿瘤组织内，利用肿瘤组织中导电离子和极化分子接射频交变电流的方向作快速变化，使肿瘤组织本身产生摩擦热。当温度达到60℃以上时，肿瘤组织产生不可逆的凝固性坏死，以达到治疗的目的。

到目前为止，仅有小样本的Ⅰ/Ⅱ期临床试验探讨了RITA治疗前列腺癌的可行性和安全性，初步结果显示对前列腺癌有治疗作用。

第三章　良性前列腺增生

第一节　良性前列腺增生的病因病理

知识点1：良性前列腺增生的概念　　副高：熟练掌握　正高：熟练掌握

良性前列腺增生（BPH）是人类最常见的良性肿瘤，是尿道周围前列腺腺体的良性增生，为老年男性的常见病。

一、病因

知识点2：性激素与睾丸内非雄性激素物质的作用　　副高：熟练掌握　正高：熟练掌握

前列腺是雄性生殖器官之一，其结构和功能是受下丘脑-垂体-睾丸轴和肾上腺的调节。

（1）雄激素　前列腺内雄激素90%~95%来源于睾丸，5%~10%来源于肾上腺。雄激素中起主要作用的是占睾酮2%的游离睾酮。游离睾酮与前列腺间质细胞核膜上的5α-还原酶Ⅱ作用转化为双氢睾酮（DHT）后才能发挥生物效应。

（2）雌激素　尽管雌激素在BPH发生的作用机制的研究还不如雄激素那样清楚，但老年期雌/雄激素比例失调可能是BPH的病因之一。有学者提出了“雌/雄激素协同效应”学说。

（3）睾丸内非雄激素类物质　从人精液囊肿中提取的液体可以促使体外培养的前列腺上皮细胞及间质细胞增殖。这种非雄激素睾丸因子（NATP）有别于前列腺分泌的肽类生长因子，对热稳定，活性炭可以除掉。因而，人类睾丸可以产生一种NATP并参与BPH发生。

知识点3：生长因子的作用　　副高：熟练掌握　正高：熟练掌握

BPH组织中肽类生长因子有两类：①刺激前列腺细胞增殖的生长因子。②抑制前列腺细胞生长的生长因子β-转化生长因子。

知识点4：间质-上皮相互作用　　副高：熟练掌握　正高：熟练掌握

前列腺间质和上皮细胞之间是相互影响的，其相互作用是通过生长因子、细胞外基质（ECM）进行调节。前列腺内生长因子、ECM、细胞相互作用构成统一的整体，正常情况下保持一定的动态平衡。BPH的发生是基质-上皮相互作用紊乱的结果。BPH时前列腺内基质/上皮的比例由正常的2∶1增加到5∶1。

知识点5：细胞增殖与凋亡 副高：熟练掌握 正高：熟练掌握

BPH与细胞凋亡减少有关。前列腺细胞增殖与凋亡，在正常情况是处于动态平衡，这种动态平衡是前列腺刺激生长因子和抑制生长因子相互作用保持平衡的结果。TGF-β是被确认引起细胞凋亡主要的生长因子。目前还发现与前列腺细胞凋亡有关的基因有p53、c-myc、bcl-2、睾酮抑制前列腺信号-2（TRPM-2）、热休克蛋白（hsp27，70），组织蛋白酶D. B、c-fos等。

二、病理

知识点6：BPH的病理改变 副高：熟练掌握 正高：熟练掌握

前列腺近端尿道黏膜下腺体区域及移行区是BPH的起源地，形成多中心性的基质结节，基质结节由增生的纤维和平滑肌组成。尿道周围腺体增生进展很慢，且只能向膀胱方向发展成为形成所谓的中叶增生。移行区的基质结节可以分泌各种生长因子，通过基质-上皮细胞相互作用机制，使移行区弥漫性增大。增生组织将真正的前列腺组织向外压迫，被挤压的组织发生退行性改变，逐渐转变为纤维组织，形成灰白色坚硬的假包膜，即外科包膜。

前列腺增生组织由间质和腺上皮以不同的比例构成，可以分为5个病理类型：①基质型；②纤维肌肉型；③肌型；④纤维腺瘤型；⑤纤维肌肉腺瘤型，其中以纤维肌肉腺瘤型最为常见。

知识点7：膀胱出口梗阻病因 副高：熟练掌握 正高：熟练掌握

前列腺增生造成膀胱出口梗阻（BOO）有两种因素：机械因素（静力因素）和动力因素。

（1）机械因素　BPH时，精阜随增大的腺体向下移至接近尿道外括约肌处，前列腺段尿道随之延长，管腔变窄，增生腺体扩张增加尿道阻力；若增生腺体伸向膀胱，造成膀胱颈口狭窄。

（2）动力因素　在机械、炎症或其他因素刺激下，肾上腺素能受体（α_1-AR）兴奋，使BPH组织中平滑肌收缩，引起BOO。

知识点8：膀胱逼尿肌病理改变 副高：熟练掌握 正高：熟练掌握

BOO患者在排尿时，为克服膀胱流出道梗阻，逼尿肌开始代偿性肥厚，收缩力增强；如梗阻继续存在或加重，逼尿肌收缩力减弱，逼尿肌功能处于失代偿状态。这将引起膀胱逼尿肌一系列细胞内外结构、功能的病理改变：①逼尿肌不稳定（DI）：又称不稳定膀胱（USB），是指在膀胱充盈过程中自发或诱发的、不能被主动抑制的逼尿肌不自主地收缩。②逼尿肌收缩功能受损：BPH时，电镜观察发现肌细胞传入神经的超微结构有广泛的退行性改变，肌细胞结构破坏，最终使神经与肌肉连接的效应器丧失，导致逼尿肌收缩无力。③膀胱顺应性改变：BPH 时，逼尿肌细胞间充满交织的胶原纤维，使膀胱壁僵硬，缺乏弹性，舒张能力下降。不稳定膀胱常伴有膀胱感觉过敏。当膀胱充盈时，即使少量尿液增加，也可引起膀胱内压升高，称为低顺应性膀胱。

第二节　良性前列腺增生的临床表现

知识点 1：尿频　　副高：熟练掌握　正高：熟练掌握

尿频是 BPH 最常见的症状，早期由于膀胱颈充血刺激引起，夜间显著。病情加重，膀胱逼尿肌失代偿后，每次排尿不能将膀胱内尿液排空，致膀胱剩余尿量增多时，有效容量缩小。逼尿肌不稳定，尿频逐渐加重，有时伴有急迫性尿失禁或夜间遗尿。

知识点 2：排尿困难　　副高：熟练掌握　正高：熟练掌握

进行性排尿困难是前列腺增生症最重要的症状，发展缓慢。梗阻重时排尿费力，射程缩短，尿线细而无力，尿线中断，尿末滴沥，尿时延长，排尿不尽感等。

知识点 3：尿潴留　　副高：熟练掌握　正高：熟练掌握

梗阻加重达一定程度时，出现膀胱剩余尿。过多的剩余尿可使膀胱失去收缩能力。气候变化、饮酒、劳累、情绪变化等引起交感神经兴奋时可发生急性尿潴留。

知识点 4：膀胱刺激症状　　副高：熟练掌握　正高：熟练掌握

合并感染时，可有尿频、尿急、尿痛等膀胱刺激症状，结石时更明显。

知识点 5：血尿、肾功能不全　　副高：熟练掌握　正高：熟练掌握

可发生无痛血尿。晚期可出现双肾积水和肾功能不全。长期排尿困难可使腹压增高，发生腹股沟疝、脱肛、内痔等。

第三节　良性前列腺增生的诊断与鉴别诊断

一、诊断

知识点 1：直肠指检　　副高：熟练掌握　正高：熟练掌握

膀胱排空后进行。前列腺增生时，腺体可在长度或宽度上增大或两者均有增大，表面光滑，边缘清楚，质地为中等硬度而有弹性，中央沟变浅或消失。如发现前列腺上有可疑结节，应做活组织检查，以排除前列腺癌。同时注意肛门括约肌收缩功能，有助于与神经病源性膀胱功能障碍鉴别。

知识点2：尿流率检查　　副高：熟练掌握　正高：熟练掌握

最大尿流率<15ml/s，说明排尿不畅；<10ml/s 说明梗阻严重，必须治疗。尿流率必须重复检查。评估最大尿流率时排尿量必须超过 150ml。如果尿量难以达到要求，可计算相对排尿阻力（排尿时间/最大尿流率），大于 50 岁的人≤2.2 为正常，不受排尿量的影响。

知识点3：超声检查　　副高：熟练掌握　正高：熟练掌握

经直肠超声最准确。经腹超声应用普遍，测出前列腺的前后、左右、上下三径线；前列腺体积=0.52×三径线的乘积，再乘以 0.05 即为前列腺重量。经腹超声可以测定膀胱剩余尿量，剩余尿量=0.7×三径线的乘积。可同时观察膀胱内病变。

知识点4：尿流动力学检查　　副高：熟练掌握　正高：熟练掌握

压力-流率测定是诊断膀胱出口梗阻的金标准。可以对排尿困难由梗阻引起或由逼尿肌病变引起进行鉴别。BPH 诊断时常用的尿流动力学检查包括尿流率测定、压力-流率同步检查，充盈性膀胱测压等。

知识点5：泌尿系统造影　　副高：熟练掌握　正高：熟练掌握

静脉尿路造影可发现膀胱底抬高、增宽，两侧输尿管口间距增大，输尿管下段呈钩形弯曲，如有肾积水多为双侧性。尿道造影时见后尿道延长变窄，膀胱底部有光滑的充盈缺损。

知识点6：膀胱镜检查　　副高：熟练掌握　正高：熟练掌握

下尿路梗阻而直肠指检前列腺增大不明显，或肉眼血尿时，膀胱镜检查十分必要，前列腺增生者可见两侧叶向尿道内突入等。尿道膀胱镜是有创检查，一般不常规做此检查。

二、鉴别诊断

知识点7：膀胱颈挛缩　　副高：熟练掌握　正高：熟练掌握

膀胱颈挛缩继发于炎症病变。膀胱颈口平滑肌为结缔组织所代替，亦可能是发育过程中膀胱颈部肌肉排列异常，以致膀胱逼尿肌收缩时颈部不能开放。膀胱镜检查时，膀胱颈后唇抬高，后尿道与膀胱三角区收缩变短。

知识点8：前列腺癌 副高：熟练掌握 正高：熟练掌握

前列腺有结节，PSA>4ng/ml，经直肠超声可见前列腺内低回声区。CT可见前列腺形状不规则，膀胱精囊角消失，精囊形状发生变化。活检可证实。

知识点9：神经源性膀胱 副高：熟练掌握 正高：熟练掌握

各年龄段均可发生，有明显的神经系统损害的病史和体征，往往同时存在有下肢感觉和运动障碍，有时伴有肛门括约肌松弛和反射消失。直肠指检前列腺不大，尿动力学检查可进行鉴别。

知识点10：膀胱癌 副高：熟练掌握 正高：熟练掌握

最常见的临床表现是间歇性无痛性肉眼血尿，肿瘤较大且位于膀胱颈口时可引起排尿困难等症状。肿瘤位于膀胱三角区且有浸润时，可以表现明显的LUTS症状。尿道膀胱镜检查可以鉴别。

知识点11：尿道狭窄 副高：熟练掌握 正高：熟练掌握

仔细询问病史，有无骨盆骨折、尿道骑跨伤、尿道炎症、尿道内灌注、尿道内器械操作治疗等病史，必要时尿道造影、尿道膀胱镜检查确诊。

第四节 良性前列腺增生的治疗

一、等待观察

知识点1：等待观察的内容 副高：熟练掌握 正高：熟练掌握

等待观察包括对患者的健康教育、生活方式指导、随访措施等几个方面。

知识点2：等待观察的适应证 副高：熟练掌握 正高：熟练掌握

国际BPH咨询委员会认为患者前列腺症状评分（I-PSS评分）小于8分者，可不做治疗，仅观察随访。每年进行一次初步评估的基本检查。

知识点3：等待观察的方法 副高：熟练掌握 正高：熟练掌握

（1）患者教育 向接受观察等待的患者提供BPH疾病相关的知识，包括下尿路症状和BPH的临床进展。

（2）生活方式指导 ①适当限制饮水可以缓解尿频症状，但要保证每日饮水量>1500ml。②限制酒精类和含咖啡因类饮料的摄入。③精神放松训练，把注意力从排尿的欲望中解脱出来。指导排空膀胱的技巧，如重复排尿。膀胱训练，鼓励患者适当憋尿。

（3）用药指导 BPH患者多为老年人，常因合并其他内科疾病同时服用多种药物，必要时和相关的内科医师讨论调整用药，以减少合并用药对泌尿系统的影响。

二、药物治疗

知识点4：α受体阻滞剂 副高：熟练掌握 正高：熟练掌握

①α_1受体阻滞剂，特拉唑嗪或可派2mg，每日1次，口服。②α_1A受体阻滞剂，坦索罗辛0.2mg，每日1次，口服。③α_1A和α_1D受体阻滞剂，那妥25mg，每日1次，口服，效果良好。

知识点5：5α-还原酶抑制剂 副高：熟练掌握 正高：熟练掌握

用于40g以上的前列腺增生患者，改善排尿，用药6个月后效果明显，可使前列腺体积缩小，减少急性尿潴留。非那雄胺5mg，每日1次，口服。爱普列特5mg，每日2次，口服。

知识点6：植物类药 副高：熟练掌握 正高：熟练掌握

太得恩50mg，每日2次，口服。舍尼通0.3758，每日2次，口服。

三、外科治疗

知识点7：手术指证 副高：熟练掌握 正高：熟练掌握

（1）急性尿潴留或有反复发作的血尿、尿路感染，引起肾积水或肾功能损害、膀胱结石、膀胱憩室者。

（2）有明显的下尿路梗阻症状，保守治疗不能改善者。

（3）尿动力检查有明显异常，残余尿大于60ml。

知识点8：手术方法 副高：熟练掌握 正高：熟练掌握

经尿道前列腺电切术（TURP）、经尿道前列腺切开术（TUIP）、经尿道前列腺电气化术（TUVP）及激光是有效的手术方法。

开放性前列腺摘除术有经膀胱、经会阴、经耻骨后保留尿道的 Madigan 手术，而经会阴前列腺摘除术已很少应用。

术式的选择视医师的经验和患者的条件而定。

知识点 9：非手术的介入性疗法　　副高：熟练掌握　正高：熟练掌握

球囊扩张的治疗结果不能令人满意。尿道支架主要适用于有尿潴留或严重梗阻症状而不宜手术者。热疗（45~50℃）可缓解症状，但不能有效解除梗阻。经尿道针刺消融（TUNA）和高能超声聚焦（HIFU）目前证明有效，但应考虑其费用和疗效比。电化学治疗 BPH 是我国首先建立的方法，在临床取得很好的效果。

知识点 10：耻骨上膀胱穿刺造瘘术　　副高：熟练掌握　正高：熟练掌握

对年迈不能耐受手术、有严重合并症禁忌手术者，可行永久性膀胱穿刺造瘘。部分患者行膀胱造瘘后，可在全身状态改善后，采用合适的方法治疗。

第四章 前列腺炎

第一节 前列腺炎的概述

知识点1：前列腺炎 Drach 分法 副高：熟练掌握 正高：熟练掌握

Drach 根据 Mearea-Stamey 提出的下尿路细菌感染定位诊断的“四杯法”，检测前列腺按摩前列腺初始尿 10ml（VB1），中段尿液 10ml（VB2），前列腺按摩液 10ml（EPS），前列腺按摩后尿液 10ml（VB3）。根据 4 个标本中的白细胞数和细菌培养结果，将前列腺炎分为急性细菌性前列腺炎（ABP），慢性细菌性前列腺炎（CBP），慢性非细菌性前列腺炎（CNP），前列腺痛（PD）。

Drach 分类法体现了以感染为前列腺炎主要病因的认识，是第一个规范的前列腺炎分类法，称为传统分类法。但前列腺痛是一个比较模糊的概念，前列腺痛还有尚未认识或未被查处的相关疾病，这种分类法不够准确。

知识点2：前列腺炎 NIH 新分法 副高：熟练掌握 正高：熟练掌握

美国国立卫生研究院（NIH）于 1995 年根据前列腺炎的基础和临床研究制定了一种新的分类法。1998 年国际前列腺炎合作网络（IPCN）对 NIH 分类法经过 3 年的临床研究和应用后正式批准了 NIH 新分类法，见表 8-6。

表 8-6 前列腺炎的 NIH 新分类

类型	名称	特征
Ⅰ	急性细菌性前列腺炎（ABP）	急性下尿路感染症状和全身症状，菌尿
Ⅱ	慢性细菌性前列腺炎（CBP）	反复发作下尿路感染，细菌定位在前列腺
Ⅲ	慢性前列腺炎/慢性盆腔疼痛综合征（CP/CPPS）	骨盆区疼痛和不适，各种排尿症状和性功能异常，无明显感染迹象
ⅢA	炎症性 CPPS	EPS/VB3 中可见多量的 WBC
ⅢB	非炎症性 CPPS	EPS/VB3 中 WBC 正常
Ⅳ	无症状炎症性前列腺炎（AIP）	活检/EPS/VB3 呈炎性表现，但无临床症状

新的 NIH 分类法已获得全球多数学者认可，并广泛应用于临床和研究，已经作为前列

腺炎的诊疗规范，在治疗策略上对各种不同类型的前列腺炎更有针对性。

第二节　I型急性细菌性前列腺炎

知识点1：急性细菌性前列腺炎的概念　　副高：熟练掌握　正高：熟练掌握

急性细菌性前列腺炎是指由病原体微生物感染而引起的整个前列腺的急性炎症。

知识点2：急性细菌性前列腺炎的病因　　副高：熟练掌握　正高：熟练掌握

急性细菌性前列腺炎多见于尿路上行感染，致病菌大多是革兰阴性肠道菌，如大肠埃希菌，其次金黄色葡萄球菌，肺炎克雷伯菌，变形杆菌和假单胞菌感染。大多数为单一病原菌感染。其感染途径可以是：①由尿道炎引起的上行感染；②感染尿液逆流到前列腺管；③由邻近器官的炎症通过淋巴系统引起前列腺炎；④通过血行途径引起感染。

知识点3：急性细菌性前列腺炎的临床表现　　副高：熟练掌握　正高：熟练掌握

（1）全身症状　表现为全身感染中毒症状，如高热、寒战、乏力，严重者可以出现败血症，低血压症状。

（2）排尿症状　表现为尿频、尿急、痛性排尿、尿道灼痛等，可伴有脓性尿道分泌物。前列腺炎症水肿严重时，压迫前列腺段尿道可导致排尿不畅，尿线变细，尿滴沥，甚至排尿困难引起急性尿潴留。

（3）局部症状　患者可出现下腹部、外生殖器、会阴部疼痛，直肠胀痛不适，有便意，排大便结束时尿道流出脓性分泌物。

知识点4：急性细菌性前列腺炎的诊断　　副高：熟练掌握　正高：熟练掌握

（1）直肠指检　直肠指检可发现前列腺肿胀，部分或整个腺体质地坚韧、不规则，压痛明显。急性炎症期禁忌前列腺按摩，避免炎症扩散，引起菌血症或脓毒血症。

（2）实验室检查　①血常规检查白细胞及中性粒细胞计数升高。②尿常规检查可发现大量脓细胞，尤以初始尿或终末尿液更为显著。③血液和中段尿细菌培养是最为重要的实验室检查，以便了解全身中毒情况，明确感染病原体以及药物敏感情况，便于制定治疗方案。

知识点5：急性细菌性前列腺炎的治疗　　副高：熟练掌握　正高：熟练掌握

I型前列腺炎的抗生素治疗是必要而紧迫的。开始时可经静脉应用抗生素，如广谱青霉素、三代头孢菌素、氨基糖苷类或氟喹诺酮等。待患者的发热等症状改善后，可改用口服药物（如氟喹诺酮），疗程至少4周。症状较轻的患者也应使用抗生素2~4周。

急性细菌性前列腺炎伴尿潴留者可采用耻骨上膀胱穿刺造瘘引流尿液，也可采用细管导尿，但留置尿管时间不宜超过12小时。伴脓肿形成者可采取经直肠超声引导下细针穿刺引流、经尿道切开前列腺脓肿引流或经会阴穿刺引流。

第三节 Ⅱ型慢性细菌性前列腺炎

知识点1：慢性细菌性前列腺炎的概念 副高：熟练掌握 正高：熟练掌握

慢性细菌性前列腺炎是由一种或数种病原微生物引起的前列腺非急性感染，直接来自血行感染的较多。

知识点2：慢性细菌性前列腺炎的病因和发病机制 副高：熟练掌握 正高：熟练掌握

致病菌常为革兰阳性菌，也有革兰阴性菌为主的如大肠埃希菌、变形杆菌等，亦可二者混合感染。目前有证据表明衣原体、支原体也可引起前列腺感染，但较少见。发病机制以尿路感染患者发生尿液逆流，病原体进入前列腺引起感染。

知识点3：慢性细菌性前列腺炎的临床表现 副高：熟练掌握 正高：熟练掌握

（1）排尿症状　多数患者有反复发作下尿路感染症状，尿频，尿急，夜尿增多，排尿不尽，尿滴沥。有时尿末或大便后有乳白色前列腺液排出，称为尿道滴白。

（2）疼痛　患者可表现为会阴部、骨盆区、耻骨上外生殖器疼痛，有时射精后疼痛不适是突出症状之一。

知识点4：慢性细菌性前列腺炎的诊断 副高：熟练掌握 正高：熟练掌握

（1）直肠指检　前列腺较正常增大或略小，表面不规则，两侧叶不对称，有时可能触及局限性硬结或囊性隆起，并有压痛。常规进行前列腺按摩后获得EPS，进行细胞学检查和细菌培养。

（2）尿液检查　前列腺按摩前应先进行尿常规分析和尿沉渣检查，以便了解尿路感染情况。

（3）EPS常规检查　当白细胞>10个/HP，卵磷脂小体数量减少时有诊断意义。白细胞增多是炎症诊断的主要指标。白细胞胞质内含有吞噬的卵磷脂小体或细菌碎片成分的巨噬细胞是前列腺炎的特有表现。当前列腺有细菌，真菌、滴虫等病原体感染时，可在EPS中检测出这些病原体。

（4）两杯法试验　结果显示，按摩前后尿液镜检白细胞增高，细菌培养阳性，可诊断为Ⅱ型慢性细菌性前列腺炎。

知识点5：慢性细菌性前列腺炎的治疗　　副高：熟练掌握　正高：熟练掌握

(1) 抗生素治疗　根据细菌培养结果和药物穿透前列腺的能力选择抗生素。可选择的抗生素有喹诺酮类（如环丙沙星、左氧氟沙星、洛美沙星和莫西沙星等）、四环素类（如米诺环索等）和磺胺类（如复方新诺明）等药物。疗程为4~6周，其间应对患者进行阶段性的疗效评价。疗效不满意者，可改用其他敏感抗生素。

(2) α受体阻滞药　是治疗Ⅱ型前列腺炎的基本药物，常用α受体阻滞约有阿夫唑嗪、多沙唑嗪、坦索罗辛等。

(3) 其他疗法　①对持续反复发作者可行前列腺按摩，每周2~3次，持续2个月以上。②坐浴疗法。③中药治疗根据分型选择，如翁沥通、前列腺安栓、中药灌肠等。④终身禁酒，禁辛辣饮食，避免疲劳和防止会阴部受凉。

第四节　Ⅲ型慢性前列腺炎

知识点1：慢性前列腺炎的分型　　副高：熟练掌握　正高：熟练掌握

慢性前列腺炎/慢性骨盆疼痛综合征（CP/CPPS，Ⅲ型）是前列腺炎中最常见的类型，占慢性前列腺炎的90%以上。该型又可再分为ⅢA（炎症性CPPS）和ⅢB（非炎症性CPPS）两种亚型。

知识点2：慢性前列腺炎的病因及发病机制　　副高：熟练掌握　正高：熟练掌握

多数学者认为慢性前列腺炎/慢性骨盆疼痛综合征（CP/CPPS，Ⅲ型）主要病因是病原体感染，炎症和异常的盆腔神经肌肉活动共同作用。

(1) 病原体感染　细菌感染可能是CP/CPPS的重要致病原。病原体可能为厌氧菌及细菌变异为L型有关。沙眼衣原体、支原体、真菌和病毒也可能是致病因素。

(2) 排尿功能失调　某些因素引起尿道括约肌频繁过度收缩或痉挛，导致功能性梗阻或逼尿肌括约肌协同失调，造成前列腺部尿道压力升高，尿液逆流进入前列腺。尿液内容物（病原体、化学物质等）进入前列腺，将引发前列腺组织细菌感染或无菌性炎症反应，也可能是引起排尿异常和骨盆区域疼痛的主要原因之一。

(3) 神经内分泌因素　CP/CPPS患者受到炎症刺激时，痛觉冲动经分布在尿道、膀胱神经支配相关的腰骶脊髓，并通过生殖股神经、髂腹股沟神经传出，导致会阴部、腹股沟的肌肉收缩，引起疼痛。

(4) 氧化应激学说　Shahed等发现，CP/CPPS患者EPS内存在氧化应激增强，PGE2水平增高，氧化应激作用增强可能是CP/CPPS疾病原因之一。

(5) 盆腔相关疾病因素　Terasaki采用三维磁共振静脉造影（3D-MRV）发现前列腺被

膜上静脉增粗，膀胱后和盆腔侧静脉丛充血以及阴部内静脉出现狭窄或阻断征象，找出了前列腺痛的盆腔内静脉充血的病因。

（6）精神心理因素　焦虑、抑郁可通过精神-神经递质-神经这一环路，导致自主神经功能紊乱，造成后尿道神经肌肉功能失调，盆底肌痉挛，呈现排尿功能失调及骨盆区域疼痛。

（7）免疫反应异常　CP/CPPS 与自身免疫性疾病类似，并与体液免疫有关。

知识点 3：慢性前列腺炎的临床表现　　副高：熟练掌握　正高：熟练掌握

（1）排尿症状　患者常表现尿频、尿急、尿痛，排尿时尿道灼热或疼痛，夜尿增多，排尿不畅，尿线无力或尿线分叉，尿末滴沥，尿末或大便时出现尿道滴白。上述症状时重时轻，反复发作。

（2）疼痛：患者常出现会阴部、下腹部、腹股沟区、大腿内侧、阴茎、阴囊、腰骶部疼痛、坠胀痛、酸痛或剧痛。可一处或多处出现疼痛，也可在不同部位交替出现疼痛，症状程度不一，反复发作。

（3）精神症状：患者常表现为焦虑、抑郁、紧张、恐惧，出现明显精神心理和人格特征改变，严重者多疑，甚至有自杀倾向。也可出现性心理异常，性欲减退，痛性勃起，射精痛，甚至勃起功能障碍。

知识点 4：慢性前列腺炎的诊断　　副高：熟练掌握　正高：熟练掌握

（1）尿常规检查　以排除尿路感染。

（2）EPS 检查　当白细胞>10 个/HP 或发现胞质内有吞噬的卵磷脂小体或细胞碎片等成分的巨噬细胞，提示炎症可能为Ⅲa 型。pH 值升高，若没有炎症或 EPS 中尿酸升高，导致 pH 值降低呈酸性，可能提示Ⅲb 型。

（3）两杯法试验　取患者前列腺按摩前中段尿和按摩后初段尿液各 10ml，若细菌培养均为阴性，按摩前尿液未发现白细胞，按摩后尿液发现白细胞，应考虑Ⅲa 型；若按摩前后均未发现白细胞应考虑Ⅲb 诊断。

（4）超声检查　Ⅲ型患者前列腺回声不均匀，常发现前列腺内局部钙化或存在前列腺结石以及发现前列腺周围静脉丛扩张表现，并能鉴别前列腺良性或恶性病变以及精囊和射精管病变。

（5）尿流动力学　Ⅲ型患者排尿功能障碍症状明显时应考虑尿流动力学检查，可发现最大尿流率、平均尿流率下降，压力-流率测定发现最大尿道闭合压力增高，尿道外括约肌痉挛，逼尿肌-尿道外括约肌协同失调。

知识点 5：慢性前列腺炎的治疗　　副高：熟练掌握　正高：熟练掌握

（1）抗生素治疗　抗生素治疗大多为经验性治疗。推荐首选口服喹诺酮类药物，治疗

2~4 周，根据效果决定是否继续治疗，只有患者临床症状减轻时才考虑继续使用抗生素，总疗程为 4~6 周。部分患者有可能存在沙眼衣原体、解脲支原体或人型支原体等感染时，可口服大环内酯类或四环素类抗生素治疗。Ⅲb 型不推荐使用抗生素治疗。

（2）α 受体阻滞药　该药是Ⅲ型患者治疗的基本药物，可缓解后尿道压力和盆底肌痉挛，减轻疼痛症状。

（3）M 受体阻滞药　Ⅲ型患者有尿频、尿急、夜尿增多而无尿路梗阻者，可能有膀胱过度活动，可应用 M 受体阻滞药。

（4）抗炎镇痛药物　非甾体抗炎镇痛药是治疗Ⅲ型相关症状的经验性用药，主要目的是缓解疼痛和不适。临床应用的药物主要是 COX-2 抑制药，如吲哚美辛、塞来西布。

（5）植物制剂药物　临床常用的植物制剂有普适泰，沙巴棕、槲皮素等。其药理作用较为广泛，如非特异性抗炎、抗水肿，促进膀胱逼尿肌收缩与平滑肌松弛作用，不良反应少。

（6）抗抑郁抗焦虑治疗　对合并抑郁、焦虑等，心境障碍的慢性前列腺炎患者，在治疗前列腺炎的同时，可选择的抗抑郁药及抗焦虑药主要有三环类抗抑郁药、选择性 5-羟色胺再摄取抑制药和苯二氮䓬类等药物。

（7）中医中药　采用辨证论治予以清热利湿、活血化瘀和排尿通淋等方法。

（8）前列腺按摩疗法　定期对前列腺进行按摩，一般每周 2~3 次，持续 2 个月以上，推荐联合其他治疗，作为Ⅲ型患者辅助治疗。

（9）生物反馈治疗　指导患者排尿过程中盆底肌收缩，进行收缩/舒张锻炼，松弛盆底肌，缓解痉挛，改善疼痛和排尿异常，也可借助生物反馈仪，提供反馈信息，使机体不平稳的心理、生理状态向相对平衡的状态转化，以保持身心健康，调整大脑皮质与内脏器官由于应激导致的功能紊乱。

（10）热疗　经尿道、经直肠及会阴途径，应用微波、射频、激光等物理原理进行热疗。对未婚、未生育者不推荐。

（11）手术治疗　Ⅲ型患者若伤及尿道部，尿流动力学分析提示伴有尿道狭窄或膀胱颈梗阻，可经尿道行尿道狭窄、膀胱颈切开术、前列腺被膜十字切开等手术。

第八篇 尿道疾病

第一章 尿道解剖

第一节 男性尿道解剖

知识点1：尿道形态 副高：熟练掌握 正高：熟练掌握

成人男性尿道长16~20cm，管径平均0.5~0.6cm，具有排尿与排精功能。

知识点2：尿道概念 副高：熟练掌握 正高：熟练掌握

临床上常将前列腺部与膜部尿道称为后尿道，海绵体部尿道称为前尿道。

知识点3：尿道前列腺部 副高：熟练掌握 正高：熟练掌握

尿道前列腺部起自膀胱颈，止于尿道外括约肌，长3~4cm。尿道后壁中线处有一纵行隆起为尿道嵴。嵴的中部突起成圆丘，即为精阜，其上正中有隐窝，称前列腺囊。囊的两侧分别有一个射精管的开口，在精阜两旁的沟中有前列腺管的开口。

知识点4：尿道膜部 副高：熟练掌握 正高：熟练掌握

尿道膜部位于尿生殖膈上、下筋膜之间，长1.2~2cm，由尿道外括约肌围绕，能有意识地控制排尿，是尿道最狭窄的部位。

知识点5：尿道海绵体部 副高：熟练掌握 正高：熟练掌握

尿道海绵体部自尿生殖膈下筋膜至尿道外口的一段尿道，长约15cm，可分为球部、阴茎体部及阴茎头部尿道。球部尿道管腔最大，有尿道球腺的导管在此开口，包绕的尿道海绵体肌具有收缩功能，能将球部尿道内停留的精液排出体外。阴茎头部尿道腔扩大称舟状窝，其两侧有数个囊袋，为尿道腺的开口。

知识点6：生理性狭窄、膨大和弯曲　　副高：熟练掌握　正高：熟练掌握

男性尿道在解剖上有三个狭窄部，即尿道外口（呈纵行裂隙状）、膜部和尿道内口。尿道膜部最狭小，其次为尿道外口和尿道内口。三个膨大部，即舟状窝，球部和前列腺部。

知识点7：男性尿道组织结构　　副高：熟练掌握　正高：熟练掌握

尿道壁由黏膜层、黏膜下层及肌肉层组成。前列腺部尿道为移行上皮，其远端尿道为柱状上层和复层鳞状上皮。黏膜与海绵体肌疏松连接。黏膜下层血供丰富，主要为结缔组织。肌肉层为内纵行肌和外环行肌，膜部还有一层环行骨骼肌，即尿道外括约肌。

尿道周围有多种腺体开口于尿道黏膜，但主要的均集中于前尿道。阴茎尿道和尿道球部有尿道旁腺腺管开口。尿道球腺（Cowper 腺）为一对，位于膜部尿道两侧，其分泌物为精液的一部分。

知识点8：男性尿道的血供　　副高：熟练掌握　正高：熟练掌握

男性尿道的动脉供应来自膀胱下动脉、直肠下动脉及阴部内动脉的分支（尿道球动脉和尿道动脉），这些动脉之间存在广泛的交通支。尿道的静脉主要汇入膀胱静脉丛和阴部静脉丛，最后注入髂内静脉。

知识点9：男性尿道的淋巴回流　　副高：熟练掌握　正高：熟练掌握

男性尿道的淋巴回流注入髂内淋巴结和腹股沟淋巴结。

知识点10：男性尿道的神经支配　　副高：熟练掌握　正高：熟练掌握

男性尿道主要受阴部神经的支配，其中包括会阴神经、交感神经及副交感神经的分支。尿道膜部括约肌的神经受来自骶神经 2~4 节并经阴部神经的分支支配。

第二节　女性尿道解剖

知识点1：女性尿道形态　　副高：熟练掌握　正高：熟练掌握

成年女性尿道长约 3~5cm，直径约 1cm，外口最细。女性尿道与膀胱交接处构成了尿

道后角，正常为 90°~110°。尿道的轴线与身体垂直轴线构成了倾斜角，约 30°，正常不超过 45°（侧位观）。

知识点 2：女性尿道位置 副高：熟练掌握 正高：熟练掌握

女性尿道位于耻骨联合之后，阴道前壁下部之前，周围由筋膜固定，不活动，开口于阴道前庭。

知识点 3：女性尿道组织结构 副高：熟练掌握 正高：熟练掌握

女性尿道口黏膜为复层扁平上皮，其余部分为复层柱状上皮及移行上皮。黏膜也有许多隐窝，女性尿道旁腺（Skene 腺）开口于尿道口的黏膜上，分泌黏液。肌层由内纵、外环两层平滑肌组成，在尿道的中段有一层横纹肌包绕，形成尿道横纹肌括约肌一该横纹肌的肌纤维具有环状倾向并形成一个鞘，中部 1/3 完全包绕，虽然在尿道后壁尿道与阴道之间较薄，尿道远端和近端 1/3 后壁横纹肌纤维缺如。

知识点 4：女性尿道血供 副高：熟练掌握 正高：熟练掌握

女性尿道的动脉供应主要来自膀胱下动脉、子宫动脉和阴部内动脉（阴道前庭球动脉和尿道动脉）的分支。这些动脉之间存在广泛的交通支。尿道的静脉主要汇入膀胱静脉丛和阴部静脉丛，最后注入髂内静脉。

知识点 5：女性尿道淋巴回流 副高：熟练掌握 正高：熟练掌握

尿道的淋巴回流注入髂内淋巴结和腹股沟淋巴结。

知识点 6：女性尿道神经支配 副高：熟练掌握 正高：熟练掌握

女性尿道主要受会阴神经、交感神经及副交感神经的支配。

第二章 尿道畸形

第一节 尿道下裂

知识点1：尿道下裂的概念 副高：熟练掌握 正高：熟练掌握

尿道下裂是一种常见的小儿泌尿生殖器先天性畸形，是由于前尿道发育不全，尿道外口未在正常位置的尿道先天性畸形。

知识点2：尿道下裂的发病情况 副高：熟练掌握 正高：熟练掌握

尿道下裂男女均可发生，但主要见于男性。我国男性围产儿平均发生率为5.3/10000。尿道下裂发生率逐年上升，城镇的增加速度高于农村，沿海高于内地和边远地区。

知识点3：尿道下裂的病因 副高：熟练掌握 正高：熟练掌握

尿道下裂为常染色体显性遗传疾病，妊娠期应用雌、孕激素可增加发病率，雄激素的缺乏可使尿道沟两侧皱褶发生融合障碍，使尿道腹侧壁缺如，形成下裂。

知识点4：尿道下裂的解剖学特征 副高：熟练掌握 正高：熟练掌握

尿道下裂的解剖学特征有：①尿道外口可位于阴茎腹侧面从会阴到阴茎头之间的任何位置；②阴茎下弯；③系带缺如，阴茎缝和包皮不对称发育，阴茎缝可分裂成对称的两部分，形成“V”形皮肤缺损，而在阴茎的背侧形成“头巾”样包皮堆积。

知识点5：尿道下裂的病理分型 副高：熟练掌握 正高：熟练掌握

尿道下裂常分成四型：①阴茎头型；②阴茎型；③阴囊型；④会阴型。本病可并发隐睾、腹股沟斜疝、两性畸形等。

知识点6：阴茎头型尿道下裂的临床表现 副高：熟练掌握 正高：熟练掌握

（1）尿道开口位于冠状沟腹侧，呈裂隙状，包皮系带常缺如，背侧包皮堆积。

（2）尿道口可有狭窄，严重者可引起排尿困难甚至肾积水。

（3）阴茎头常呈扁平型，向腹侧弯曲。

知识点7：阴茎型尿道下裂的临床表现 副高：熟练掌握 正高：熟练掌握

（1）尿道开口于腹侧冠状沟与阴茎阴囊交界部之间。

（2）阴茎弯曲明显，排尿时尿流呈喷洒状。

知识点8：阴囊型尿道下裂的临床表现 副高：熟练掌握 正高：熟练掌握

（1）尿道口位于阴囊正中线上，阴囊常呈分裂状，外观似女性大阴唇。

（2）阴茎短小、扁平、向下弯曲，甚至与阴囊缝相连接。

（3）常伴有隐睾。

知识点9：会阴型尿道下裂的临床表现 副高：熟练掌握 正高：熟练掌握

（1）尿道口位于会阴部，阴囊分裂且发育不全。

（2）发育不全的阴茎似肥大阴蒂，为头巾样包皮所覆盖，并隐藏在分裂的阴囊之间。

（3）睾丸发育不良或伴隐睾。

（4）尿道沟介于阴茎头和尿道口之间，常缺如，尿道口呈漏斗形。

知识点10：尿道下裂的诊断 副高：熟练掌握 正高：熟练掌握

尿道下裂是显性畸形，依靠病史和体格检查常可确诊，但是，部分阴茎头型尿道下裂患儿易漏诊。

（1）病史 采集病史时，首先注意亲属中有无泌尿生殖系统先天畸形、青春期发育异常、死产、婴儿早期死亡、性早熟、闭经和不育症等疾病史。母亲有无异常男性化性征或库欣样外观，妊娠期有无应用外源性激素史，如口服避孕药或接受辅助生殖治疗。

（2）体格检查 应观察患者体型、全身发育情况和有无第二性征。仔细观察外阴部形态，阴茎发育差伴阴囊分裂者，与伴有阴蒂肥大的女性外阴较难鉴别。一般说来，尿道口呈椭圆形并有两根系带者，阴蒂的可能性较大。

注意阴囊或大阴唇及腹股沟区的触诊。在阴囊或阴唇处触及的肿块绝大多数是睾丸，卵巢和索条状性腺的位置通常在腹腔内，不下降到腹股沟区。

对于尿道下裂合并双侧或单侧不可触及的隐睾者，无论外生殖器外观如何，在排除诊断前都应高度怀疑两性畸形的可能性。

新生儿外生殖器和乳晕色素过度沉着提示黑色素刺激素过度生成，脱水外貌提示盐丢失。另外，做直肠指检可了解有无子宫的存在。

知识点 11：尿道下裂的鉴别诊断　　副高：熟练掌握　正高：熟练掌握

主要是性别的鉴别诊断，尤其是会阴型尿道下裂。其染色体为 46XY，性染色质阴性，性腺为睾丸。

（1）女性假两性畸形　发病原因为先天性肾上腺皮质增生或胚胎发育期间母体应用雄激素，导致雌激素产生障碍，雄激素增多，虽为女性，但外生殖器外观似男性。以下检查可证实为女性：查口腔颊黏膜或阴道上皮细胞性染色质阳性，性染色体呈 XX 型，性腺活检为卵巢组织；伴肾上腺皮质增生者，尿 17-酮类固醇升高，仔细检查可见有狭小的阴道与子宫相通。

（2）真两性畸形　外观与尿道下裂相似，但其性腺既有睾丸又有卵巢，或为卵睾。检查：性染色质阳性或阴性，染色体为 46XX，少数为 46XX/XY 嵌合体或 46XY，尿 17-酮类固醇正常。鉴别困难时，可剖腹探查行性腺活检术。

知识点 12：尿道下裂的手术治疗的目标　　副高：熟练掌握　正高：熟练掌握

手术是尿道下裂的唯一治疗方法。手术治疗的具体目标包括：①完全矫正阴茎下弯，成年后能进行正常的性生活；②修复缺失尿道，新建尿道弹性好，管径一致，今后腔内无毛发生长；③新建尿道口位于阴茎头正位，呈纵向裂隙状开口；④术后能站立排尿，尿线正常，阴茎外观满意，接近正常人。

知识点 13：尿道下裂的手术治疗的原则　　副高：熟练掌握　正高：熟练掌握

（1）阴茎头型除尿道外口狭窄需要扩张者外，一般无需手术。

（2）其他各型均需手术，手术应行下曲矫正及尿道成形，使尿道外口位于或接近阴茎头前端。

（3）手术时机以 2 岁至学龄前为宜，阴茎发育差者术前应使用 HCG 1~2 个疗程。

（4）根据术者的经验、尿道下裂的程度及阴茎发育情况可分一期和二期进行，但对有条件者目前多主张行一期成形术。

（5）合并有隐睾者，应先行隐睾下降固定术，亦可同时做尿道成形术或单纯下曲矫正。

知识点 14：尿道下裂的手术治疗的步骤　　副高：熟练掌握　正高：熟练掌握

虽然尿道下裂手术方式繁多，但基本的手术步骤包括：①阴茎体完全脱套；②下弯矫正和人工勃起；③尿道成形；④阴茎皮肤覆盖；⑤尿流改道；⑥敷料固定。目的是矫正阴茎下弯和修复尿道缺损。

知识点 15：阴茎下弯矫正术　　副高：熟练掌握　正高：熟练掌握

既往大多数手术方法采用切断尿道板后，阴茎体皮肤肉膜完全脱套，使阴茎伸直和尿道口后移的方法纠正阴茎下弯。

对于阴茎腹面的肉膜和深筋膜发育异常，形成阴茎下弯的纤维化组织，需彻底松解尿道板旁海绵体表面的纤维化索状组织，有时需游离尿道下裂开口的近侧，甚至于充分游离球部尿道，才能充分纠正阴茎下弯。少数严重阴茎下弯病例即使在切断尿道板组织、松解下弯纤维组织后，仍残存有阴茎下弯。有研究表明，残存的阴茎下弯是由于阴茎背侧与腹侧海绵体发育不对称性所造成。对于阴茎脱套和尿道周围纤维组织松解后，残余下弯不超过30°者，阴茎背侧白膜折叠术是彻底纠正阴茎向下弯曲的一种安全、可靠和有效方法。

然而，阴茎背侧白膜折叠术可造成阴茎缩短，不适用于阴茎发育短小的重度尿道下裂患者。有主张阴茎腹侧海绵体横向切开后，用游离皮瓣、睾丸鞘膜或小肠黏膜下脱细胞基质补片（SIS）修复白膜缺损，延长阴茎腹侧长度，从而矫正阴茎下弯。

知识点16：尿道成形术　　副高：熟练掌握　正高：熟练掌握

阴茎下弯矫正后，修复尿道的材料可采用尿道和尿道板组织，阴茎皮肤或带血管蒂的包皮内板，游离组织如游离皮片、口腔黏膜或膀胱黏膜等。早期尿道成形手术以分期修复法为主，在第一期阴茎弯曲完全矫正后的6个月至1年左右，进行第二期尿道成形术。一期修复法（即阴茎下弯矫正和尿道成形术一次性完成的术式）已成为目前国内外治疗尿道下裂初治病例的主流方式，常用的手术方法有：①保留尿道板修复尿道的手术方法：适用于无阴茎下弯或阴茎下弯经过背侧白膜折叠可矫正的尿道下裂患者。②尿道口前移阴茎头成形术（MAGPI）：适用于阴茎头型、冠状沟型尿道下裂。③横行带蒂包皮内板皮尿道成形术：适用于大部分有阴茎下弯的尿道下裂手术。④游离移植物代尿道修复尿道下裂的方法：适用于多次手术失败后局部取材困难的病例。

知识点17：尿道下裂手术后常见并发症及处理　　副高：熟练掌握　正高：熟练掌握

（1）尿道皮肤瘘　是尿道成形术后最常见的并发症。多数尿道瘘发生在冠状沟附近或阴茎根部。发现尿道瘘后不要急于处理，待手术后6个月以上，局部皮肤血供重建和瘢痕软化后再手术。近侧尿道瘘常用尿道瘘修补术，远端尿道瘘宜采用尿道成形的再手术方法。

（2）尿道口狭窄　多数由于远端尿道缺血或阴茎头成形方法不当造成。早期通过尿道口扩张，大多数可好转，否则行尿道口切开。

（3）尿道狭窄　多发生在阴茎头段尿道和尿道吻合口处。早期可试行尿道扩张，但儿童对尿道扩张的耐受性差。尿道扩张无效者，行狭窄段尿道切开，6个月后再行尿道成形。

（4）尿道憩室　多数继发于远端尿道梗阻、成形尿道口径过宽或尿道周围缺少支持组织。继发于尿道狭窄的轻度尿道憩室，在解除狭窄后可好转。重度尿道憩室，在排尿时阴茎阴囊交界处出现较大的囊性膨隆肿块，排尿后尿液滴沥明显，或伴有反复尿路感染的患者，需手术切除尿道憩室。

（5）阴茎下弯复发　阴茎下弯超过 30°或影响阴茎勃起功能时，需再手术治疗。通常可采用阴茎脱套后，松解延伸前尿道和（或）阴茎背侧白膜折叠术完成阴茎下弯的矫正。

第二节　尿道上裂

知识点 1：尿道上裂的概念　　副高：掌握　正高：掌握

尿道外口开口于阴茎背侧，尿道口的远端呈沟状，叫尿道上裂。较罕见，主要由于先天性尿道上壁缺如所致，胚胎学视为膀胱外翻的一部分，发病率约为 1/30000，男女之比为（3~4）：1。

知识点 2：男性尿道上裂的分型　　副高：掌握　正高：掌握

男性尿道上裂按尿道开口部位不同，分为三型：①阴茎型：阴茎头扁平，阴茎体短、宽、上翘，尿道口开口于阴茎背侧。自尿道口至阴茎头头端有一凹沟，包皮悬垂于阴茎的腹侧。②耻骨联合下型：尿道口位于耻骨联合的下面。③完全型：尿道开口于膀胱颈，呈漏斗状，有尿失禁，有的合并不同程度的膀胱外翻，此型多有耻骨联合分离、尿道外括约肌及膀胱颈部肌肉发育不全。

知识点 3：女性尿道上裂的分型　　副高：掌握　正高：掌握

女性尿道上裂分为三型：①阴蒂型；②耻骨联合下型；③完全型。局部表现为大小阴唇分离，阴蒂分裂，耻骨分离，完全型则有尿失禁。

知识点 4：尿道上裂的诊断　　副高：掌握　正高：掌握

（1）尿道开口异常　尿道外口开口于阴茎背侧，尿道口周围皮肤回缩，呈喇叭状，开口特别宽大。

（2）阴茎畸形　阴茎头扁而宽，呈铲状；阴茎短而宽，阴茎向背侧弯曲，包皮全在腹侧。

（3）尿失禁　50%以上尿道上裂有尿失禁。尿失禁的轻重主要取决于后尿道前壁组织的缺损程度。完全型者均有尿失禁，阴茎型或开口于耻骨联合下方时可有压力性尿失禁。

（4）性功能障碍　多数伴有勃起疼痛，逆行射精或性交困难。

（5）常合并尿路感染。

（6）X 线检查耻骨联合宽度超过 5mm，表现为耻骨联合分离。

知识点 5：尿道上裂的治疗　　副高：掌握　正高：掌握

治疗应达到两个目的：①恢复正常排尿、控尿能力；②矫正尿道和阴茎畸形。根据尿道上裂不同类型，综合采取以下方法：

（1）膀胱颈成形术　适于有尿失禁者，宜6岁以后进行。常需切除颈部及后尿道背侧的纤维组织，缩小膀胱颈口，并用膀胱三角区全层作成肌管以加强控尿功能，必要时做双输尿管膀胱再植术。

（2）矫正阴茎畸形　纠正阴茎弯曲并切断悬韧带后阴茎即可伸长、伸直。

（3）尿道成形术　可用尿道沟黏膜及周围包皮形成尿道，新形成的尿道应置于阴茎海绵体腹侧、两个阴茎海绵体之间，同时将两个分离的阴茎海绵体缝合。

第三节　先天性尿道瓣膜

知识点1：先天性尿道瓣膜的概念　　副高：掌握　正高：掌握

先天性尿道瓣膜是尿道黏膜的皱襞肥大。由于其突入尿道，可引起不同程度的尿道梗阻。先天性尿道瓣膜可分为前尿道瓣膜和后尿道瓣膜两类，前尿道瓣膜多位于阴茎阴囊交界处的尿道部，后尿道瓣膜临床较常见，是男性婴儿先天性尿道梗阻中最常见的病变，占产前胎儿B超检查检出的尿路梗阻性病变的10%左右。

知识点2：后尿道瓣膜的分型　　副高：掌握　正高：掌握

后尿道瓣膜分为3型：

（1）Ⅰ型　最常见，占后尿道瓣膜的95%。瓣膜起于精阜远端，止于尿道侧壁上，瓣膜一般为2条，有的只有1条。Ⅰ型瓣膜形成的原因，可能与中肾管胚胎发生异常有关，即中肾管插入泄殖腔的位置异常靠前，即形成了Ⅰ型瓣膜。

（2）Ⅱ型　瓣膜起于精阜近端，向上向外，止于膀胱颈部。Ⅱ型瓣膜可能继发于其他原因的梗阻造成膀胱颈、前列腺部尿道浅表肌层增生，形成黏膜皱褶。

（3）Ⅲ型　环状瓣膜，瓣膜呈膈膜状，中间有小孔，位于精阜的远端或近端。Ⅲ型瓣膜是泄殖腔膜的尿生殖部分分解不全所致。

知识点3：尿道瓣膜的临床表现　　副高：掌握　正高：掌握

尿道瓣膜的临床表现有：①排尿障碍：大多排尿时需加腹压，有尿频及尿滴沥，甚至有充盈性尿失禁及遗尿。②发育、营养不良及智力迟钝。③常继发尿路感染症状等而出现高热、寒战。

知识点4：尿道瓣膜的诊断　　副高：掌握　正高：掌握

（1）体格检查　因排尿障碍可出现尿潴留和肾积水。体格检查可发现耻骨上或腰部包块。

（2）肾功能检查　浓缩功能下降，血 Cr、BUN 上升。

（3）血电解质紊乱。

（4）尿流率检查　可提示尿道梗阻。

（5）B 超检查　可发现尿潴留及肾积水。

（6）KUB 及 IVU　可发现肾、输尿管积水。

（7）肾图　可了解肾功能情况。

（8）尿道造影　同时行逆行尿道造影和排泄性膀胱尿道造影可发现瓣膜处充盈缺损，缺损的近端尿道扩张。

（9）尿道镜检查　插管多无困难，应边退边看并停止注水，可直接发现瓣膜。

知识点5：尿道瓣膜的治疗　　副高：掌握　正高：掌握

（1）紧急处理　当患者因肾功能衰竭，出现呼吸、循环、神经系统症状或因尿性脱水发生呼吸困难时，需根据不同症状进行紧急处理，如导尿、抗抽搐、尿性腹水引流、纠正水电解质失衡等。待患者症状有好转后，再进行尿液转流术。小婴儿或早产儿可先行膀胱造瘘。

（2）尿液分流术　当肾积水严重，有肾脏损害或肾脏严重感染时，需行尿液分流术，常用的方法包括：耻骨上膀胱造瘘、双侧输尿管造瘘及肾造瘘等。

（3）瓣膜切除术　肾功能良好无感染者，或肾功能经尿液分流术后明显好转者均可在尿道镜下行瓣膜切除术。

第三章 尿道炎症

第一节 淋菌性尿道炎

知识点1：淋菌性尿道炎的病因　　副高：熟练掌握　正高：熟练掌握

淋菌性尿道炎的病原菌为淋病奈瑟双球菌，在光镜下为典型的革兰阴性双球菌，有菌毛。淋球菌不耐干热和寒冷，干燥环境下1~2小时死亡，42℃存活15分钟。人类是淋球菌唯一的天然宿主，且对其几乎无免疫力，故可反复感染。

知识点2：淋病的传播途径　　副高：熟练掌握　正高：熟练掌握

淋病的传染源是淋病患者，有临床症状和无临床症状的患者均可传染他人。传播方式有两种：①性接触直接传播：男性与女性患者一次性交后25%可能被感染；男性患者与女性一次性交，女性被感染机会达90%。新生儿可由患病母亲经产道感染致淋菌性眼炎。②间接接触传播：如污染的衣物、浴巾、马桶圈等。

知识点3：男性淋菌性尿道炎的临床表现　　副高：熟练掌握　正高：熟练掌握

（1）急性淋菌性尿道炎　①急性前尿道炎：感染经过潜伏期后，尿道外口灼热、瘙痒及尿痛，尿液混浊，尿道外口出现稀薄而透明的分泌物，数天后变为黄白色黏稠脓性分泌物，常污染内裤。可有尿频、尿急以至排尿困难。偶有全身症状为寒战、低热及不适等。体检可见尿道外口红肿，包皮湿润，前尿道压痛，挤压尿道有脓液流出。②急性后尿道炎：上述症状1周后可缓解，尿道分泌物变稀薄。60%的患者可发生后尿道炎，表现为膀胱区、会阴坠胀和钝痛以及明显尿频。

（2）慢性淋菌性尿道炎　在急性期未彻底治愈，淋球菌隐藏在尿道皱襞和黏膜里，便可形成慢性淋病，尿道口经常有白色分泌物，尿道刺痒，排尿疼痛，严重者可形成尿道狭窄和尿路梗阻。

知识点4：女性淋菌性尿道炎的临床表现　　副高：熟练掌握　正高：熟练掌握

女性感染淋菌后，一般表现为白带增多，呈脓血性，有恶臭、外阴瘙痒、尿痛及血尿。体检可见尿道外口红肿，挤压时有脓性分泌物流出，少数患者可伴发热等全身症状。阴道黏膜稍红，子宫颈口糜烂，早期未经治疗或治疗不彻底，反复迁延者可引起淋菌性盆腔炎、急性输卵管炎、子宫内膜炎、继发性输卵管卵巢脓肿、盆腔脓肿、腹膜炎等许多并发症。

知识点5：淋菌性尿道炎的实验室检查　　副高：熟练掌握　正高：熟练掌握

（1）分泌物直接涂片　亚甲蓝染色镜检，可见淋病双球菌，急性期镜检阳性率可达95%～100%。

（2）淋球菌培养　慢性淋病、女性生殖道分泌物涂片找到革兰阴性球菌或急性淋病治疗效果不佳者，需做淋球菌培养及药敏试验常用巧克力色血琼脂培养基。

（3）免疫学检查　取分泌物进行免疫学检查可检测淋球菌酶另外，抗原和DNA鉴定也有一定的参考价值。

知识点6：淋菌性尿道炎的治疗　　副高：熟练掌握　正高：熟练掌握

（1）急性淋菌性尿道炎的治疗　患者需休息，治疗未完成前绝对禁止性生活，加强个人卫生，大量饮水，忌酒及刺激性食物。药物治疗以青霉素为主，可联合应用磺胺，治疗效果较佳。但淋球菌可产生青霉素酶，因而对青霉素耐药的菌株可采用大剂量普鲁卡因青霉素、四环素、红霉素、多西环素，对产生青霉素酶的菌株，可用大观霉素（淋必治）、阿奇霉素等。

（2）慢性淋菌性尿道炎的治疗　抗菌药物治疗同急性淋病的方法，但疗程要延长。尿道狭窄排尿困难的患者可用尿道扩张术，对扩张无效的严重尿道狭窄的患者可行尿道内切开术。

知识点7：淋菌性尿道炎的疗效标准　　副高：熟练掌握　正高：熟练掌握

（1）经充分有效药物治疗后，患者临床症状和体征全部消失，3～6个月不复发。

（2）停药后3～6个月反复尿检正常，尿道、前列腺或阴道分泌物反复镜检及培养物无淋球菌存在。

第二节　非淋菌性尿道炎

知识点1：非淋菌性尿道炎的概念　　副高：熟练掌握　正高：熟练掌握

非淋菌性尿道炎（NGU）是由淋球菌以外的多种病原体引起的一种性接触性传染病。本病20世纪70年代以来成为欧美国家最常见的性传染病，比淋病性尿道炎的发病率高两倍。

知识点2：非淋菌性尿道炎的病因　　副高：熟练掌握　正高：熟练掌握

（1）沙眼衣原体　占非淋菌性尿道炎的40%～50%。有15种血清型。D～K血清型引起生殖道感染，5%～35%的沙眼衣原体性NGU可合并有淋球菌感染。

（2）支原体　占非淋菌性尿道炎的20%～30%。泌尿生殖道支原体感染主要是由解脲支原体，人型支原体、生殖支原体3种引起。

（3）其他　为阴道嗜血杆菌、梭状芽孢杆菌、卡他奈瑟菌、白色念珠菌、疱疹病毒、阴道滴虫等，占10%～20%。

知识点3：非淋菌性尿道炎的临床表现　　副高：熟练掌握　正高：熟练掌握

（1）病史　有不洁性交史，潜伏期为1～3周，平均为10～14天。

（2）局部症状　与淋病相似，但症状较轻。大多表现为尿痒伴有尿频、尿急、尿痛及排尿困难。

（3）体征　沿尿道压痛，尿道外口稍红，有少量浆液性或稀薄黏液分泌物，有时仅表现为痂膜封口或内裤污秽。

知识点4：非淋菌性尿道炎的实验室检查　　副高：熟练掌握　正高：熟练掌握

（1）直接涂片检查　分泌物和晨尿沉渣涂片染色镜检，每高倍视野下中性粒细胞多于10个，而淋球菌阴性。

（2）病原体培养　取分泌物或小拭子取出接种培养，可帮助检查沙眼衣原体和解脲支原体。

（3）免疫学检查　用补体结合试验、酶联免疫试验或间接免疫荧光试验检查血清中沙眼衣原体抗体成分。

（4）聚合酶链反应技术（PCR）检查尿道分泌物的衣原体和支原体。

知识点5：非淋病性尿道炎与淋病的鉴别诊断　　副高：熟练掌握　正高：熟练掌握

NGU与淋病的鉴别见表9-1。

表9-1　NGU与淋病的鉴别

	NGU	淋病
潜伏期	1～3周	1～14天，平均3天
尿道炎症	轻	重
排尿困难	较轻或无	多见
全身症状	无	偶见
尿道分泌物	少稀薄黏液	多而浓稠
淋球菌	阳性	阳性
组织细胞培养	衣原体或支原体	淋球菌

知识点6：非淋菌性尿道炎的治疗　　副高：熟练掌握　正高：熟练掌握

非淋菌性尿道炎的治疗要根据病原体来选择抗生素。主要针对沙眼衣原体和支原体。

（1）推荐方案　阿奇霉素1g，口服，单次给药，或多西环素（强力霉素）100mg，2次/天，共7天。

（2）替代方案　红霉素500mg，口服，4次/天，共7天，或琥乙红霉素800mg，口服，4次/天，共7天，或氧氟沙星300mg，口服，2次/天，共7天，左氧氟沙星500mg，口服，1次/天，连用7天。

（3）妊娠期妇女禁忌使用多西环素、依托红霉素、氧氟沙星类，替代方案为阿奇霉素1g，口服，单次给药，阿莫西林，500mg，口服，3次/天，连用7天。

（4）患者的性伴侣需同时检查治疗，在治疗结束前或口服单剂药物治疗的7天内双方应避免性接触。

知识点7：非淋菌性尿道炎的疗效标准　　副高：熟练掌握　正高：熟练掌握

非淋菌性尿道炎的疗效标准有：①临床症状消失1周以上，尿道口无分泌物。②尿液澄清，尿沉渣镜检阴性。③尿道或宫颈刮片，支原体阴性。

第四章 尿道肿瘤

第一节 男性尿道良性肿瘤

一、尿道息肉

知识点1：尿道息肉的概念 副高：了解 正高：了解

尿道息肉是发生于尿道的一种常见的良性肿瘤，可为先天性，多发生于前列腺部尿道的底部、精阜周围。本病多见于青、中年人。根据发生的部位及病理组织学特性，尿道息肉可分为纤维性息肉和腺瘤性息肉两种。

知识点2：尿道纤维性息肉的病理 副高：了解 正高：了解

尿道纤维性息肉多发生于10岁之前的儿童，亦可见于中青年。息肉常单发，常为细长、有蒂的息肉，也可为无蒂、绒毛状或乳头状息肉，直径多小于1.0cm。息肉由平滑肌组织覆以尿道上皮组织构成，少数病例可有鳞状上皮化生。

知识点3：尿道纤维性息肉的临床表现 副高：了解 正高：了解

（1）下尿路梗阻症状 排尿困难、尿流细、尿流中断等，严重者可导致尿潴留、上尿路积水等。

（2）血尿 一般为无痛性肉眼血尿，多呈初始血尿。

（3）尿路刺激症状 尿频、尿急、尿痛等，多见于息肉继发感染时。

知识点4：尿道纤维性息肉的诊断 副高：了解 正高：了解

（1）排尿期膀胱尿道造影可见充盈缺损影像。

（2）尿道镜检查可见息肉。

（3）尿道镜检时取活组织行病理检查，可明确诊断。

知识点5：尿道纤维性息肉的治疗 副高：了解 正高：了解

诊断明确后，尤其是有症状者应行手术治疗，治疗方式可选择经尿道电切、钬激光等微创手术，无条件单位可考虑开放手术切除病灶。

知识点6：尿道腺瘤性息肉的病理　　副高：了解　正高：了解

尿道腺瘤性息肉好发于中青年，发病率比纤维性尿道息肉高，直径常小于1cm，可无蒂，一般位于前列腺部尿道。息肉由前列腺腺泡、血管纤维组织覆以移行或柱形上皮细胞组成，故有人认为该病变是异位前列腺组织。

知识点7：尿道腺瘤性息肉的临床表现　　副高：了解　正高：了解

血精较常见；血尿，多为无痛性终末性血尿，多于饮酒或射精后；息肉体积较大者可出现排尿梗阻的症状。

知识点8：尿道腺瘤性息肉的诊断　　副高：了解　正高：了解

排尿期膀胱尿道造影可见前列腺部位尿道充盈缺损影像；尿道镜检查可见息肉。取活组织行病理检查可确诊。

知识点9：尿道腺瘤性息肉的治疗　　副高：了解　正高：了解

确诊后经尿道镜电切或钬激光切除，效果佳。

二、尿道乳头状瘤

知识点10：尿道乳头状瘤的发病情况　　副高：了解　正高：了解

尿道乳头状瘤各年龄组均可发生，但以30~49岁较多。肿痛多见于尿道远端或前列腺部尿道，有时位于尿道内口。肿块呈乳头状，单发或多发，常有蒂，大小不一，小者仅数毫米，大者可至4cm。发生于尿道远端者表面被覆鳞状上皮，发生于近端的则被覆移行上皮，可恶变为乳头状癌。

知识点11：尿道乳头状瘤的病理　　副高：了解　正高：了解

（1）鳞状细胞乳头状瘤　罕见，主要发生于前尿道。大体观为乳头状肿物，与尖锐湿疣类似；镜下见乳头状肿瘤表面被覆鳞状上皮，细胞无异型性、无核分裂象，中央的结缔组织薄，无炎性细胞浸润。

（2）移行细胞乳头状瘤　罕见，主要发生在男性后尿道。肿瘤呈纤维乳头状或绒毛状，有蒂，常与尿路其他部位上皮性肿瘤同时存在。

（3）内翻性乳头状瘤　少见，多见于50岁以上男性后尿道。肉眼观呈息肉样或结节样，黏膜下生长并向腔内突出，表面较平滑。

知识点12：尿道乳头状瘤的临床表现 副高：了解 正高：了解

尿道乳头状瘤的主要症状为初始或终末性血尿，体积大者也可导致下尿路梗阻。并发感染时可出现尿频、尿痛等症状。

知识点13：尿道乳头状瘤的诊断及鉴别诊断 副高：了解 正高：了解

尿道造影可见充盈缺损，尿道镜检查并取活检可以明确诊断。需要注意的是应该仔细检查膀胱，有无类似肿瘤的存在。

知识点14：尿道乳头状瘤的治疗 副高：了解 正高：了解

经尿道镜电切或钬激光治疗，效果好。本病术后有可能复发，要定期随访。术后化疗药物膀胱及尿道灌注能一定程度上防止复发。

三、尿道尖锐湿疣

知识点15：尿道尖锐湿疣的发病情况 副高：了解 正高：了解

尖锐湿疣是由人类乳头瘤病毒（HPV）引起的病变，好发于外阴及肛门，主要通过性接触传染。男性尿道不是尖锐湿疣的好发部位，尿道外口相对多见，有时HPV病毒可沿尿道逆行向上，造成尿道上皮的感染。

知识点16：尿道尖锐湿疣的诊断 副高：了解 正高：了解

临床表现为尿道口的疣状赘生物，表面可以是光滑的，也可呈乳头瘤状，颜色潮红，表面湿润，检查时需将尿道口黏膜充分暴露，方能见到疣体。尿道其他部位的尖锐湿疣需做尿道镜检查方能发现，组织病理学检查发现在棘细胞层及颗粒层内的空泡化细胞是其特征性表现。尿道尖锐湿疣有时与其他部分的尖锐湿疣同时存在，也有助于诊断。

知识点17：尿道尖锐湿疣的治疗 副高：了解 正高：了解

位于尿道外口的尖锐湿疣可使用电灼、二氧化碳激光或直接手术切除术，位于尿道内的尖锐湿疣需经尿道镜行电灼、电切或激光切除之。另外，需要夫妻、性伴侣的共同治疗，以防反复传染。

第二节 男性尿道恶性肿瘤

知识点1：男性尿道恶性肿瘤发病情况 副高：了解 正高：了解

男性尿道恶性肿瘤较少见，多发生在50岁以后。膀胱癌伴有原位癌者易伴发尿道癌。尿道癌于球部最常见（约占60%），其次是尿道阴茎部（约30%）和尿道前列腺部（10%）。有24%~76%的患者伴有尿道狭窄，有约1/3的患者有尿道慢性炎症病史，故尿道的慢性炎症刺激（包括淋病）可能是本病的诱因之一。

知识点2：尿道癌的病因病理 副高：了解 正高：了解

原发性尿道癌中以鳞状细胞癌最多见，约占80%，多位于尿道球部及悬垂部；其次是移行细胞癌，约占15%，位于前列腺部尿道；腺癌和未分化癌少见，约占5%。尿道癌病因尚不明，可能与炎症、慢性刺激、尿道狭窄等因素有关。

知识点3：尿道癌的临床表现 副高：了解 正高：了解

男性尿道癌主要临床表现有尿道梗阻症状、尿道滴血、尿道血性或脓性分泌物、局部出现或触及包块等。男性尿道癌早期临床症状无特征性，类似于轻度尿道狭窄的临床表现，不易引起注意，常常延误诊断。

知识点4：尿道癌的临床分期 副高：了解 正高：了解

根据尿道癌的浸润程度和转移情况，其临床分期有1980年的Levine分期（表9-2）和1997年UICC的TNM分期（表9-3），建议采用后者进行尿道癌的临床分期。

表9-2 男性尿道癌Levine分期

分期	肿瘤情况
0期	原位癌（局限于黏膜）
A期	黏膜下（不超过黏膜固有层）
B期	侵犯海绵体或前列腺，但未穿透
C期	直接侵及海绵体外组织（阴茎海绵体、肌肉、筋膜、皮肤、骨骼、前列腺包膜外）
D期	转移；腹股沟淋巴结；主动脉分叉以下盆腔淋巴结；主动脉分叉以上淋巴结；远处转移

表 9-3 UICC 男性尿道癌 TNM 分期

分期	肿瘤情况
T	原发肿瘤
Tx	未能评定原发性肿瘤
T_0	无原发肿瘤证据
Tis	原位癌
T_a	非浸润性乳头状、息肉状或疣状癌
T_1	侵及尿道黏膜下结缔组织
T_2	侵及尿道海绵体或前列腺或尿道周围肌肉
T_3	侵及阴茎海绵体或前列腺包膜
T_4	侵及邻近脏器
N	区域淋巴结
Nx	未能评定区域淋巴结
N_0	区域淋巴结无转移
N_1	单个淋巴结转移，其最大直径≤2cm
N_2	单个淋巴结转移，最大直径>2cm 或多个淋巴结转移
M	远处转移
Mx	未能评定远处转移
M_0	无远处转移
M_1	远处转移

知识点 5：尿道癌的诊断 副高：了解 正高：了解

（1）细胞学检查　尿道分泌物的脱落细胞学检查如发现癌细胞有助于尿道癌的诊断。

（2）尿道造影　排泄性或逆行性尿道造影或双重对比造影的方法可用于尿道肿瘤的诊断，尿道肿瘤在造影片上显示为充盈缺损或局部尿道狭窄，晚期病例可见瘘道形成。

（3）尿道镜检查及活检　尿道镜检查可直接观察肿瘤的大小、数量、形态、部位，镜检时结合直肠指诊检查可判定肿瘤的范围，经尿道镜取活体组织病理检查或针吸活检细胞学检查是确诊的主要手段。注意检查时要更换膀胱镜了解膀胱内情况。

（4）B 超检查　可检测尿道肿瘤的大小、数目，部位及范围，肿瘤浸润深度或范围。

（5）CT 和 MRI　可了解有无盆腔和腹膜后淋巴结转移，有助于肿瘤分期。

知识点 6：尿道癌的手术治疗 副高：了解 正高：了解

（1）肿瘤局部切除：适用于尿道单发、表浅的肿瘤。可采用经尿道电切、电灼或激光治疗，尿道外口处肿瘤可行局部切除术。

（2）尿道部分切除或阴茎部分切除术：适用于尿道远侧 1/2 的低分期癌，尿道切缘应距肿瘤边缘 2cm。

（3）根治性尿道切除：适用于近段尿道癌及位于尿道球部或膜部者。切除范围包括全尿道和阴茎脚。

（4）根治性广泛脏器切除：切除范围包括阴茎、尿道、阴囊、精索、膀胱、前列腺整块切除，有时需行睾丸切除。适应证为 C 期以上近侧尿道癌且能耐受手术者。如有直肠壁浸润，需决定是否做全盆腔脏器切除或姑息治疗。

知识点 7：淋巴结的处理　　副高：了解　正高：了解

腹股沟淋巴结触诊的准确率可达 83%～100%。凡触及腹股沟淋巴结者，均应施行规范的淋巴结切除术。若行膀胱前列腺整块切除，则应同时切除盆腔淋巴结。腹股沟淋巴结阳性、CT 未发现盆腔淋巴结者，可考虑盆腔淋巴结切除术。未触及腹股沟淋巴结者，并没必要做预防性淋巴结切除。

知识点 8：尿道癌放疗　　副高：了解　正高：了解

男性尿道癌放疗的主要目的是保存器官，主要用于局部晚期或有区域性淋巴结转移的患者，或有全身远处转移而需要做姑息治疗的患者，或其他不适合手术治疗的患者。效果取决于肿瘤部位和大小，前尿道癌优于后尿道癌。

体外照射治疗对男性早期前尿道癌有较好的疗效，照射范围包括尿道原发肿瘤部位及腹股沟淋巴结区。对于有转移的腹股沟淋巴结，采用腹股沟区加小野照射，总剂量 60～65Gy。体内照射的方法有组织间插植照射和腔内照射，插植照射是在肿瘤部位插植 1～2 根 ^{192}Ir 针，总剂量可达 70～80Gy；腔内照射剂量应控制在 30～65Gy。

知识点 9：尿道癌化疗　　副高：了解　正高：了解

对于远处转移的尿道癌应以化疗为主，目前尚无统一的化疗方案，应根据病理类型选择相应的化疗方案。对移行细胞癌有效的化疗药物主要有：甲氨蝶呤（MTX）、长春碱（VLB）、阿霉素（ADM）、顺铂（DDP）、氟尿嘧啶（5-FU）、丝裂霉素 C、环磷酰胺（CTX）等。常用的化疗方案主要有 M-VAC（甲氨蝶呤-长春碱、阿霉素、顺铂）及顺铂+5-FU 等方案。对于尿道鳞状细胞癌有效的化疗药物主要有博来霉素（BLM）、CTX、5-FU、ADP 以及 MTX 等。

第三节 女性尿道良性肿瘤

一、女性尿道息肉

知识点1：女性尿道息肉的发病情况 副高：了解 正高：了解

女性尿道息肉发病率低于男性，较少见，青少年尤为少见。多发生于尿道外口，亦可见于尿道其他部位。

知识点2：女性尿道息肉的诊断 副高：了解 正高：了解

临床症状主要为初始或终末性血尿、尿道滴血以及尿道口异物感等。体检、尿道镜检可发现病灶，病理组织学检查可确诊。

知识点3：女性尿道息肉的治疗 副高：了解 正高：了解

息肉位于尿道外口者可直接手术切除，位于尿道其他位置者可行经尿道电切或钬激光治疗。

二、女性尿道平滑肌瘤

知识点4：女性尿道平滑肌瘤的病因 副高：了解 正高：了解

女性尿道平滑肌瘤发病率低。发病原因目前尚不清楚，可能与雌激素受体表达异常有关，肿瘤的主要成分为尿道平滑肌。

知识点5：女性尿道平滑肌瘤的诊断 副高：了解 正高：了解

临床症状主要为排尿不畅，易反复尿路感染并出现下尿路刺激症状；肿瘤体积过大者可导致尿路梗阻、性交疼痛、性交困难等。尿道镜检查可见较光滑肿瘤，有时突入膀胱；B超检查可见尿道肿块；尿道造影可见到充盈缺损；均能提示诊断，病理检查可确诊并与尿道其他良性肿瘤或恶性肿瘤鉴别。

知识点6：女性尿道平滑肌瘤的治疗 副高：了解 正高：了解

治疗一般采用经尿道肿瘤切除术，预后良好，术后复发少见。

三、女性尿道肉阜

知识点7：女性尿道肉阜的发病情况 副高：了解 正高：了解

尿道肉阜又称尿道肉芽肿或血管性息肉，是发生于女性尿道口部的良性红色脆性血管形肿物，是女性常见的尿道疾病，多发生于20~60岁。

知识点8：女性尿道肉阜的病因 副高：了解 正高：了解

目前认为疾病可能与下列因素有关：①雌激素严重降低。②外阴部慢性炎症或慢性刺激。③尿道梗阻或长期过度用力排尿致局部黏膜下静脉曲张。由于上述原因，引起尿道口周围上皮发生慢性增生变化，而形成尿道肉阜。

知识点9：女性尿道肉阜的病理 副高：了解 正高：了解

尿道肉阜一般较小，多位于尿道口6点钟处，也可累及尿道四周呈环状，极少数发生于尿道内。尿道肉阜呈基底较宽、质软、表现光滑、色暗红的息肉样增生物。其组织成分为上皮、血管及炎炎性肉芽。

知识点10：女性尿道肉阜的诊断 副高：了解 正高：了解

一般根据临床表现可明确诊断，但须经病理检查来确定。

（1）症状　少数患者可无自觉症状，大多数表现为尿道口疼痛和出血。尿道口出现烧灼样痛，排尿、活动、衣裤摩擦、性交时疼痛及出血加重。

（2）体征　尿道口下部有脆性肿瘤样组织，鲜红色，一般0.5~1cm，有的呈环状环绕尿道口，可带蒂或呈基底较广的息肉样，有触痛，易出血。

知识点11：女性尿道肉阜的治疗 副高：了解 正高：了解

（1）药物治疗　局部应用雌激素膏有较好的治疗效果，合并有老年性阴道炎的患者同时应用雌激素阴道栓。合并感染者可用1∶1000高锰酸钾液坐浴等，局部避免机械性刺激。

（2）手术治疗　适用于药物治疗效果不好的患者。小的或有蒂的用电凝、冷冻或激光切除。较大者或环状肉阜宜用手术将肿物及其基底部组织彻底切除，切下组织做病理学检查。

第四节　女性尿道恶性肿瘤

知识点1：女性尿道恶性肿瘤的发病情况 副高：了解 正高：了解

女性原发性尿道恶性肿瘤发病率虽然很低，约占女性恶性肿瘤的1/5万，但却明显高于男性，男女发病率为1∶(4～5)，是泌尿系统中女性患病率高于男性的唯一恶性肿瘤。75%的肿瘤发生于50岁以上的中老年妇女，白种人多见。

知识点2：女性尿道癌的病因病理 副高：了解 正高：了解

本病病因尚不十分明确。一般认为与性交、妊娠及反复尿路感染对尿道刺激有关。尿道肉阜、尿道黏膜白斑及慢性尿道炎均可能并发尿道癌。

原发性尿道癌以鳞状上皮细胞癌最多见，其次是腺癌及移行细胞癌等。转移途径包括血行、淋巴和局部浸润，其中以淋巴转移和局部浸润为主。远段尿道癌可转移至腹股沟深、浅淋巴结，而近段尿道癌可转移到盆腔淋巴结及髂内、髂外及闭孔淋巴结。

知识点3：女性尿道癌的临床表现 副高：了解 正高：了解

女性尿道癌早期无特征性的临床表现。部分患者出现类似于轻度尿道狭窄的临床表现。部分患者可伴有腹股沟淋巴结肿大。

(1) 血尿或尿道流血　患者可有初始或终末性血尿，晚期可出现全程血尿，部分患者可出现尿道滴血成血性分泌物流出。

(2) 排尿症状　常出现尿频、尿急，可出现排尿不畅等梗阻表现，严重者可出现充溢性或急迫性尿失禁。

(3) 尿道肿块　尿道外口恶性肿瘤可表现为息肉状、乳头状或菜花状肿块，表面可形成溃疡，触之易出血，经直肠指诊或阴道指诊及双合诊检查，可触及前尿道或后尿道肿块，触诊时尿道易出血；肿瘤过大时可发生性交困难。

(4) 疼痛　部分患者可出现尿道疼痛，合并感染者可出现尿痛等尿路刺激症状。

(5) 远端尿道肿瘤　可直接蔓延侵犯会阴部或阴唇处皮肤，局部可形成溃疡，晚期肿瘤可侵及阴蒂、阴唇、阴道；近端尿道癌可侵犯膀胱，向后可累及阴道，严重者可出现尿道阴道瘘或膀胱阴道瘘。

知识点4：女性尿道癌的临床分期 副高：了解 正高：了解

女性尿道癌的分期主要有Grabstald分期和UICC的TNM分期，目前使用较多的是Grabstald分期，与TNM分期对照见表9-4。

表 9-4 女性尿道癌 Grabstald 分期与 TNM 分期对照

分期	Grabstald 分期	肿瘤情况
Tx		未能评定原发性肿瘤
T_0		无原发肿瘤证据
Tis	0	原位癌
T_a	0	非浸润性肿瘤
T_1	A	侵及尿道黏膜下结缔组织
T_2	B	侵及尿道周围肌肉
T_3	C_1	侵及阴道壁肌层
	C_2	侵及阴道壁肌层及黏膜
T_4	C_3	侵及膀胱、阴唇及阴蒂
N_0		区域淋巴结无转移
N_1	D_1	腹股沟淋巴结转移
N_2		
N_3	D_2	主动脉分叉以下盆腔淋巴结转移
	D_3	主动脉分叉以上淋巴结转移
M_0		无远处转移
M_1	D_4	远处转移

知识点5：女性尿道癌的诊断 副高：了解 正高：了解

（1）B超 可检测尿道肿瘤的大小、数目。部位及范围，尤其是在显示肿瘤浸润深度和范围上可弥补尿道造影的不足；另外还可检测腹股沟、盆腔、腹膜后有无肿大的淋巴结，了解上尿路和膀胱有无并发肿瘤性病变，上尿路有无积水及肝脏等腹内脏器有无转移。

（2）肾分泌造影和尿道造影 应用排泄性全泌尿道造影可了解上尿路有无梗阻、膀胱内存无充盈缺损以及判定膀胱是否受侵、尿道内肿瘤的大小、部位，并可确定是否合并尿道瘘。

（3）膀胱尿道镜检查 可观察尿道肿瘤的大小、数目、形态、部位，镜检时结合直肠、阴道指诊以及腹部检查可帮助判定肿瘤侵犯的范围，可了解有无膀胱肿瘤的合并存在及膀胱是否受侵，另外还可以取活体组织，行病理学检查。

（4）细胞学或肿瘤组织病理检查 尿道分泌物的细胞学检查发现癌细胞有助于尿道癌的诊断，但假阴性率高。直接肿瘤活检或经尿道镜取活体组织活检或针吸活检送病理或细胞学检查是确诊的主要依据。

知识点6：女性尿道癌的治疗　　副高：了解　正高：了解

（1）手术治疗　远段尿道癌，如较早期可行局部广泛切除，包括尿道周围组织和部分外阴、前庭、阴唇、阴蒂等组织。年轻患者切除尿道2/3尚不至于尿失禁。若癌肿累及较广泛或位于近段尿道，则必须行全尿道全膀胱切除，并需做尿流改道。此外，应根据病变部位和区域淋巴结的情况决定是否清扫相应淋巴组织。

（2）放射治疗　多用于早期、无转移、深部组织无浸润者。尿道癌对放疗较敏感，特别是早期病例进行放疗即可治愈。对晚期患者可作为姑息性治疗。

（3）化学治疗　表柔比星、顺铂、甲氨蝶呤等有一定疗效，但效果不满意，仅作为辅助治疗。

第五章 尿道损伤

第一节 前尿道损伤

知识点1：前尿道损伤的病因　　副高：熟练掌握　正高：熟练掌握

男性前尿道损伤多发生于球部，当骑跨伤时，会阴部压在硬物上，将尿道压在耻骨联合与硬物之间，引起尿道挫伤、裂伤或完全断裂，可引起尿道周围血肿和尿外渗，血、尿外渗使会阴、阴囊、阴茎肿胀。

知识点2：前尿道损伤的分类　　副高：熟练掌握　正高：熟练掌握

（1）按损伤部位分类　包括球部尿道损伤、阴茎部尿道损伤和尿道外口损伤。

（2）按损伤程度分类　此类损伤分尿道挫伤、尿道裂伤、尿道断裂。

知识点3：前尿道损伤的病理特点　　副高：熟练掌握　正高：熟练掌握

尿道球部损伤时，血液及尿液渗入会阴浅筋膜包绕的会阴浅袋，使会阴、阴囊、阴茎肿胀，有时向上扩展至下腹壁。因为会阴浅筋膜的远侧附着于尿生殖膈，尿液不会外渗到两侧股部。尿道阴茎部损伤时，如阴茎筋膜完整，血液及尿液渗入局限于阴茎筋膜内，表现阴茎肿胀；如阴茎筋膜亦破裂，尿外渗范围扩大，与尿道球部损伤相同，尿道损伤合并尿外渗，若不及时处理或处理不当，会发生广泛皮肤、皮下组织坏死、感染和脓毒症。

知识点4：前尿道损伤的临床表现　　副高：熟练掌握　正高：熟练掌握

（1）尿道滴血及血尿　为前尿道损伤最常见症状。尿道黏膜的挫裂伤可出现较大量的血尿，尿道完全断裂有时反而可仅见到少量血尿。

（2）疼痛　受损伤处局部有疼痛及压痛，排尿时疼痛加重向阴茎头及会阴部放射。

（3）排尿困难及尿潴留　轻度挫伤可无排尿困难，严重挫伤或尿道破裂者，因局部水肿或外括约肌痉挛而发生排尿困难，有时在数次排尿后出现完全尿潴留，尿道断裂者因尿道已完全失去连续性而完全不能排尿，膀胱充盈，有强烈尿意，下腹部膨隆。

（4）血肿及淤斑　会阴部骑跨伤患者常发生会阴部、阴囊处肿胀、淤斑及蝶形血肿。阴茎折断伤引起的前尿道损伤患者出现袖套状阴茎肿胀说明 Buck 筋膜完整，若出现会阴部蝶形肿胀说明 Buck 筋膜已破裂，血肿被 Collcs 筋膜所局限。

（5）尿外渗 尿道断裂后，用力排尿时，尿液可从裂口处渗入周围组织，形成尿外渗。尿外渗未及时处理或继发感染，导致局部组织坏死，化脓，出现全身中毒症状甚至全身感染，局部坏死后可能出现尿瘘。

（6）休克 前尿道损伤一般不出现休克，合并有其他内脏损伤或尿道口滴血和血尿重而时间长者也应观察患者血压、脉搏、呼吸和尿量等，密切注意有无休克发生。

知识点5：前尿道损伤的诊断 副高：熟练掌握 正高：熟练掌握

（1）尿道造影 怀疑前尿道损伤时逆行尿道造影是首选的诊断方法。逆行尿道造影可以清晰和确切地显示尿道损伤的部位、程度、长度和各种可能的并发症，是一种最为可靠的诊断方法。尿道断裂可有造影剂外渗，尿道挫伤则无外渗征象。

（2）导尿检查 导尿可以检查尿道是否连续、完整。

（3）膀胱尿道镜检查 是诊断尿道损伤最为直观的方法。

知识点6：前尿道损伤的治疗 副高：熟练掌握 正高：熟练掌握

（1）紧急处理 尿道球海绵体严重出血可导致休克，应立即压迫会阴部止血，采取抗休克措施，尽早施行手术治疗。

（2）前尿道挫伤 轻微挫伤，尿道连续性存在，一般不需特殊处理，可自愈。用抗生素预防感染，并鼓励患者多饮水稀释尿液，减少刺激。出血较多者，局部加压与冷敷，排尿困难或尿潴留者保留导尿管7~14天。

（3）前尿道裂伤 插入导尿管引流1周。如导尿失败，应即行经会阴尿道修补，并留置导尿管2~3周。病情严重者，应施行耻骨上膀胱造瘘术。

（4）前尿道断裂 应即时施行经会阴尿道修补术或断端吻合术，留置导尿管2~3周，同时使用足量抗生素预防感染。尿道断裂严重者，会阴或阴囊形成大血肿，可作膀胱造瘘术。也有经会阴切口清除血肿，再作尿道断端吻合术，但是必须慎重而仔细止血。

第二节 后尿道损伤

知识点1：后尿道损伤的病因 副高：熟练掌握 正高：熟练掌握

当暴力（挤压伤）引起骨盆骨折时，尿生殖膈移位，而膜部尿道穿过尿生殖膈，产生剪切样暴力，使薄弱膜部尿道撕裂（断裂），排尿可出现尿外渗，血、尿浸润至膀胱周围。

知识点2：后尿道损伤的分类 副高：熟练掌握 正高：熟练掌握

（1）按损伤部位分类 包括膜部尿道损伤和前列腺部尿道损伤。

（2）损伤程度分类 ①尿道挫伤：仅为尿道黏膜损伤或尿道海绵体部分损伤，而阴茎海绵体完整，局部肿胀和淤血。②尿道裂伤；尿道部分全层裂伤，尚有部分尿道连续性未完全破坏。③尿道断裂：尿道伤处完全断离，连续性丧失，其发生率为全部尿道损伤的40%~70%。

知识点3：后尿道损伤的病理分期　　副高：熟练掌握　正高：熟练掌握

（1）损伤期　损伤后72小时之内。此期的病理生理改变是出血和创伤性休克，尿道组织破坏和缺损，尿道失去完整性和连续性，引起排尿困难和尿潴留，血液和尿液经损伤处外渗到耻骨后间隙和膀胱周围。

（2）炎症期　闭合性尿道损伤后72小时到3周，开放性尿道损伤有时虽未达72小时，有明显感染迹象者也称炎症期。全身病理生理变化以中毒和感染为主，可出现高热和血白细胞增多。

（3）狭窄期　尿道损伤3周后损伤部位炎症逐渐消退，纤维组织增生，瘢痕形成，导致尿道狭窄，称创伤性尿道狭窄。

知识点4：后尿道损伤的临床表现　　副高：熟练掌握　正高：熟练掌握

（1）休克　骨盆骨折所致后尿道损伤常合并其他内脏损伤，一般较严重。骨盆骨折、后尿道损伤、前列腺静脉丛撕裂及盆腔内血管损伤等，均可导致大量出血，引起创伤性、失血性休克。

（2）尿道滴血及血尿　为后尿道损伤最常见症状，多表现为尿初及终末血尿或小便终末滴血。

（3）疼痛　后尿道损伤疼痛可放射至肛门周围、耻骨区及下腹部，直肠指检有明显压痛，骨盆骨折者骨盆有叩压痛及牵引痛，站立或抬举下肢时疼痛加重，耻骨联合骨折者耻骨联合处变软，有明显压痛、肿胀。

（4）排尿困难及尿潴留　严重挫伤或尿道破裂者，因局部水肿或外括约肌痉挛而发生排尿困难，有时在数次排尿后出现完全尿潴留，尿道断裂者因尿道已完全失去连续性而完全不能排尿，膀胱充盈，有强烈尿意，下腹部膨隆。

（5）血肿及淤斑　伤处皮下见淤斑。后尿道损伤血肿一般位于耻骨后膀胱及前列腺周围，严重者引起下腹部腹膜外血肿而隆起，有尿生殖膈破裂者血肿可蔓延至会阴、阴囊部。

（6）尿外渗　盆腔内尿外渗可出现直肠刺激症状和下腹部腹膜刺激症状。尿外渗未及时处理或继发感染，导致局部组织坏死、化脓，出现全身中毒症状甚至全身感染，局部坏死后可能出现尿瘘。

知识点5：后尿道损伤的诊断　　副高：熟练掌握　正高：熟练掌握

（1）直肠指诊　在尿道损伤的诊断中具有重要意义，可以判断后尿道损伤的程度以及是否合并直肠肛门损伤。后尿道损伤时前列腺位置升高，有浮动感。指套有血迹或有血性液体溢出，提示直肠有损伤或膀胱尿道直肠间有贯通伤。骨折导致耻骨或坐骨支移位，有时在直肠指诊时可触及。

（2）尿道造影 怀疑后尿道损伤时逆行尿道造影是首选的诊断方法。逆行尿道造影可以清晰和确切地显示后尿道损伤部位、程度和各种可能的并发症，是一种最为可靠的诊断方法。

（3）膀胱尿道镜检查 是诊断后尿道损伤最为直观的方法，单纯的急症诊断性膀胱尿道镜检查尽量不做，应由经验丰富的泌尿外科医师进行，同时做好内镜下尿道会师术的准备，用比膀胱镜细的输尿管镜检查尿道更有优势。

（4）CT和MRI检查 在诊断尿道损伤本身的意义不大，但可详细了解骨盆骨折、阴茎海绵体、膀胱、肾及其他腹内脏器的损伤。

知识点6：后尿道挫伤的治疗 副高：熟练掌握 正高：熟练掌握

轻微挫伤、出血不多、排尿通畅者仅需以抗生素预防感染。出血较多者，局部加压与冷敷，排尿困难或尿潴留者保留导尿3~7天。试插导尿管失败者，可行单纯耻骨上膀胱造瘘，1周左右即可痊愈。

知识点7：后尿道裂伤的治疗 副高：熟练掌握 正高：熟练掌握

试插导尿管成功者留置2~4周，不能插入导尿管者行耻骨上膀胱造瘘，2~3周后试排尿和行排泄性膀胱尿道造影，若排尿通畅无尿外渗可拔除膀胱造瘘管，尿道会师术也可以用于治疗后尿道破裂，尿道会师法置入一18~20号气囊导尿管，气囊充水25~30ml，稍加牵引，使前列腺向尿生殖膈靠拢，一般牵引5~7天。导尿管留置3~4周。以后根据排尿情况进行尿道扩张。

知识点8：后尿道断裂的治疗 副高：熟练掌握 正高：熟练掌握

（1）急诊开放性吻合手术 仅在下列情况下进行：①有开放性伤口；②合并有骨盆内血管损伤需要开放手术；③合并的骨折或骨折引起的出血等情况需手术处理者；④合并有膀胱破裂；⑤合并直肠损伤。

（2）膀胱造瘘，二期尿道修复 耻骨上膀胱穿刺或开放造瘘，3~6个月后再行后尿道修复成形术是国外后尿道断裂治疗较为流行的治疗方法。

（3）窥视下尿道内会师术 运用导丝引导置入导尿管治疗后尿道断裂。

第六章 尿道狭窄

第一节 外伤性尿道狭窄

知识点1：外伤性尿道狭窄的发病情况 副高：熟练掌握 正高：熟练掌握

外伤性尿道狭窄是尿道外伤的后期并发症。尿道外伤后，损伤的尿道及尿道周围组织形成的瘢痕和瘢痕本身收缩，尿道管腔内径变小，影响排尿。外伤性尿道狭窄的部位以球部尿道最多，占50%以上，后尿道次之，占40%左右，悬垂部尿道最少，不到10%。跨骑伤所致尿道狭窄多见于球部尿道；骨盆骨折所致狭窄多在膜部或球膜部交界处；尿道内器械损伤所致狭窄多发生于球部或膜部。

知识点2：外伤性尿道狭窄的病因 副高：熟练掌握 正高：熟练掌握

（1）前尿道损伤造成尿道狭窄　①前尿道损伤时尿道黏膜连续性破坏，局部出血、尿外渗等引发炎症反应，波及尿道黏膜下的尿道海绵体或尿道海绵体本身有损伤导致结缔组织增生和纤维化形成尿道黏膜和尿道海绵体瘢痕，瘢痕的增生和收缩都可引起尿道管腔变小产生尿道狭窄。②尿道外伤手术时吻合对合差、留置尿管过粗，尿道扩张时损伤和局部感染未控制等都是促进尿道狭窄发生的因素。

（2）后尿道损伤造成尿道狭窄　后尿道损伤时发生尿道狭窄往往是尿道膜部或球膜部交界处断裂后，两断端分离，即使有些病例已行会师性手术，两断端间由于没有完全靠拢，两断端间血肿纤维化或其他组织形成瘢痕，形成独特的外伤性后尿道断端间瘢痕性狭窄，经尿道前列腺电切除后有时也可能形成后尿道狭窄。

知识点3：外伤性尿道狭窄的分类 副高：熟练掌握 正高：熟练掌握

（1）前尿道狭窄　狭窄部在膜部尿道的远段。

前尿道单纯性狭窄：单发狭窄长度在3cm以内，无并发症。

前尿道复杂性狭窄：①狭窄长度超过3cm；②两处以上狭窄；③有结石、憩室、炎症性息肉、尿道炎或尿道周围炎、慢性尿瘘等并发症；④有假道。

（2）后尿道狭窄　狭窄部位在膜部尿道及前列腺部尿道。

后尿道单纯性狭窄：后尿道单发狭窄无并发症，狭窄长度2cm以内，括约肌功能正常。

后尿道复杂性狭窄：①狭窄长度超过2cm；②有结石、炎症性息肉、憩室、尿道直肠瘘等并发症；③尿道括约肌功能障碍；④有假道；⑤有严重骨盆畸形；⑥并发耻骨骨髓炎；

⑦接近膀胱颈的高位狭窄。

知识点4：外伤性尿道狭窄的临床表现 副高：熟练掌握 正高：熟练掌握

（1）排尿困难 轻者尿线稍细，排尿时间延长；尿线可呈扁状或分叉，重者尿不成线，呈滴沥状。接近尿道外口的狭窄，尿线细而射程远。球部尿道或后尿道狭窄，尿线无力，严重者一次排尿需反复增加腹压，尿液呈断续性滴沥。随着道尿肌代偿功能不全，可出现残余尿、慢性尿潴留和充盈性尿失禁等。

（2）感染 感染急性发作期全身寒战、高热、白细胞增加等。尿道周围蜂窝织炎表现为会阴部红肿、压痛，形成脓肿后可自行穿破皮肤形成尿瘘，尿瘘位于尿道外括约肌远端者仅排尿时瘘口有尿液溢出，位于近端者尿液持续溢出。急性附睾睾丸炎时，阴囊红肿、疼痛，常有全身症状。

（3）肾功能损害 少数尿道狭窄患者因长期慢性尿道梗阻可导致慢性尿潴留和双侧上尿路积水，出现慢性肾功能不全，最终出现慢性肾衰竭。患者食欲缺乏、贫血、高血压、全身水肿等。

（4）性功能障碍和男性不育 ①尿道狭窄并发双侧附睾睾丸炎时致梗阻性无精症；②多发性阴囊会阴部尿瘘和狭窄程度严重者，可出现射精后精液排出障碍；③长段前尿道狭窄引起的严重阴茎下曲畸形等，可使患者无法性交及阴茎勃起功能障碍；④骨盆骨折后尿道狭窄患者可出现射精和阴茎勃起功能障碍。

（5）尿液改变 狭窄严重者，可出现显微镜下血尿，甚至肉眼血尿。并发炎症、结石、瘘道等并发症者，可出现脓尿。

（6）其他 慢性尿道狭窄长期下尿路梗阻的患者可出现慢性尿潴留而膀胱充盈或巨大膀胱憩室，表现为下腹部肿块或肾积水表现（上腹部肿块）。长期依靠增加腹压帮助排尿可引起疝、痔和脱肛等。

知识点5：尿道触诊 副高：熟练掌握 正高：熟练掌握

沿尿道仔细触摸，可扪及狭窄部的尿道硬结，狭窄短者呈结节状，长者呈索状。注意有无压痛，尿道口有无脓性分泌物。压痛明显、有分泌物时，表明尿道有炎症存在，注意尿道海绵体与周围组织有无粘连，尿道周围组织瘢痕的范围。

知识点6：肛门直肠检查 副高：熟练掌握 正高：熟练掌握

直肠指检注意前列腺部瘢痕的范围。若前列腺有明显向上移位，说明尿道狭窄缺损较长，估计手术由会阴部显露尿道近端比较困难。前列腺检查对前列腺憩室、结石、脓肿等并发症的诊断十分重要。尤应注意后尿道与直肠的关系，直肠指检时，前壁软而有一定活动度，如果僵硬而固定，则说明前列腺与直肠粘连严重，手术中损伤直肠的机会增加。如有膀胱造口，可借助尿道探子由尿道内口插入尿道，探子垫在尿道内，检查直肠与后尿道的关系更加清楚，能明确狭窄的近端。有尿道直肠瘘者，除可直接触到瘘口外，直肠镜检查可进一步确定瘘口的位置、炎症状况等。

知识点7：外阴及阴囊检查　　副高：熟练掌握　正高：熟练掌握

外阴检查应注意皮肤有无炎症，炎症的性质、尿瘘的位置、瘢痕的范围、阴囊的舒展性、有无湿疹、淋巴水肿等。尤其是尿道狭窄范围较长需要进行尿道成形术者，外阴及阴囊检查更显重要，因手术必须根据阴囊、外阴的情况来设计。

知识点8：膀胱及骨盆检查　　副高：熟练掌握　正高：熟练掌握

注意了解膀胱大小，超声波测定残余尿量。原手术切口的位置。骨盆有无畸形，这对后尿道狭窄的治疗甚为重要，腹部瘢痕严重或曾多次手术者，尤其有骨盆损伤而有畸形者，尿道的近端可能有移位，其周围瘢痕必然严重。

知识点9：尿道探子检查　　副高：熟练掌握　正高：熟练掌握

可确定狭窄部位、程度和长度，因此，十分重要。由尿道外口将尿道探子送入尿道，狭窄处探子受阻，由此确定狭窄远端。尿道探子由大号开始，逐渐向小号探子过渡。狭窄部能通过探子的号数，即为尿道狭窄部位的宽度，这样也就确定了狭窄的程度。如有耻骨上膀胱造口，同时用两根探子作会师检查：一根探子由尿道外口向内插入，另一根探子经由耻骨上膀胱造口插入尿道内口，两根探子会师，再通过直肠指检，确定两根探子顶端的距离，明确狭窄的长度。

知识点10：尿道造影检查　　副高：熟练掌握　正高：熟练掌握

是诊断尿道狭窄的首选方法，能在造影片上清晰地显示狭窄部位、程度、长度和各种并发症。对于不严重的前尿道狭窄，可选择逆行尿道造影。但严重者，造影剂不能通过狭窄部位，不能确定狭窄的长度。尤其是后尿道狭窄，造影剂通过外括约肌时，有时呈细线状，有时根本不能通过，常误认为该处有狭窄。因此，为使狭窄的近端尿道得到充盈，应行排尿性膀胱尿道造影或两种方法同时使用。

知识点11：尿道超声检查　　副高：熟练掌握　正高：熟练掌握

是诊断前尿道狭窄安全、可靠的方法。当尿道狭窄时，纤维化的尿道海绵体限制了尿道腔的伸展性，超声显示无回声区的尿道腔变狭窄，稍强回声的尿道海绵体回声增强，厚度增加；如有严重狭窄或瘢痕形成时伴有声影。纤维化的尿道海绵体与正常阴茎海绵体分界清晰，通过超声仪上光标可准确测量狭窄的长度及狭窄腔的直径，判断狭窄程度。超声可清晰显示与尿道及会阴部有关的病理结构，如尿道结石、尿道周围脓肿、憩室、瘘管及假道等。

知识点 12：MRI 检查　　副高：熟练掌握　正高：熟练掌握

目前 MRI 一般仅用于骨盆骨折后尿道损伤的诊断，在矢状面和冠状面上后尿道显示清晰，可显示出前列腺尖向前后、上下移位的程度，尿道缺损长度，耻骨后血肿的大小、纤维化程度。

知识点 13：尿道膀胱镜检查　　副高：熟练掌握　正高：熟练掌握

在尿道成形手术前应行尿道膀胱镜检查，观察狭窄两断端尿道情况，估计“灰色尿道”的长度，排除膀胱或者尿道肿瘤，进一步明确尿道狭窄的诊断，并与影像学表现相比较。

知识点 14：外伤性尿道狭窄的治疗原则　　副高：熟练掌握　正高：熟练掌握

（1）积极治疗尿道及尿道周围感染。

（2）以恢复尿道的解剖连续性和完整性为原则，尽量避免施行永久性尿路改道手术。避免在治疗过程中发生新的并发症。

（3）对狭窄长度<2cm 的单纯性尿道狭窄均可先试用尿道扩张术，如果年扩张次数超过 2 次者应考虑其他手术治疗。

（4）长段（>2cm）、多段及复杂性尿道狭窄首选开放尿道成形术。

（5）阴茎部尿道狭窄段较长者禁忌狭窄段切除、尿道对端吻合术。

（6）球部尿道狭窄一般不做尿道内切开术。

（7）游离瓣一期尿道成形术要求移植床瘢痕较少，血供较好，一般只适应于尿道外口及舟状窝（龟头部尿道）狭窄和球部尿道狭窄，而游离瓣分期尿道成形术适应证较宽，可用于几乎所有前尿道各段的重建。

知识点 15：尿道扩张术　　副高：熟练掌握　正高：熟练掌握

（1）适应证　①尿道损伤经治疗后排尿正常，1 年内可进行尿道扩张 1~2 次，用以了解尿道的情况，1 年后如排尿仍保持正常，可不必再进行扩张；②尿道损伤愈合后，虽有排尿困难，但经一次尿道扩张后，足以维持一定时间的正常排尿，后尿线又逐渐变细者，可定期进行扩张，间隔的时间，视情况而定；③尿道损伤或外伤性尿道狭窄手术后，出院前尿道扩张 1 次，以后根据排尿情况，嘱患者按时接受尿道扩张术，如排尿正常、扩张顺利，手术后扩张 1~2 次即可；④尿道黏膜损伤，完全愈合后，每 1~2 周扩张 1 次，共 2~3 次，观察无排尿困难，即不需继续扩张。

（2）禁忌证　①F12 号尿道探子不能通过狭窄者；②排尿在扩张后只能维持 1~2 天或

仅数次正常排尿很快又出现排尿困难者；③尿道扩张后出现出血、疼痛、感染等并发症者；④有尿道瘘、尿道周围脓肿或尿道感染；⑤扩张后排尿困难不改善甚至加重，尿线变细者。

知识点 16：尿道内切开术　　副高：熟练掌握　正高：熟练掌握

尿道内切开术是指经尿道用冷刀切开狭窄瘢痕，松解瘢痕收缩以扩大尿道腔的方法。其基本原理为当冷刀切开狭窄瘢痕组织达周围松软的正常组织后，尿道腔才扩大并显露出无尿路上皮化的区域。每次尿道内切开术本身也是对尿道的一次损伤。单纯的尿道内切开术已很少应用。

知识点 17：尿道内切开及电切或电灼术　　副高：熟练掌握　正高：熟练掌握

冷切开同时电切尿道瘢痕组织是目前较多采用的方法，当瘢痕浅而少时，仅用冷刀切开即可。当瘢痕深而多时，可在冷切开后，加用电切或电灼术。

知识点 18：尿道瘢痕切除对端吻合术　　副高：熟练掌握　正高：熟练掌握

一期尿道狭窄瘢痕切除及对端吻合术是治疗外伤性尿道狭窄，特别是单纯性尿道狭窄的最好方法。可以很好地恢复尿道连续性和内径，术后通畅率最高和最持久，再狭窄率和并发症最少。最佳适应证为：①2~3cm 以内的往往是骑跨伤后的球部尿道狭窄；②骨盆骨折后膜部或球膜部交界处狭窄，对 1~2cm 以内悬垂部尿道狭窄。

知识点 19：开放尿道成形术　　副高：熟练掌握　正高：熟练掌握

对于复杂尿道狭窄，特别是长段狭窄，其他方法不能奏效者，可采用各种开放尿道成形术治疗。切除尿道狭窄瘢痕后，开放尿道成形术有两类方法，一是管状成形，另一是补片成形，前者分二期做效果好，若一期完成的手术，补片成形比管状成形效果好。

知识点 20：尿道拖入术　　副高：熟练掌握　正高：熟练掌握

是切除尿道及尿道周围瘢痕组织后，将近端尿道腔切开，远端尿道充分游离，直达球部尿道，甚至悬垂部尿道，将一导尿管插入远端尿道内约 5cm，并用可吸收线将远端尿道缝合固定于导尿管上，导尿管的另一端，经尿道近端插入膀胱内，再经膀胱拉出，固定于腹壁上，借导尿管的牵引作用，使远端尿道断端拖至近端尿道断端上，以重建尿道的连续性。

第二节 炎症性尿道狭窄

知识点1：炎症性尿道狭窄的分类 副高：熟练掌握 正高：熟练掌握

各种原因的尿道炎和尿道周围炎，均可导致炎症性尿道狭窄。临床上可分为特异性炎症性尿道狭窄和非特异性炎症性尿道狭窄，前者常见是淋病性尿道狭窄和结核性尿道狭窄。病理上分为尿道粘连性狭窄和尿道海绵体瘢痕收缩性狭窄两种。

一、淋病性尿道狭窄

知识点2：淋病性尿道狭窄的病因 副高：熟练掌握 正高：熟练掌握

淋病性尿道狭窄是淋球菌性尿道炎治疗不恰当所致的最严重的后遗症，常由于淋病性尿道炎慢性迁延和反复感染造成。

知识点3：淋病性尿道狭窄的病理 副高：熟练掌握 正高：熟练掌握

淋病性尿道狭窄部位多在前尿道。尿道外口及舟状窝为鳞状上皮细胞，对淋病双球菌的抵抗力强。阴茎部及球部尿道为柱状上皮，对淋病双球菌抵抗力较弱，而且有很多小窝及腺体，淋球菌易于在其内滋生。淋球菌感染，如未经治疗，则中性粒细胞逐渐被巨噬细胞及淋巴细胞所取代，黏膜增厚变硬。黏膜固有层的感染可引起结缔组织增生，如感染轻微或治疗及时，结缔组织逐步吸收后可恢复正常，若感染严重，治疗不当，增多的纤维组织可引起尿道狭窄。

知识点4：淋病性尿道狭窄的类型 副高：熟练掌握 正高：熟练掌握

淋菌性尿道狭窄常见4种类型：①膜状狭窄，狭窄呈薄膜状；②环状狭窄，狭窄长度在1cm以内；③管状狭窄，狭窄长度超过1cm，甚至可延及整个前尿道，其管腔可呈弯曲状或串珠状；④多发性狭窄。

知识点5：淋病性尿道狭窄的临床表现 副高：熟练掌握 正高：熟练掌握

主要症状为排尿困难。排尿困难的症状发展缓慢，初起时多不引起患者注意。多数患者有慢性淋病或慢性尿道炎症状，有尿频、尿急、排尿疼痛等。尿道口常被黏液性或脓性分泌物封住。并发尿道瘘者较多。长期慢性炎症使阴囊皮肤及会阴皮肤增厚，淋巴回流障碍。附睾炎、前列腺炎，精囊炎等生殖系统并发症亦相当常见。急性发作时，可有发冷、发热、血白细胞增多等全身症状。

知识点6：淋病性尿道狭窄的诊断 副高：熟练掌握 正高：熟练掌握

（1）仔细询问病史，这类患者几乎均有急性淋病史，以后逐渐发生排尿困难。

（2）需行康氏或华氏反应检查，以确定有无梅毒。

（3）通过尿道触诊、导尿检查、尿道探子检查及尿道造影检查，可进一步确定尿道狭窄的部位、程度和长度。

（4）有尿道分泌物者，应行显微镜检查、细菌培养及NG-PCR检查。

（5）尿液培养以明确有无尿路感染及细菌种类。

（6）老年患者应注意与前列腺梗阻性疾病鉴别，可以从病史、症状、直肠指检、尿道探子检查及膀胱一尿道造影等检查予以区别。

知识点7：淋病性尿道狭窄的治疗 副高：熟练掌握 正高：熟练掌握

淋病性尿道狭窄的治疗，除积极抗感染治疗外，原则上以尿道扩张为主，对不适于尿道扩张者，则行手术治疗。有效防治淋球菌性尿道炎是降低淋病性尿道狭窄发生率的根本措施。

二、结核性尿道狭窄

知识点8：结核性尿道狭窄的发病机制 副高：熟练掌握 正高：熟练掌握

结核性尿道狭窄是结核性尿道炎和结核性尿道周围炎进一步发展的结果。尿道结核多因前列腺及精囊结核直接蔓延到后尿道或因泌尿系结核引起尿道感染，阴茎结核也可侵及尿道。尿道感染结核菌后先于黏膜上形成结核结节，结节扩大互相融合形成溃疡，溃疡的基底有肉芽组织增生、纤维化引起尿道狭窄。

知识点9：结核性尿道狭窄的病理 副高：熟练掌握 正高：熟练掌握

结核性尿道狭窄可发生于尿道的任何部位，可局限于一处，亦可为多发性尿道狭窄或长段尿道狭窄。瘢痕狭窄形成后，多数患者尿道结核性病变并未治愈，尿道黏膜上仍有溃疡及结核结节，黏膜下组织及尿道周围仍然有结核性炎症浸润，甚至形成结核性脓肿。部分患者可并发尿瘘。结核性尿道狭窄的患者易并发膀胱阴道瘘，尿道狭窄使排尽时膀胱压力更高，有病变的膀胱易发生穿孔或破裂，形成瘘道。

知识点10：结核性尿道狭窄的临床表现 副高：熟练掌握 正高：熟练掌握

结核性尿道狭窄直接产生的症状是排尿困难、尿线变细、无力；严重者尿呈滴沥状态，少数患者因完全尿道梗阻无尿而急诊入院。不同于外伤性和淋病性尿道狭窄的是结核性尿道狭窄的排尿困难常伴有严重的尿道灼痛，并有结核性尿道炎的尿道刺激症状，排尿疼痛可向阴茎、睾丸、会阴部或肛门放射，有明显的血尿或脓尿，亦可出现尿道分泌物。结核性尿道狭窄局部常呈索状或结节状，多可触到并有压痛。前列腺多因严重结核病变而变硬、不平。有尿瘘者，常有稀薄脓性分泌物自瘘道口溢出，经久不愈。

知识点11：结核性尿道狭窄的诊断 副高：熟练掌握 正高：熟练掌握

（1）患者多有明显的泌尿生殖系统结核病史和症状，继之发生排尿困难。如果患病前既无尿道外伤史，又无淋病史，即应疑有结核性尿道狭窄。

（2）体格检查尿道粗硬或呈索状或有尿瘘者，结核性尿道狭窄的可能性更大。

（3）导尿检查及尿道炎可致尿道痉挛，发生排尿困难，结核性膀胱挛缩膀胱容量过小者，可出现尿失禁，类似于尿道狭窄的症状，但尿道器械可以经尿道插入膀胱。尿道狭窄者，器械在狭窄处受阻。应注意的是尿道器械检查应当做到轻柔小心。

（4）尿道造影检查更能提供狭窄的部位、程度和范围。尿道造影剂应选用刺激性较小的有机碘剂，浓度勿使用过高。

知识点12：结核性尿道狭窄的治疗 副高：熟练掌握 正高：熟练掌握

结核性尿道狭窄的治疗原则包括两个方面：治疗泌尿生殖系统其他主要结核病灶和解除尿道梗阻。

如果情况允许，则一般应在抗结核治疗及全身支持治疗的配合下，首先清除肾结核、附睾结核等病灶，等膀胱结核、前列腺结核、尿道结核逐渐愈合后，再彻底处理尿道狭窄。但若梗阻较重，则不应盲目等待上述结核病灶的愈合，仍应早日采取措施暂时解除尿道梗阻（肾造瘘术或膀胱造口术），使肾功能不致进一步受损。如果患者入院时已呈垂危状态或已有氮质血症，则应紧急施行肾造瘘术，使一般情况好转后，再处理肾结核、附睾结核等病灶，最后再根据具体情况，考虑选择解除尿道梗阻的治疗措施。

三、非特异性炎症尿道狭窄

知识点13：非特异性炎症尿道狭窄的病因 副高：熟练掌握 正高：熟练掌握

非特异性尿道炎虽较常见，但由此引起的尿道狭窄不多。如炎症过重，反复发作与迁延不愈，引起尿道黏膜坏死、溃疡、最后瘢痕增生与挛缩而形成狭窄。

知识点14：反复包皮龟头炎所致的炎症性尿道外口及阴茎部尿道狭窄
副高：熟练掌握 正高：熟练掌握

这类患者都有包茎，包皮外口小，有些呈针尖样，包皮垢和尿液积聚于包皮内，发生感染后尿道外口与龟头红肿，糜烂及溃疡，脓液引流不畅，尿道外口黏膜反复发炎，瘢痕增生，形成环状狭窄。包皮亦因炎症而增厚，有时包皮与龟头有广泛粘连，炎症可局限于尿道外口，亦可向舟状窝及阴茎部尿道发展，结果产生尿道外口及阴茎部尿道狭窄。出现排尿困难，严重者可引起慢性尿潴留和上尿路积水。防治措施是及时治疗包茎。已形成狭窄者，行尿道外口切开术。

知识点15：因留置导尿管不当所致的炎症性尿道狭窄

副高：熟练掌握　正高：熟练掌握

留置导尿管引起尿道狭窄，几乎仅见于男性，部位多在前尿道，尤多见于阴茎阴囊交界处。预防措施是留置导尿管勿过粗、过硬，时间不要过长，如需牵引气囊导尿管，应注意牵引角度，勿使其对阴茎阴囊交界处形成压迫。不作牵引的留置导尿，将导尿管固定于下腹部正中，使阴茎耻骨前弯曲消失，避免导尿管远端往返滑动及因重力作用下坠加重对尿道弯曲处的压迫损伤，使用较细的硅胶导尿管能显著降低该类尿道狭窄的发生率。

第七章 尿道结石

第一节 尿道结石的临床表现

知识点1：尿道结石的发病情况 副高：熟练掌握 正高：熟练掌握

大部分尿道结石发生在男性。在贫穷的国家和地区，由于膀胱结石发病率较高，尿道结石也为常见疾病。占泌尿系统结石的10%。

尿道结石多数来源于膀胱和上尿路，所以其成分与膀胱结石或上尿路结石的成分一致。男性尿道结石易停留在前列腺部尿道、球部尿道或舟状窝处，女性尿道结石偶见嵌顿于尿道口，结石也可以原发于尿道狭窄近端或者尿道憩室中。

知识点2：排尿症状 副高：熟练掌握 正高：熟练掌握

排尿痛、排尿困难、甚至尿潴留。疼痛一般为钝痛，也可为剧痛，并常可放射至阴茎头。前尿道结石的疼痛常局限于结石嵌顿处，后尿道结石疼痛常放射至会阴或肛门。结石突然嵌入尿道内，亦可引起剧痛、排尿中断、急性尿潴留、尿外渗等严重症状。

知识点3：感染症状 副高：熟练掌握 正高：熟练掌握

局部感染引起剧烈疼痛，可导致炎症、溃疡、脓肿或狭窄，严重者可有瘘管形成、会阴脓肿等，后尿道结石嵌顿，可引起急性附睾炎。

知识点4：尿道分泌物 副高：熟练掌握 正高：熟练掌握

患者常有终末或初始血尿，有时有血性分泌物，严重者可以有尿道溢血，继发感染时有脓性分泌物。

知识点5：尿道硬结 副高：熟练掌握 正高：熟练掌握

前尿道结石可于局部们及硬结并有压痛，后尿道结石可于会阴部或直肠指诊时扪及硬结，女性患者经阴道可扪及。

知识点6：其他症状 副高：熟练掌握 正高：熟练掌握

结石长期对局部的刺激，可引起尿道炎症、狭窄、尿道周周脓肿及尿道皮肤瘘、尿道直肠瘘，甚至引起一系列上尿路损害。后尿道结石可产生性交痛及性功能障碍。

第二节 尿道结石的诊断与鉴别诊断

知识点1：病史及体检　　副高：熟练掌握　正高：熟练掌握

患者既往可能有肾绞痛病史及尿道排出结石史。男性患者如发生排尿困难，排尿疼痛者，应考虑此病。男性前尿道结石在阴茎或会阴部可以摸到结石，后尿道结石可经直肠摸到。女性患者经阴道可摸到尿道憩室内结石。

知识点2：X线检查　　副高：熟练掌握　正高：熟练掌握

X线平片见不透光结石影、同时需要作KUB和IVU，以了解泌尿系统全面情况，并有助于了解尿道结石来源。如无上尿路结石或膀胱结石，则应做尿道造影以发现有无尿道狭窄、憩室等原发性尿道病变。

知识点3：尿道探子检查　　副高：熟练掌握　正高：熟练掌握

尿道能感到探子接触到结石并能感到有摩擦音。

知识点4：尿道镜检查　　副高：熟练掌握　正高：熟练掌握

可以直接观察结石及尿道并发症，同时可以处理结石。

知识点5：尿道结石的鉴别诊断　　副高：熟练掌握　正高：熟练掌握

（1）尿道狭窄　往往无肾绞痛发作及尿砂石史，而有其原发病因，如损伤、炎症或先天性、医源性等原因，其排尿困难为非突发性。尿道探子可于狭窄部位受阻而无触石感。X线平片无结石阴影，尿道造影可显示狭窄段。

（2）尿道异物　有明确病因，X线检查可见充盈缺损或异物阴影。尿道镜检查可见异物。

第三节 尿道结石的治疗

知识点1：尿道结石的治疗原则　　副高：熟练掌握　正高：熟练掌握

治疗目的是去除结石，治疗尿道原发病及并发症。

（1）新近进入尿道内的较小的继发尿道结石，如尿道无明显病变，结石有自行排出之可能，应促其排出，可服用利尿消炎排石中药，尿内注入液体石蜡，增加润滑也有助排石。

（2）前尿道位于尿道外口和舟状窝的结石可向尿道内注入麻药、液体石蜡后用挤压法、钳夹法、钩出法将结石取出。切忌盲目钳夹牵拉或粗暴地企图用手法挤出，否则，会造成尿道黏膜的广泛损伤，继发炎症、狭窄。位置较深者，可插入细橡胶导尿管于结石停留之处，低压注入润滑剂数毫升，排尿时可能将结石冲出。

（3）嵌于后尿道不久的结石，可用探杆或膀胱镜、尿道镜将结石推至膀胱再行碎石。使用钬激光、气压弹道或超声碎石都有很好的碎石效果。

（4）开放性手术取石适用于尿道结石过大，或嵌顿已久，经以上治疗失败者。要注意取石后发生尿道狭窄的可能。

知识点2：尿道结石并发症及原发病的处理　　副高：熟练掌握　正高：熟练掌握

开放手术和腔内技术治疗尿道结石术后并发症及原发病处理要点有：①尿道憩室及尿道狭窄应同时切除并修复尿道，尿道狭窄可先经尿道切开狭窄再行取石。②尿道结石并发急性尿潴留，应作紧急处理。③合并尿道周围脓肿、尿外渗、尿道瘘时，前两者须立即切开引流，有排尿困难或尿瘘者，应行耻骨上膀胱造瘘，待局部炎症消退后再手术取石。尿瘘不愈合者，应切除瘘管，修补尿道。

第八章　女性尿道疾病

第一节　尿 道 口 炎

知识点1：尿道口炎的发病情况　　副高：掌握　正高：掌握

尿道口炎是发生在尿道口部位的炎症，可能为尿道炎的外部表现，多为非特异性细菌感染，亦可由淋病双球菌、滴虫等引起。女性尿道口炎多继发于邻近组织或器官的炎症，如阴道炎、子宫颈炎及外阴炎、亦可继发于尿路感染，反复发作可引起尿道外口狭窄。

知识点2：尿道口炎的病因　　副高：掌握　正高：掌握

病原体大多为非特性感染性细菌，如大肠杆菌、葡萄球菌，此外，淋球菌、滴虫也可引起。

知识点3：尿道口炎的病理　　副高：掌握　正高：掌握

女性由于解剖及生理特点，尿路感染发病率较高。继发于膀胱及上尿路感染者，多先并发尿道炎，随后出现尿道口炎。邻近器官组织炎症如妇科炎症可累及尿道外口而出现炎症。此外，尿道本身疾病如尿道肉阜、尿道黏膜脱垂，擦伤后亦可发生尿道口炎。

知识点4：尿道口炎的临床表现　　副高：掌握　正高：掌握

（1）尿道口有烧灼样疼痛，活动及排尿时尤为明显。

（2）急性期尿道口常有分泌物，呈浆液性或血性。淋病性尿道口炎则为脓性分泌物。

（3）尿道口及其周围红肿、压痛、有脓性分泌物，严重时发生黏膜糜烂。慢性者有肉芽组织增生及纤维变性。

知识点5：尿道口炎的实验室检查　　副高：掌握　正高：掌握

（1）中段尿培养及尿三杯试验可判断有无膀胱及上尿路感染。

（2）对尿道口分泌物及阴道分泌物进行细菌培养及涂片染色检查，或分泌物滴虫检查，可确定病原体。

知识点6：尿道口炎的治疗 副高：掌握 正高：掌握

（1）药物治疗　症状明显或病原体确定者，选用有效的抗菌药物治疗。治疗诱发尿道口炎的病灶，如尿路感染及妇科炎症。常用的药物有诺氟沙星、SMZco、环丙沙星、替硝唑等。

（2）局部治疗　以1/5000高锰酸钾溶液清洗外阴及尿道口部，每日2次。以百多邦、金霉素、四环素或其他抗生素软膏涂布于尿道口，每日2次。局部疼痛明显者，可涂以1%丁卡因软膏或1%普鲁卡因溶液，每日1~2次。

第二节　女性尿道炎

知识点1：女性尿道炎的病因 副高：掌握 正高：掌握

由于女性尿道的解剖及生理特点，女性尿道炎发病率高，任何年龄均可发生。尿道炎可分为特异性尿道炎和非特异性尿道炎。后者最为常见，又分为急性和慢性尿道炎两类。感染途径有上行性感染和下行性感染。引起女性尿道炎的病原体有肠道细菌（大肠杆菌、变形杆菌、粪链球菌等）、淋球菌、结核杆菌、阴道滴虫及支原体。

知识点2：女性尿道炎的病理 副高：掌握 正高：掌握

急性尿道炎时尿道黏膜有明显充血、水肿，严重时黏膜可发生糜烂及溃疡，有大量分泌物。慢性尿道炎时尿道黏膜仅轻度充血、水肿，分泌物少，但黏膜可增生肥厚，可形成假性息肉，尿道周围腺体有慢性炎症，最后可致尿道口狭窄，尿道管腔缩窄。

知识点3：急性尿道炎的诊断 副高：掌握 正高：掌握

（1）临床表现　①多数患者有淋病双球菌病史及感染诱因。②尿频、尿急和尿道疼痛，有初始脓尿及血尿。③压迫尿道有脓性分泌物流出。

（2）实验室检查　①尿三杯试验：第一杯内有脓细胞及红细胞，第二、三杯基本正常。②尿道分泌物涂片革兰染色检查及细菌培养，可找到病原体。

知识点4：慢性尿道炎的诊断 副高：掌握 正高：掌握

（1）临床表现　①有急性尿道炎的病史。②持续性或反复发作性尿频、尿急及排尿困难。③阴道指检，有后尿道增厚感和触痛。

（2）实验室检查　①尿常规和中段尿培养大多正常。但慢性非特异性尿道炎，初始尿培养细菌量明显比中段尿培养多。②尿道分泌物及子宫颈分泌物涂片革兰染色，若发现革兰阴性双球菌，可确定为慢性淋病尿道炎。③滴虫性尿道炎尿中可找到滴虫。

(3) 特殊检查　尿道镜检查可见尿道黏膜充血、水肿，或有肉芽增生及纤维变性。膀胱镜检查可发现膀胱三角区呈炎症改变。

知识点5：急性尿道炎的治疗　　副高：掌握　正高：掌握

(1) 药物治疗　尽早应用合适的抗生素或化学药物，它根据致病病原体及其药敏程度而定。主要有头孢菌类、喹诺酮类及氨基苷类等，必要时可同时服用替硝唑。

(2) 对症治疗　用解痉药物可减轻疼痛，如口服普鲁苯辛，15mg，3次/天。同时多饮水，增加尿量，以达到冲洗及引流的作用。

知识点6：慢性尿道炎的治疗　　副高：掌握　正高：掌握

(1) 根据致病的病原体，选用适当抗生素。

(2) 有原发性尿道病变，如尿道异物、尿道憩室、尿道旁腺囊肿等应予治疗。

(3) 局部治疗可用5%~10%弱蛋白银或α-糜蛋白酶、卡那霉素稀释液尿道灌注，也可用1%新霉素冲洗尿道。滴虫性膀胱尿道炎可口服甲硝唑，并用0.1%硝酸银持续冲洗，连续三天，一般滴虫可转阴性。但为了防止复发，应对滴虫性阴道炎进行彻底治疗。

(4) 若尿道外口或尿道内有狭窄，应做尿道扩张术或尿道内切开术。

第三节　尿道旁腺炎

知识点1：尿道旁腺炎的概念　　副高：掌握　正高：掌握

尿道旁腺是女性尿道下端群集于尿道两侧尿道黏膜下层的小腺体。尿道旁腺炎往往继发于尿道的非特异性细菌或淋球菌感染，又可以成为慢性尿道感染时隐藏细菌的病灶。

知识点2：尿道旁腺炎的诊断　　副高：掌握　正高：掌握

(1) 疼痛　女性尿道口处肿痛。

(2) 排尿困难　慢性尿道旁腺炎可致尿道远端狭窄，排尿困难，尿线细而无力。

(3) 体检　于尿道口一旁或两旁扪及波动、压痛，亦可自腺管口挤出脓液或石灰质样凝块。

知识点3：尿道旁腺炎的治疗　　副高：掌握　正高：掌握

(1) 据病原菌选用敏感抗生素；衣原体、支原体感染可用四环素、红霉素、氧氟沙星；淋菌性感染可用大观霉素等。

(2) 抗胆碱能药物和α-受体阻断剂治疗可缓解症状。

（3）定期尿道扩张对尿道狭窄者有一定疗效，但应在炎症控制后进行。

（4）对尿道旁腺炎合并囊肿和脓肿者，可手术切除或切开引流。

第四节 尿道黏膜脱垂

知识点1：尿道黏膜脱垂的概念 副高：掌握 正高：掌握

尿道黏膜脱垂又称尿道黏膜外翻，是指尿道黏膜及黏膜下组织脱出并外翻于尿道口之外，是较少见的女性尿道疾病。多发生于5~13岁女性儿童及下运动神经元受损的瘫痪患者。

知识点2：尿道黏膜脱垂的病因 副高：掌握 正高：掌握

病因主要由于先天性尿道发育薄弱，或受损（如产伤），或绝经后雌激素降低，全身衰弱，尿道周围组织萎缩、松弛以至黏膜翻出。发病诱因常在剧烈腹压增加后，如咳嗽、便秘、腹泻及分娩等；其他如膀胱及尿道结石，或肿瘤的直接压迫也可诱发。

知识点3：尿道黏膜脱垂的病理 副高：掌握 正高：掌握

女性尿道短、管腔宽大，向下垂直，若周围组织缺陷，尿道各肌层间连接不良，在腹压增加时，膀胱压力亦增高，使远端尿或环状翻出于尿道口外，形成尿道黏膜脱垂。脱垂的黏膜可发生充血、水肿，血管栓塞，甚至完全坏死，亦可继发感染，出现糜烂或溃疡。

知识点4：尿道黏膜脱垂的临床表现 副高：掌握 正高：掌握

（1）可有尿频、尿急及排尿疼痛等尿路刺激症状。

（2）尿道外口可见红色略紫的肿块，大小不等，表面湿润光滑，质软，一般无胀痛。若脱垂黏膜发生嵌顿时，肿块可呈暗红色或青紫色，甚至坏死或合并感染，发生糜烂及溃疡，触之易出血。

（3）导尿管可从肿块中央插入尿道。

知识点5：尿道黏膜脱垂的治疗 副高：掌握 正高：掌握

（1）保守治疗　对于行经前的女孩、轻度黏膜脱垂者，可先采用保守治疗。应用抗生素，局部涂雌激素油膏及热水坐浴。绝经期妇女可口服雌激素，如利维爱等，并行脱垂复位。

（2）手术治疗　适用于保守治疗无效、黏膜脱垂明显者，尤其嵌顿性脱垂者。手术方法一般采用环形切除。切除时勿用力向外牵拉尿道黏膜，以免切除过多。也有用环扎术：

尿道内置一导尿管，在脱出黏膜的基底部用4号丝线绑扎于导尿管上，让其坏死脱落。

（3）放射式电凝　在脱垂的黏膜四周做放射式电凝，每两周一次，数次后因纤维化而回缩。

第五节　尿道憩室

知识点1：尿道憩室的概念　　副高：掌握　正高：掌握

尿道憩室是尿道周围有囊腔并与尿道相通。此病并不多见。30～40岁的女性发病率最高。

知识点2：尿道憩室的病因　　副高：掌握　正高：掌握

女性尿道憩室可分为先天性和后天性两种。先天性憩室多为中肾导管未闭与尿道穿通而形成。后天性憩室则为尿道腺、尿道旁腺感染扩张、梗阻和产伤所致尿道损伤，极少数由癌肿、膀胱炎引起。

知识点3：尿道憩室的病理　　副高：掌握　正高：掌握

女性尿道憩室可为真性憩室和假性憩室。前者有完整的肌层，以先天性居多；后者无肌层，以后天性居多。憩室位于尿道的中1/3及外1/3处，居尿道后壁或侧壁。内壁覆盖鳞状上皮或移行上皮细胞。憩室可为单房、多发，或一房数口，大小不一。憩室口很小，憩室内常易并发感染、结石，造成上行感染，成为尿路感染的原因。

知识点4：尿道憩室的临床表现　　副高：掌握　正高：掌握

（1）少数患者可无任何症状。

（2）50%患者表现为慢性反复性尿频、尿急、尿痛、尿失禁或排尿困难。有反复尿路感染史。巨大憩室可出现血尿、性交疼痛及性交困难。

（3）阴道前壁可扪及触痛性的软性肿块，按压肿块后有脓液自尿道口流出而肿块缩小。憩室伴有结石者可扪及结石，并发肿瘤，则肿块坚硬。

知识点5：尿道憩室的诊断　　副高：掌握　正高：掌握

（1）实验室检查　尿常规及尿培养检查明确有否尿路感染及指导临床用药。

（2）尿道镜检查　确定诊断。按摩憩室时镜下观察，可见脓液自憩室口外流。

（3）尿道造影　用改良双腔双球导尿管可将尿道两端的内外口均堵塞，然后注入造影剂可清楚地显示憩室。

知识点6：尿道憩室的治疗及预后 副高：掌握 正高：掌握

可经阴道前壁行憩室切除术。手术治疗后，如未损伤尿道外括约肌则预后良好。少数患者可并发尿道阴道瘘。

第六节 女性尿道综合征

知识点1：女性尿道综合征的概念 副高：掌握 正高：掌握

女性尿道综合征是指有下尿路刺激症状，而无明显膀胱、尿道器质性病变及菌尿的一组症候群的总称，并非一种疾病。本病任何年龄均可发生，发病率很高，多见于已婚中青年女性。

知识点2：女性尿道综合征的病因 副高：掌握 正高：掌握

病因尚未能完全阐明，目前的研究表明主要与以下原因有关：

（1）泌尿系统感染 患者尿道口组织的病理改变均为慢性炎症反应。多数患者尿培养可能阳性，46%为大肠杆菌，18%为衣原体，厌氧菌培养可增加阳性发现，32%患者病因不确切。

（2）尿道梗阻 如膀胱颈梗阻、尿道远端周围组织纤维化或括约肌痉挛导致远端尿道缩窄。

（3）尿道外口解剖异常 如尿道处女膜融合、处女膜伞、小阴唇融合等。

（4）神经功能异常 损伤、感染、X线照射等引起尿道内纤维组织增生，使神经发生异常反射。

（5）心理因素 如紧张焦虑、多疑及内向等心理状态是尿道综合征的易感因素。

（6）其他 如免疫因素、雌激素水平下降、镁离子缺乏、医源性因素等。

知识点3：女性尿道综合征的临床表现 副高：掌握 正高：掌握

（1）下尿路刺激症状 如尿频、尿急、尿痛或排尿困难等。

（2）疼痛 可表现为尿道疼痛，下腹坠胀，耻骨上区疼痛，腰痛或性交痛。

（3）发病特征 症状常突然发生，周期性发作，发作周期不定，病程长短不一。患者症状轻重不一，有的尿意急迫难忍，甚至发生急迫性尿失禁，有患者应用抗生素症状缓解，但常反复，也有患者月经来潮特别是性生活后症状加重。

（4）体征 有的可无任何体征，有的阴道前壁触诊显示尿道及膀胱颈部有触痛，有的可发现尿道口及处女膜形状和位置变异。

知识点4：女性尿道综合征的诊断　　副高：掌握　正高：掌握

（1）尿常规　一般均正常，少数患者有少许白细胞及脓细胞。患者有尿路感染症状，但菌落计数通常低于10^5/ml，经特殊培养，部分患者可培养出细菌。

（2）KUB、IVU 及 B 超　多为阴性，但可了解泌尿系统情况，排除结核、肿瘤及膀胱憩室等疾病。

（3）尿道膀胱镜检查　未见明显器质性病变。部分患者可见三角区颗粒状增生。

（4）尿流动力学检查：表现为不稳定膀胱、膀胱无力、远端尿道缩窄、膀胱颈梗阻或尿道压增高等，其中远端尿道缩窄最常见，而不稳定膀胱常是其症状迁延的病理基础。这对病因分析和治疗有较大的意义。

知识点5：女性尿道综合征的鉴别诊断　　副高：掌握　正高：掌握

尿道综合征的诊断，只有排除了其他可以引起尿路刺激症状的疾病后才能确定为尿道综合征。所以应与尿路感染、间质性膀胱炎、泌尿系结核、膀胱结石、异物、尿道憩室、囊肿及息肉等进行鉴别。

知识点6：女性尿道综合征的治疗原则　　副高：掌握　正高：掌握

由于尿道综合征的确切病因仍难以确定，故目前尚无标准的治疗方案。所采取的治疗原则一是针对症状，二是针对可能的诱因予以纠正。根据不同病例的临床表现及尿流动力学检查所见，采用不同的药物治疗、外科治疗以及行为治疗三种方法。

知识点7：药物治疗　　副高：掌握　正高：掌握

（1）α受体阻滞剂　如那妥 25mg，每日 1 次，特拉唑嗪 2mg，每日 1 次，或哈乐 0.2mg，每日 1 次或 2 次等口服。

（2）解痉镇痛药　抗胆碱类药物如溴苯胺太林（普鲁本辛）、氢溴酸山莨菪碱（654-2），或选择性平滑肌松弛剂如泌尿灵；毒蕈碱受体阻滞剂如舍尼亭等。

（3）镁离子口服液　可以提高细胞外液镁离子的浓度，降低逼尿肌的兴奋性，使之处于舒张状态，提高膀胱的顺应性。

（4）镇静及抗抑郁药　如阿普唑仑（佳乐定）0.25mg，每日 3 次或盐酸氟西汀（百忧解）20mg，每日 2 次或 3 次，有抗焦虑、抗抑郁的协同作用。

（5）辣椒辣素或辣椒辣素类似物　2%利多卡因 40ml 注入膀胱保留 30 分钟作为局部麻醉。正常脾脏容量者于排空膀胱后以 30ml/min 的速度注入浓度为 100μmol 的辣椒辣素溶液 100ml，保留 30 分钟。灌注后膀胱容量增加，有局部烧灼痛副作用，疗效好，维持时间长。可作为顽固性尿道综合征的一种有效的治疗手段。

（6）抗生素　感染仍可能是本症的基本因素，故仍主张在发作时，适当选用抗生素治疗，但应避免长时间应用。

（7）局部封闭治疗　常用封闭药物如庆大霉素8万U，地塞米松5mg加入2%普鲁卡因6ml。可用于膀胱颈及近端尿道封闭，膀胱三角区封闭。

（8）雌激素　用于雌激素水平低下者，分全身用药和局部用药。常用尼尔雌醇2mg，每半月或1月1次；或已烯雌酚0.5mg，每日1次，连用3周，停药1周，酌情重复一疗程；或利维爱隔日或每三日半片；或已烯雌酚霜剂，外阴或阴道局部应用等。

知识点8：外科治疗　　副高：掌握　正高：掌握

（1）尿道扩张　适用于不同程度包括无症状的尿道梗阻，在尿道黏膜麻醉下施行，每周1次，尿道扩张器号码应逐渐增大至F36~F42，多数患者症状得到改善。

（2）尿道松解术　尿道狭窄经扩张术无效者，可在局麻下行此术，待伤口愈合后可配合使用每两周1次的尿道扩张。手术去除尿道阴道膈间远端1/2弹力组织索或多处环形切开弹力组织索，可降低尿道阻力。

（3）尿道口处女膜变异手术　包括尿道口阴道口间距延长、处女膜伞切除术、小阴唇分离术等。

（4）其他　根据患者的情况，还可酌情做肉阜切除、尿道憩室切除术等。

知识点9：行为治疗　　副高：掌握　正高：掌握

包括心理治疗及生物反馈治疗。医生需与患者进行耐心的交谈，使患者对疾病能有正确的认识，并积极配合治疗。

膀胱功能训练是行为治疗和生物反馈治疗的重要内容，通过膀胱训练能增强神经系统对排尿的控制能力，降低膀胱的敏感性，重建正常的排尿功能，从而缓解或消除尿频及尿急症状。具体方法是白天鼓励多饮水，进行其他劳作或休闲活动，分散对尿意的注意力。主动控制排尿时间，逐渐延长排尿间隔时间，适量配合有关药物治疗。

第十篇
男性计划生育

第一章　计划生育概述

知识点1：男性计划生育的意义　　副高：熟悉　正高：掌握

计划生育是我国的一项基本国策，旨在控制人口数量，提高人口素质，具有重大的社会意义。随着人们生殖健康知识的不断加强，男性参与计划生育已逐步被人们所重视。

知识点2：男性节育的途径　　副高：熟悉　正高：掌握

根据男性生理规律，可选择的节育途径有：①干扰男性生殖活动的激素调节；②干扰睾丸的精子生成；③干扰附睾中的精子成熟；④干扰附属性腺的正常功能；⑤干扰精子输出；⑥干扰射精过程；⑦阻止精卵相遇；⑧直接杀死精子；⑨造成对精子的主动免疫或被动免疫以引起不育等。从节育手段来说可借手术与非手术两大途径采取避孕措施，后者包括药物、物理、化学及免疫等方法。

知识点3：理想的节育方法　　副高：熟悉　正高：掌握

理想的节育方法应该对生理影响小，有可复性，无副作用，无后遗症，还需方法简单，使用方便，效果确切，易为人们接受。

第二章 药物避孕

知识点1：干扰生殖激素平衡的药物 副高：熟悉 正高：掌握

（1）雄激素类 在LH、FSH作用下，睾丸内局部需高浓度雄激素方可维持生精过程，当给予一定剂量外源性雄激素后可抑制垂体促性腺激素，并可使睾丸间质细胞停止分泌睾酮，使生精所必需的睾丸内雄激素水平降低，从而抑制生精。因此，单独应用雄激素有可能成为男性节育方法。该类制剂有丙酸睾酮、庚酸睾酮、达那唑等。WHO研究报告庚酸睾酮200mg肌内注射，每周一次，6月内69%达无精子，98%达重度少精子状态（$<3\times10^6$/ml）。

（2）孕激素类 可抑制垂体分泌FSH、LH，在男性可干扰精子生成。孕激素和雄激素联合用药后可取得更快避孕效果，且补外源性雄激素可消除孕激素的不良反应。

（3）促性腺激素释放激素 用人工合成的GnRH可抑制垂体的受体，减少FSH、LH分泌及精子的生成。联合应用较低剂量睾酮效果更确切。

（4）抑制素 抑制素是一种来自性腺的高度疏水性多肽激素，能选择性抑制FSH分泌。与睾酮合用可产生明显的生精阻滞作用。

知识点2：直接抑制精子生成的药物 副高：熟悉 正高：掌握

（1）棉酚 通过损害精母细胞和精子细胞，引起严重精子缺乏而致不育。20mg口服，每天1次，连服75天可达节育标准。然后改维持剂量，50mg。每周1次，总有效率98.48%。但因有严重的低血钾症及10%的无精子症为不可逆，而未能用于临床。

（2）1-代吲哚-3-羟酸 可使未成熟的生精上皮脱落，抑制生殖细胞的呼吸和糖酵解，从而阻断能量代谢，干扰精子发生。

（3）双二胺类 可能抑制精母细胞及精子细胞透明质酸酶，干扰精子发生过程。

知识点3：抑制精子成熟的药物 副高：熟悉 正高：掌握

这类药物包括醋酸环甲氯地孕酮、雄激素结合蛋白抑制剂、氯代甘油、柳氮磺胺吡啶等，均处于实验研究阶段。

知识点4：影响精子活力的药物 副高：熟悉 正高：掌握

（1）抗精子TM避孕药 没有甾体激素与其他激素的活性，只是引起精液酸化而直接影响精子代谢，达到降低精子活力的效果。此药的抗生育作用可维持6~8小时，停药后精子活力与计数均很快恢复无明显不良反应。

（2）鱼肝油酸钠　与精子接触后，精子质膜很快消失、顶体脱离、线粒体肿胀破裂。经输精管向附睾方向注射鱼肝油酸钠能达到抗生育效果。

（3）雷公藤总苷　主要作用于附睾，影响精子的活力，同时也可作用于睾丸，使精子数目减少。

知识点5：干扰获能与受精的药物　副高：熟悉　正高：掌握

（1）去能因子　由精囊产生和分泌的去能因子（DF）是一种含唾液酸的糖蛋白，存在精液浆中，并束缚在精子头部，封闭顶体，约束精子受精能力。

（2）肾上腺素能 α 受体阻滞剂　抑制输精管及其壶腹部的收缩，达到射出精浆而不射精子的效果。

（3）1-咪唑类　口服后可迅速出现于精浆，并抑制精子活动。

知识点6：避孕疫苗　副高：熟悉　正高：掌握

安全性、方便性、长期性、可逆性、可接受性、高效性和经济性是其潜在优势。但目前处于实验研究阶段。

第三章 输精管绝育术

知识点1：输精管绝育术的概念 副高：熟悉 正高：掌握

输精管绝育术是指用手术途径切断、结扎输精管，或用电器、化学等方法闭塞输精管，或在管外加压闭合输精管，造成精道阻断的一种节育措施。

一、输精管结扎术

知识点2：输精管结扎术的适应证 副高：熟悉 正高：掌握

已婚男子为实行计划生育，经夫妇双方同意，要求做输精管结扎术者。

知识点3：输精管结扎术的禁忌证 副高：熟悉 正高：掌握

(1) 有出血倾向、严重神经官能症、精神病、性功能障碍者是绝对禁忌。

(2) 高血压、心脏病、糖尿病、贫血、肝功能不良等全身性疾病者为相对禁忌。

(3) 生殖系统炎症，前列腺炎有明显症状者，阴囊部有炎症、湿疹、淋巴水肿、严重精索静脉曲张，较大疝及鞘膜积液等。有些可在治愈后再做手术。

知识点4：输精管结扎术的方法 副高：熟悉 正高：掌握

输精管结扎手术术式很多，我国不同地区常用的方法有以下5种：①直视钳穿法输精管结扎术。②钳穿法输精管结扎术。③针头固定小切口法输精管结扎术。④穿线法输精管结扎。⑤针挑法输精管结扎。

知识点5：输精管结扎术的术后注意事项 副高：熟悉 正高：掌握

(1) 术后观察2小时，检查局部有无出血等异常。

(2) 术后保持伤口干燥，1周内避免重体力劳动与剧烈运动。

(3) 术后如出现伤口出血、阴囊肿大、皮肤青紫逐渐扩大等，应及时就诊。

(4) 术后2周内避免性生活，如术中未做精囊准注，应坚持避孕20次排精。

知识点6：输精管结扎术的并发症及其处理 副高：熟悉 正高：掌握

（1）出血与阴囊血肿　出血一般发生在术后24小时内，根据出血部位不同，可分为阴囊内出血、精索血肿。若血肿未形成可加压包扎，应用止血药物；较大血肿可穿刺抽出积血或手术引流，防止感染和休克。

（2）感染　是指因手术引起皮肤切口、精索或生殖道等部位的炎症。

（3）痛性结节　输精管结扎术后6个月，可扪及结节且有疼痛，甚至反射到腹股沟、下腹部及腰骶部等，称为痛性结节。病理基础是精子漏出所致精子肉芽肿，细菌感染不是主要原因。术中应完全分离出输精管并单独结扎，避免割裂输精管。

（4）附睾郁积　输精管结扎后，附睾和输精管都会比术前膨大，术后短期内阴囊轻微胀痛，属正常现象。若术后6个月以上，局部仍有胀痛，甚至反射到腹股沟、下腹部及腰骶部，并有附睾肿大及压痛，应视为附睾郁积症。治疗应用活血化瘀、热敷、理疗并托起阴囊等。

（5）性功能障碍　性功能障碍不是输精管绝育的直接并发症，但是一部分患者术后确实出现勃起功能障碍。原因可能是对输精管绝育与性功能之间的关系缺乏科学认识。

二、其他绝育术

知识点7：输精管电凝术　　副高：熟悉　正高：掌握

切断输精管，用细针状电极插入断端管腔内2cm，在电凝状态下退出。可使输精管管腔闭塞，输精管再通率较高。

知识点8：经皮直接穿刺输精管注射黏堵绝育术　　副高：熟悉　正高：掌握

黏堵剂配方为石炭酸25g加入2-氰基烯酸正丁酯（504）75g配成。局麻下固定输精管穿刺成功后，每侧注入黏堵剂0.045ml，20秒后药液即凝固。通过石炭酸的内部腐蚀作用破坏输精管上皮，局部瘢痕形成而堵塞输精管。

第四章 其他男性避孕法

知识点1：避孕套 副高：熟悉 正高：掌握

避孕套采用乳胶薄膜制成，有大、中、小三种规格，使用前应吹气检查有无破损，每次性交前就应戴上，以免射精前随分泌物排出的少量精子使女方受孕。射精后应在阴茎尚未完全软缩前按住套上口与阴茎一起拔出，以免精子外溢或套子滑脱。有经验者采用避孕套成功率达95%左右，失败原因多是因为使用不当造成。

知识点2：体外排精避孕法 副高：熟悉 正高：掌握

体外排精避孕法是指射精前将阴茎拔出阴道，将精液排出体外。方法虽简便，但由于射精前有少量精子随分泌物排出，故仍有受孕可能，一般仅在无避孕工具时临时使用，不宜作为常规避孕方法。

知识点3：外用杀精子药物避孕 副高：熟悉 正高：掌握

将杀精药物预先置于阴道中，可直接杀死排出的精子，达避孕目的。近年研究进展较大。

知识点4：免疫避孕 副高：熟悉 正高：掌握

免疫途径避孕是将与生殖过程有关的抗原成分制成疫苗，用于人体后诱导受者产生相应的免疫反应，从而达到节制生育的目的。近年来研究较多的有：①GnRH 疫苗；②FSH 疫苗；③抗 HCG 疫苗。

知识点5：物理方法 副高：熟悉 正高：掌握

物理方法包括微波、超声、红外线等物理因子，使睾丸温度升高，从而干扰精子生成，目前仍在研究中。

附录一　高级卫生专业技术资格考试大纲（泌尿外科专业——副高级）

一、专业知识

（一）本专业知识

1. 熟练掌握泌尿外科的基础理论。
2. 熟练掌握泌尿系统的解剖学，生理学，病理生理学，临床生化，诊断学，临床影像学等基本理论。
3. 掌握泌尿外科学、泌尿外科手术学、泌尿外科影像诊断学。
4. 掌握泌尿外科腔内治疗技术的有关知识。
5. 掌握男科学和计划生育的临床知识。
6. 掌握小儿泌尿外科，女性泌尿外科，神经泌尿外科的有关知识。
7. 熟悉肿瘤治疗学、泌尿外科临床检验学、药理学等专业技术知识。
8. 了解肾脏移植技术。

（二）相关专业知识

1. 掌握外科学（包括外科总论和外科各论）、临床药理学、外科手术学的相关知识。
2. 熟悉内科肾常见疾病的诊断和治疗原则、血液净化技术及与泌尿外科相关部分的临床知识。
3. 了解对本专业相关学科疾病有一定了解，并能对其诊断、鉴别诊断和治疗给出指导性意见。
4. 了解分子生物学，细胞遗传学相关技术在泌尿外科临床中的应用。

二、学科新进展

1. 掌握对相关学科的进展和交叉学科的新技术有所认识和运用，如肿瘤放、化疗，免疫治疗，中西医结合治疗，细胞分子生物学技术，临床遗传学诊断和治疗。

2. 熟悉本专业国内外现状、动态及发展趋势，熟悉新理论、新知识、新技术在泌尿外科的应用。

三、专业实践能力

1. 熟练掌握泌尿外科常见病、多发病的病因、发病机制、临床表现、诊断、鉴别诊断及非手术和手术治疗的方法。

2. 熟练掌握本专业危重病患者的抢救，疑难病例的处理。如急性肾后性肾衰竭的综合治疗，泌尿系统损伤的处理，肾上腺肿瘤的术前准备和术后处理等。

3. 熟练掌握泌尿系统损伤，梗阻、肿瘤、结石，先天畸形等疾病的诊断方法，术前准备，手术适应证的选择及并发症的处理。

4. 熟练掌握膀胱镜、输尿管镜检查治疗技术，基本掌握经尿道前列腺（≤60g）和膀胱肿瘤电切术。

5. 掌握泌尿外科的专科诊疗方法和技术，如尿动力学检查，体外冲击波碎石适应证的选择和并发症的处理等。

6. 掌握泌尿系统常用药物的作用机制，药物治疗的适应证、不良反应和给药方式。

7. 熟悉经皮肾镜（单发性肾盂结石、输尿管上段结石，异物取出）取石术，腹腔镜手术，包括肾囊肿去顶减压术，精索静脉高位结扎术，小于5cm肾上腺肿瘤切除术，隐睾切除术。

8. 熟悉男科学及计划生育的理论和临床实践。

四、本专业病种

1. 皮质醇增多症
2. 原发性醛固增多症
3. 嗜铬细胞瘤
4. 肾上腺恶性肿瘤
5. 肾肿瘤
6. 肾癌伴腔静脉瘤栓
7. 肾盂癌
8. 输尿管癌
9. 膀胱癌
10. 阴茎癌
11. 睾丸肿瘤
12. 前列腺癌
13. 急性肾后性肾衰竭
14. 肾移植
15. 肾积水
16. 前列腺增生症
17. 急、慢性尿潴留
18. 神经源性膀胱
19. 尿失禁
20. 肾盂输尿管连接部狭窄
21. 腹膜后纤维化
22. 重复肾、输尿管异位开口
23. 多囊肾
24. 马蹄肾
25. 肾囊肿
26. 肾下垂
27. 肾损伤
28. 输尿管损伤
29. 膀胱损伤
30. 膀胱阴道瘘
31. 尿道损伤
32. 尿道狭窄
33. 上尿路结石
34. 膀胱结石
35. 尿道结石
36. 隐睾
37. 睾丸、精索鞘膜积液
38. 尿道下裂
39. 精索静脉曲张
40. 泌尿系结核
41. 肾周围炎
42. 肾周脓肿
43. 急、慢性膀胱炎
44. 急、慢性前列腺炎
45. 急、慢性附睾炎
46. 附睾结节
47. 淋病性尿道炎
48. 非淋病性尿道炎
49. 尖锐湿疣
50. 包茎
51. 男性性功能障碍
52. 计划生育

附录二 高级卫生专业技术资格考试大纲（泌尿外科专业——正高级）

一、专业知识

（一）本专业知识

1. 熟练掌握泌尿外科的基础理论。
2. 熟练掌握泌尿系统解剖学，生理学，病理生理学，临床生化，诊断学，临床影像学等基本理论。
3. 熟练掌握泌尿外科学、泌尿外科手术学、泌尿外科影像诊断学等。
4. 掌握肿瘤治疗学、男科学、泌尿外科临床检验学。
5. 掌握泌尿外科腔内治疗技术的有关知识。
6. 掌握男科学和计划生育的临床知识。
7. 掌握小儿泌尿外科，女性泌尿外科，神经泌尿外科的有关知识。
8. 熟悉肾移植学。
9. 熟悉临床生化、药理学等专业技术知识。

（二）相关专业知识

1. 掌握外科学（包括外科总论和外科各论）、临床药理学、外科手术学的相关知识。
2. 熟悉内科肾常见疾病的诊断和治疗原则、血液净化技术及与泌尿外科相关部分的临床知识。
3. 了解对本专业相关学科疾病有一定了解，并能对其诊断、鉴别诊断和治疗给出指导性意见。
3. 熟悉分子生物学，细胞遗传学相关技术在泌尿外科临床中的应用。

二、学科新进展

1. 掌握本专业国内外现状、动态及发展趋势。
2. 熟悉本专业新理论、新知识、新技术在泌尿外科的应用。
3. 熟悉对相关学科的进展和交叉学科的新技术有所认识和运用，如肿瘤放、化疗，免疫治疗，中西医结合治疗，细胞分子生物学技术，临床遗传学诊断和治疗。

三、专业实践能力

1. 熟练掌握泌尿外科疾病的病因、发病机制、临床表现、诊断和鉴别诊断以及非手术和手术治疗方法。

2. 熟练掌握本专业危重病患者的抢救，疑难病例的处理，并能够完成较高难度手术。如急性肾后性肾衰竭的综合治疗，泌尿系损伤的处理，肾上腺肿瘤的外科治疗，膀胱全切、尿流改道术、前列腺癌根治术及腹膜后淋巴清扫术等。

3. 熟练掌握泌尿系统损伤，梗阻、肿瘤、结石，先天畸形等疾病的诊断方法，术前准备，手术适应证的选择及并发症的处理。

4. 熟练掌握膀胱镜、输尿管镜检查治疗技术，能够独立完成经尿道前列腺（≥60g）和膀胱肿瘤电切术。

5. 对与本专业相关学科的疾病有全面的了解，并能对其诊断、鉴别诊断和治疗给出指导意见。

6. 掌握经皮肾镜（孤立肾，肾铸型结石及多发性肾结石）取石术，腹腔镜手术，包括除副高级要求的腹腔镜手术以外的其他腹腔镜手术以及单孔腹腔镜以及机器人辅助腹腔镜手术等。

7. 掌握泌尿外科的专科诊疗方法和技术，如尿动力学检查，体外冲击波碎石适应证的选择和并发症的处理等。

8. 掌握泌尿系统常用药物的作用机制，药物治疗的适应证、不良反应和给药方式。

四、本专业病种

1. 皮质醇增多症
2. 原发性醛固酮增多症
3. 嗜铬细胞瘤
4. 肾上腺恶性肿瘤
5. 肾肿瘤
6. 肾癌伴腔静脉瘤栓
7. 肾盂癌
8. 输尿管癌
9. 膀胱癌
10. 阴茎癌
11. 睾丸肿瘤
12. 前列腺癌
13. 急性肾后性肾衰竭
14. 肾移植
15. 肾积水
16. 前列腺增生症
17. 急、慢性尿潴留
18. 神经源性膀胱
19. 尿失禁
20. 肾盂输尿管连接部狭窄
21. 腹膜后纤维化
22. 重复肾、输尿管异位开口
23. 多囊肾
24. 马蹄肾
25. 肾囊肿
26. 肾下垂
27. 肾损伤
28. 输尿管损伤
29. 膀胱损伤
30. 膀胱阴道瘘
31. 尿道损伤
32. 尿道狭窄
33. 上尿路结石
34. 膀胱结石
35. 尿道结石
36. 隐睾
37. 睾丸、精索鞘膜积液
38. 尿道下裂
39. 精索静脉曲张
40. 泌尿系结核
41. 肾周围炎
42. 肾周脓肿
43. 急、慢性膀胱炎
44. 急、慢性前列腺炎
45. 急、慢性附睾炎
46. 附睾结节
47. 淋病性尿道炎
48. 非淋病性尿道炎
49. 尖锐湿疣
50. 包茎
51. 男性性功能障碍
52. 计划生育（节育、绝育）

附录三　全国高级卫生专业技术资格考试介绍

为进一步深化卫生专业技术职称改革工作，不断完善卫生专业技术职务聘任制，根据中共中央组织部、人事部、卫生部《关于深化卫生事业单位人事制度改革的实施意见》（人发［2000］31号）文件精神和国家有关职称改革的规定，人事部下发《加强卫生专业技术职务评聘工作的通知》（人发〔2000〕114号），高级专业技术资格采取考试和评审结合的办法取得。

一、考试形式和题型

全部采用人机对话形式，考试时间为2个小时（卫生管理知识单独加试时间为1时）。考试题型为单选题、多选题和案例分析题3种，试卷总分为100分。

二、考试总分数及分数线

总分数450~500分，没有合格分数线，排名前60%为合格。其中的40%为优秀。

三、考试效用

评审卫生高级专业技术资格的考试，是申报评审卫生高级专业技术资格的必经程序，作为评审卫生高级专业技术资格的重要参考依据之一，考试成绩当年有效。

四、人机对话考试题型说明

副高：单选题、多选题和案例分析题3种题型。

正高：多选题和案例分析题2种题型。

以实际考试题型为准。

五、考试报名条件

（一）正高申报条件

1. 取得大学本科以上学历后，受聘副高职务5年以上。

2. 大学普通班毕业以后，受聘副高职务7年以上。

（二）副高申报条件

1. 获得博士学位后，受聘中级技术职务2年以上。

2. 取得大学本科以上学历后，受聘中级职务5年以上。

3. 大学普通班毕业后，受聘中级职务5年以上。

4. 大学专科毕业后，取得本科以上学历（专业一致或接近专业），受聘中级职务7年以上。

5. 大专毕业，受聘中级职务5年以上。

6. 中专毕业，受聘中级职务7年以上。

7. 护理专业中专毕业，从事临床护理工作25年以上，取得护理专业的专科以上学历，受聘中级职务5年以上，可申报副主任护师任职资格。